中华医学百科全书

临床医学

口腔医学（五）

国家出版基金项目
NATIONAL PUBLICATION FOUNDATION

中国协和医科大学出版社

图书在版编目 (CIP) 数据

中华医学百科全书·口腔医学.五 / 胡德渝主编.—北京：中国协和医科大学出版社，2019.12

ISBN 978-7-5679-1393-6

Ⅰ.①口… Ⅱ.①胡… Ⅲ.①口腔科学 Ⅳ.①R78

中国版本图书馆 CIP 数据核字（2019）第 246902 号

中华医学百科全书·口腔医学（五）

主　　编：胡德渝

编　　审：谢　阳

责任编辑：吴翠姣

出版发行：中国协和医科大学出版社
　　　　　（北京东单三条九号　邮编 100730　电话 010-6526 0431）

网　　址：www.pumcp.com

经　　销：新华书店总店北京发行所

印　　刷：北京雅昌艺术印刷有限公司

开　　本：889×1230　1/16

印　　张：15.5

字　　数：450 千字

版　　次：2019 年 12 月第 1 版

印　　次：2019 年 12 月第 1 次印刷

定　　价：195.00 元

ISBN 978-7-5679-1393-6

《中华医学百科全书》编纂委员会

总顾问　吴阶平　韩启德　桑国卫

总指导　陈　竺

总主编　刘德培

副总主编　曹雪涛　李立明　曾益新

编纂委员（以姓氏笔画为序）

刘德培	闫永平	米 玛	米光明	许 媛	许腊英	那彦群
阮长耿	阮时宝	孙 宁	孙 光	孙 皎	孙 锟	孙长颢
孙少宣	孙立忠	孙则禹	孙秀梅	孙建中	孙建方	孙建宁
孙贵范	孙晓波	孙海晨	孙景工	孙颖浩	孙慕义	严世芸
苏 川	苏 旭	苏荣扎布	杜元灏	杜文东	杜治政	杜惠兰
李 龙	李 飞	李 东	李 宁	李 刚	李 丽	李 波
李 勇	李 桦	李 鲁	李 磊	李 燕	李 冀	李大魁
李云庆	李太生	李曰庆	李玉珍	李世荣	李立明	李永哲
李志平	李连达	李灿东	李君文	李劲松	李其忠	李若瑜
李松林	李泽坚	李宝馨	李建勇	李映兰	李莹辉	李晓明
李继承	李森恺	李曙光	杨 凯	杨 恬	杨 健	杨 硕
杨化新	杨文英	杨世民	杨世林	杨伟文	杨克敌	杨国山
杨宝峰	杨炳友	杨晓明	杨跃进	杨腊虎	杨瑞馥	杨慧霞
励建安	连建伟	肖 波	肖 南	肖永庆	肖海峰	肖培根
肖鲁伟	吴 东	吴 江	吴 明	吴 信	吴令英	吴立玲
吴欣娟	吴勉华	吴爱勤	吴群红	吴德沛	邱建华	邱贵兴
邱海波	邱蔚六	何 维	何 勤	何方方	何绍衡	何春涤
何裕民	余争平	余新忠	狄 文	冷希圣	汪 海	汪受传
沈 岩	沈 岳	沈 敏	沈 铿	沈卫峰	沈心亮	沈华浩
沈俊良	宋国维	张 泓	张 学	张 亮	张 强	张 霆
张 澍	张大庆	张为远	张世民	张华敏	张志愿	张丽霞
张伯礼	张宏誉	张劲松	张奉春	张宝仁	张宇鹏	张建中
张建宁	张承芬	张琴明	张富强	张新庆	张潍平	张德芹
张燕生	陆 华	陆 林	陆小左	陆付耳	陆伟跃	陆静波
阿不都热依木·卡地尔		陈 文	陈 杰	陈 实	陈 洪	陈 琪
陈 楠	陈 薇	陈士林	陈大为	陈文祥	陈代杰	陈红凤
陈尧忠	陈志南	陈志强	陈规化	陈国良	陈佩仪	陈家旭
陈智轩	陈锦秀	陈誉华	邵 蓉	邵荣光	武志昂	
其仁旺其格	范 明	范炳华	林三仁	林久祥	林子强	林江涛
林曙光	杭太俊	欧阳靖宇	尚 红	果德安	明根巴雅尔	易定华
易著文	罗 力	罗 毅	罗小平	罗长坤	罗永昌	罗颂平
帕尔哈提·克力木		帕塔尔·买合木提·吐尔根			图门巴雅尔	岳建民
金 玉	金 奇	金少鸿	金伯泉	金季玲	金征宇	金银龙
金惠铭	郁 琦	周 兵	周 林	周永学	周光炎	周灿全
周良辅	周纯武	周学东	周宗灿	周定标	周宜开	周建平
周建新	周荣斌	周福成	郑一宁	郑家伟	郑志忠	郑金福

郑法雷	郑建全	郑洪新	郎景和	房 敏	孟 群	孟庆跃
孟静岩	赵 平	赵 群	赵子琴	赵中振	赵文海	赵玉沛
赵正言	赵永强	赵志河	赵彤言	赵明杰	赵明辉	赵耐青
赵继宗	赵铱民	郝 模	郝小江	郝传明	郝晓柯	胡 志
胡大一	胡文东	胡向军	胡国华	胡昌勤	胡晓峰	胡盛寿
胡德瑜	柯 杨	查 干	柏树令	柳长华	钟翠平	钟赣生
香多·李先加		段 涛	段金廒	段俊国	侯一平	侯金林
侯春林	俞光岩	俞梦孙	俞景茂	饶克勤	姜小鹰	姜玉新
姜廷良	姜国华	姜柏生	姜德友	洪 两	洪 震	洪秀华
洪建国	祝庆余	祝陳晨	姚永杰	姚祝军	秦 川	袁文俊
袁永贵	都晓伟	晋红中	粟占国	贾 波	贾建平	贾继东
夏照帆	夏慧敏	柴光军	柴家科	钱传云	钱忠直	钱家鸣
钱焕文	倪 鑫	倪 健	徐 军	徐 晨	徐永健	徐志云
徐志凯	徐克前	徐金华	徐建国	徐勇勇	徐桂华	凌文华
高 妍	高 晞	高志贤	高志强	高学敏	高金明	高健生
高树中	高思华	高润霖	郭 岩	郭小朝	郭长江	郭巧生
郭宝林	郭海英	唐 强	唐朝枢	唐德才	诸欣平	谈 勇
谈献和	陶·苏和	陶广正	陶永华	陶芳标	陶建生	黄 峻
黄 烽	黄人健	黄叶莉	黄宇光	黄国宁	黄国英	黄跃生
黄璐琦	萧树东	梅长林	曹 佳	曹广文	曹务春	曹建平
曹洪欣	曹济民	曹雪涛	曹德英	龚千锋	龚守良	龚非力
袭著革	常耀明	崔 蒙	崔丽英	庚石山	康 健	康廷国
康宏向	章友康	章锦才	章静波	梁显泉	梁铭会	梁繁荣
谌贻璞	屠鹏飞	隆 云	绳 宇	巢永烈	彭 成	彭 勇
彭明婷	彭晓忠	彭瑞云	彭毅志	斯拉甫·艾白		葛 坚
葛立宏	董方田	蒋力生	蒋建东	蒋建利	蒋澄宇	韩晶岩
韩德民	惠延年	粟晓黎	程 伟	程天民	程训佳	童培建
曾 苏	曾小峰	曾正陪	曾学思	曾益新	谢 宁	谢立信
蒲传强	赖西南	赖新生	詹启敏	詹思延	鲍春德	窦科峰
窦德强	赫 捷	蔡 威	裴国献	裴晓方	裴晓华	管柏林
廖品正	谭仁祥	谭先杰	翟所迪	熊大经	熊鸿燕	樊飞跃
樊巧玲	樊代明	樊立华	樊明文	樊瑜波	黎源倩	颜 虹
潘国宗	潘柏申	潘桂娟	薛社普	薛博瑜	魏光辉	魏丽惠
藤光生						

《中华医学百科全书》学术委员会

主任委员　巴德年

副主任委员（以姓氏笔画为序）

汤钊猷　　吴孟超　　陈可冀　　贺福初

学术委员（以姓氏笔画为序）

丁鸿才	于是凤	于润江	于德泉	马　遂	王　宪	王大章
王文吉	王之虹	王正敏	王声湧	王近中	王邦康	王晓仪
王政国	王海燕	王鸿利	王琳芳	王锋鹏	王满恩	王模堂
王澍寰	王德文	王翰章	乌正赉	毛秉智	尹昭云	巴德年
邓伟吾	石一复	石中瑗	石四箴	石学敏	平其能	卢世璧
卢光琇	史俊南	皮　昕	吕　军	吕传真	朱　预	朱大年
朱元珏	朱家恺	朱晓东	仲剑平	刘　正	刘　耀	刘又宁
刘宝林（口腔）		刘宝林（公共卫生）		刘桂昌	刘敏如	刘景昌
刘新光	刘嘉瀛	刘镇宇	刘德培	江世忠	闫剑群	汤　光
汤钊猷	阮金秀	孙　燕	孙汉董	孙曼霁	纪宝华	严隽陶
苏　志	苏荣扎布	杜乐勋	李亚洁	李传胪	李仲智	李连达
李若新	李济仁	李钟铎	李舜伟	李巍然	杨　莘	杨圣辉
杨宠莹	杨瑞馥	肖文彬	肖承悰	肖培根	吴　坤	吴　蓬
吴乐山	吴永佩	吴在德	吴军正	吴观陵	吴希如	吴孟超
吴咸中	邱蔚六	何大澄	余森海	谷华运	邹学贤	汪　华
汪仕良	张乃峥	张习坦	张月琴	张世臣	张丽霞	张伯礼
张金哲	张学文	张学军	张承绪	张洪君	张致平	张博学
张朝武	张蕴惠	陆士新	陆道培	陈子江	陈文亮	陈世谦
陈可冀	陈立典	陈宁庆	陈尧忠	陈在嘉	陈君石	陈育德
陈冶清	陈洪铎	陈家伟	陈家伦	陈寅卿	邵铭熙	范乐明
范茂槐	欧阳惠卿	罗才贵	罗成基	罗启芳	罗爱伦	罗慰慈
季成叶	金义成	金水高	金惠铭	周　俊	周仲瑛	周荣汉
赵云凤	胡永华	钟世镇	钟南山	段富津	侯云德	侯惠民
俞永新	俞梦孙	施侣元	姜世忠	姜庆五	恽榴红	姚天爵
姚新生	贺福初	秦伯益	贾继东	贾福星	顾美仪	顾觉奋
顾景范	夏惠明	徐文严	翁心植	栾文明	郭　定	郭子光
郭天文	唐由之	唐福林	涂永强	黄洁夫	黄璐琦	曹仁发
曹采方	曹谊林	龚幼龙	龚锦涵	盛志勇	康广盛	章魁华

梁文权　　梁德荣　　彭名炜　　董　怡　　温　海　　程元荣　　程书钧

程伯基　　傅民魁　　曾长青　　曾宪英　　裘雪友　　甄永苏　　褚新奇

蔡年生　　廖万清　　樊明文　　黎介寿　　薛　淼　　戴行锷　　戴宝珍

戴尅戎

《中华医学百科全书》工作委员会

主任委员　郑忠伟

副主任委员　袁　钟

编审（以姓氏笔画为序）

开赛尔	司伊康	当增扎西	吕立宁	任晓黎	邬扬清	刘玉玮
孙　海	何　维	张之生	张玉森	张立峰	陈　懿	陈永生
松布尔巴图	呼素华	周　茵	郑伯承	郝胜利	胡永洁	侯澄芝
袁　钟	郭亦超	彭南燕	傅祚华	谢　阳	解江林	

编辑（以姓氏笔画为序）

于　岚	王　波	王　莹	王　颖	王　霞	王明生	尹丽品
左　谦	刘　婷	刘岩岩	孙文欣	李　慧	李元君	李亚楠
杨小杰	吴桂梅	吴翠姣	沈冰冰	宋　玥	张　安	张　玮
张浩然	陈　佩	骆彩云	聂沛沛	顾良军	高青青	郭广亮
傅保娣	戴小欢	戴申倩				

工作委员　刘小培　罗　鸿　宋晓英　姜文祥　韩　鹏　汤国星　王　玲　李志北

办公室主任　左　谦　孙文欣　吴翠姣

口腔医学类

总主编

    邱蔚六   上海交通大学口腔医学院

学术委员（以姓氏笔画为序）

    王邦康   首都医科大学口腔医学院

    刘宝林   空军军医大学口腔医学院

    李巍然   北京大学口腔医学院

    杨圣辉   首都医科大学口腔医学院

    邱蔚六   上海交通大学口腔医学院

    张博学   北京大学口腔医学院

    张蕴惠   四川大学华西口腔医学院

    张震康   北京大学口腔医学院

    栾文明   北京医院

    郭天文   空军军医大学口腔医学院

    曹采方   北京大学口腔医学院

    樊明文   武汉大学口腔医学院

常务副主编

    郑家伟   上海交通大学口腔医学院

学术秘书

    王琪赟   上海交通大学口腔医学院

    叶 晨   上海交通大学口腔医学院

    徐 菱   上海交通大学口腔医学院

本卷编委会

主   编

    胡德渝   四川大学华西口腔医学院

前　言

《中华医学百科全书》终于和读者朋友们见面了!

古往今来,凡政通人和、国泰民安之时代,国之重器皆为科技、文化领域的鸿篇巨制。唐代《艺文类聚》、宋代《太平御览》、明代《永乐大典》、清代《古今图书集成》等,无不彰显盛世之辉煌。新中国成立后,国家先后组织编纂了《中国大百科全书》第一版、第二版,成为我国科学文化事业繁荣发达的重要标志。医学的发展,从大医学、大卫生、大健康角度,集自然科学、人文社会科学和艺术之大成,是人类社会文明与进步的集中体现。随着经济社会快速发展,医药卫生领域科技日新月异,知识大幅更新。广大读者对医药卫生领域的知识文化需求日益增长,因此,编纂一部医药卫生领域的专业性百科全书,进一步规范医学基本概念,整理医学核心体系,传播精准医学知识,促进医学发展和人类健康的任务迫在眉睫。在党中央、国务院的亲切关怀以及国家各有关部门的大力支持下,《中华医学百科全书》应运而生。

作为当代中华民族"盛世修典"的重要工程之一,《中华医学百科全书》肩负着全面总结国内外医药卫生领域经典理论、先进知识,回顾展现我国卫生事业取得的辉煌成就,弘扬中华文明传统医药璀璨历史文化的使命。《中华医学百科全书》将成为我国科技文化发展水平的重要标志、医药卫生领域知识技术的最高"检阅"、服务千家万户的国家健康数据库和医药卫生各学科领域走向整合的平台。

肩此重任,《中华医学百科全书》的编纂力求做到两个符合。一是符合社会发展趋势:全面贯彻以人为本的科学发展观指导思想,通过普及医学知识,增强人民群众健康意识,提高人民群众健康水平,促进社会主义和谐社会构建。二是符合医学发展趋势:遵循先进的国际医学理念,以"战略前移、重心下移、模式转变、系统整合"的人口与健康科技发展战略为指导。同时,《中华医学百科全书》的编纂力求做到两个体现:一是体现科学思维模式的深刻变革,即学科交叉渗透/知识系统整合;二是体现继承发展与时俱进的精神,准确把握学科现有基础理论、基本知识、基本技能以及经典理论知识与科学思维精髓,深刻领悟学科当前面临的交叉渗透与整合转化,敏锐洞察学科未来的发展趋势与突破方向。

作为未来权威著作的"基准点"和"金标准",《中华医学百科全书》编纂过程中，制定了严格的主编、编者遴选原则，聘请了一批在学界有相当威望、具有较高学术造诣和较强组织协调能力的专家教授（包括多位两院院士）担任大类主编和学科卷主编，确保全书的科学性与权威性。另外，还借鉴了已有百科全书的编写经验。鉴于《中华医学百科全书》的编纂过程本身带有科学研究性质，还聘请了若干科研院所的科研管理专家作为特约编审，站在科研管理的高度为全书的顺利编纂保驾护航。除了编者、编审队伍外，还制订了详尽的质量保证计划。编纂委员会和工作委员会秉持质量源于设计的理念，共同制订了一系列配套的质量控制规范性文件，建立了一套切实可行、行之有效、效率最优的编纂质量管理方案和各种情况下的处理原则及预案。

《中华医学百科全书》的编纂实行主编负责制，在统一思想下进行系统规划，保证良好的全程质量策划、质量控制、质量保证。在编写过程中，统筹协调学科内各编委、卷内条目以及学科间编委、卷间条目，努力做到科学布局、合理分工、层次分明、逻辑严谨、详略有方。在内容编排上，务求做到"全准精新"。形式"全"：学科"全"，册内条目"全"，全面展现学科面貌；内涵"全"：知识结构"全"，多方位进行条目阐释；联系整合"全"：多角度编制知识网。数据"准"：基于权威文献，引用准确数据，表述权威观点；把握"准"：审慎洞察知识内涵，准确把握取舍详略。内容"精"："一语天然万古新，豪华落尽见真淳。"内容丰富而精练，文字简洁而规范；逻辑"精"："片言可以明百意，坐驰可以役万里。"严密说理，科学分析。知识"新"：以最新的知识积累体现时代气息；见解"新"：体现出学术水平，具有科学性、启发性和先进性。

《中华医学百科全书》之"中华"二字，意在中华之文明、中华之血脉、中华之视角，而不仅限于中华之地域。在文明交织的国际化浪潮下，中华医学汲取人类文明成果，正不断开拓视野，敞开胸怀，海纳百川般融入，润物无声状拓展。《中华医学百科全书》秉承了这样的胸襟怀抱，广泛吸收国内外华裔专家加入，力求以中华文明为纽带，牵系起所有华人专家的力量，展现出现今时代下中华医学文明之全貌。《中华医学百科全书》作为由中国政府主导，参与编纂学者多、分卷学科设置全、未来受益人口广的国家重点出版工程，得到了联合国教科文等组织的高度关注，对于中华医学的全球共享和人类的健康保健，都具有深远意义。

《中华医学百科全书》分基础医学、临床医学、中医药学、公共卫生学、军事与特种医学和药学六大类，共计 144 卷。由中国医学科学院/北京协和医学院牵头，联合军事医学科学院、中国中医科学院和中国疾病预防控制中心，带动全国知名院校、科研单位和医院，有多位院士和海内外数千位优秀专家参加。国内知名的医学和百科编审汇集中国协和医科大学出版社，并培养了一批热爱百科事业的中青年编辑。

回览编纂历程，犹然历历在目。几年来，《中华医学百科全书》编纂团队呕心沥血，孜孜矻矻。组织协调坚定有力，条目撰写字斟句酌，学术审查一丝不苟，手书长卷撼人心魂……在此，谨向全国医学各学科、各领域、各部门的专家、学者的积极参与以及国家各有关部门、医药卫生领域相关单位的大力支持致以崇高的敬意和衷心的感谢！

《中华医学百科全书》的编纂是一项泽被后世的创举，其牵涉医学科学众多学科及学科间交叉，有着一定的复杂性；需要体现在当前医学整合转型的新形式，有着相当的创新性；作为一项国家出版工程，有着毋庸置疑的严肃性。《中华医学百科全书》开创性和挑战性都非常强。由于编纂工作浩繁，难免存在差错与疏漏，敬请广大读者给予批评指正，以便在今后的编纂工作中不断改进和完善。

刘德培

凡 例

一、《中华医学百科全书》（以下简称《全书》）按基础医学类、临床医学类、中医药学类、公共卫生类、军事与特种医学类、药学类的不同学科分卷出版。一学科辑成一卷或数卷。

二、《全书》基本结构单元为条目，主要供读者查检，亦可系统阅读。条目标题有些是一个词，例如"釉丛"；有些是词组，例如"上颌发育"。

三、由于学科内容有交叉，会在不同卷设有少量同名条目。例如《病理生理学》《心血管病学》都设有"高血压"条目。其释文会根据不同学科的视角不同各有侧重。

四、条目标题上方加注汉语拼音，条目标题后附相应的外文。例如：

kǒuqiāng hùlǐxué
口腔护理学 （oral nursing）

五、本卷条目按学科知识体系顺序排列。为便于读者了解学科概貌，卷首条目分类目录中条目标题按阶梯式排列，例如：

口腔流行病学 ……………………………………………………………………
  龋病流行病学指数 ………………………………………………………………
    龋面均 ……………………………………………………………………………

六、各学科都有一篇介绍本学科的概观性条目，一般作为本学科卷的首条。介绍学科大类的概观性条目，列在本大类中基础性学科卷的学科概观性条目之前。

七、条目之中设立参见系统，体现相关条目内容的联系。一个条目的内容涉及其他条目，需要其他条目的释文作为补充的，设为"参见"。所参见的本卷条目的标题在本条目释文中出现的，用蓝色楷体字印刷；所参见的本卷条目的标题未在本条目释文中出现的，在括号内用蓝色楷体字印刷该标题，另加"见"字；参见其他卷条目的，注明参见条所属学科卷名，如"参见□□□卷"或"参见□□□卷□□□□"。

八、《全书》医学名词以全国科学技术名词审定委员会审定公布的为标准。同一概念或疾病在不同学科有不同命名的，以主科所定名词为准。字数较多，释文中拟用简称的名词，每个条目中第一次出现时使用全称，并括注简称，例如：甲型病毒性肝炎（简称甲肝）。个别众所周知的名词直接使用简称、缩写，例如：B超。药物名称参照《中华人民共和国药典》2015 年版和《国家基本药物目录》2012 年版。

九、《全书》量和单位的使用以国家标准 GB 3100～3102—1993《量和单位》为准。援引古籍或外文时维持原有单位不变。必要时括注与法定计量单位的换算。

十、《全书》数字用法以国家标准 GB/T 15835—2011《出版物上数字用法》为准。

十一、正文之后设有内容索引和条目标题索引。内容索引供读者按照汉语拼音字母顺序查检条目和条目之中隐含的知识主题。条目标题索引分为条目标题汉字笔画索引和条目外文标题索引，条目标题汉字笔画索引供读者按照汉字笔画顺序查检条目，条目外文标题索引供读者按照外文字母顺序查检条目。

十二、部分学科卷根据需要设有附录，列载本学科有关的重要文献资料。

目　录

口腔护理学 （oral nursing）

kǒuqiāng hùlǐxué

研究有关口腔医学预防保健、治疗及康复过程中护理理论与技术的领域。它从护理学的角度观察口腔健康状况和疾病状态，运用护理程序及护理学的理论与技术，协同医师做好各种治疗护理工作，促使其从疾病状态向健康状态转化。

简史　医护一体为古代护理的特点之一。西汉时期《礼记·内则》中记载："鸡初鸣，咸盥漱"，说明古人已有漱口的卫生习惯。简帛医书中《养生方》曾记载："朝夕啄齿不龋""鸡鸣时叩齿 30 下，长行无齿虫，令人齿坚""叩齿百遍，咽唾三次，常数行之，用齿不痛，发不白"，说明古人对按摩保健、维护口腔功能已积累了丰富的经验。汉代司马迁编著的《史记·扁鹊仓公列传》中记载："得之风，食而不漱"，指出不注意口腔卫生是发病的根本原因。东晋释法显撰《佛国记》记载："沙祇国南门道东，佛在此嚼杨枝"的记载，杨枝即指当时的牙刷。1953 年出土的辽驸马卫国墓中的两把骨制的牙刷柄，是中国现存的最早的牙刷实物。《济生方》中有治疗口腔肿瘤的记载，提出了术后应采取的卧位及术后护理方法。清代吴谦编著《医宗金鉴》记载了口腔疾病的治疗及护理，如用冰硼散治疗鹅口疮，对面部诸骨的骨折进行护理。

1911 年西方牙医学传入中国，英、美、法、日、俄相继在中国开办牙医诊所和牙医学校，培养了口腔专科护士。20 世纪 50 年代后期，随着口腔医学专业的分科及发展，口腔护理专业的分科也做了相应调整，口腔内科、口腔外科和口腔正畸科的专科护士出现。1982 年饶立本、熊志忠主编《口腔护理》。1990 年，中华护理学会口腔护理专业委员会正式成立。2004 年，赵佛容主编的高等教育"十五"国家级规划教材《口腔护理学》出版，全国各地陆续开办了口腔护理高等教育。2015 年，中华口腔医学会口腔护理专业委员会成立。

研究内容　口腔护理学具有相对独立的专业知识体系，已形成若干明确的研究方向：如牙体牙髓、牙周疾病护理、口腔修复护理、口腔颌面外科围手术期护理，研究口腔疾病诊疗中的护理管理、医院感染防控等。

研究方法　应用护理程序研究口腔疾病诊疗中的护理技术、护理理论；并应用基础护理的理论指导口腔疾病专科护理；应用心理学、管理学理论研究口腔疾病诊疗中的心理干预及护理管理方法；应用循证方法进行口腔护理中的科学研究。

与邻近学科的关系　护理学的方法、技术、研究进展直接影响口腔护理学的发展。口腔护理学研究的范畴主要包括口腔常见病、多发病的护理，对口腔疾病的认识、知识的掌握是口腔护理专科人员必须具有的基础，口腔临床医学的进展、动态将对口腔护理学科的发展产生积极的影响。临床医学对患者全身系统疾病的研究方法、技术、进展对口腔护理学产生积极的影响。口腔基础医学的研究对口腔护理学起到深远的作用。口腔护理学关注患者作为一个整体的人的生理功能、心理及社会功能的康复，心理学的研究方法、技巧贯穿于口腔护理学的整个过程。

（毕小琴　赵佛容）

口腔护理管理 （oral nursing management）

kǒuqiāng hùlǐ guǎnlǐ

对口腔机构和科室护理工作的诸要素，如人员、时间、信息、技术、设备等，进行科学的计划、组织、协调、控制的过程。目的是使护理系统有效地运转，放大系统的效能，实现组织目标。

口腔护理管理按部门分为口腔颌面外科护理管理和口腔门诊护理管理，管理的内容涉及护理人力资源管理、护理质量管理等。

口腔护理人力资源管理　包括以下方面。

职能　①护理人力资源规划：主要包括医院护理人力总体规划和人力资源子系统规划。总体规划包括医院护理人力总体需求与供给预测、人力短缺与过剩预测、人力资源规划的定期评价与调整。子系统规划主要包括人员的更新规划、晋升规划、培养开发规划和配备规划等。②护理人员招聘：医院采取科学有效的方法寻找、吸引具备资格的护理专业人员到医院应聘，医院根据需要和应聘者条件从中选出适合人选予以录用。护士招聘包括护理人力资源规划、工作分析、招聘测试、录用决策、招聘工作评估 5 个步骤。③护理人员培训：通过对医院护理人员的工作指导、教育和业务技能训练，使其在职业素质、知识水平、工作能力等方面不断提高和发展，以保证护理人员有能力按照工作岗位标准完成所承担的工作和任务。培训方式可以是脱产培训、在职培训、岗前培训等；培训的方法有讲授法、演示法、讨论法、演练法、远程教育法等。④护理人员绩效管理：医院通过绩效考评，应用特定的方法和工具对护士的工作效果、效率、效益及其相关能力和态度进行评价，使医院与护理人员之间就工作行为与工作结果达成一致，促进医院目标的实现。其评价的核心内容就是护理人员工作的态度、效果、效率和效益。⑤护士职业生涯发展管理：主要工作内容包括分析护理人力资源现状，有效利用护理人力资源；按照护士个人需求采取不同的激励措施，为护士提供个人发展空间，充分发挥护士职业成长的主观能动性，使护士职业潜力达到最大化发展，稳定高素质护士队伍。⑥护理人员的薪酬管理及劳动防护：制订科学合理、具有吸引力的薪酬制度，根据全面绩效考核结果实施薪酬分配。采取有效措施为护士提供健康、安全的工作环境，按照国家劳动政策提供相应的保险、劳动保护和福利也是人力资源管理的内容。

体系　护理人力资源管理活动需要通过医院人力资源管理部门与护理人力资源管理体系及其相关部门共同完成。其评价指标包括护士劳动生产率、护士人工费用率、护士流动率、岗位考核合格率、护士人才开发率等。

口腔护理管理体系中所有护理管理者都要承担人力资源管理的职责，但不同管理层次在护理人力资源管理职责的侧重点不同。口腔医院护理人力资源管理架构一般分为高层（护理副院长/护理部主任）、中层（科护士长）和基层（护士长或一线护理主管）。

口腔护理质量管理　指按照口腔专科护理质量形成的过程和规律，对构成护理质量的各要素进行计划、组织、协调和控制，以保证护理工作达到规定的标准和满足服务对象的需要。

任务　①建立质量管理体系：明确规定每一个护理人员在质量工作中的具体任务、职责和权限，使护理服务过程中影响质量的因素都处于受控状态。②进行质量教育：护理管理者应加强质量教育，不断增强护士的质量意识，使护理人员认识到自己在提高质量中的责任，自觉掌握和运用质量管理的方法和技术，提高管理水平和技术水平，不断提高护理工作质量。③制订和更新护理质量标准：建立系统、科学和先进的护理质量标准，有利于提高护理质量和护理管理水平，保证提供优质的护理服务和保障患者安全。④进行全面质量控制：对影响护理质量的各要素和各个过程进行全面的质量控制；建立质量可追溯机制。⑤评价与持续改进护理质量：护理质量评价就是对一项工作成效大小、工作好坏、进度快慢、对策正确与否等方面做出判断。评价贯穿在工作的全过程，是不断改进护理质量管理，增强管理效果的重要途径。对评价结果要积极进行整改，应用科学的管理方法促进护理质量持续改进。

原则　①以患者为中心的原则：在临床护理工作流程设计和优化、护理标准制订、日常护理工作评价等方面，都必须打破以工作为中心的模式，建立以尊重患者人格，满足患者需求，提供专业化服务，保障患者安全的文化与制度。②预防为主的原则：在护理质量管理中树立"第一次把事情做好"的观念，对形成护理质量的要素、过程和结果的风险进行识别，建立应急预案，采取预防措施，降低护理质量缺陷的发生。③工作标准"零缺陷"的原则：护理工作应坚持零缺陷，

杜绝由于事情不符合要求而投入更多的人力、物力、财力弥补缺陷，甚至对患者造成不可逆的损害。④全员参与原则：护理管理工作应重视人的作用，使每一位护理人员自觉参与护理质量管理，充分发挥全体护士的主观能动性和创造性，不断提高护理质量。⑤基于事实的决策方法原则：护理管理者应用统计技术，对护理质量要素、过程及结果进行测量和监督，分析各种数据和信息之间的关系，寻找内在规律，比较不同质量控制方案的优劣，做出正确的决策并采取行动。⑥持续改进原则：强化各层次护理人员，特别是管理层人员追求卓越的意识，以追求更高的过程效率和有效性为目标，主动寻求改进机会，促进护理质量不断改进。

（毕小琴　赵佛容）

kǒuqiāng hémiàn wàikē hùlǐ guǎnlǐ
口腔颌面外科护理管理
（ nursing management of oral and maxillofacial surgery department）　对口腔颌面外科各部门护理工作的诸要素，如人员、时间、信息、技术、设备等，进行科学的计划、组织、协调、控制的过程。目的是使口腔颌面外科护理系统有效地运转，实现组织目标，保障患者安全。

口腔颌面外科学已发展为包括牙及牙槽外科、唇腭裂外科、正颌与关节外科等为一体的学科。口腔颌面外科患者的护理涉及从麻醉、复苏、重症监护、围手术期护理、专科护理及健康教育的范畴。其护理管理以保障患者安全为主。①构建护理质量管理组织：各护理单元成立护理质量管理小组，实行护理部主任—科护士长—护士长的护理三级管理。护理质量管理小组均有明确的工

作制度，每月对本单元的护理质量进行检查、评价，提出改进措施，并向本单元全体护士反馈，向护理质量管理委员会报告。②重视环节安全管理：严格执行查对制度，在采血、给药、输液、输血、手术及实施各种有创诊疗时，必须至少同时使用两种识别患者的方法，如姓名、住院号，不得以床号作为识别依据。认真实施患者安全目标，建立执行患者腕带识别标示制度。完善关键流程的识别措施，如口腔颌面外科手术患者，病房与手术室之间有完善的交接流程，护士认真填写手术患者转运交接单，规范交接患者，最大限度地保障患者的生命与安全。制订意外及紧急事件（如气管插管意外拔管、自杀、呼吸道梗阻）的处理预案。护理不良事件有原因分析、反馈及改进措施。③加强急救物品管理：护理服务设备、设施配套，满足护理工作需要，氧气、吸引器、呼吸机、除颤仪、抢救车等急救设备完好，有安全警示标识。急救物品、器材做到"五定一及时"（定品种数量、定点放置、定人管理、定时检查、定期消毒灭菌、及时维修补充）。患者病情突变时，相应的抢救器材、物品、药品及时到位。④警示标识醒目：认真实施防跌倒、压疮、坠床制度，有相应醒目的防跌倒、防压疮、防坠床、防滑倒、防烫伤及药物过敏的安全标识，防患于未然。⑤加强护理人员人力资源管理：合理配置人力资源。拟定护理人员人才培养规划，定期组织培训及考核，使护理人员熟练掌握基础护理和口腔专科护理技术操作。定期选派护士外出学习，不断提升护理服务能力。

（毕小琴 赵佛容）

kǒuqiāng bìngfáng hùlǐ guǎnlǐ

口腔病房护理管理 （ nursing management of the ward in department of stomatology） 对口腔病房护理工作的诸要素，如人员、时间、信息、技术、设备等，进行科学的计划、组织、协调、控制的过程。目的是使口腔病房护理系统有效地运转，实现组织目标，保障患者安全。

口腔病房护理管理是口腔医院工作很重要的组成部分。①护理人员设置：病房护理工作能正常运转，人员的数量与业务水平是保障，护士与床位之比至少应为1：0.4。②各项护理管理制度及工作流程建立：建立科学合理的制度、流程是病房管理的关键，制度主要有探视制度、物品管理制度、药品管理制度、消毒隔离制度、交接班制度、查对制度、分级护理制度、护理查房制度、安全管理制度、质量管理制度等；流程包括各项护理操作流程、工作流程、应急流程等。③护理质量管理：加强质量管理和环节控制，对规章制度和工作流程要狠抓落实。建立三级质控网络，定期进行质量检查，并将评价结果进行分析与反馈，做到持续质量改进。④护理业务技术管理：是衡量医院管理水平的重要标志，其核心是护理业务质量。护理业务质量直接影响医疗效果。有了良好的护理技术管理才能保证护理质量，提高工作效率。护理技术管理内容包括制订护理标准、技术操作规程、疾病护理常规、健康教育、新业务新技术的管理方法和防止交叉感染的措施等。⑤病房环境管理：病区整洁主要指病区的空间环境及各类陈设的规格统一，布局整齐，清洁卫生。安静的环境能减轻患者的烦躁不安，使之得到充分休息，同时也是患者康复、医护人员能够专注有序地投入工作的重要保证。舒适的环境主要指患者能置身于恬静、温湿度适宜、空气清新、用物清洁、生活方便的环境中。病室适宜的温度冬季为18~22℃，夏季19~24℃，相对湿度为50%~60%。⑥患者住院管理：病房护士应主动热情接待患者，向患者介绍住院规则和有关事宜，协助患者熟悉环境；护士应主动了解患者的病情和心理状态，密切护患关系；保障患者医疗护理安全；定期征求患者或家属对医疗、护理、饮食、服务态度的意见；为了保证医疗、护理工作的正常进行，并使患者能得到充分休息与及时治疗，严格执行陪护制度，教育家属和亲友遵守探视时间和要求。

（刘 明 杨悦来）

kǒuqiāng zhòngzhèng jiānhùshì hùlǐ guǎnlǐ

口腔重症监护室护理管理 （ nursing management of intensive care unit in department of stomatology） 对口腔重症监护室（intensive care unit，ICU）护理工作的诸要素，如人员、时间、信息、技术、设备等，进行科学的计划、组织、协调、控制的过程。主要目的在于节省资源，能够最大限度地发挥现有人、财、物的作用，保障口腔危急重症患者的安全。

设置与要求 包括以下方面。

床单位 ①床位数：按医院总床位数的1%~2%设置。②布局：主要有两种类型，一种是中心型的环形或扇形结构；一种是长方形结构。ICU每张床的占地面积比普通病室的要大，一般宜在15m^{2}左右。

病室设置 设置总原则是靠近电梯并有宽敞通道，以方便患者转运；靠近相关科室，如血库、手术室等，以便于紧急手术、输血等；周围的环境要相对安静，以保证患者的治疗和休息；外界环境要清洁，以减少可能性污染；空间要足够大，以方便治疗和减少患者间的相互干扰；有良好的通风和消毒条件，以保证正常通风与消毒。①场地和仪器设备：工作场地和监护仪器及装置布置要合理，以便抢救、治疗及患者活动。②照明装置：每床均应有可移动的、有一定强度的照明装置。夜间用的照明灯光线应能够调节。③病床装置：病床应是多功能的。其两侧装有可调节的挡杆，既可防止坠床，又便于操作。④设备塔：即完整的床位供应系统。设备塔上有各种气体的管道，如氧气、负压吸引、压缩空气等管道装置，并有多个足够使用的多插头电源。⑤天轨：每张床的顶端应设有可以自由移动的天轨以方便治疗。

医疗器械设备 除普通医疗器械之外，至少应配备中心监护仪、床边监护仪、呼吸器、心电图机、除颤仪、输液泵、气管插管及气管切开所需的急救器材。

护理人员 护士在从事ICU工作之前，应进行重症监护室专科基础理论和临床护理方面的强化训练，使之能积极应对各种突发状况。重症监护室护士与床位比应为1∶1~1.5。

规范化管理 管理与制度是做好ICU工作和避免发生医疗护理差错和事故的重要保证，因此必须严格ICU的管理与重视各项规章制度的落实。

工作制度制订 ①保持绝对安静。②有严格的上下班制度，在班时不得随意离开监护病房。③有良好的服务态度。④护士经常观察患者的反应及全身情况等，注意生命体征的变化，注意呼吸机的工作状态、各种微量输液泵的工作情况及用药的剂量等，以保证患者的安全。⑤护士在监护患者时，不能单纯依靠各种监护设备所显示的数值，而应了解重症患者全身各个器官的功能状态及治疗的效果。要注意倾听患者的主诉，并做详细深入的检查工作，不要主观臆断、简单行事。⑥各班护士在交接班时均应仔细检查患者，特别是对术后需要制动的患者，应防止压疮的发生。⑦严格执行医疗保护原则。

人员管理 ①所有工作人员均应穿着工作服并每日更换，一旦污染或弄湿应随时更换。会诊者及探视者入室前应穿隔离衣，离开时应脱去专用着装，更换外出衣。②在进行各项操作时均应戴帽子和口罩。③尽量减少人员流动，严格控制入室人员。④严格执行手卫生。洗手的目的是清除手上的微生物，切断通过手传播感染的途径，是防止感染扩散的最简单而又最重要的一项措施。⑤严格执行消毒隔离制度。

（刘 明 杨悦来）

kǒuqiāng shǒushùshì hùlǐ guǎnlǐ
口腔手术室护理管理 （nursing management of operation room in department of stomatology） 对口腔手术室护理工作的诸要素，如人员、时间、信息、技术、设备等，进行科学的计划、组织、协调、控制的过程。目的是使手术室护理工作有效进行，实现组织目标，保障医疗安全。

手术室是为患者提供手术及抢救的场所，是医院的重要技术部门。因此，手术室要有一套严格合理的规章制度和无菌操作规范，以利于手术和抢救的进行。①建立感染监控领导小组：领导小组由科室主任/护士长、消毒护士、感染监控护士、维修技师组成，负责制订工作制度和质量标准，做到管理有章可循、质量评价有量化标准。各自的工作职责：科主任/护士长主要负责成员的培训教育与环节质量跟踪。消毒护士负责落实物品的消毒、灭菌。感染监控护士负责手术环境、物品表面及手术人员手的监测、结果分析、资料储存及信息上报工作。维修技师负责净化空调机组的检测、清洁和保养。②严格管理人员和物品流向：建立严格的出入手术室人员登记制度和访客制度，特殊情况下的准入者必须至少由一名护士陪同，并限制、监督其活动范围；一台手术参观人员不超过3人，开展特殊手术可设录像转播进行参观；特殊感染手术无关人员谢绝参观。进入手术室的工作人员必须按规定穿戴手术室所备的衣、裤、鞋、帽、口罩等，离开时将其放在指定位置；手术患者一律贴身穿干净患者服，由交换车接送，戴隔离帽，步行者换鞋。手术人员及参观者进入手术室后，迅速到指定位置，尽量减少人员走动，不可互窜手术间；通向外走廊的门，减少术中打开次数；按专科相对固定手术间，所用物品定位放置，减少进出手术间的次数。设立手术室工作人员通道、手术患者通道和污物通道；将医护人员、患者及洁净物品作为洁净流线；手术后器械、辅料、污物等作为污物流线，严格区分，以保证洁净手术室空气的洁净度及手术流程的需要。急诊手术间在手术室的最外边；感染手术间靠近污物通道，有侧门、缓冲间，以便于隔离和消毒；接台手术应先做无菌手术再做污染手术；特殊感染手术必须在感染手术间进行。③强化卫生清洁管理：洁净手术室的一切清洁工作须采用湿式打扫，并在净化空调系统运行期间进行；手术间无影灯、手术床、器械车、壁柜表面及地面应在每日手术前、后用消毒液、清水各擦拭 1 次；每周进行彻底清洁 1 次；使用的清洁工具不宜使用易掉纤维的织物材料制作，确保清洁工具质量且按区域严格划分；设备、物品进入洁净手术室前，应安装完毕、擦拭干净；手术人员隔离鞋每日用消毒液清洗 1 次；每月对洁净手术室空气、物体表面、手术人员的手进行细菌培养，对空气灰尘粒子数、噪声、温湿度进行检测 1 次，并将结果记录备案。④加强手术室的安全管理：建立环境中潜在性伤害的预防措施，做好搬运、护送患者过程的环节控制；防止患者和手术部位的差错，建立手术安全核查制度，与临床科室等有关部门共同实施，确保手术患者、部位、术式和用物的正确；建立完备的电气设备使用、检修、保养、登记制度；实施手术物品清点制度，术前、关闭体腔前、术毕，器械护士和巡回护士共同清点全部用物并登记。有效预防患者在手术过程中的意外伤害，保证患者安全；加强手术中的患者安全管理。电凝器的使用过程中注意术区以外的皮肤勿接触金属，行深部组织的切割、电凝时在电烙器工作端套上塑料套，为患者加温应控制温度，以防止灼伤、烫伤患者。⑤净化程序的管理：术前 1 小时将净化空调机开关开至低速运行状态，术前 30 分钟将开关调至高速运行，术毕再调回低速运行状态，以进行室内卫生清洁工作；若长时间不用的手术间，使用前除做好风口等处的清洁工作外，应提前开机 3 小时；应急手术间、限制区内走廊的净化空调机 24 小时处于低速运行状态，以备急诊手术和空气保洁；在进行臭氧空气消毒前，应关闭各手术间独立的净化空调机，以免臭氧排除、降低消毒效果。

（刘 明 杨悦来）

kǒuqiāng ménzhěn hùlǐ guǎnlǐ
口腔门诊护理管理（nursing management of dental clinic）

对口腔门诊护理工作的诸要素，如人员、时间、信息、技术、设备等，进行科学的计划、组织、协调、控制的过程。目的是使口腔门诊护理系统有效地运转，实现组织目标。

口腔门诊护理管理工作是整个医院护理管理中的重要组成部分。口腔门诊护理工作有着明显的专科特性，具有医护配合程度高、专业技术含量高、个性化操作强及器械材料种类多而小、精密性强、价格昂贵的特点。这些特点加大了护理管理工作的难度。口腔门诊护理管理工作重点为提高配合质量、保证患者护理安全、防止院内感染、加强器材管理、合理调配人力资源等。

护理质量管理 是护理管理的核心。口腔专科门诊的工作模式是一医一护运用四手操作的技术完成患者的口腔治疗工作。因此护理配合质量管理的关键是抓流程、抓细节，运用科学的管理方法达到护理质量的持续改进。①根据各专业特点制订临床常见口腔疾病的护理配合流程，并对护理人员进行统一培训。规范护理人员的操作，保证临床护理质量。②护士长作为科室护理质量的管理者，在日常工作中应充分发挥督导的作用。发现临床中不规范的配合行为及时给予纠正。对于督导中发现的更加优化的配合细节应及时在科室内推广，不断优化配合流程，提高效率，降低护理人员的体力消耗。③护理部作为护理管理的职能部门，在质量管理中应有专门的组织进行配合质量的监督检查，制订护理配合质量检查标准，充分运用持续改进的原理进行管理。对检查中发现的问题及时反馈给临床科室护士长，并对护士长提出的改进措施进行追踪检查，最终实现配合质量持续的提高。④应用科学的管理工具使经验性管理逐渐转向科学化管理是提高护理质量管理水平的关键。品管圈作为一种科学的管理工具逐渐被引入护理质量管理中。它是由同一部门的人员自动自发地进行品质管理活动所组成的小组，小组成员在自我启发、相互启发的原则下，应用各种统计手法做工具，以全员参与的方式对自己工作场所的质量管理品质进行分析，解决存在的问题。在对策实施过程中，每位护士分工合作，既是实施者，又是管理者，充分发挥护士的积极性，激发护士参与管理的意识，培养护理人员在工作中运用科学的方法主动寻找问题、解决问题的能力。口腔门诊工作需要依靠团队的协作才可以顺利完成，因此可以将品管圈的方法引入来解决配合中出现的问题，不断提高工作质量。

护理安全管理 护理安全是患者在接受护理的全过程中，不发生法律和法定的规章制度允许范围以外的心理、机体结构或功能上的损害、障碍、缺陷或死亡。

护理安全是保障患者得到优质护理服务的基础，对维护医院正常工作秩序和社会治安起到至关重要的作用。口腔医院发生的护理安全相关不良事件逐年增多，如误吞、误吸、跌倒、意外伤害等，因此护理安全管理是口腔门诊护理管理的重要内容。①建立和完善统一的护理安全质量管理体系：针对护理工作中的安全质量问题，结合医院的实际情况，制订相应的预防与控制措施，规范修订护理工作流程的各个环节，确保护理安全。护理部按照所制订的防控措施对全院护理质量进行定期、不定期的检查，鼓励临床科室对不良事件进行上报，护理部定期召开会议，汇总上报和检查中的问题并进行分析，提出改进措施，并将结果反馈到各科室，科室落实整改措施。为确保措施实施的长期性，护理部对于科室的改进情况应进行不断追踪，直到措施完全落实，真正成为工作中的常规。②完善和制订各项管理制度、应急预案：要建立护理安全的有效体系，就必须实现对差错的严格预防和控制。制订相应的护理制度和流程，使之人人知晓并在实践中参照执行，对可能发生护理不安全的高危环节进行重点关注和整治。制订应急预案，预案要有可操作性，要做到人人接受培训，人人能按流程处理应急事件。③重视风险意识、法律意识教育：对护理人员进行风险意识的教育及法律知识的培训。结合《医疗事故处理条例》的解读让护士充分意识到遵守规章制度、遵守护理规范至关重要。④根据科室护理配合的工作量，合理配备人力资源，避免护士长期处于紧张、疲劳状态下而发生差错事故。

医院感染管理 医院感染越来越受到重视，特别是口腔科门诊由于使用器械种类多、数量大，而且频繁用于患者口腔中，直接接触患者的唾液、血液，极易造成疾病的传播。因此加强口腔诊疗器械的消毒灭菌，严格执行预防感染操作规范，切断交叉感染途径，是口腔科门诊护理管理工作的重点。①建立健全门诊预防感染护理管理组织：建立由护理部、护士长、感控护士组成的三级门诊医院感染护理管理组织，各级管理人员职责明确，实行逐级管理，严格把关。②加强医院感染控制的环节管理，切断感染途径：口腔诊疗区域保持环境整洁，每日进行清洁消毒，对可能造成污染的环境进行及时处理，每日对环境进行通风或空气净化；凡接触患者伤口、血液、破损黏膜或进入人体无菌组织的各类诊疗器械，包括牙科手机、车针、根管治疗器械、牙周治疗器械等均先彻底清除黏着物，然后用含酶清洗液浸泡，超声清洗机清洗后高压蒸汽灭菌；采用裸露灭菌时，灭菌后物品须置于无菌容器中，打开后有效期不得超过4小时；凡接触患者完整黏膜、皮肤的诊疗器械，如口镜、探针等，使用前必须达到消毒水平；进入患者口腔内的器械必须达到一人一用一灭菌或消毒的要求；加强医务人员自我防护，严格规范洗手，医务人员可通过皮肤针刺伤导致感染，也可通过治疗操作中微粒直接吸入肺部引起肺部感染，因此在诊疗时必须戴口罩、手套、防护镜。③定期组织医院感染控制知识培训：制订和落实医院感染控制知识培训计划，尤其是口腔诊疗器械及环境的消毒灭菌，要求人人掌握，定期对护士进行理论知识和实际操作考核，对新

上岗和轮转护士进行医院感染知识的岗前培训。④加强对科室消毒室护理人员的培训监督检查：上岗前进行灭菌器使用知识培训，定期对清洗质量、灭菌监测记录、包装质量进行检查，确保灭菌物品的质量安全。⑤做好质量监控，坚持持续改进：充分发挥门诊医院感染护理管理组织的作用，感控护士、护士长随时检查科室消毒灭菌制度的落实和消毒规范的实施情况，针对存在的问题反馈给科室，要求科室限期分析讨论、查找原因、提出整改措施；对于科室不能解决的问题，逐级报告，由医院感控科和护理部协调解决，以确保医院感染控制工作的持续改进。

器械、材料管理 由于口腔器械和材料存在种类多、分类方式多、型号名称多的特点，临床中通常由护士长进行管理。为了便于管理及使用，应用较多的是信息化管理，操作者通过计算机实现信息的获取、传递、处理、再生及利用过程，从而实现医院管理的现代化。这种管理方法可以提升管理水平，降低管理成本，管理者可以随时查询物资库存信息变化，让管理者心中有数。①编制物品供应目录，按照物品分类的顺序进行汇总，并登记各物资的类别、名称、规格、型号、技术标准、计量单位、价格以及物资的供应来源，将信息编入计算机程序中并保存。②使用者根据在库清单申请物资，管理者对使用者提出的申请进行处理并将处理后的信息进行汇总，打印汇总清单。③根据汇总清单准备材料器械，下发到使用者手里，完成物资的发放。④系统中设置库存预警界面，当库存数量减少到预警数时，系统会自动提醒管理

者需要增加库存。⑤通过信息化管理，对单位时间内材料器械的消耗可以迅速统计出来，节约人力和时间。

护理服务管理 口腔护理人员有其显著的专业特点，护士在协助医生做好临床护理工作的同时，还要配合医生做好患者的心理护理，以最大限度地减少和杜绝并发症的发生，并向患者进行口腔预防保健宣教。基于口腔护理工作的特殊性，对护士的专业素质和护理服务也有一些特殊要求。现代的口腔医疗服务要求更全面、更细致。开展和完善整体护理，在实施疾病治疗之前，应从每一个细节入手，实施诊前心理护理，帮助患者及家属获得有关疾病治疗的健康教育的知识，使达到最佳的治疗状态，更好地接受口腔医疗服务。护理管理不仅涉及医院内管理，还包括幼儿园、学校、家庭、社区等特殊场所的口腔保健管理，涉及儿童、青少年、老年等特殊群体的健康需求。

人力资源配置 中国口腔治疗体系还不十分健全，尤其是人力资源配置这一领域还处于相对落后的局面，很多地区延续一个护士配合多个医生的传统，这种人员配置比例已经不能满足广大患者对口腔医疗服务的要求，同时超负荷的工作使得护理人员疲惫不堪，不能够充分发挥技术优势，使得工作效率大大降低。现临床诊疗过程中广泛推进四手操作法，每名口腔医生需要配备一名口腔护理人员。在配置护理人员过程中应充分考虑科室的诊椅数量、每日的患者数量、患者疾病的种类、患者的依从性，如儿童患者依从性差，有时需要两名护理人员协助完成治疗，其护理人员的配置可能就会多于诊室的椅位数量。在配置护理人员时还需要考虑分诊台、消毒室等非一线配合的岗位配置。

（李秀娥 王春丽）

cuòhé jīxíng huànzhě zīliào guǎnlǐ
错𬌗畸形患者资料管理（data management of patient with mal-occlusion） 对错𬌗畸形患者在正畸过程中，收集、整理、分析临床资料以及将临床资料为科研工作提供依据的过程。

口腔正畸治疗的特点是疗程长，患者个体差异性大，复诊次数多，对于治疗连续性要求较高。因此，正畸资料留存对患者十分重要。同时，在治疗过程中全面收集临床资料对医师制订下一步的矫治设计、总结临床经验、进行学术研究等也具有重要的指导意义。因此，妥善保管错𬌗畸形患者资料显得尤为重要。

石膏模型管理 石膏模型真实地记录了上下颌牙、牙弓、基骨、移行皱襞、腭弓、唇系带部分，能准确反映出患者牙、牙槽骨的形态、大小、牙排列情况及上下颌牙的咬合关系，是口腔正畸学用以探讨错𬌗畸形因素、辅助诊断设计、制订矫治计划的重要步骤，也是矫治前牙、后牙，比较牙弓变化不可缺少的主要资料。模型分析可以在模型上直接进行，也可以数字化后在计算机上进行三维测量。根据其用途分为记存模型和工作模型。

记存模型的制作与要求 记存模型对错𬌗畸形的诊断、治疗和疗效评估有重要作用。因此，要求记存模型准确、清晰，要包括牙、基骨、移行皱襞、腭弓、唇颊系带等部分，能反映患儿的咬合关系及错位情况。记存模型的制作分为印模的采制、模型灌制、核对咬合关系及模型修整。

记存模型的管理 ①修整后模型按书写规范要求将患者信息（姓名、性别、年龄、病历号、医师姓名、取模日期）记录在上、下石膏模型的底座。②石膏模型待干后按照要求对患者的石膏模型进行登记编号，顺序摆放在储物盒中，在盒外标明模型编号及姓名，便于查找。③模型保存柜应干燥、清洁、通风，并按照医师姓名进行分层放置管理。④每日治疗结束将模型按照编号放回原处，以免丢失而影响下次使用。⑤对于损坏的研究模型要及时修补，不能修补的遵医嘱重新制取印模，保证资料留存的完整性。⑥对于患者进行院内会诊需要取走研究模型的，应遵医嘱办理借用登记，防止不明原因的丢失。

随着计算机网络信息化的快速发展，计算机辅助模型扫描测量分析系统在国内一些医院也有应用。它的优点是将计算机方便、快速、准确的测量应用在临床，方便了模型保存管理，节省了空间。

面、𬌗像数码照片管理 随着计算机、扫描仪、数码相机飞速发展，正畸影像资料的数字化及电子档案管理完全成为可能。高质量正畸患者面、𬌗像能够正确反映患者面、𬌗的情况，能真实反映医师的矫治效果，给医师的诊断治疗带来方便。

拍摄要求 ①与患者进行良好的沟通，让患者对操作有初步的了解并取得同意。准备合适的拉钩、反光板、相机、背景布及明亮的光源。②拍摄前嘱患者刷牙，保持口腔的清洁卫生，确保照片的清晰。③根据拍摄部位的不同，及时调整患者拍摄的位置。④每位患者常规拍摄12张。包括正面像、侧面像、口内像。⑤及时查看照片有无重影、不清楚等，确保照片质量。

管理要求　①定期将相机内患者面、𬌗像照片储存到计算机，及时准确地保存在患者对应的文件夹内。②按照医师要求将患者数码照片进行分类，规范保管，便于医师查看。③每周或者每月对照片库进行核对、整理，确保照片无误。④定期对资料库进行备份管理，避免造成资料丢失。

X 线片管理　口腔正畸病例临床资料的管理和分析是每个正畸科医师面对的重要问题。特别是 X 线片头影测量分析是进行诊断分析、制订治疗计划、预测矫治效果的重要手段。正畸患者的 X 线片包括了全景曲面断层、头颅正、侧位片、根尖片及 CT。

拍摄要求　遵医嘱每位患者常规拍摄曲面断层片及头颅侧位片各 1 张，必要时拍摄 CT。

管理要求　①每周定期从放射科公共文件夹拷贝正畸 X 线片，按照每位患者的姓名、编号存档。②按照拍摄日期为每位患者建立文件夹，规范管理模式。③每周定期整理患者 X 线片资料信息，便于医师查阅。

病例管理　病例是患者在医院诊断、治疗全过程的原始记录，它包含患者的基本信息、病程记录、检查检验结果、治疗内容及医嘱等。作为一项基础性的数据信息，它在临床工作中有着非常重要的作用。正畸病例保管应遵循医院病例管理制度执行。不同之处是将患者化验单粘贴在病例首页后面，便于患者资料统一管理。正畸患者的资料不仅是口腔正畸医师对病情诊断、治疗、效果评估及改进治疗方案的重要手段，也是非常重要的法律依据。正畸科相关档案资料的管理模式，无处不体现正畸患者资料在管理上的严谨性和规范性。

(李秀娥　裴慧斌)

kǒuqiāng ménzhěn értóng xíngwéi guǎnlǐ

口腔门诊儿童行为管理

（children's behavior management of dental clinic）　在口腔门诊检查和治疗过程中，医护人员采用药物或非药物管理的方法，及时发现和消除患儿的恐惧、焦虑和紧张情绪，提高诊疗操作中患儿对疼痛的耐受力，保证治疗顺利进行的过程。

由于儿童的心理发育特点，在口腔治疗过程中会出现不同程度的焦虑和恐惧，甚至拒绝口腔疾病诊疗的行为，因此，根据不同类型患儿的表现临床中常采取相对应的行为管理方法，使其能顺利完成治疗。临床中将患儿的行为分为合作型、基本合作型和不合作型。行为管理的重点在于交流和教育的相互作用，其目的是使医生能顺利且高效地对患儿进行治疗，也利于培养儿童良好的口腔卫生态度。目前临床上常用的行为管理方法有非药物行为管理方法和药物行为管理方法。

非药物行为管理方法　通过语言性控制、非语言交流、正强化、分散注意力、告知-演示-操作法、保护性固定等方法实现对患儿行为的管理。

语言性控制　在儿童口腔科语言性控制是应用最多的一种方法，通过变换音量、音调或语速来影响并指导患儿的行为。目的是建立威信，获得孩子的注意，阻止出现不良行为。此方法适用于 3~4 岁以上年龄稍大的患儿。

非语言交流　通过接触、姿势及面部表情的变化来强化并诱导孩子的行为。

正强化　通过在治疗、护理过程中不断进行夸赞和奖励，强化患儿出现的好的进步，并希望这种好的表现不断持续的方法。可以通过语言鼓励、小礼物奖励等方式完成正性强化。

分散注意力　将患儿的注意力从可能引起不快感受的事物上转移开，降低对不愉快刺激的感受性。可以通过讲故事、听音乐、播放动画片的方法来实现。

告知-演示-操作法　临床中常用的简单有效的行为管理方法。运用脱敏原理，医护人员运用儿童容易理解的语言仔细描述治疗过程及使用器械，使患儿的紧张情绪放松，来降低患儿对治疗过程的应激反应。

保护性固定　对于一般行为管理方法无法诱导完成治疗的患儿，临床中常采用保护性固定的方法来完成治疗。医护人员用手或使用专用装置保护患儿，在限制其身体活动的同时口腔内使用塑料开口器保持患儿的持续张口状态，达到安全诊疗的目的。在此方法运用前须让患儿空腹、禁食并征得监护人的同意方能操作。护理人员需注意观察患儿的生命体征。治疗结束后嘱患儿稍加休息再离院。

药物行为管理方法　对于在非药物行为管理下仍无法完成治疗的患儿，目前临床上常通过药物的介导使患儿进入不同程度的镇静状态下完成治疗。镇静状态是一个连续的范围，一般包括轻度和中度的镇静，如笑气/氧气吸入镇静、口服药物镇静；深度镇静包括药物静脉推注镇静、全身麻醉镇静。

笑气/氧气吸入镇静　让患儿吸入笑气与氧气的混合气体，利用其镇静、镇痛的作用完成治疗。

笑气/氧气吸入镇静技术具有起效快、复苏快、容易滴定浓度和流量、副作用小的优点。主要适应于对口腔科治疗有较强焦虑和恐惧感、呕吐反射强烈、侵袭性较大的口腔治疗、残障儿童口腔诊疗时。患儿吸入笑气的浓度从20%开始，可根据患儿的反应调整浓度以5%～10%递增至最佳状态，一般在30%～50%，患儿表现十分舒适，镇静效果最佳，最高不能超过50%。治疗完毕后吸入100%氧气3～5分钟，再观察10～15分钟，患儿清醒、行走无身体晃动即可随监护人离院。

药物镇静　利用药物的镇静、催眠作用消除精神和肌肉紧张，完成治疗的方法。常用药物为作用缓和的安定药，如水合氯醛和苯二氮䓬类药物。药物作用峰值是在用药后约20分钟。一般在诊疗前30分钟用药较为合理。治疗中密切观察患儿的生命体征，掌握镇静药物及拮抗药物的特性，掌握基本的急救措施。

全身麻醉镇静　利用麻醉药物诱导患儿意识丧失，语言和疼痛刺激都不能使患儿清醒；自主通气功能受损，保护性反射部分或全部消失，须依靠气道管理保证患儿安全的治疗技术。主要适用于低龄不能配合、有智力障碍或全身性疾病、非常不合作的患儿，另外对于不能接受保护性固定方法的患儿也可以选择此方法。全身麻醉下口腔治疗患儿可以在无痛的情况下一次完成多颗牙的治疗，减少保护性固定方法对患儿的心理影响。但治疗前需做好术前检查（生化检查、血常规、胸片、牙片）和麻醉的准备，治疗后患儿需留院观察2小时，达到离院评分标准后可离院。

（李秀娥　王春丽）

kǒuqiāng jíbìng hùlǐ

口腔疾病护理（nursing of oral disease）　依据护理程序，对口腔疾病患者进行护理评估，做出正确的护理诊断，制订适宜的护理计划，提供优质的护理服务，以达到治疗疾病、预防并发症、促进早期康复目的的过程。

护理评估　包括以下方面。

健康史　①了解患者此次患病的经历，有无明显诱因，患病后的诊断和治疗过程。②了解患者一般情况、过去史、过敏史、手术麻醉史、药物治疗史，有无高血压、糖尿病及心脏疾病等。女性患者还应了解月经史和生育史。

身体状况　评估生命体征和口腔疾病的症状、体征，了解各主要内脏器官的功能状况，有无心、肺、肝及肾等器官功能不全，有无肥胖、营养不良，有无水、电解质失衡等高危因素。

心理-社会状况　评估患者是否存在焦虑、恐惧，患者的社会支持程度与经济状况等。

护理问题　①焦虑/恐惧：与患病、接受麻醉和手术、担心预后等有关。②知识缺乏：与患者缺乏疾病相关知识有关。③潜在并发症：伤口出血、伤口感染等。

护理措施　①根据口腔疾病患者的病情，初步判断患者可能接受门诊或住院治疗。在诊疗过程中，护士应认真评估患者的情况，为诊疗提供依据。对各种治疗、手术等，应与患者及家属充分沟通，做好知情告知，并签署相关告知书。②在治疗、手术的过程中，应严格执行各项护理制度及操作规程，严格查对制度，确保患者安全。③严密观察患者的病情变化，特别是生命体征的变化，对口腔疾病的患者，要有整体护理的观念，除了关注患者局部的病变外，也要关注患者全身的情况，采取积极有效的应对措施。④积极开展有针对性的健康教育，提高患者口腔保健意识，提高预防疾病的能力。同时，对很多治疗、护理措施或需要患者配合的事情，也要积极与患者沟通。健康教育的方式可以是通过视频、讲座、多媒体公众平台等。⑤积极进行康复指导，并协助患者做好康复训练，定期随访，促进患者功能的康复。

健康教育　①给患者演示正确的刷牙方法、漱口的方法及每次用量，说明口腔清洁与否对口腔疾病的重要影响。②用药期间指导患者及家属掌握药物剂量、服用方法和观察用药可能出现的不良反应、症状及停药指征，若有异样及时到医院就诊。③指导患者定期复查，定期随访。④指导患者及家属认识到口腔清洁的重要性，忌食或少食辛辣等刺激性强的食物，多吃蔬菜、水果，多饮水，饭后漱口，掌握正确的刷牙方法，养成良好卫生习惯。⑤提倡戒烟并控制饮酒。适当休息，加强体育锻炼，增强机体的抗病能力。避免着凉、感冒，尽量少去公共场所。

护理评价　评价患者是否达到：①心理状态稳定，能配合各项检查和治疗。②能说出与疾病、治疗相关的知识。③营养状态得以维持，无明显体重下降。④伤口愈合良好，无并发症发生或发现处理及时。

（毕小琴　赵佛容）

kǒuqiāng hémiàn wàikē huànzhě hùlǐ

口腔颌面外科患者护理（nursing of patient in oral and maxillofacial surgery department）　依据护理程序，对口腔颌面外科患者进行护理评估，做

出正确的护理诊断，制订适宜的护理计划，提供优质的护理服务，以达到治疗疾病、预防并发症、促进早期康复目的的过程。口腔颌面外科患者大多需进行手术治疗，其护理的重点在于加强围手术期的护理。围术期护理包含手术前、手术中和手术后的护理，目的是将这三个阶段的护理贯穿起来作为一个整体，使患者能够获得最佳的护理效果。

护理评估 包括以下方面。

健康史 ①了解患者此次患病的经历，有无明显诱因，患病后的诊断和治疗过程。②了解患者一般情况、过去史、过敏史、手术麻醉史、药物治疗史，有无高血压、糖尿病及心脏疾病等。女性患者还应该了解月经史和生育史。

身体状况 评估生命体征和口腔颌面外科疾病的症状、体征，了解各主要内脏器官的功能状况，有无心、肺、肝及肾等器官功能不全，有无肥胖、营养不良，有无水、电解质失衡等高危因素。

心理-社会状况 评估患者是否存在焦虑、恐惧，患者的社会支持程度与经济状况等。

护理问题 ①焦虑/恐惧：与患病、接受麻醉和手术、担心预后及承担住院费用等有关。②有窒息的危险：与手术后全麻未醒、分泌物误吸、舌后坠有关。③潜在并发症：伤口出血、伤口感染、肺炎、泌尿系统感染等。④清理呼吸道无效：与颌面外伤、术后、颌面包扎过紧不能有效地清理呼吸道中的分泌物和阻塞物有关。⑤营养失调：低于机体需要量，与摄入不足、丢失过多或机体分解代谢增强等有关。

护理措施 包括术前、术中、术后护理。

术前护理 ①术前指导：加强与患者及家属的交流沟通，建立良好的护患关系；做好疾病知识宣教，向患者介绍治疗和护理方法，指导患者正确认识手术，讲解术前、术后的注意事项及配合要点；充分尊重患者自主权的选择。②心理护理：及时发现心理变化诱因，对症疏导。③呼吸道准备：术前戒烟2周。注意保暖，预防呼吸道及消化道感染，如咳嗽、感冒等。进行深呼吸训练，患者术前学会深呼吸，预防术后肺炎和肺不张。学会正确咳嗽及咳痰的方法。④适应性练习：向患者解释手术后身体活动的意义。指导患者利用床头栏杆向两侧翻身和由床上坐起的方法。对术后需较长时间卧床的患者，应指导训练肌肉的收缩运动和关节的全范围活动。适应术后卧床大小便练习。术前先学会非语言表达形式（各种手势），准备写字板，便于术后表达自身的日常需求。⑤口腔卫生：使用含漱液漱口，保持口腔清洁；口内切口者注意做好牙周洁治、充填龋洞和拔除病牙等口腔疾病治疗，预防术后伤口感染。⑥饮食管理：进食营养丰富、易消化食物，保证营养供给。术前日全麻者，于术前8小时禁饮食，婴幼儿术前6小时禁食、4小时禁饮，并详细告知相关注意事项。

术中护理 ①了解患者心理和生理特点，做各项操作前给予耐心的解释，处处体现出对手术患者的关心，减轻其紧张、恐惧、不适感。②环境管理：调节温度保持在22～25℃，相对湿度保持在40%～50%，注意患者的保暖。③护士与麻醉医师、手术医生严格执行三方核查制度，确保安全。④认真检查电源、吸引装置、电刀、动力、导航仪等设备功能，使用前测试机器是否正常。合理选择负极板并将之粘贴于患者肌肉丰富且汗毛少的部位，注意避开手术区域。⑤根据手术方式、患者病情准备手术所需各类物品、器械，根据需要准备电锯或线锯、拔牙钳等特殊器械。⑥根据术式选择合适体位，注意患者体位的摆放及体位护理。在尽量暴露手术野的同时确保体位舒适、安全，不使肢体、神经受压，不影响呼吸、循环功能，并进行适当约束，注意保暖，调节灯光。检查静脉输液管、尿管等是否通畅。⑦手术进行过程中，使用的器械、物品做到心中有数，关闭每一个切口前，仔细查对、清点手术用物是否相符；转换手术部位时，应严格无菌技术操作，保持器械台的无菌状态；术中严格遵守无菌及无瘤原则，直接接触肿瘤的器械立即更换；及时回收已使用完的器械、敷料，避免遗留在伤口或混入布单给清点带来不便，延长手术时间；不同级别的手术，物品不能混用。⑧术中留取标本，器械护士需根据切取部位及时做好标注，巡回护士提前准备大小合适的标本袋，与器械护士认真核对部位、数量，在标签上注明患者床号、姓名、住院号、标本部位及名称等，手术结束后再次与手术医生核对并签字为证，认真保管，以防止丢弃。术中冷冻标本及时送检。⑨维持手术室内的安静。术中严格控制人员流动和开门次数，尽量减少参观人数，防止其他手术间人员随意进入，以减少对术中空气的污染，降低手术患者的感染率。

术后护理 ①保持适当的体位：意识未恢复的患者平卧位，头偏向一侧；意识恢复的患者摇高床头，采取半坐卧位，利于肺扩张和引流。协助患者每2小时翻身一次，上肢勿压迫胸部，以免影响呼吸运动。②严密观察并及时做好护理记录。密切观察患者的神志、生命体征、心电图及病情变化，重视患者的主诉，及时发现异常、及时处理。③维持正常的呼吸功能：密切观察患者呼吸的速率、节律及深度，浅而慢的呼吸可能是呼吸困难的早期表现，观察患者有无呼吸功能异常的其他症状，躁动不安、呼吸浅快、发绀、鼾声及喘鸣声等；保持呼吸道通畅，若患者保留有气管内插管或通气道，应维护人工气道的正确位置，待病情许可后方能拔除。随时抽吸呼吸道、口、鼻腔内的分泌物；鼓励患者深呼吸、咳嗽。④维护循环系统的平稳及水、电解质的平衡：密切观察患者的生命体征（包括血压、脉搏、心电图等）的变化，及时发现异常、及时处置；观察患者皮肤的颜色及温度，患者的皮肤是否出现苍白、湿冷等；观察手术侧远端肢体的皮肤颜色、温度及周围脉搏；维护静脉通道的通畅，保证液体的匀速、有效输注，特殊情况如老年、小儿、心肺功能不全的患者液体输注速度应严格遵医嘱；准确记录出入量，若尿量每小时少于30ml须通知医生处置。⑤加强饮食护理：全麻患者清醒6小时后无呕吐者可给少量温开水或糖水，以后视手术情况遵医嘱食用鼻饲流质、流质或半流质、普食。普食适用于一般手术前、张口不受限制的患者；半流质适用于张口限制或口腔有溃疡及手术后咀嚼活动不便者；流质是口腔患者手术后初期适用较多，尤其是植骨及颌骨骨折的患者可长时间进食流质，

因此在配伍时应正确计算热量及各种维生素，同时在烹调方法上，应较多地采用糊状的流质，以达到耐饥的目的。凡手术后经口服对创口愈合无碍者均可采用口服；匙喂法为用调匙喂入口腔，使流质慢慢吞服，婴幼儿食后应给些温开水清洁口腔，成人应漱口，达到清洁口腔的目的；流质口腔注入法适用于口唇部术后有创口的患者，用塑料管或橡皮管置于口腔后部，用注射器慢慢将流质注入，注意注入时应较慢、勿使污染创口，否则不能达到注入的目的；管喂法原理与口腔注入相同，其不同点是，患者自己利用塑料管或橡皮管或长嘴水壶将饮食吸入；鼻饲法是将胃管由鼻腔插入胃内，将各种营养液经鼻胃管持续滴注或定时定量注入，可保持伤口清洁，以利于愈合。鼻饲流质适于手术后口内外贯通的创口、下颌骨切除立即植骨后、口内植皮手术等，也适用于昏迷及喉上神经损伤等患者。⑥加强伤口护理：观察伤口肿胀情况及敷料包扎松紧度，若包扎过紧影响呼吸时须立即报告医生处理。敷料上有渗出时，须用笔在浸湿的敷料边缘做记号以勾画出当时的范围，并记录日期、时间、量、颜色、性质等，以利观察评估。保持各种引流管的通畅，观察各种引流液的量、色、性质，并做好记录。⑦加强疼痛护理：评估患者疼痛的原因并给予处理。鼓励患者表达疼痛的感受，并给以解释。指导患者运用正确的非药物方法减轻疼痛，如按摩、放松或听音乐等。遵医嘱给予镇痛剂。手术后1~2天内，可持续使用患者自控镇痛泵进行镇痛。

健康教育 ①指导呼吸功能锻炼：指导患者术前学会深呼吸，

由鼻慢慢吸气使腹部隆起，呼气时腹肌收缩由口慢慢呼出；术前应指导有效排痰的方法，患者可取坐位或半坐位，上身微向前倾，在排痰前，先轻轻咳嗽几声，使痰液松动，再深吸气后，用力将痰液咳出。②相关知识的宣教指导：给患者演示正确的刷牙方法、药物漱口的方法及每次用量，说明口腔清洁与否对手术伤口感染发生率的重要影响；常需要剃除患者的部分或全部头发，对此许多女性患者不能接受，护理人员要向患者说明剃除头发的意义和必要性，同时在操作时尽量兼顾美观。③术后卧位指导：头面部手术后无禁忌者取半卧位，抬高床头30°，有利于头面部的血液循环；长期卧位的患者，要经常活动下肢防止静脉血栓形成；四肢手术后取平卧位，患肢抬高应高于心脏平面约15cm，有利静脉血液回流，减轻肢体肿胀和伤口疼痛；鼓励患者早期下床活动，以改善全身和局部血液循环，促进伤口早日愈合。④药物观察指导：用药期间指导患者及家属掌握药物剂量、服用方法和观察用药可能出现的不良反应、症状及停药指征，若有异样及时到医院就诊。⑤定期随访指导：观察术区切口的愈合情况，指导患者定期复查，定期随访。⑥口腔卫生指导：指导患者及家属认识到口腔清洁的重要性，忌食或少食辛辣等刺激性强的食物，多吃蔬菜、水果，多饮水、饭后漱口，掌握正确的刷牙方法，养成良好卫生习惯。⑦健康生活习惯指导：保持健康的饮食习惯，不吃过烫、刺激性强的食物，食物的高温会烫伤口腔黏膜，而口腔黏膜的代谢非常旺盛，这层烫伤而脱落的表层黏膜会很快地被新鲜的上皮所替代，

如此反复，容易引起黏膜的异常增生，从而增加口腔癌的发病风险；提倡戒烟并控制饮酒；了解口腔疾病症状的特点，有怀疑时及时就诊；消除或减少各种致癌因素，及时处理残根、错位牙，以及磨平锐利的牙尖，去除不良修复体，以免口腔黏膜受到损伤和刺激；在接触其他有害工业物质环境下工作时，要注意加强防护措施；适当休息，加强体育锻炼，增强机体的抗病能力；避免着凉、感冒，尽量少去公共场所。

护理评价 评价患者是否达到：①心理状态稳定，能配合各项检查和治疗。②能说出与疾病、治疗相关的知识。③营养状态得以维持，无明显体重下降。④呼吸道通畅，无窒息发生。⑤伤口愈合良好，无并发症发生或发现处理及时。⑥术后呼吸功能改善。

(刘 明 杨悦来)

miànbù jiē yōng huànzhě hùlǐ

面部疖痈患者护理

(nursing of patient with facial furuncle and carbuncle) 疖、痈指皮肤毛囊及其附件的急性炎症。单发者称为疖，相邻多数毛囊及其附件同时发生者称为痈。

护理评估 包括以下方面。

健康史 了解患者有无严重全身疾病。有无眼压升高、视力障碍等症状。有无皮下出血、黄疸或脓肿。

身体状况 ①疖初期为皮肤上出现红、肿、热、痛小硬结，呈锥形隆起，有触痛；2～3天内硬结顶部出现黄白色脓头，周围为红色硬盘，患者自觉局部瘙痒、烧灼感及跳痛；以后脓头破溃，排出少许脓液后疼痛减轻；或其顶端形成一个脓栓，与周围组织分离而脱落，炎症逐渐消退，创口自行愈合。②痈好发于唇部

(唇痈)。初期，局部可形成迅速增大的紫红色炎性浸润块，质地坚硬，界限不清；其后皮肤上出现多数黄白色脓头，破溃后溢出脓血样分泌物；继之脓头周围组织亦有坏死，坏死组织溶解排出后，可形成多数蜂窝状腔洞。唇痈较疖更易伴发海绵窦血栓性静脉炎、败血症、脓毒血症及中毒性休克和水电解质紊乱，从而导致较高的死亡率。

心理-社会状况 当面部疖痈发生于年轻患者时，常认为影响到自己的面容，妨碍其社会交往，因而表现出焦虑、烦躁。而有的患者则对面部疖痈重视不够，以致延误治疗导致严重后果。

护理问题 ①潜在并发症：海绵窦血栓性静脉炎、败血症或脓毒血症。与感染病原菌毒力强，感染易于扩散有关。②潜在并发症：发热。与感染导致全身中毒反应有关。③知识缺乏：缺乏对疖、痈的正确处理方法及面部解剖生理特点的相关知识。

护理措施 ①根据医嘱进行抗感染治疗，早期以局部治疗为主。②局部治疗时注意避免损伤，严禁挤压、热敷。疖初期可用2%碘酊涂布患处，每日数次。为促进早期痈的局限、软化，可选用含抗生素的高渗盐水持续湿敷。③感染中晚期，对面部疖、痈伴有局部蜂窝织炎者，应注意全身给予抗生素，根据细菌培养和药敏试验选用，重症者卧床休息，给予支持疗法，注意水电解质平衡，伴发海绵窦血栓性静脉炎者可加用尿激酶或肝素治疗。

健康教育 ①心理护理：向患者解释疾病的转归，消除恐惧、紧张情绪，使其有充分的思想准备，提高患者心理承受能力。②位于危险三角区内的疖、痈，

嘱患者不要挤压。③重症者注意休息，使用抗生素需做药敏试验。

护理评价 评价患者是否达到：①感染的症状减轻或消除，体温恢复正常，无并发症发生。②能自述疖、痈的正确处理方法及面部解剖生理特点的相关知识。

(刘 明)

kǒuqiāng hémiàn jiànxì gǎnrǎn huànzhě hùlǐ

口腔颌面间隙感染患者护理

(nursing of patient with fascial space infection of oral and maxillofacial region) 口腔颌面间隙感染指口腔颌面部潜在筋膜间隙内结构感染的疾病。在正常的颌面部解剖结构中，存在着潜在的彼此相连的筋膜间隙，各间隙内充满着脂肪或疏松结缔组织。感染常沿这些阻力薄弱的结构扩散，故将其视为感染发生和扩散的潜在间隙。根据解剖结构和临床感染常表现的部位，将其分为不同名称的间隙，如眶下间隙、咬肌间隙、翼下颌间隙、颞下间隙、颞间隙、下颌下间隙、咽旁间隙、颊间隙、口底间隙等。感染累及潜在筋膜间隙内结构，初期表现为蜂窝织炎，故此类感染又称颌面部蜂窝织炎，在脂肪结缔组织变性坏死后，则可形成脓肿。化脓性炎症可局限于一个间隙内，亦可波及相邻的几个间隙，形成弥散性蜂窝织炎或脓肿，甚至可沿神经、血管扩散，引起海绵窦血栓性静脉炎、脑脓肿、败血症等严重并发症。

护理评估 包括以下方面。

健康史 仔细询问病史，了解患者是否存在未经彻底治疗的牙病史。

身体状况 患者常表现为急性炎症过程。一般局部表现为红、肿、热、痛、功能障碍，重者高

热、寒战、全身不适、乏力。因感染部位不同，可有其他特殊表现。如咀嚼肌受累，可出现张口受限，进食困难。如炎症侵及喉头、咽旁、口底，可引起局部水肿，使咽腔缩小或压迫气管，或致舌体抬高后退，造成不同程度的呼吸困难或吞咽困难，严重者烦躁不安，呼吸短促，口唇青紫、发绀，甚至出现"三凹"征（即呼吸时锁骨上窝、胸骨上窝及肋间隙明显凹陷），此时有发生窒息的危险。腐败坏死性感染，局部红、热不明显，但有广泛性水肿，全身中毒症状严重，或出现严重并发症。浅层间隙感染炎症局限时可扪及波动感；深层间隙感染则局部有凹陷性水肿及压痛点。

心理－社会状况　口腔颌面部间隙感染所致局部及全身症状严重，患者对疾病的预后十分担忧，感到紧张、焦虑，常常表现出烦躁不安、失眠、沉默或多语，此时特别需要亲人的安慰和细心的照顾。

护理问题　①疼痛：与感染引起局部肿胀、组织受压有关。②潜在并发症：发热。与感染导致全身中毒反应有关。③潜在并发症：海绵窦血栓性静脉炎、脑脓肿、败血症等。与口腔颌面部特殊解剖结构及感染未得到及时控制有关。

护理措施　①耐心向患者解释病情及治疗计划，减轻紧张情绪，消除顾虑。②提供安静舒适的环境，减少不良刺激，让患者充分休息。③注意生命体征的变化，严密观察局部及全身症状。脓肿形成者应协助医生切开引流。如肿胀严重引起呼吸困难，必要时行气管切开术。④遵医嘱给予镇痛剂、镇静剂，应用抗生素治疗原发病灶。对于病情严重者给

予全身支持疗法，输血输液，维持电解质平衡。⑤给予营养丰富、易消化的流质，张口受限者采取吸管进食。⑥保持口腔清洁，病情严重者，嘱其用温盐水或漱口液漱口，重者进行口腔护理，用3%过氧化氢溶液清洗。⑦感染控制后，嘱患者及时处理病灶牙，对不能保留的患牙及早拔除。

健康教育　向患者介绍口腔颌面部间隙感染的发病原因及症状，根据不同发病阶段做好相应健康教育。如当张口受限影响正常进食时，教会患者合理饮食；当发生全身中毒症状时，护士还应做好家属的教育工作，说明疾病的危险性，使其配合治疗。

护理评价　评价患者是否达到：①主诉疼痛减轻或消失，感觉舒适。②原有的症状减轻或消除，体温恢复正常。③不发生并发症。④能正确认识病灶牙与口腔颌面部间隙感染的关系，及早消除病灶牙。

（刘　明）

kǒuqiāng hémiànbù ruǎnzǔzhī
sǔnshāng huànzhě hùlǐ

口腔颌面部软组织损伤患者护理（nursing of patient with soft tissue injury of oral and maxillofacial region）　口腔颌面部软组织损伤可以单独发生，也可以与颌骨骨折同时发生。根据损伤原因和伤情的不同可分为擦伤、挫伤、切割伤、刺伤、挫裂伤、咬伤及火器伤等。各类损伤的临床表现和处理方法也各有其特点。

护理评估　包括以下方面。

健康史　仔细询问发病前的全身健康状况，有无严重的全身疾病和大手术史，有无过敏史。

身体状况　①擦伤：皮肤感觉神经末梢暴露，疼痛。②挫伤：

局部皮肤变色、肿胀和疼痛。③刺、割伤：创缘整齐，若伤及大血管，可大量出血。④撕裂或撕脱伤：创缘多不整齐，皮下及肌组织均有挫伤，常有骨面裸露。⑤咬伤：可造成面颊或唇部组织撕裂、撕脱或缺损。

心理－社会状况　患者因意外伤害可出现不同程度的恐惧或焦虑情绪，担心面容毁损与疾病的预后。

护理问题　①疼痛：与组织损伤有关。②组织完整性受损：与外伤有关。③自我形象紊乱：与外伤后面部畸形、容貌改变有关。④营养失调：与疼痛长期不能进食、外伤引起代谢增加等因素有关。⑤焦虑：与面部畸形、环境改变及担心预后等有关。⑥恐惧：与突然遭到伤害有关。

护理措施　包括以下方面。

一般护理　①创面的护理：对已发生感染的伤口，不宜缝合，常做创面的湿敷、清洗，以期控制感染，待创面清洁、肉芽组织健康后，做进一步处理。②口腔颌面部伤口缝合后可予以暴露或适度加压包扎。③保持口腔清洁：选择不同的漱口液口腔冲洗或提供患者漱口，也可用儿童牙刷轻轻刷洗。④对于急诊收治的患者，做好相应处理，如手术准备、观察生命体征、建立静脉通路、安置体位等措施。

饮食护理　①饮食种类：提供高热量、高蛋白质、高维生素食物。可选用流质或稀软食品，如牛奶、豆浆、鱼汤、肉汤、蔬菜汤等；半流质饮食可选用豆腐、肉松、粥、面条等；软食可选用软饭、馒头等。②进食方法：根据患者损伤的部位和伤情不同，采用不同进食方法。无颌骨骨折和口内无伤口者，一般可正常进

食。口内伤口不大、已做缝合、张口轻度受限者，可用汤勺、吸管进食；颌间固定者，可用胃管进行肠内营养。

心理护理 鼓励患者表达感受，指导患者学会放松的方法，详细解释治疗过程。保护和尊重患者隐私。让患者逐渐适应日常生活、社会活动、人际交往等。

健康教育 口腔颌面部损伤常常导致患者不同程度的张口受限，护士应根据不同情况予以指导，如教会患者使用张口器及张口锻炼方法。

护理评价 评价患者是否达到：①疼痛、肿胀减轻或消失。②受损的组织愈合。③营养失调已改善，体重有所增加。④情绪稳定，对疾病有正确的认识。

（刘明）

kǒuqiāng hémiànbù gǔzhé huànzhě hùlǐ

口腔颌面部骨折患者护理

（nursing of patient with oral and maxillofacial fracture） 口腔颌面部骨折有一般骨折的共性，如出血、肿胀、疼痛、骨折移位、感觉异常和功能障碍等。但由于其解剖和生理特点，临床表现和诊治方法与其他部位骨折又有所不同；最大的不同是上下颌骨形成的咬合关系，如处理不当，会影响咀嚼功能。

护理评估 包括以下方面。

健康史 仔细询问发病前的全身健康状况，有无严重的全身疾病和大手术史，有无过敏史。

身体状况 颌骨骨折除具有一般骨折的共同症状和体征，如出血、肿胀、疼痛、骨折移位、感觉异常和功能障碍等，上、下颌骨骨折还有以下特有的表现。①上颌骨骨折：面型的改变，如"碟面型"等；骨折段移位；咬合

关系紊乱；眶及眶周变化，出现眶周淤斑、睑及球结膜下出血或因眼球移位而致复视等；颅脑损伤，可出现脑脊液漏等；口鼻腔出血。②下颌骨骨折：骨折段移位、咬合紊乱、骨折段异常动度、下唇麻木、张口受限。③颧骨及颧弓骨折：颧面部塌陷畸形、张口疼痛和张口受限、复视、损伤的神经支配区域有麻木感、淤斑。④全面部骨折：面部严重变形，咬合关系紊乱，功能障碍。

心理-社会状况 患者因意外伤害可出现不同程度的恐惧或焦虑情绪。

护理问题 ①急性疼痛：与外伤骨折有关。②潜在并发症：窒息。与骨折后软腭下塌阻塞咽喉、舌后坠和异物阻塞咽喉部、口腔组织水肿等有关。③潜在并发症：误吸。与口腔颌面部外伤后血性分泌物吸入气管有关。④口腔黏膜组织完整性受损：与外伤有关。⑤自我形象紊乱：与受伤后面部畸形、容貌改变及功能受损有关。⑥焦虑：与面部畸形、咬合关系紊乱等有关。⑦恐惧：与突然遭到伤害有关。

护理措施 包括以下方面。

颌骨骨折固定患者的护理 ①注意观察口内的夹板、结扎丝有无脱落、断开、移位及是否损伤牙龈或唇、颊黏膜等，尤其要检查咬合关系是否异常，应随时调整、改变牵引、固定的方向。②使用颌间绷带弹性牵引固定的患者，2~3周后，即骨折处估计已发生纤维性愈合时，可遵循动静结合的原则，在饭前取下颌间牵引的橡皮圈，饭后漱口或清洁口腔，再挂上橡皮圈，以维持固定状态。但要注意重新悬挂的位置和方向。

口腔护理 ①口腔冲洗法：

用生理盐水冲洗。②含漱法：吸入漱口液，含漱后吐出，餐后、睡前使用。③擦拭法：适用于昏迷患者以及不能配合口腔冲洗的患者。

饮食护理 嘱患者进食清淡流质或半流质饮食。

功能训练 术后7~10天用开口器，开始指导患者练习张口。

健康教育 ①饮食指导：给予营养丰富、清淡、流质饮食。②开口训练：训练时间为3~6个月。③颌间结扎时间：一般2~4周后拆除。④避免剧烈活动、挤压碰撞患处。

护理评价 评价患者是否达到：①疼痛、肿胀减轻或消失。②受损的组织、骨骼愈合。③无并发症发生。④情绪稳定，对疾病有正确的认识。

（刘明）

kǒuqiāng hémiànbù chuāngshāng huànzhě jíjiù hùlǐ

口腔颌面部创伤患者急救护理

（emergency nursing of patient with oral and maxillofacial trauma） 口腔颌面部创伤会不同程度地导致解剖结构的破坏和生理功能的障碍，并可能合并呼吸道梗阻、大出血、休克、颅脑损伤、重要脏器损伤等，即使是单纯的口腔颌面部损伤，也常引起轻重不一的全身反应。因此在救治伤员时，应及早正确地做出伤情判断，及时、有效地进行急救处理，首先使患者转危为安，再根据伤势的轻重缓急，采取相应的救治方法，减少伤员的致残率和死亡率，提高治愈率。

护理评估 包括以下方面。

健康史 仔细询问发病前的全身健康状况，有无严重的全身疾病和大手术史，有无过敏史。

身体状况 评估患者受伤时

的基本情况，有无昏迷史，检查患者生命体征及意识、瞳孔，检查呼吸道是否通畅，有无影响呼吸的任何因素存在，有无活动性出血，有无身体其他部位的任何不适。

心理-社会状况 患者因意外伤害可出现不同程度的恐惧或焦虑情绪。

护理问题 ①急性疼痛：与外伤骨折有关。②潜在并发症：窒息。与舌后坠和异物阻塞咽喉部、口腔组织水肿等有关。③潜在并发症：误吸。与口腔颌面部外伤后血性分泌物吸入气管有关。④潜在并发症：血容量不足。与外伤后出血有关。⑤恐惧：与突然遭到伤害有关。

护理措施 包括以下方面。

做好急救准备 做好收治急诊患者的准备及抢救工作，协助医生进行抢救和清创缝合手术。

保持呼吸道通畅 ①解除呼吸道阻塞，迅速用手指抠出或吸引器吸出阻塞物，持续清除阻塞物。②改变患者体位，解开衣领，并使患者的头偏向一侧，采取头低侧卧位或俯卧位，防止分泌物阻塞气道。③将后坠舌牵出，可用舌钳或在舌尖约2cm处用大圆针和7号线或大别针穿过舌组织全层，将舌拉出口外。④插入通气导管使呼吸道通畅。如情况紧急，又无适当导管时，可用针头由环甲膜刺入气管内，随后行气管切开术。⑤药物应用：必要时可用静脉滴注尼可刹米、山梗菜碱以兴奋呼吸中枢。

出血急救护理 严密观察患者口腔颌面部是否有出血，如有出血，应立即止血。要根据损伤的部位、出血的来源和程度（动脉、静脉或毛细血管）及现场条件采用相应的止血方法。①压迫止血：开放性或洞穿性创口或口底出血，可用纱布填塞。如颞部、头顶、前额部出血，可压迫耳屏前、下颌髁状突上方凹陷处的颞浅动脉；颜面出血，可压迫下颌角前切迹处的颌外动脉；头颈部大出血，在紧急时可压迫颈总动脉，在胸锁乳突肌中份前缘，以手指触到搏动后，向后压迫于第六颈椎横突上，压迫时间不超过3~5分钟，注意因压迫易导致心律失常，甚至心脏骤停（图1）。②结扎止血：是常用可靠的方法。对于创口内出血的血管断端都应用止血钳夹住做结扎止血。③药物止血：局部可用明胶海绵等。

休克急救护理 口腔颌面部损伤的休克主要为创伤性休克和失血性休克两种。创伤性的休克处理原则为镇静、镇痛、止血和补液。对失血性休克，可快速输液、输血。

合并颅脑损伤急救护理 口腔颌面部损伤常伴有不同程度的颅脑损伤，特别是上颌骨严重骨折患者，包括脑震荡、脑挫伤、颅骨骨折和脑脊液漏等。①患者应卧床休息，减少搬动。②严密观察患者的神志、瞳孔、脉搏、血压、呼吸变化，并保持呼吸道通畅，必要时行气管切开。③外耳道及鼻有脑脊液漏时，禁止做填塞与冲洗，以免引起颅内感染。④如颅内压增高时，可用20%甘露醇或50%葡萄糖静脉快速滴注，地塞米松静脉推注。⑤对烦躁不安的患者，可使用镇静剂，但禁用吗啡。

伤口包扎 常用的方法有四尾带包扎法和十字绷带包扎法（图2）。包扎时注意松紧度，以免影响呼吸。

健康教育 鼓励患者表达感受，疏导患者的情绪。指导患者配合治疗及各种检查。教会患者术后康复的方法。

护理评价 评价患者是否达到：①疼痛、肿胀减轻或消失。②受损的组织、骨骼愈合。③无

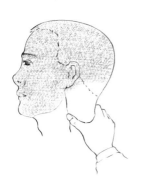

a. 压迫颈总动脉

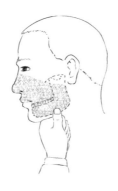

b. 压迫颌外动脉

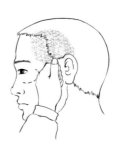

c. 压迫颞浅动脉

图1 指压止血法

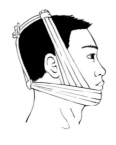 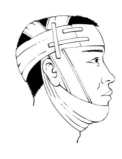

a. 四尾带包扎法　　　　b. 十字绷带包扎法

图 2　常用的包扎法

并发症发生。④情绪稳定，对疾病有正确的认识。

（刘　明）

tuòyèxiàn jíbìng huànzhě hùlǐ

唾液腺疾病患者护理（nursing of patient with salivary gland disease）　唾液腺疾病指唾液腺组织发生的疾病。唾液腺分为大、小两种。大唾液腺有 3 对，即腮腺、下颌下腺和舌下腺。小唾液腺位于口腔、咽部、鼻腔及上颌窦黏膜下层，按其所在解剖部位分别称为腭腺、唇腺、磨牙后腺及颊腺等。大小唾液腺均能分泌唾液，通过导管排向口腔，与吞咽、消化、味觉、语言功能、口腔黏膜防护及龋病预防有着密切的关系。

护理评估　包括以下方面。

健康史　患者有无严重全身疾病、大手术史。询问有无反复咬下唇史、局部损伤或溃疡史。有无面瘫、舌麻木、舌运动受限等症状。

身体状况　①唾液腺炎症：了解炎症的程度和范围，急性炎症的临床表现。②唾液腺囊肿：了解囊肿的大小，有无继发感染及全身症状。③唾液腺肿瘤：了解肿瘤的性质，观察其面神经、舌神经被侵犯的程度和范围。

心理-社会状况　①慢性炎症和反复发作的患者对疾病及其治疗方法认知不够，产生焦虑情绪，担心疾病的预后。②肿瘤患者及家属可产生紧张、焦虑情绪和担心自我形象紊乱而影响正常生活及社会交往。

护理问题　①急性疼痛：与炎症反应有关。②吞咽障碍：与疼痛有关。③语言沟通障碍：与局部疼痛、肿胀有关。④焦虑：与疾病和手术有关。⑤体温过高：与疾病有关。

护理措施　包括以下方面。

心理护理　做好术前心理准备，向患者讲清疾病相关知识、手术目的及必要性，消除其恐惧、紧张情绪，提高其心理承受能力。

术前护理　①进食高蛋白、高热量、高维生素、易消化食物，保证营养供给，提高机体抵抗力和组织修复能力。术前晚 10 点开始禁饮食，使胃肠充分排空，避免术中呕吐引起误吸。②术前做好洁牙准备，使用含漱液漱口，保持口腔清洁，预防术后伤口感染。③术前做好皮肤准备，洗澡更衣，保持清洁、舒适。④有活动义齿要取下，置于清洁水中存放，避

免术中义齿脱落引起误吸及窒息。

术后护理　①术后取平卧位或半卧位，头偏向一侧，便于分泌物的引流和减轻局部肿胀、充血。②保持口腔清洁，用含漱液漱口，舌下腺手术后一般不宜漱口、刷牙，以免刺激伤口引起出血，可用棉球擦洗口腔。③术后进流食或半流食。腮腺手术禁忌刺激性食物和药物，防止腮腺涎瘘的发生。④术后若放置引流条或负压引流管，注意勿使引流管扭曲、受压、脱出，保持引流通畅。舌下腺手术患者注意观察舌及口底肿胀情况，预防窒息发生。腮腺、下颌下腺手术患者注意观察有无面神经损伤情况。

健康教育　①舌下腺手术后 3~5 天内尽量少说话，以减少舌部活动，防止术后伤口出血。②腮腺手术后，可能会出现暂时性面瘫，轻者半个月后会逐渐恢复，重者一般 3~6 个月可恢复。③腮腺、下颌下腺手术后伤口绷带包扎需 10 天，注意绷带包扎牢固、勿松脱。④禁烟、酒及刺激性食物。⑤术后 1 个月复查，以后视病情而定。恶性肿瘤患者，若病情允许，术后半个月可行放疗或化疗。⑥暂时性面瘫患者应给予维生素 B_1、维生素 B_{12} 药物治疗和理疗。

护理评价　评价患者是否达到：①疼痛、肿胀减轻或消失。②无并发症发生。③情绪稳定，对疾病有正确的认识。

（刘　明）

kǒuqiāng hémiànbù màiguǎn jīxíng huànzhě hùlǐ

口腔颌面部脉管畸形患者护理（nursing of patient with oral and maxillofacial vascular malformation）　脉管畸形指脉管发生、血管生成和淋巴管生成期间

的发育缺陷所导致的脉管系统局限性结构异常。大多数脉管畸形在出生时即存在，无明显的临床症状，随着年龄增长而增大。临床可分为微静脉畸形、静脉畸形、动静脉畸形、淋巴管畸形、混合型畸形。

护理评估 包括以下方面。

健康史 有无创伤、感染、激素水平的改变，有无血液或淋巴液压力的增大。

身体状况 ①微静脉畸形：病变区呈粉红色改变，或颜色加深、增厚，创伤后易出血。头颈部的病变沿三叉神经支配区分布。微静脉畸形常以综合征的形式表现，累及眼神经和上颌神经，有15%概率合并青光眼，1%～2%或伴有同侧软脑膜血管畸形。②静脉畸形：单发或多发，好发于头颈部，质地柔软，可被压缩。由衬有内皮细胞的无数血窦组成。血窦大小、形态不一，如海绵状结构。③动静脉畸形：多见于成人，幼儿少见。是一种迂回弯曲、极不规则而有搏动性的血管畸形。质地硬，可扪及搏动或闻及血流杂音，多因大出血而就诊。广泛的动静脉瘘会造成心脏容量负荷增大，导致心功能不全。④淋巴管畸形：好发于头颈部，向周围呈浸润性生长，可形成巨舌或巨耳症。⑤混合型畸形：临床表现与病变所含成分比例不同，而表现各异。

心理-社会状况 ①了解患者对疾病及其治疗方法认知程度及心理状态。②患者及家属可产生恐惧、紧张、焦虑情绪和担心自我形象紊乱而影响正常生活及社会交往。

护理问题 ①疼痛：与疾病和手术有关。②肿胀：与疾病和手术有关。③潜在并发症：出血。

与疾病相关。④焦虑：与缺乏疾病相关知识有关。

护理措施 包括以下方面。

心理护理 做好术前心理准备，向患者讲清疾病相关知识、手术目的及必要性，消除其恐惧、紧张情绪，提高患者心理承受能力。

术前护理 ①做好术前皮肤清洁、口腔清洁。②注意观察患者呼吸情况，及时发现异常情况，做好急救物品、器械准备。③预防出血，嘱患者避免外伤，尤其是婴幼儿患者避免跌倒、磕碰。④保持皮肤清洁，防止抓伤皮肤引起感染。

术后护理 ①术后取平卧位或半卧位，头偏向一侧，便于分泌物的引流和减轻局部肿胀、充血。②保持口腔清洁，用含漱液漱口。③术后进流食或半流食。④行经股动脉血管造影术术后平卧24小时，腹股沟穿刺部位沙袋压迫24小时。观察患者伤口渗血和出血情况、脉管疾病部位疼痛情况。⑤行造影栓塞术术后卧床制动24小时。严密观察生命体征、肢体感觉和活动度的变化，观察股动脉穿刺处的加压情况，出现疼痛等不适时，及时处理。

健康教育 ①禁烟、酒，学会减轻焦虑情绪的方法。②注意不要磕碰伤口，结痂未完全脱落者不要撕、抠，避免出血。

护理评价 评价患者是否达到：①疼痛、肿胀减轻或消失。②无并发症发生。③情绪稳定，对疾病有正确的认识。

（刘 明）

kǒuqiāng hémiànbù zhǒngliú huànzhě hùlǐ

口腔颌面部肿瘤患者护理
（nursing of patient with oral and maxillofacial tumor） 口腔颌面部肿瘤分为良性肿瘤和恶性肿瘤。

良性肿瘤以牙源性及上皮源性肿瘤为多见，如成釉细胞瘤、多形性腺瘤等；其次为间叶组织肿瘤如纤维瘤等。恶性肿瘤以上皮组织来源最多，尤其是鳞状上皮细胞癌最为常见，其次为腺源性上皮癌及未分化癌，肉瘤发生于口腔颌面部者较少。口腔颌面部肿瘤治疗以外科手术为主，常辅助放疗、化疗等其他综合治疗。

护理评估 包括以下方面。

健康史 询问患者患病前的全身健康状况，有无严重的全身疾病和手术史，有无过敏史。

身体状况 口腔颌面外科一般检查包括口腔检查、颌面部检查、颈部检查、颞下颌关节检查和唾液腺检查。了解肿瘤的形态、生长部位、体积大小以及有无功能障碍；肿瘤的边界、质地、活动度大小及与邻近组织的关系。对淋巴结的触诊检查尤为重要，以便判断淋巴有无转移。全身检查包括患者的精神和营养状态，有无远处转移、恶病质以及其他器质性疾病。需了解辅助检查的结果。

心理-社会状况 由于肿瘤对口腔颌面部的破坏、病情的反复、放化疗后的不良反应、手术对组织器官造成的毁坏、生命质量的下降，都可对患者心理构成很大压力，患者易产生偏激的情绪反应（忧郁、恐惧并伴有明显的睡眠障碍），更有甚者陷入极度绝望而自杀。这些问题需引起医护人员的高度重视，并采取不同的疏导措施。心理评估是发现患者心理问题的主要手段，包括患者的健康史、心智状态检查、智商测验和人格检查。

护理问题 ①疼痛：与手术创伤及留置各种导管有关。②气体交换受损：与肿瘤压迫气道有关。③吞咽困难：与肿瘤压迫、疼痛有关。④语言沟通障碍：与肿瘤生长及疼痛有关。⑤自我形象紊乱：与肿瘤及手术使身体部分缺失或功能丧失有关。⑥潜在并发症：皮瓣血流灌注改变。与组织瓣移植修复有关。⑦营养失调：低于机体需要量。与肿瘤导致恶病质、手术后失血、失液及不能正常进食有关。

护理措施 包括以下方面。

术前护理 ①心理护理：鼓励患者树立战胜疾病的信心和勇气，并介绍同种病例术后恢复期的患者与其交流，使其减轻恐惧，以最佳的心理状态接受治疗。②术前检查护理：常规检查要求护士正确采取标本，或协助医师采取标本，及时送验。特殊检查应根据不同的检查对患者进行不同的管理，如数字减影血管造影（DSA）术前需禁食水 4 小时，行造影剂过敏试验；备好沙袋，术后局部伤口沙袋加压 12 小时防止出血或血肿形成；[131]I 检查前 4 周禁止含碘药物及海带等含碘食物摄入；CT 或 MRI 检查要避免金属物品的携带。各种检查前必须向患者及家属做好解释工作，减少紧张心理，配合检查。③口腔护理：根据患者的口腔情况做牙周洁治，及时治疗口腔及鼻腔炎症。给予含漱剂漱口，防止术后伤口感染。④常规准备：按外科手术，常规做好输血、皮试准备。行颈淋巴清扫术者需进行面部、颈部、耳周、锁骨周围、腋窝处的皮肤准备，原则是备皮范围大于手术区 5~10cm。如需做邻近组织瓣转移或游离组织瓣整复者，需剪除供皮区毛发，并用肥皂及热水清洁。注意保护皮肤，防止破损。⑤术前指导：应向患者及家属介绍有关疾病及治疗计划，让患者

认同疾病角色，并积极参与疾病的治疗。教会患者有效的咳痰方法，嘱患者戒烟，患者学会使用床上大小便工具。教会患者一些固定的手势表达基本的生理需要，或用书面的形式进行交流，也可以制作图片让患者选择想要表达的含义。

术后护理 ①保持呼吸道通畅：密切观察病情，及时清除口腔的分泌物，防止呕吐物或血液吸入气管引起呼吸障碍或窒息。若患者保留有气管内插管或通气道，应维护人工气道的正确位置，待病情许可后方能拔除。若患者舌体用 7 号缝线牵拉固定以避免舌后坠，应注意保持缝线固定稳妥。鼓励患者深呼吸和咳嗽，排除气道分泌物。观察患者呼吸的节律和频率，监测血氧饱和度。必要时行雾化吸入，湿化气道，防止痰液阻塞气道。②保持适当的卧位，并做好病情观察。口腔颌面部肿瘤患者全麻术后未清醒期应保持去枕平卧 6 小时，待完全清醒后可采取半卧位。密切观察患者的神志、瞳孔、生命体征、引流液颜色、量、性状，皮瓣、舌体及口底肿胀情况，舌体活动度，出入量等。③防止伤口出血。注意观察患者的血压、心率变化；伤口加压包扎；仔细观察颈部敷料及口内创口有无渗血或出血，如敷料上有渗血时，须用笔在浸湿的敷料边缘做记号以勾画出当时的范围，并记录日期、时间、量、颜色、性质等，以利观察评估。④术后安有负压引流管的患者应保持引流管通畅，并密切观察引流液的量、颜色及性状。⑤防止伤口感染。注意观察体温变化；换药或吸痰注意无菌操作；负压引流管保持通畅有效，防止死腔形成；做好口腔护理；增加

营养摄入，提高机体抵抗力。⑥做好口腔护理：先用 1%~3% 过氧化氢液清除口内分泌物及血痂，再用生理盐水冲净，也可根据病情用漱口液漱口。若口内有皮瓣移植者勿用过氧化氢溶液，以免影响皮瓣成活。⑦饮食护理：给予高热量、高营养的平衡饮食，如混合奶、要素饮食等进行管饲。当伤口愈合良好，就可开始口饲，将流质灌入 30ml 注射器，接上约 20cm 的塑料接管，将接管沿口角放置于咽腔，缓慢注入流质，切勿过速，并注意饮食的温度。⑧皮瓣监测：对口腔颌部面肿瘤切除行游离组织瓣整复者，皮瓣监测是护理的重点。护士应密切观察皮瓣的颜色、温度、皮纹、质地等。⑨语言沟通障碍护理：评估患者读写能力，术前教会患者简单的手语；术后可用写字板、笔、纸进行交流，对于不能读写的患者也可用图片；主动关心患者，满足其需要。应鼓励患者早期行语言训练及舌体动度训练。⑩疼痛护理：评估患者疼痛的部位、性质、强度，针对疼痛的原因给予处理；适当改变患者的姿势，给予局部按摩，增加舒适感；必要时依医嘱给予镇痛剂，并注意观察呼吸和血压；观察伤口及静脉注射部位或导尿管有无感染征象，以分析疼痛是否因感染引起。做好心理护理，减轻患者焦虑和不安，继而减轻疼痛。

健康教育 ①告知患者有关活动的注意事项：出院后可继续日常活动；避免压迫、撞击术区；睡觉时适当抬高头部。②指导患者有关饮食方面的知识：出院一月内避免进食辛辣、硬的饮食；进食高营养、高维生素、高蛋白质饮食，以利身体恢复。③遵医嘱服药，并介绍出院所带药物的

用法、作用、副作用及处理方法。④伤口的处理：用柔软的牙刷刷牙，每餐后漱口；保持切口处干燥，洗脸时勿触及伤口，洗头时头稍向后倾，避免水污染伤口。⑤出院后出现下列情况之一者应立即返院检查：呼吸困难，伤口出血、裂开、肿胀，体温超过38℃，出现任何异常症状或持续不愈。⑥安排复诊日期和时间。⑦定期随访。⑧提供有关语言训练及舌体动度训练的知识。

护理评价 评价患者是否达到：①疼痛减轻或消失。②能有效咳出痰液，呼吸平稳、呼吸音清晰，保持良好的气体交换状态。③能进行有效沟通。④能正确面对自身形象的改变，采取应对措施恢复自身形象。⑤皮瓣血流灌注良好，无危象发生或发生后及早发现危象，及时抢救。⑥低营养状态改善，或不发生营养失调。

（毕小琴　赵佛容）

shànghégǔ qiēchúshù huànzhě hùlǐ

上颌骨切除术患者护理

（nursing of patient with partial maxillectomy） 上颌肿瘤包括来源于上颌骨、腭部、上牙龈及上颌窦的良性和恶性肿瘤。临床根据肿瘤的性质、累及的范围，确定手术切除的边界。根据切除范围，上颌骨切除术又分为上颌骨部分切除术、上颌骨次全切除术、上颌骨全切术、上颌骨扩大切除术。上颌骨切除术是当前治疗上颌肿瘤的最主要手段。

护理评估 包括以下方面。

健康史 询问患者发病前的健康状况，口腔卫生习惯，有无不良牙体或义齿修复；有无癌前病损存在。

身体状况 见口腔颌面部肿瘤患者护理。

心理-社会状况 由于手术将对患者的面容及生理功能造成破坏，常会给患者带来极大的痛苦。如上颌骨切除可使患者面部塌陷，双侧不对称；有的还需同期行眶内容物摘除，极大地影响到患者的生活质量及在家庭和社会中的地位和交往，对患者产生严重的心理和精神创伤，患者常常悲观厌世，甚至自杀。

护理问题 ①焦虑：与疾病和手术有关。②潜在并发症：伤口出血。与手术有关。③自我形象紊乱：与肿瘤及手术有关。④营养失调：低于机体需要量。与肿瘤导致恶病质、术后进食困难有关。

护理措施 包括以下方面。

术前护理 ①心理护理：上颌骨切除将破坏患者正常的面部外形和生理功能，术前如实告知患者术后将出现的问题以及应对措施。介绍同种病例的患者与其认识、交谈，从而使患者以积极的心理状态接受手术。②术前2天用漱口液含漱，保持口鼻清洁，并剪除鼻毛，必要时做牙周洁治；上颌骨切除需做眶内容物摘除者，术前1日可用抗生素眼药水滴眼，需口内植皮者应准备供皮区皮肤。③上颌骨切除者术前充分备血，并根据手术切除范围备好腭护板或预成赝复体。④上颌窦或波及上颌骨的恶性肿瘤一般都有继发感染，应在术前预防使用抗生素。

术后护理 ①见口腔颌面部肿瘤患者护理。②上颌骨切除口内植皮者，应注意观察包扎的碘仿纱布有无脱落。待创口初步愈合应及早进行张口训练。一般于术后一周拆除上唇、皮肤的缝线，10~12天拆除口内植皮处的缝线。③眶内容物摘除或做单眼包扎的患者，护士应了解其精神状态，以决定其安全需要；将患者经常使用的物品放在患者伸手能拿到的地方；保持周围无障碍物；加强生活护理，随时要关心患者的需要。

健康教育 ①引导患者正确对待面部外观的改变：鼓励患者保持积极向上的心理状态。②介绍有关术后恢复的知识：及早进行义颌修复，以恢复正常的语言及进食功能。

护理评价 评价患者是否达到：①能够认识引起焦虑的原因，进行自我控制。②伤口愈合良好，无出血和感染发生。③能够正视颌面部结构和功能的改变，并表现出适应的行为。④进食基本能满足身体需要。

（毕小琴　赵佛容）

xiàhégǔ qiēchúshù jiā zhígǔshù huànzhě hùlǐ

下颌骨切除术加植骨术患者护理（nursing of patient with partial mandibulectomy and bone grafting） 下颌肿瘤主要包括来源于下颌骨、下牙龈的良性和恶性肿瘤。颌周恶性肿瘤，如口底癌、舌癌、颊黏膜癌也常累及下颌骨，则需同时进行下颌骨切除术，以达到肿瘤根治的目的。根据切除范围，下颌骨切除术大体上可以分为下颌骨方块切除术、下颌骨节段性切除术和双侧全下颌骨切除术。下颌骨切除术是治疗下颌恶性肿瘤的主要手段。下颌骨的重建可利用有机玻璃、人工骨、金属支架等，但现常用自体骨（髂骨、肋骨、肋软骨及腓骨）植入。

护理评估 包括以下方面。

健康史 询问患者发病前的健康状况，口腔卫生习惯，有无不良牙体或义齿修复；有无癌前病损存在。

身体状况 见口腔颌面部肿

瘤患者护理。

心理-社会状况 下颌骨切除后使颌骨偏斜或畸形，患者的语言功能、咀嚼功能和吞咽功能均会骤然降低或基本丧失，这将对患者产生严重的心理创伤。

护理问题 ①焦虑：与疾病和手术有关。②有窒息的危险：与下颌骨切除有关。③潜在并发症：伤口出血。与手术有关。④自我形象紊乱：与肿瘤及手术有关。⑤营养失调：低于机体需要量。与肿瘤导致恶病质、术后进食困难有关。

护理措施 包括以下方面。

术前护理 ①心理护理：向其介绍与手术相关的知识，尤其是取骨后对患者功能的影响程度、如何进行术后功能锻炼等，以缓解患者心理压力，使之积极配合治疗和护理。②术前3天用漱口液漱口，并常规做牙周洁治，保持口腔清洁。一侧下颌骨切除的患者术前应试戴斜面导板。③自体供骨区皮肤剃毛后须用肥皂水洗净，再用灭菌水冲洗拭干后用75%酒精擦拭并用无菌治疗巾包扎，术晨再擦拭。④腓骨游离组织瓣修复下颌骨缺损患者准备：供区皮肤准备范围为腘窝上2~3cm至踝关节备皮；对两侧小腿进行全面检查，包括触摸股动脉、腘窝动脉、足背动脉和胫后动脉的搏动并评估其强弱，询问有无先前受伤史或其他皮肤的异常现象。

术后护理 ①保持呼吸道通畅，尤其是下颌骨切除范围超过中线而未立即整复缺损者，更应注意。由于口底组织所附着的下颌骨被切除，极易发生舌后坠，应备气管插管器具或气管切开包于床旁。为防止舌后坠应将穿过舌体的牵引线拉紧，使舌前伸，并行固定。②术后进食鼻饲流质饮食，待伤口完全愈合后改为口服流质或半流质饮食。③下颌骨切除后有颌间结扎者维持4~6周后换用斜面导板，并维持半年以上。部分患者需做颌间结扎固定，应注意结扎丝有无松动，并及时调整。④采用肋骨、肋软骨移植者，供区的活动应受到限制，可用多头胸带包扎，并观察有无胸闷、气急等气胸的征象；患者咳嗽时用手护住伤口。⑤采用髂骨移植者，供骨区用沙袋压迫3~4天，防止出血；患者需卧床休息7~10天；鼓励患者咳嗽，防止肺部并发症的发生，必要时做超声雾化吸入，稀释痰液，利于排出。⑥采用腓骨移植者，全麻清醒后可予半卧位，下肢抬高，膝屈曲，足居中位；密切观察供骨肢体远端足背皮肤的湿度和温度、足背动脉搏动、足趾血液循环状况、小腿的移动功能、脚趾运动功能及小腿、足背的感觉功能；协助患者进行功能锻炼，卧床期间鼓励患者适当活动脚趾及伸展下肢，一周后练习拄杖持轻物，10~12天后练习行走；当患者进行功能锻炼时，护理人员或家属应在旁协助并给予鼓励，以增加患者信心。⑦见口腔颌面部肿瘤患者护理。

健康教育 ①引导患者正确对待面部外观的改变，鼓励患者保持积极向上的心理。②介绍有关术后恢复的知识：下颌骨植骨后，若恢复正常，6个月后可做牙列修复；供腓骨区恢复顺利并配合理疗者，年轻人在术后2周、老年人在术后3周可负重，但要循序渐进；坚持膝、踝关节的功能锻炼。

护理评价 见上颌骨切除术患者护理。

（毕小琴 赵佛客）

颈淋巴清扫术患者护理

（nursing of patient with radical neck dissection） 口腔颌面部的原发恶性肿瘤可在不同病程期间出现颈淋巴结转移，而颈淋巴结转移灶可在较长时间内停留在颈部发展。颈部转移病灶对放疗、化疗敏感性差，疗效不好。因此，颈淋巴清扫术成为头颈部癌综合治疗不可缺少的重要组成部分。护理人员应综合评估患者的情况，加强观察和护理，以提高患者的治愈率及生存率。

护理评估 包括以下方面。

健康史 见口腔颌面部肿瘤患者护理。

身体状况 重点评估颈部淋巴结的部位、大小、数目、硬度、活动度、有无压痛、波动感以及与皮肤或基底部有无粘连等情况。应特别注意健患侧的对比检查。收集患者营养方面的健康史、评估患者营养不良的症状，行人体测量法测量营养状况及评估实验室检查的结果。

心理-社会状况 行颈淋巴清扫术的患者往往是恶性肿瘤，手术创伤大，患者心理压力很大。护士应正确评估患者的心理状况，以便提供积极的心理支持，心理评估包括患者的健康史、心智状态检查、智商测验和人格检查。

护理问题 ①疼痛：与疾病和手术有关。②吞咽困难：与肿瘤压迫、疼痛有关。③潜在并发症：伤口出血。与手术有关。④营养失调：低于机体需要。与肿瘤导致恶病质、术后进食困难有关。

护理措施 包括以下方面。

术前护理 ①向患者及家属介绍手术方案、危险性、预后及需配合的方面，以消除其顾虑，使之增强战胜疾病的信心。②术

前行面颊部、颈部、耳周、锁骨周围的皮肤准备，原则是备皮范围大于手术区5~10cm。③行同期双侧颈淋巴清扫术时，应常规做好气管切开术的准备。④评估头部静脉回流情况。当行双侧颈淋巴清扫术时，即使保留了颈外静脉，仍较严重地影响整个头部的静脉回流，患者可表现出球结膜水肿等症状。

术后护理 ①密切观察生命体征，保持呼吸道通畅。尤应注意口底、舌可能出现的水肿，必要时，做好气管切开的准备。②患者清醒后可抬高床头15°，以利于负压引流和头部静脉回流。出现球结膜水肿的患者还应加强眼部护理。③密切观察有无球结膜水肿情况、有无持续喷射状的呕吐等颅内高压症状，注意观察四肢的活动情况。适当限制入量，防止脑水肿。记录24小时出入量。④保持负压引流通畅，观察和记录引流液量、颜色、性状。

健康教育 ①告知患者咳嗽排痰的意义及教会患者行有效咳嗽的方法。②及早进行患侧肩部、背部的恢复性功能锻炼，以减少肩部肌肉萎缩和减轻不适症状，但术后短期内应避免剧烈运动。

护理评价 评价患者是否达到：①疼痛减轻或消失。②能维持水、电解质平衡。③无出血现象，伤口愈合良好。④低营养状态改善，或不发生营养失调。

（毕小琴 赵佛容）

kǒuqiāng zǔzhībàn yízhíshù huànzhě hùlǐ

口腔组织瓣移植术患者护理

（nursing of patient with oral skin flap transplantation） 临床上，由于肿瘤、创伤等原因常导致口腔颌面部多层次组织缺损，对较深在的组织缺损常需应用组织瓣修复。目前应用广泛的有带蒂组织瓣移植，如舌瓣、腭瓣、额瓣、鼻唇沟皮瓣、胸锁乳突肌肌皮瓣、斜方肌肌皮瓣、胸大肌肌皮瓣、背阔肌肌皮瓣等；大面积、复合组织缺损的修复则多采用需借助显微外科技术吻合血管的游离组织瓣移植，如前臂桡侧皮瓣、股前外侧皮瓣、腹直肌肌皮瓣等。组织瓣移植是否成活与护理密切相关，因此术前应做好充分准备，术后严密观察护理，尤其是在术后72小时之内，以保证移植组织瓣的成活，达到预期效果。

护理评估 包括以下方面。

健康史 见口腔颌面部肿瘤患者护理。

身体状况 ①术前仔细了解供组织区的情况：皮肤有无破损、感染、瘢痕以及动脉的搏动、静脉的回流情况。②术后评估供组织区肢体远端的血运及肢体运动情况。

心理-社会状况 行组织瓣移植术的患者往往是恶性肿瘤，手术创伤大，患者心理压力很大。护士应正确评估患者的心理状况，以便提供积极的心理支持。

护理问题 ①潜在并发症：组织灌流改变。与组织瓣移植有关。②潜在并发症：组织瓣坏死。与术后组织瓣血运障碍有关。③疼痛：与疾病及手术有关。

护理措施 包括以下方面。

术前护理 ①注意植皮区和供皮区局部有无破损、感染、炎症、湿疹，若有应及时处理，待其恢复正常后方可手术。②向患者及家属介绍手术方案、危险性、预后及需配合的方面，以消除其顾虑，使之增强战胜疾病的信心。③检查供区血管（包括动脉、静脉）的大小和位置、动脉供血、静脉回流及肢体远端的运动情况。

术后护理 ①对行组织瓣移植术的患者，手术后进行皮瓣监测是护理工作的重点。目前最常用的方法是临床观察，包括皮瓣的颜色、温度、充盈情况、针刺出血状况等。临床观察适合于外露皮瓣，而埋藏皮瓣则可采用多普勒超声血流探测仪进行监测。术后15~30分钟监测一次，稳定后1小时监测一次做好记录。持续5~7天，发现异常及时处理。②术后患者平卧，头部保持正中位，两侧沙袋固定，注意保持头颈部适当制动，以利于蒂中血管或吻合的血管在无张力下保持血供畅通。③保持室温在25℃以上，防止过冷刺激引起血管痉挛。注意患者全身和皮瓣局部保暖，冬季用棉垫覆盖皮瓣，留出观察窗便于观察。④观察皮瓣颜色：一般术后1~2天内皮瓣颜色较苍白，以后逐渐恢复正常。如皮瓣颜色变暗、发绀则提示静脉淤血，如为灰白色则提示动脉缺血，应及时探查。如术后3~5天颜色正常，以后肿胀增加、脓液溢出、颜色转为紫黑色，为感染所致的血运障碍。⑤观察皮纹：皮瓣表面应有正常的皮纹皱褶，如果发生血管危象，皮纹消失，皮瓣肿胀明显。⑥观察质地：皮瓣移植后仅有轻度的肿胀，但往往比周围组织程度轻，如果发生皮瓣区域的明显肿胀、质地变硬时，则可判断血管危象的发生，应予以抢救。⑦毛细血管充盈试验：在皮瓣血管危象发生早期或程度较轻时，可表现为轻度的充血或淤血现象，以手指按压，放开后可见变白的区域再度泛红，泛红的过程越快，说明微循环的状况越好，如果该过程长，超过5秒，多提示微循环功能很差，抢救成功的可能性较小。⑧针刺出血试验：对一些皮瓣颜色苍白，无法马上判断是否为动脉阻塞所致时，可采用此法。要求在无菌状态下进行，以 7 号针头刺入皮瓣深达 5mm，并适当捻动针头，拔起后轻挤周围组织，如见鲜红血液流出，提示小动脉血供良好，否则提示动脉危象。⑨观察血管搏动情况：一般采用扪诊的方法检查动脉搏动情况，亦可用多普勒超声血流探测仪测定动脉血流情况，用激光多普勒检查微循环情况。⑩保持有效的引流：对游离皮瓣移植的患者，应注意调节负压的大小。过大可使回流静脉压迫闭锁且易致出血；过小则可因积血、积液间接影响静脉回流。⑪正确使用抗凝药物：补液时合理分配扩血管药物，整个补液过程均有扩血管药物的作用。但要注意出凝血时间的变化。⑫供瓣区的观察：供瓣区为肢体者应抬高患肢，观察远端肢体的包扎松紧是否适宜、静脉回流是否受阻、有无肿胀、感觉和运动是否正常。

健康教育 ①教会患者非语言沟通技巧，减少说话，促进皮瓣成活。②教会患者保持头部制动，交替受压部位的方法。③供区为肢体者应抬高患肢，行交替肌肉张力运动。

护理评价 评价患者是否达到：①疼痛减轻或消失。②皮瓣血流灌注良好，无血管危象发生或发生后及早发现危象，及时抢救。③低营养状态改善，或不发生营养失调。

（毕小琴　赵佛容）

kǒuqiāng hémiànbù zhǒngliú huànzhě shùhòu kāngfù hùlǐ

口腔颌面部肿瘤患者术后康复护理（rehabilitative nursing of postoperative patient with oral and maxillofacial tumor）　口腔颌面部肿瘤患者由于手术原因，

在术后不同程度地存在语言、吞咽、肢体运动功能等障碍，需要有计划、有步骤地进行一定的康复训练，同时也要正确评估患者的心理状况，为患者提供必要的心理干预措施，以促进患者回归社会和家庭，并提高患者的生存质量。

护理评估 包括以下方面。

健康史　见口腔颌面部肿瘤患者护理。

身体状况　①行舌切除、颌骨切除、腭切除的患者，应评估其吞咽功能情况。②行舌切除的患者，应评估其语言功能情况。③行颈淋巴清扫术的患者，应评估其上肢运动功能情况。④自理能力的评估：分析患者对手术后伤口护理、日常活动的范围、饮食和药物使用的相关注意事项是否清楚；评估患者出院后的照顾问题。

心理-社会状况　收集患者的主观资料（生活方式、支持系统）和客观资料（面部形态、个人卫生、沟通型态等），评估是否有焦虑不安或极度悲伤的反应。

护理问题 ①焦虑不安、悲观：与疾病以及手术有关。②语言沟通障碍：与舌切除有关。③吞咽障碍：与疾病以及手术有关。④自理受限：与手术致身体活动受限有关。

护理措施 包括以下方面。

吞咽功能康复护理　①口腔前端的小手术对吞咽的影响很小，术后数周会有水肿及感觉丧失。应指导患者将食物置于非手术区，进食后要检查口腔内是否有食物残渣。食物应选择较软一点为宜。②腭切除术包括上颌骨切除术会导致口鼻相通。患者会发生鼻反流，食物积聚在术区。修复体可以恢复口鼻分隔防止鼻反流，颌

面修复体对软腭切除、上颌骨切除患者很重要。如果不使用颌面修复体，进食时可用纱布团填塞，但进食后勿忘取出纱布团，并且要清洁口腔。③行全舌切除伴/不伴喉切除的患者，要将食物推入口咽有一定的困难。对于这种患者，手术解除了"口含"阶段，应直接将食物放入咽部开始吞咽过程，方法是将流质灌入 60ml 注射器再接上塑料接管，将接管放置于咽腔。全舌切除未行喉切除的患者，可能会有误吸，因为缺少吞咽过程中的"口含"阶段，减少了对咽部的刺激，吞咽时不能抬高软腭保护气道，所以术中应切开环咽肌，使会厌处于开放状态，减少误吸。此外，进食前还应指导患者屏气关闭声带。嘱患者在吞咽后、吸气前，以咳嗽去除积聚在声带上的食物，可以防止误吸。④口底、喉部手术会影响吞咽功能，影响程度与手术类型及范围有关。可暂时放置胃管。2~3 周后胃管拔除，先让患者进食流质，以评估患者的耐受力，几天后再给予含有固体的食物。如行扩大切除术，缝合区张力较高，患者进食有一定困难，食管周期性扩张可以提高患者吞咽功能。教会患者"声门上吞咽"的训练方法：咳嗽清除气道内分泌物，吸气，屏气关闭声带，将食物放入口内，努力吞咽食物使其进入咽部，咳嗽去除声带上积聚的食物，吞咽，呼吸。通过上述步骤，可减少患者误吸。为确保操作过程准确无误，护士一开始应站在患者身边。帮助患者掌握训练方法。

语言功能康复护理　舌癌术后患者，语言功能训练是重点，其训练分为两个阶段进行。第一阶段主要是练习软腭及咽部的肌

肉活动，使其有效地完成"腭咽闭合"动作；第二阶段为发音练习，练习单音，练习单字的拼音，练习语句及谈话。

肢体康复护理 ①行颈淋巴清扫术的患者，术后多主诉同侧手臂和肩部疼痛并有功能障碍，可导致运动受限、肌力下降或垂肩综合征。②术后 2~3 天护士即可为患者被动运动。去除引流管和敷料后，可进行主动运动和肌肉的逐步锻炼。每天 1~2 次的运动训练是必不可少的。坚持不懈的训练可预防运动能力下降，减少畸形。热疗也可减少肌肉和关节处的不适，但要注意避免烫伤或痉挛。

心理护理 心理护理与口腔颌面肿瘤患者的术后护理紧密结合在一起。颜面破坏和功能障碍是患者必须面对的残酷事实。术前大多数患者仅考虑治疗疾病和维持生命，关于外表和功能的改变不会考虑太多。因此，术前指导应让患者及家属了解这些情况。患者多数都拒绝看到术后的自己，护士应根据他们的反应提供心理调节方案，并取得家属支持，唤起患者的社会认同感。对于个别有极度焦虑、抑郁，甚至自伤心理的患者，应进行专业的心理治疗。

健康教育 ①教会患者自我护理的方法，有利于提高患者日后的自理能力。②口内修复体在出院前就开始使用，方便及时调整，以帮助患者正确的发音和吞咽。③教会患者康复训练的方法，定期复诊。

护理评价 评价患者是否达到：以积极的心态接受现实，积极配合康复；掌握语言沟通的技巧；能从口内正常进食，不发生误吸及呛咳；掌握自我护理的

方法。

（毕小琴 赵佛容）

chúnliè huànzhě hùlǐ

唇裂患者护理（nursing of patient with cleft lip）

唇裂是一侧或两侧上唇红唇、白唇部分或完全裂开的畸形。是颌面部最常见的一种先天性畸形，除常与腭裂并发外，其中少数患者还有身体其他部位的畸形。唇裂可造成唇部外形缺陷和吸吮、咀嚼、语言、表情等功能障碍。唇裂通过手术可恢复接近正常的外形和功能。

护理评估 包括以下方面。

健康史 了解患儿全身情况，发育是否正常，有无先天性疾病，如先天性心脏病、胸腺肥大等。询问有无过敏史及传染病史。了解患儿入院 3 周内有无上呼吸道感染、腹泻、发热等症状。

身体状况 唇裂分为单侧唇裂和双侧唇裂。①根据裂隙部位可将唇裂分单侧唇裂（不完全裂、完全裂）、双侧唇裂（不完全裂、完全裂、混合型裂）。②根据裂隙的程度可分为Ⅰ度唇裂（仅限于红唇部的裂开）、Ⅱ度唇裂（上唇部分裂开，但未裂至鼻底）、Ⅲ度唇裂（整个上唇至鼻底完全裂开）。

患儿因唇部缺陷，吸吮及进食均有一定困难，加之唇部裂开，冷空气直接进入口咽部，患儿极易患呼吸道感染疾病，常会影响患儿生长发育，可有营养和发育不良。

心理-社会状况 先天性唇裂患儿如未在婴幼儿期进行整复术，常有自卑心理，性格孤僻，不愿与人交往，常会受到同龄儿童的歧视。患儿父母也受到极大的心理创伤，对患儿的前途忧心忡忡，担心唇裂畸形会影响患儿的智力发育。

护理问题 ①语言沟通障碍：与唇部畸形造成生理缺陷导致说话不清有关。②营养失调：低于机体需要量。与唇部畸形、父母缺乏喂养知识有关。③潜在并发症：切口裂开。与婴幼儿哭闹、创口张力增加有关。

护理措施 包括术前和术后护理。

术前护理 ①体格检查：包括体重、营养状况、心肺情况及血常规等检查。②心理护理：让患儿及父母了解先天性唇裂患儿智力一般均属正常，不必过分忧虑；向患儿及家属介绍唇裂的预后情况，使之增强信心、消除自卑感和心理创伤，积极鼓励患儿参与社会活动和人际交往。③术前教育：向患儿父母介绍术前注意事项，指导家属注意患儿的保暖，衣着厚薄恰当，防止感冒而影响手术；术前可不改变喂养习惯，仍采用原先的喂养方式，如仍母乳喂养、奶瓶喂养等。但应避免更换奶粉，以防止腹泻。婴幼儿应在术前 4 小时给予 10% 葡萄糖液或糖水 100~150ml 口服，随后即需禁食。手术尽量在上午进行。④皮肤准备：术前 1 天行局部皮肤准备，用肥皂水清洗上下唇及鼻部，并用生理盐水棉球擦洗口腔。如系成人，应剪除鼻毛及剃须、洁牙、清除病灶，并用含漱剂漱口。

术后护理 ①术后患儿麻醉未醒前，应使患儿平卧，头偏向一侧，以免误吸。麻醉醒后，松开患儿衣领，取屈膝侧卧位，头偏向一侧，以利口内分泌物流出。可用护臂夹板固定双臂制动或戴手套，以免患儿用手搔抓唇部创口。②患儿清醒后 4 小时，可给予少量葡萄糖水，若无呕吐，可开始喂乳或流质。术前可不改变

喂养习惯，仍采用原先的喂养方式，如仍母乳喂养、奶瓶喂养等。但应避免更换奶粉，以防止腹泻。③观察患儿术后有无脱水、高热等症状，并及时处理。注意保暖，防止感冒流涕，以免引起创口糜烂，甚至裂开。④唇部创口不用任何敷料包扎，任其暴露，每日以生理盐水清洗创口，切忌用力擦拭。如有血痂存积，可用3%过氧化氢液和生理盐水清洗，保持创口清洁，以防痂下感染。⑤张力较大时，使用唇弓固定，唇弓松紧要适度。使用唇弓期间，应注意观察皮肤对胶布有无变态反应及皮肤压伤，如有发生应及时拆除。一般于术后10天去除。⑥遵医嘱给予适当的抗生素，以预防感染。如创口愈合良好，可在术后5~7天拆去缝线。术后或拆线后，需提醒患儿家长防止患儿跌跤及碰撞唇部，否则，虽然伤口已愈合，但也有裂开的危险。

健康教育 ①教会患儿父母清洁唇部及牙槽骨的方法。②防止患儿跌倒及碰撞伤口，以免伤口裂开。③术后3个月内复诊，如发现唇部或鼻部的修复仍有缺陷，可考虑12岁后或适当时间施行二期整复术。

护理评价 评价患者是否达到：①适应进食方法，手术前后饮食能满足身体需要。②唇部畸形得到改善。③手术切口不发生感染、裂开，愈合良好。④发音清晰度得到改善或接近正常。

(毕小琴 赵佛容)

èliè huànzhě hùlǐ

腭裂患者护理（nursing of patient with cleft palate）

腭裂是口腔内腭部软组织或硬组织不同程度裂开的畸形。可单独发生也可与唇裂同时伴发。腭裂不仅有软组织畸形，更主要是骨组织畸形。

腭裂患者的吸吮、进食、语言等生理功能障碍及面容畸形比唇裂更为严重，对患者的生活、学习、工作均带来一定的影响，也容易造成患者的心理障碍。

护理评估 包括以下方面。

健康史 见唇裂患者护理。

身体状况 腭裂按其裂隙程度不同，可分为软腭裂、不完全性腭裂、单侧完全性腭裂、双侧完全性腭裂。①软腭裂：仅软腭裂开，有时只限于腭垂。不分左右，一般不伴唇裂。②不完全性腭裂：软腭完全裂开伴有部分硬腭裂；有时伴发单侧部分（不完全）唇裂，但牙槽突常完整。本型也无左右之分。③单侧完全性腭裂：软硬腭全部裂开，常伴有牙槽嵴裂及同侧完全性唇裂。④双侧完全性腭裂：常与双侧唇裂同时发生；鼻中隔、前颌突及前唇部分孤立于中央。

因腭裂造成鼻口相通，使吮吸、进食、发音等功能障碍。进食时食物易从鼻腔溢出，发音时呈含橄榄语音。又因鼻腔失去对空气过滤和加温作用，易发生上呼吸道感染。患者可有上颌骨发育不全，面中1/3塌陷，呈"碟面型"。腭裂患者由于不能形成腭咽闭合，进食时吞咽常有食物反流，易引起咽鼓管及中耳的感染，部分患儿常有听力降低。

心理-社会状况 腭裂患者在饮食、吞咽、呼吸等方面，均有严重的功能障碍，尤其是语言功能障碍，对儿童的心理产生严重的不良影响，患者性格更为孤僻，不愿意与人交往。患者及家属对手术效果表示担忧或期望过高。

护理问题 ①吞咽困难：与腭裂造成的生理缺陷有关。②语言沟通障碍：与腭裂导致说话不清有关。③营养失调：低于机体

需要量。与腭部畸形吸吮困难有关。④社交孤立：与患者发音障碍、颌面部畸形有关。

护理措施 包括以下方面。

术前护理 ①术前需对患儿进行全面的健康检查。②向患儿及家属介绍同样疾病的患儿治愈后的情况。③术前可不改变喂养习惯，仍采用原先的喂养方式，如仍母乳喂养、奶瓶喂养等。但应避免更换奶粉，以防止腹泻。并告知患儿家属（或成年患者），术后应保持安静，不能大声哭笑和喊叫，不吃硬的和过烫食物，以免影响伤口愈合。④裂隙较大者术前1周制作腭护板，并试戴合适，以备术后用于保护创口。⑤术前3天开始用1：5 000呋喃西林液漱口、呋喃西林麻黄碱液滴鼻。用含漱剂反复漱口，保持口鼻清洁。

术后护理 ①全麻未清醒前，取平卧位，头偏向一侧，以便口内分泌物流出，防止窒息或吸入性肺炎。麻醉完全清醒后可取头高卧位，以减轻局部水肿。②保持呼吸道通畅：用吸痰管及时吸出口、鼻腔血性渗出物和呕吐物。密切观察伤口及鼻腔有无渗血及喉头水肿，防止窒息发生。③防止伤口出血及裂开：密切观察伤口及鼻腔有无渗血，保持腭护板固位良好，防止松脱；吸痰时切勿接触伤口，以免引起伤口出血；术后应保持患儿安静，避免大声哭闹，以防腭部伤口裂开；并注意保暖，预防感冒，以免因咳嗽影响创口愈合。术后8~10天可分次抽除两侧切口内填塞的碘仿纱条；腭部创口缝线可手术后2周拆除。④防止伤口感染：遵医嘱应用抗生素预防感染；鼻内可用1%呋喃西林麻黄碱液滴入；如患儿合作应每日清洗口腔，成人

每次餐后都应用漱口剂漱口，防止食物黏附于创口，引起创口感染。⑤饮食护理：麻醉完全清醒后 4 小时无呕吐，可先给予少量葡萄糖水；观察 30 分钟，没有呕吐、呛咳则可饮温牛奶。术后不改变喂养方式，仍采用母乳喂养或奶瓶喂养。术后 10 ~ 14 天内进食全流质，以后逐渐改半流质，3 周后可进普食。⑥术后 2 周拆线。

语音训练 腭裂整复术后 1 ~ 2 月开始进行语音训练。其训练分为两个阶段进行。

第一阶段 主要是练习软腭及咽部的肌肉活动，使其有效地完成"腭咽闭合"动作。此阶段中较常用的方法。①吹气法：这是一种最简单而有效的方法，可以训练正确的呼吸方向，以及逐渐增加口腔气压。可用玻璃管吹水泡或肥皂泡，或练习吹笛子、吹气球、喇叭、口琴等。②练习唇舌部肌肉活动：唇舌的肌肉活动对正确发音有密切关系。腭裂患儿在发音时常常运用唇舌的运动强行代偿，因此，必须重新训练，以纠正其不正确的习惯，使唇舌肌肉变得灵活和协调。

第二阶段 需要在一定的指导下，患儿长时间的坚持不懈的努力才能取得良好的效果。①练习单音：可按学习汉语拼音法进行训练，在练习字母发音时，最好由专门人员指导，并注意观察患儿不能准确发音的原因，并随时予以纠正。在这方面学校的教师和家属应积极协助，反复耐心地教导练习，直到掌握为止。②练习单字的拼音：能够准确发出元音和辅音字母后，即可以开始练习单字的拼音。③练习语句及谈话：在拼音的基础上，可练习一些简短的语句。在练习语句时，要求语句的每个单字发音清

楚，待能缓慢而正确地读出短句后，再进一步练习朗读较长的文章，速度也可逐渐加快。可先由练习唱歌、朗诵、读报等做起，然后再练习谈话。

健康教育 ①术后 10 ~ 14 天内进流质，以后逐渐改进半流质，1 个月后可进普通饮食。②婴幼儿患者出院 1 个月后复诊。③术后 2 个月开始由专人负责指导进行语音训练。

护理评价 评价患者是否能够达到：①患儿及家属能够按要求喂食流食。②患儿及家属有配合进行语音训练的知识，发音有改善。③口腔颌面部畸形得到改善，患儿及家属接受修复后外表的改变。④手术切口愈合良好，未发生感染、裂开。

（毕小琴　赵佛容）

niè xià hé guānjié jíbìng huànzhě hùlǐ

颞下颌关节疾病患者护理

（nursing of patient with temporomandibular joint disease）颞下颌关节疾病是发生在颞下颌关节及其附件，可以影响咀嚼功能、语言功能和表情活动的一组疾病的总称。常见有颞下颌关节紊乱病、颞下颌关节脱位、颞下颌关节强直。

护理评估 包括以下方面。

健康史 询问了解患者全身情况，了解颞下颌关节活动情况，有无感染、损伤、烧伤及口腔内手术创面处理不当的病史。

身体状况 ①颞下颌关节紊乱病：表现为颞下颌运动异常，开口和咀嚼运动时关节区或关节周围肌肉群疼痛。颞下颌关节运动时出现弹响音、破碎音、摩擦音，还伴有许多其他症状如头痛、耳症、眼症及吞咽困难、语言困难、慢性全身疲劳等。②颞下颌关节脱位：可发生于单侧或双侧，

患者张口后不能完全闭合，呈开殆状，出现语言不清、流涎等表现。③颞下颌关节强直：关节内强直主要表现为进行性开口困难或完全不能开口（病史长，一般在几年以上），面下部发育畸形，颞下颌关节错乱，髁突动度减弱或消失；关节外强直主要症状也是开口困难或完全不能开口，面部发育畸形，两侧髁突扪诊可轻微活动。

心理-社会状况 患者口腔颌面部畸形，自我形象紊乱而影响其正常生活及社交。患者及家属有紧张、焦虑等情绪。

护理问题 ①慢性疼痛：与疾病有关。②语言交流障碍：与关节脱位、张口和闭口困难和手术有关。③吞咽困难：与张口、闭口受限有关。④自我形象紊乱：与关节疾病造成的面形改变有关。

护理措施 包括以下方面。

心理护理 介绍治疗方法以及手术的目的和必要性，消除患者焦虑、紧张等情绪，使患者及家人对疾病有正确认识，有信心积极配合治疗护理。

术前护理 ①保持口腔清洁，用含漱液漱口，不宜漱口、刷牙者可采用棉球擦洗或注射器冲洗口腔，以预防伤口感染。②对关节疼痛、张口受限可给予局部热敷、针灸、按摩和理疗。③进食困难患者，可给营养丰富的软食或流食。

术后护理 ①取半卧位，头偏向一侧，以利于分泌物的引流和减轻局部肿胀、充血。②保持口腔清洁，含漱剂漱口或口腔护理，以防止感染。③取坐位或半坐位进流食或半流食，防止食物自鼻腔呛出。④保持呼吸道通畅，床边备吸引器，及时将患者咽部分泌物或血液吸除。⑤术后 1 周

内，使用吊颌绷带加磨牙橡皮垫或颌间牵引患者，应限制下颌运动；术后7天协助其做张口训练。

健康教育 ①禁烟、酒及刺激性食物。②术后1个月复查，以后视病情而定。③张口训练6个月以上，巩固效果。④纠正不良生活习惯。

护理评价 评价患者是否能够达到：①语言交流、吞咽功能基本恢复正常。②了解疾病的知识，能正确应对待疾病和接受治疗结果。③焦虑情绪得到减轻或消失。

(毕小琴 赵佛容)

kǒuqiāng hémiànbù jīxíng huànzhě hùlǐ

口腔颌面部畸形患者护理

(nursing of patient with oral and maxillofacial malformation) 口腔颌面部畸形指因颌骨发育异常引起的颌骨体积、形态及上下颌骨之间及其与颅颌面其他骨骼之间的关系异常和随之伴发的牙颌关系及口颌系统功能异常与颜面形态异常的疾病。口腔颌面畸形不但影响面容美观，造成牙颌功能障碍，更重要的是影响儿童全身发育及健康。

护理评估 包括以下方面。

健康史 评估患者的年龄、职业与社会活动、家庭经济及生活状况等。评估患者牙颌关系及颜面形态，既往所患疾病、家族史、过敏史。

身体状况 ①口腔颌面部发育畸形，呈对称或非对称，畸形可单独或同时发生在上颌骨及下颌骨。②患者是否同时伴有骀异常、错骀畸形及影响咀嚼功能。

心理-社会状况 由于口腔颌面部畸形患者存在牙、颌骨、颅面畸形及影响儿童生长发育，患者及家属可有精神障碍的表现；

口腔颌面部畸形的手术、治疗复杂，需要一定的时间，患者及家人有担忧、焦虑和恐惧情绪。

护理问题 ①社交孤立：与患者发音障碍、颜面部畸形造成的自卑心理、性格孤僻等有关。②潜在并发症：呼吸道梗阻。与手术后气管插管和创口渗血有关。③语言沟通障碍：与手术后颌间固定、牵引结扎，语言表达困难有关。

护理措施 包括以下方面。

心理护理 术前应将手术方案、治疗计划、所需时间及预期效果等情况向患者及家人做详细、耐心的讲解，使其了解手术的性质及注意事项，消除忧虑、恐惧、紧张情绪，增强患者及家人的信心，取得治疗合作。

术前护理 ①若有咀嚼功能障碍者，可视情况给予软食或流食，保证营养供给，提高患者机体抵抗力和组织修复能力。术前晚10点开始禁饮食，使胃肠充分排空，避免术中呕吐引起误吸。②做好口腔清洁，使用含漱剂漱口。口内切口者注意做好牙周洁治、充填龋洞和拔除病牙等口腔疾病治疗，预防术后伤口感染。③做好手术区皮肤准备，口外切口者须理发，男患者应剃胡须，并清洁皮肤。

术后护理 ①保持呼吸道通畅，及时排出口鼻腔分泌物、呕吐物。②颌骨结扎固定患者，术后7天内鼻饲流质。改为普通流质后，协助患者从磨牙后区间隙插入吸管吸入流质或用注射器将流质推入。③注意口腔清洁，每次进食后，行口腔冲洗，预防继发感染。④在颌间固定期间患者口腔应制动，防止固定物松动。⑤介绍手术后颜面形态改善情况，帮助患者适应社会。

健康教育 ①术后1个月复查。②颌间固定时间一般为6~8周，拆除固定后应做张口训练和开始咀嚼。③正颌手术3个月后开始接受正畸治疗。④术后应持续观察6个月。

护理评价 评价患者是否能够达到：①能与他人进行有效的沟通交流。②能接受颜面形态改善，自卑心理改善或消除。③呼吸道通畅，无梗阻；伤口无感染。

(毕小琴 赵佛容)

jíxìng gēnjiānzhōu nóngzhǒng huànzhě hùlǐ

急性根尖周脓肿患者护理

(nursing of patient with acute periapical abscess) 急性根尖周脓肿是根尖周病的一种类型。根尖周病指发生于根尖周围组织的炎性疾病，多继发于牙髓病。由各种因素引发的牙髓炎症，如没能有效地治疗，炎症会从冠部牙髓向牙根方向扩展。当牙根内的感染通过根尖孔作用于牙根周围组织时，就导致牙根周围的组织发炎即根尖周炎。

护理评估 包括以下方面。

健康史 询问患者基本资料、主诉、目前健康状况、过去健康状况、有无牙痛及牙科治疗史。

身体状况 急性根尖周脓肿多为急性炎症发展而来，患者出现牙松动、叩击痛。根尖脓肿时表现为自发性、持续性跳痛；发展为骨膜下脓肿时疼痛剧烈；当脓液溶解骨膜至黏膜下脓肿时，疼痛则减轻。慢性根尖周脓肿有时叩击痛，瘘管排脓不畅时可引起亚急性发作，症状同急性根尖周脓肿。护士应认真评估患者的疼痛性质及程度。

心理-社会状况 出现急性根尖周脓肿时疼痛剧烈，严重影响到患者的正常工作及生活，求治心切。然而一旦疼痛缓解后，个别患者对需进行的根治治疗不予重视，常中断治疗。

护理问题　①疼痛：与局部炎症有关。②潜在并发症：口腔颌面部间隙感染。与感染扩散有关。③知识缺乏：缺乏牙槽脓肿早期预防及治疗的相关知识。

护理措施　①根据急性根尖周脓肿的症状与体征，遵医嘱进行消炎、镇痛治疗。开放髓腔或切开引流时，备好所需器械及用物，并进行相应的配合。②炎症消退后，对不能保留的牙，遵医嘱告之患者将予以拔除。③对于慢性根尖周脓肿行保存牙的根管治疗者，做好护理配合。

健康教育　①向患者介绍根尖周脓肿的发病原因，让其了解对牙病早期治疗的重要性。②对接受根管治疗的患者，嘱其按医嘱复诊，积极配合治疗，以确保患牙的治疗效果。

护理评价　评价患者是否达到：①疼痛缓解至消失，无并发症发生。②接受各阶段的治疗方案，并能积极配合。

（毕小琴　赵佛容）

guànzhōuyán huànzhě hùlǐ

冠周炎患者护理（nursing of patient with pericoronitis）

冠周炎指成人第三磨牙萌出过程中牙位不正发生阻生时，牙冠周围软组织发生炎症的疾病。由于多发生于下颌，故临床也将冠周炎特指为下颌第三磨牙的冠周炎。初期，第三磨牙区牙龈及磨牙后区肿痛不适；如病情发展，局部可呈自发性跳痛或出现反射性疼痛；当感染侵及咀嚼肌时，出现不同程度的张口受限；炎症可直接蔓延或经由淋巴管扩散，引起邻近组织器官或筋膜间隙的感染。

护理评估　包括以下方面。

健康史　见急性根尖周患者护理。

身体状况　了解炎症导致患者张口受限、疼痛性质及程度。观察患者有无发热、畏寒、头痛、淋巴结肿大等全身症状。

心理-社会状况　发病初期患者容易忽略病情，当症状严重就诊时，会对阻生牙拔除产生恐惧心理。

护理问题　①疼痛：与局部炎症有关。②语言沟通障碍：与炎症导致疼痛有关。③潜在并发症：口腔颌面部间隙感染。与感染扩散有关。④知识缺乏：缺乏冠周炎早期预防以及治疗的相关知识。

护理措施　①保持口腔清洁，用高渗盐水或含漱剂漱口。②协助医生对冠周炎盲袋用3%过氧化氢液和生理盐水冲洗。③局部蘸干，将碘酚或碘甘油送入龈袋内。脓肿形成时切开引流。④若需使用抗生素者，应做好服药指导。⑤嘱患者休息，进流质饮食，不吃刺激食物，治疗期戒烟、戒酒。

健康教育　宣传冠周炎的发病原因及早期治疗的重要性，对病灶牙遵医嘱拔除，防止复发。

护理评价　评价患者是否达到：①疼痛减轻至消失。②不发生并发症。③能叙述预防冠周炎发生的有关知识。

（毕小琴　赵佛容）

sānchā shénjīngtòng huànzhě hùlǐ

三叉神经痛患者护理（nursing of patient with trigeminal neuralgia）

三叉神经痛为三叉神经分布区域内一种原因不明的，反复突然发作的阵发性、剧痛性，并无其他感觉障碍及器质性改变的疾病。此病以中老年多见。其疼痛剧烈，又往往久治不愈，严重影响患者的生活和工作，甚至

丧失劳动能力及生存的欲望。临床上，多采用药物治疗、针刺治疗、局部注射治疗、射频温控热凝治疗、手术治疗。

护理评估　包括以下方面。

健康史　见急性根尖周患者护理。

身体状况　三叉神经痛主要是三叉神经支配的区域内，骤然发生闪电式的剧烈疼痛。可自发也可由"扳机点"引起。疼痛如电击、针刺、刀割或撕裂样剧痛，可一天数次或无数次，患者不敢洗脸、刷牙、剃胡须、微笑等，致使面部表情呆板、口腔卫生差、食欲缺乏且多数营养不良。为了减轻疼痛而做出各种特殊动作，如用手掌按紧患侧面部用力揉搓、咬紧牙关、摆动头部等，久之可发生皮肤粗糙增厚、局部擦伤，甚至继发感染。

心理-社会状况　患者往往因剧烈疼痛而感到痛苦和焦虑，因担心治疗效果不佳而加重了心理负担。

护理问题　①急性疼痛：与原发或继发三叉神经痛有关。②焦虑：与疼痛及担心预后有关。③语言沟通障碍：与疼痛有关。④知识缺乏：缺乏疾病预防及治疗相关知识。

护理措施　①患者多数疼痛严重、精神痛苦，应做好安慰、解释工作，主动了解患者的想法及要求，减轻患者焦虑情绪。②简单明了地将治疗过程及效果告知患者，取得配合。③做好常规检查，准备好器械、药品，协助医生消毒口腔及面部口周皮肤。④治疗过程中应密切观察患者反应；注意随时调整光源，及时吸净血液。⑤嘱患者注意口腔卫生，进食流质1~2天，进食后漱口。治疗区域可能有肿胀，24小时内

可以冷敷。

健康教育 ①了解患者的感受及想法，充分调动患者的积极性，坚定战胜疾病的信心和勇气。②嘱患者定期复诊，观察治疗效果。③介绍三叉神经痛可能的发病因素，且教会患者自我护理的方法。

护理评价 评价患者是否达到：①疼痛减轻至消失，无并发症发生。②焦虑情绪减轻，积极配合治疗。③了解三叉神经痛的相关知识。

(毕小琴 赵佛容)

yábáchúshù huànzhě hùlǐ

牙拔除术患者护理 （ nursing of patient with tooth extraction）

牙拔除术是口腔颌面外科最基本、应用最广泛的手术，也是治疗某些牙病和由其引起的局部或全身疾病的手段。牙拔除术会造成局部软硬组织不同程度的损伤，也会对患者产生明显的心理影响。

护理评估 包括以下方面。

健康史 询问患者过去有无全身性疾病如严重心血管疾病、糖尿病及造血系统疾病等。术前有无服用其他药物及药物过敏史。

身体状况 了解患者生命体征，患牙所致的疼痛、咀嚼功能障碍等，牙周组织有无红、肿、热、痛。

心理-社会状况 了解患者手术前晚的睡眠情况，对疼痛的耐受与认识状态，对拔牙的了解及心理状态。

护理问题 ①舒适的改变：与牙痛有关。②潜在的并发症：术区出血、术后感染等。与牙拔除术有关。

护理措施 包括以下方面。

术前护理 ①做好心理护理：热情接待患者，告知相关知识，减轻其焦虑情绪，使之增强治疗的信心。②询问了解病史：询问有无药物过敏史，必要时做药物过敏试验，协助患者完成各种检查。③签署手术同意书：向患者及家属介绍术中可能发生的问题，以取得患者及家属的合作。④协助患者采用坐位，也可采用卧位。拔上颌牙时，患者头后仰，使张口时上颌牙的拾平面约与地面成45°。拔除下颌牙时，应使患者大张口时下颌牙的拾平面与地面平行，下颌与术者的肘关节在同一高度或稍低。⑤术区的准备：核对牙位，嘱患者取出口内的活动义齿。协助患者用 0.25%氯己定漱口液含漱。牙石较多者应先行洁治。口内术区及麻醉穿刺区用1%碘酊或 0.5%碘伏消毒。复杂牙需切开缝合者，应用 75%酒精消毒口周及面部下 1/3。⑥器械准备：根据所拔牙的位置选择拔牙器械包，包括牙钳、牙挺、牙龈分离器和刮匙等。若需做翻瓣时，还应准备手术刀、骨膜分离器、缝针、缝线等。⑦调节灯光，光源要集中在手术野；患者胸前铺胸巾并固定。

术中护理 ①医护人员的工作位置：医生在手术中的位置取决于拔牙的部位。通常站立于患者的右前方，拔下颌前牙也可站立于患者的右后方，即四手操作法中 8~12 点的工作位。护士在配合时，应站患者左侧，即四手操作法中 2~4 点的工作位，此位便于传递器械、抽吸唾液或血液。②术中配合：在整个手术过程中，护士应严格遵守和执行无菌技术操作，主动准确传递器械，及时吸出口内的唾液、血液等，充分暴露手术野。③观察病情：在拔牙过程中应认真观察患者病情的变化，患者的神志、面色、呼吸及有无抽搐等，特别重视患者的主诉，如头痛、头晕、胸闷、恶心等。发现异常，及时汇报医生，配合处理。

术后护理 ①观察病情：拔牙结束后，应观察患者的病情，如无不适方可让患者离开。②观察拔牙区有无出血：拔牙结束时嘱患者咬紧无菌小纱卷 30 分钟，压迫止血，若出血较多时可延长至 1 小时。③加强心理护理：详细介绍拔牙后的注意事项，了解患者的感受，并做相应的解释工作，缓解患者的心理紧张。

健康教育 ①拔牙当天不能漱口或只能轻轻用漱口液含漱，以免冲掉血凝块，影响伤口愈合。②拔牙后不要用舌舔吸伤口或反复吐唾、吸吮，以免由于增加口腔负压，破坏血凝块而引起出血。③拔牙后 1 小时可进温软食物或流质饮食，不宜吃太热、太硬的食物，以免造成出血。④若术后有明显的大出血、疼痛、肿胀、发热、开口困难等症状，应及时复诊。⑤伤口有缝线者，嘱术后5~7 天拆线。⑥拔牙术后 2~3 天唾液中可有少量血性液体，为正常现象；若唾液中含大量血凝块或鲜红血液，应及时复诊。

护理评价 评价患者是否达到：①疼痛缓解或消失，舒适感增强。②未发生并发症或并发症得到及时处理。

(毕小琴 赵佛容)

wútòng yábáchúshù huànzhě hùlǐ

无痛牙拔除术患者护理

（ nursing of patient with pain-free tooth extraction） 临床常通过使患者吸入笑气后，应用无痛麻醉仪实施局部麻醉，再使用外科微动力系统拔牙。常用于拔除难度比较大的阻生第三磨牙及一些与牙槽骨产生粘连的残根残冠。该手术对于儿童患者和患有心脑血管疾病的中老年牙病患者是比较理想的选择；对周围组织的损伤极小，不会损伤邻近的牙；减少了患者对原始挺式、敲式拔牙的恐惧感；患者的拔牙创口小、时间短、并发症少，可以很快地愈合，对患者的心理影响也相对比较小。

护理评估 包括以下方面。

健康史 询问患者过去有无全身性疾病如严重心血管疾病、糖尿病及造血系统疾病等。患者术前有无服用其他药物以及药物过敏史。

身体状况 了解患者的生命体征，患牙所致的疼痛、咀嚼功能障碍等，检查牙周组织有无红、肿、热、痛。

心理-社会状况 了解患者对拔牙的了解及心理状态。

护理问题 ①焦虑不安、恐惧：与患者缺乏拔牙知识，担心预后有关。②潜在的并发症：术区出血、术后感染等。与牙拔除术有关。

护理措施 包括以下方面。

术前护理 ①严格掌握适应证，术前应详细了解患者既往病史，心肺功能不全、哮喘、血液病等患者禁忌使用 N_2O 镇痛，以防发生严重不良反应及并发症。②心理护理：介绍无痛拔牙相关知识及患者需配合和注意的事项，减轻患者焦虑情绪。③准备相关用物：镇静及麻醉用品，如瓶装笑气、气体导管、压力表、面罩、无痛麻醉仪；牙科器械，如诊椅、拔牙手术所需常规器械（包括手术刀片、拔牙钳、骨膜分离器、高速手机、去骨阻力种植手机、牙挺、手术剪刀、手术缝针、4-0 可吸收线等）；监护和抢救设备，如心电监护仪、血压计、抢救设备和药品等。④严格检查 N_2O 吸入装置是否连接正确，确保 N_2O 充足，并确保充足的氧气及抢救药物，以便出现不良反应时及时处理。

术中护理 ①为患者戴上面罩吸入 100% 氧气，调整通气量使患者呼吸平稳后，开始吸入 95% 氧气 5% N_2O，逐渐每 2 分钟增加 N_2O 含量 5%，减少氧气含量 5% 直至患者充分镇静（最大 N_2O 含量不超过 40%）。②进行全过程心率、血压、血氧饱和度及呼吸监护。③指导患者正确进行吸气运动，密切观察其生命体征、面色、意识、镇痛效果，如出现嗜睡、乏力、头晕、幻觉等不良反应应立即停止 N_2O 吸入，待患者上述症状缓解后，方可继续应用。④吸入时间 3~10 分钟，至患者出现精神放松、全身发热、手指脚趾发麻、牵拉耳垂不痛时停止吸入。护士正确开启无痛麻醉仪、安装麻醉药和注射管路，术中正确调节麻醉仪辅助医师完成麻醉步骤。⑤术中护士准备手术器械，安装高速手机、种植机和吸唾器等装置；严格按照无菌操作，正确传递器械，轻柔准确地吸净口腔中多余的液体，辅助医师完成拔牙手术。

术后护理 ①观察病情：拔牙结束后，应观察患者的病情，如无不适方可让患者离开。②加强心理护理：详细介绍拔牙后的注意事项，了解患者的感受，并做相应的解释工作，减轻患者紧张情绪。

健康教育 见牙拔除术患者护理。

护理评价 评价患者是否达到：①对疾病及风险正确认识，积极接受治疗。②未发生并发症或并发症得到及时处理。

（毕小琴 赵佛容）

xīndiàn jiānhù yábáchúshù huànzhě hùlǐ

心电监护牙拔除术患者护理

(nursing of patient with tooth extraction under electrocardiogram monitoring) 对合并心血管系统疾病、其他系统疾病、高龄需拔牙的患者，为提高患者的安全性，降低拔牙的风险，需在心电监护下拔牙。要求护士不仅需要熟练掌握口腔专业知识及技能，还应熟练掌握心电监护要点，熟悉术中常发生的多种心电图图形及其临床意义，并能准确判断、早期发现危急征象，积极配合抢救，保证拔牙手术的顺利进行。

护理评估 包括以下方面。

健康史 询问患者全身性疾病如心血管疾病、糖尿病等的治疗情况。术前有无服用其他药物以及药物过敏史。

身体状况 了解患者的生命体征，患牙所致的疼痛、咀嚼功能障碍等。

心理-社会状况 了解患者睡眠情况，以及对拔牙的了解及心理状态。

护理问题 ①焦虑不安、恐惧：与患者缺乏拔牙知识，担心预后有关。②潜在的并发症：严重心血管意外等。与患者合并心血管系统等疾病有关。

护理措施 包括以下方面。

术前护理 ①准备好拔牙所需的常规物品。需准备心电监护仪、气管插管、开口器、血压计、听诊器、手电筒、氧气、负压吸引器、抢救药（抗心律失常药、血管扩张药、升压药、降压药、镇静药）等。②对每位心脏病患者，术前均需经内科医生查体，判断心功能，并需常规做全导程心电图检查。③做好心理护理。大多数患者对拔牙有恐惧心理，担心拔牙会加重心脏病病情，护士应耐心向患者解释监护拔牙一般是比较安全的；对个别持无所谓态度的患者，也应耐心向其解释术中可能出现的并发症，配合手术顺利进行。④保持诊室内空气新鲜，温度适宜，安静舒适。⑤签署手术同意书。应将拔牙术中可能发生的意外情况（拔牙后出血不止、休克、脑出血、昏迷、偏瘫失语甚至猝死）详细向家属介绍，以取得家属的理解与合作。⑥对有心绞痛病史的患者，应了解疼痛性质及次数。若近期内频繁发作，应暂缓拔牙；如确需拔牙者，术前应给予硝酸甘油制剂、吸氧，以免发生意外。⑦对心功能Ⅲ级以上、缺氧明显者，术前应予吸氧，以改善缺氧状况。⑧认真填写心电监护拔牙记录表。

术中护理 ①协助患者就座，调节椅位，为患者测量血压、脉搏、呼吸并记录。②检查心电监测仪的示波及记录部分是否正常，电源插座是否完整无损，以确保用电安全。③密切关注心电图变化。尽早发现危急征象，及时配合抢救，预防猝死的发生。④认真观察患者病情变化，如精神状态、神志、瞳孔、面色、呼吸及有无抽搐、寒战等，应重视患者主诉，如头晕、头痛、胸闷、恶心等自觉症状，如发现异常应及时提醒医师进行处理。⑤及时发现拔牙中可能出现的问题并正确处理。⑥窦性心动过速：一般不需处理，可放平诊椅休息片刻可自行缓解。如心率持续增快>120次/分，休息不缓解，则应遵医嘱给予镇静剂，待心率减缓至100次/分以内，再继续拔牙方为稳妥。⑦窦性心动过缓：应询问患者是否服用了β受体阻滞剂或洋地黄类制剂，如心率过缓<40次/分，应及时报告医师，遵医嘱给予阿托品纠正，如无效或合并有晕厥史者，应暂缓拔牙。⑧早搏：偶发性房性早搏或室性早搏可以正常拔牙，在麻醉或拔牙过程中若出现频发室性早搏，应及时报告医师对症处理。⑨血压的变化：监护拔牙中，常遇到患者由于紧张、恐惧，于麻醉或拔牙时血压突然升高，术后又能很快恢复至术前水平，一般不需处理，休息片刻或给予镇静剂可缓解；血压高于180/100mmHg，应先控制血压再行拔牙。应注意测血压时袖带松紧度要适宜，尽量做到定部位、定体位、定血压计，以保证测得数据的准确性。

术后护理 ①观察病情：拔牙结束后，应观察患者的病情，如无不适方可让患者离开。②加强心理护理：详细介绍拔牙后的注意事项，了解患者的感受，并做相应的解释工作，缓解患者的心理紧张。

健康教育 见牙拔除术患者护理。

护理评价 评价患者是否达到：①对疾病及风险正确认识，积极接受治疗。②未发生并发症或并发症得到及时处理。

（毕小琴 赵佛容）

yábáchúshù shùhòu bìngfāzhèng huànzhě hùlǐ

牙拔除术术后并发症患者护理（nursing of patient with complication after tooth extraction）

拔牙术术后多数并发症是由于患者机体状态的改变或者是牙解剖结构本身变异等引起；少数可以是诊断及治疗中的失误或经验不足造成的。拔牙术术后并发症主要包括拔牙术后出血、感染、疼痛、面颊部肿胀反应及干槽症。

拔牙后出血 包括以下方面。

护理评估 正常情况下，拔牙后15分钟左右创口内形成血凝块，即不再出血。如在术后30分钟去除敷料，创口仍有明显的出血倾向时称为原发性出血；术后48小时以上创口感染、血凝块分解后发生的出血称为继发性出血。出血的局部因素包括急性炎症期拔牙；牙龈未缝合或缝合不当；牙槽窝内残留炎性肉芽组织；牙槽内小血管破裂；手术创伤大，牙槽骨折裂没有复位；创口护理不当；局麻药中肾上腺素作用消失后导致拔牙创出血。

护理问题 ①焦虑、恐惧：与缺乏拔牙术后相关知识有关。②潜在的并发症：严重心血管意外等。与拔牙后出血不止有关。

护理措施 包括术前、术中、术后护理。

术前护理 了解全身情况后，应向患者耐心解释，安慰患者，使其减轻恐惧、紧张情绪。

术中护理 针对不同情况采取相应的止血措施。①轻微出血：按照医生要求，根据牙槽窝大小剪取合适的碘仿海绵，填塞拔牙创面止血并咬纱球压迫止血。②牙槽窝内的出血：协助医生止血，并及时吸取口内血液、唾液，保持术野清晰。局麻下彻底刮除不良的血凝块或残留的炎性肉芽组织及骨碎片，碘仿纱条填塞止血。③牙龈撕裂后的出血：备好缝针、缝线，提供给医生缝合止血。④在局部处理的同时，应根据患者的情况给予止血药物等，必要时应住院观察治疗或转内科处理。全身用药时，应给患者讲明药物的使用方法。

术后护理 对出血患者经两次止血处理后可留院观察半小时，协助医生确定没有再次出血的可能，方可让患者离院。

健康教育 ①患者因血液与大量唾液混合，常误认为出血量很大而紧张、恐惧，应向患者解释，稳定其情绪，使之配合治疗。②嘱患者不要反复吸吮拔牙窝，不要吃过热、过硬的食物，1~2天内给以冰袋间断冷敷。③口内放置碘仿纱条的患者，嘱患者按时换药；口内有缝线的患者，嘱患者5~7天拆线。

护理评价 评价患者是否达到：①正确认识拔牙后出血的情况，积极接受治疗。②并发症得到及时处理。

拔牙后感染 包括以下方面。

护理评估 ①评估感染的原因。常规拔牙急性感染少见。多为牙片、骨片、牙石等异物和残余肉芽组织引起的慢性感染。②评估患者的全身情况，有无发热等症状，必要时查血常规。

护理问题 ①焦虑、恐惧：与缺乏拔牙术后相关知识有关。②潜在的并发症：严重全身感染。与感染扩散有关。

护理措施 包括术前、术中、术后护理。

术前护理 了解全身情况后，应向患者耐心解释，安慰患者，使其减轻恐惧、紧张情绪。

术中护理 ①发生拔牙后慢性感染时，协助医生在局麻下彻底搔刮冲洗，去除异物及炎性肉芽组织，使牙槽窝重新形成血凝块而愈合。②发生拔牙后急性感染时，应协助医生正确引流，合理使用抗生素。

术后护理 告知患者拔牙3~4天感到拔牙创疼痛加剧、肿胀程度加重、张口受限严重伴吞咽痛等不适时，及时复诊。

健康教育 ①注意休息，饮食清淡，保持口腔卫生。②术后

使用抗生素者，嘱患者须遵医嘱用药。

护理评价 评价患者是否达到：①正确认识拔牙后感染的情况，积极接受治疗。②并发症得到及时处理。

干槽症 见干槽症患者护理。

（毕小琴 赵佛容）

gāncáozhèng huànzhě hùlǐ

干槽症患者护理 （nursing of patient with dry socket） 干槽症是下颌阻生第三磨牙拔除后，细菌导致牙槽窝的骨创感染的疾病。干槽症病因不明，多数学者认为原因为创伤、局部供血不良及患者抵抗力低下、细菌感染（多为需氧菌和厌氧菌）。

护理评估 包括以下方面。

健康史 评估了解患者的现病史、既往史、主诉、拔牙的基本情况。

身体状况 评估患者干槽症的表现，多发生在拔除阻生下颌第三磨牙术后2~3天，创口持续性剧烈疼痛，并向耳颞部放射。检查可见牙槽窝内血凝块腐败、坏死或脱落，牙槽骨骨壁暴露或有灰白色假膜覆盖，触及骨壁，痛感明显，创口周围牙龈红肿，口臭明显，局部淋巴结肿大、压痛。偶有张口受限，疼痛可持续1~2周。

心理-社会状况 了解患者的心理状况、对疾病的认识。

护理问题 ①焦虑、恐惧：与缺乏拔牙术后相关知识有关。②疼痛：与牙槽窝发生骨创感染有关。

护理措施 包括以下方面。

术前护理 ①注意了解患者的心理状况，减轻患者焦虑情绪，及时安抚患者的过激行为。②耐心解释拔牙术后出现干槽症的原因及其处理措施，取得患者的理

解和信任，使之更好配合治疗。③协助医生调整好体位，使光线集中于手术野，指导患者在治疗过程中不能随意讲话及转动头部及躯干。④准备好局麻药物和处理干槽症的各种器械、药品、碘仿纱条等用物。

术中护理 ①严格遵守无菌操作原则，用物摆放合理，便于取用。②治疗过程中指导患者不要用口呼吸，避免误吞冲洗液，引起呛咳。③协助医生刮除坏死的血凝块和感染组织。用3%过氧化氢溶液和生理盐水彻底冲洗拔牙创。及时吸净流出的冲洗液、血液和唾液，保持术野清晰，同时应该避免影响医生操作。④牙槽窝清理干净后，剪取大小合适的碘仿纱条，供医生严密填塞牙槽窝。

术后护理 ①麻醉过后可能会有疼痛，嘱患者按医嘱服用镇痛药，缓解疼痛。②按医嘱服用抗生素，并观察服药后有无不良反应；进食后注意漱口，保持口腔清洁，正常刷牙，预防感染。③预约复诊时间，嘱患者7~10天后复诊，取出纱条。如果中途纱条脱落，嘱患者要及时复诊，重新填塞碘仿纱条，以保证拔牙创正常愈合。一般愈合过程为1~2周。

健康教育 ①安抚患者，做好解释工作，使其树立战胜疾病的信心。②告知患者碘仿纱条的治疗作用、目的及效果，不要因口内放置碘仿纱条有不适感而吐掉。③嘱患者适当休息，注意口腔卫生，及时复诊。

护理评价 评价患者是否达到：①正确认识干槽症的相关知识，积极接受治疗。②疼痛缓解，拔牙切口愈合良好。

（毕小琴 赵佛容）

yátǐ jíbìng huànzhě hùlǐ

牙体疾病患者护理 （nursing of patient with dental hard tissue disease）

牙体疾病是多发于牙体硬组织的疾病。牙体硬组织一旦受到破坏后，不经治疗是无法修复的。常见的牙体病包括牙体硬组织疾病、非龋性牙体损伤和牙发育异常。

护理评估 包括以下方面。

健康史 了解患者全身健康状况、家族史、生长发育状况、过敏史、口腔卫生状况、生活与饮食习惯等。

身体状况 了解患者有无牙疼痛史，疼痛性质、时间、部位，局部有无肿胀、溃疡、外伤史以及口腔检查情况等。

心理-社会状况 了解患者的精神状态、对疼痛耐受情况、对治疗的认识程度、对治疗效果的预期要求等。

护理问题 ①疼痛：与牙体硬组织受损有关。②舒适的改变：与疼痛有关。③焦虑：与担心疾病预后有关。④有误吞/误吸的危险：与患者体位或医护人员操作不当有关。

护理措施 包括以下方面。

术前准备 ①心理护理：向患者讲解治疗的目的、过程、预后，缓解患者紧张、焦虑情绪。②术前指导：由于牙体疾病治疗多在患者口腔内进行，需要患者很好的配合，因此在治疗前应告知患者治疗过程中不要用口呼吸，不可随意讲话、晃动头部及改变体位，以防误伤。在治疗过程中，如有不适及时举手示意医护人员。术前指导患者使用开口器，减少患者治疗过程中产生的疲劳感。③常规准备：根据医师的临床诊断、治疗计划以及护理评估情况，准备治疗用物。由于牙体疾病治疗操作复杂，操作器械细小繁多，为避免交叉感染以及影响操作进程，操作前应尽量备齐用物，安装调试好仪器设备，避免操作过程中反复拿取和调试。④患者准备：再次询问患者有无药物过敏、手术史、慢性疾病等。引导患者坐到治疗椅上，为患者系好胸巾。根据患牙的位置调整好椅位，并协助患者取舒适体位，调整灯光。

术中配合 ①根据医嘱准备局部麻醉药品，传递给医师，协助暴露患者局部组织，告知患者注射过程中会有不适，叮嘱患者放松。注射后要注意观察患者全身和局部反应。②橡皮障打孔定位，协助医师安放橡皮障、开口器。安放过程中应随时注意橡皮障夹有无夹到患者软组织，观察患者对橡皮障及开口器适应情况，并及时做出相应调整。③按照四手操作法要求进行护理配合。及时准确传递治疗所需各种器械、药品、设备，在患者胸前传递区域进行传递和交换器械，严禁在患者头面部进行传递。根据治疗需要及时使用弱力、强力吸引器吸走患者口中唾液、药液及治疗中产生的碎屑和烟雾，保持手术视野清晰，保障患者安全。密切观察患者反应，发现患者有身体不适，及时与患者、医师进行沟通，做出相应处理。④治疗间隙应及时与患者进行沟通，适时告知患者治疗进展及所需的治疗时间。对有可能引起患者不适的操作应提前告知患者，以免因为疼痛引起患者恐惧。

术后护理 ①告知患者治疗后的注意事项。如前牙行大面积树脂修复的患者避免用患牙咬硬物，以免材料脱落。②安排患者复诊时间，并叮嘱患者按时复诊。

健康教育 ①养成早晚刷牙、饭后漱口的良好口腔卫生习惯。告知患者正确的刷牙方法和牙线的使用方法。②牙发育异常与胚胎在母体内受不良因素影响有关，健康教育工作也要从孕妇做起，指导孕妇合理膳食，适量用氟。③加强老年、幼儿、残障人群的宣教工作。④调整饮食结构，控制含糖食物的摄入，饮食粗细搭配要合理，多食用富含纤维的水果、蔬菜。⑤采取防龋措施，选择含氟牙膏或经常饮茶也有较好的防龋作用。⑥定期进行口腔检查，建议患者每半年至一年到医院检查一次，早期发现并及时治疗可有效延长牙的使用寿命。

护理评价 评价患者是否达到：①疼痛减轻或消除。②焦虑、恐惧情绪缓解或消除。③通过口腔治疗阻断疾病的发展，恢复牙体组织完整性。④治疗过程中未发生小器械误吞。⑤患者了解疾病治疗过程，掌握预防疾病的知识，学会有效的口腔保健知识。

（李秀娥 刘 萌）

qǔbìng huànzhě hùlǐ

龋病患者护理 （nursing of patient with caries）

龋病是在以细菌为主的多种因素影响下，牙体硬组织发生慢性进行性破坏的疾病。临床上常将龋病按病变深度不同分为浅龋、中龋和深龋。龋病一旦形成即需治疗，否则会造成牙的持续性破坏。早期龋可保守治疗，有组织缺损时则需修复性治疗。治疗龋病最常用的方法为牙体修复，修复材料以光固化复合树脂为主。由于银汞合金与牙颜色不匹配，且汞对人体有一定毒性，临床已很少使用。

护理评估 包括以下方面。

健康史 了解患者全身健康状况、家族史、生长发育状况、过敏史、口腔卫生状况、生活与饮食习惯等。

　　身体状况　了解患牙情况、患者有无疼痛史等。辅以电活力及温度刺激测验、X线检查等。

　　心理-社会状况　见牙体疾病患者护理。

　　护理问题　①疼痛：与龋病程度有关。②舒适的改变：与疼痛有关。③潜在并发症：感染。与龋病程度有关。④有误吞/误吸的危险：与患者体位或医护人员操作不当有关。⑤焦虑：与担心疾病预后有关。⑥知识缺乏：缺乏龋病治疗过程的相关知识。

　　护理措施　包括以下方面。

　　术前准备　①心理护理：向患者解释治疗目的、过程，缓解患者紧张与焦虑情绪。②术前指导：告知患者治疗过程中不可随意晃动头部、改变体位，以免造成不必要的创伤，如有不适及时示意医护人员。③常规准备：评估患者龋病情况，准备治疗用物。

　　术中配合　①比色：移开光源，协助医师在自然光下进行牙比色。②窝洞预备：及时吸除治疗区域内的冷却水和碎屑，保持术野清晰。③处理粘结面：按照处理顺序传递蘸有处理剂与粘结剂的小毛刷。传递光敏灯进行树脂固化。注意两个小毛刷不可混用，否则导致粘结面处理失败。④分层充填复合树脂：因光固化灯只能充分固化2~3mm厚的复合树脂，故窝洞深度超过2mm时，须将树脂分割成若干小块，传递与医生分层充填。注意由于复合树脂对光敏感，操作时应关闭或远离手术灯并遮挡较强的自然光，取出的材料要及时用遮光盒遮盖。⑤固化：光固化灯与复合树脂的照射距离应控制在1~3mm内。光固化灯使用后要及时清洁消毒灯头，以免影响光照强度。光固化

前为患者佩戴护目镜，防止光波伤害眼睛。⑥检查和调𬌗：检查固化是否良好，有无气泡和充填不完整的情况发生，如果有及时修补完善。

　　术后护理　①治疗后牙可能出现轻度不适，多在治疗后1~2天消失，如有明显不适及时就诊。②治疗后即可进食，但避免用患牙咀嚼硬物及进食过冷或过热的刺激性食物。少吸烟，以免修复体着色；前牙行大面积修复或贴面修复的患者避免用患牙咬硬物，以免材料脱落。

　　健康教育　①养成良好的口腔卫生习惯：早晚刷牙，饭后漱口。为患者示范正确的刷牙方法和牙线的使用方法。②调整饮食结构：控制食糖量。饮食粗细搭配，多吃些富含纤维的水果、蔬菜。③采取防龋措施：氟可以有效预防龋齿。选择含氟牙膏或经常饮茶也有较好的防龋作用。④定期进行口腔检查：建议患者每半年至一年到医院检查一次，早期发现并及时治疗可有效延长牙的使用寿命。

　　护理评价　评价患者是否达到：①疼痛减轻或消除。②焦虑缓解或消除。③了解龋病治疗过程，掌握预防龋病的知识。④未发生意外损伤，未发生交叉感染。

　　（李秀娥　缪芙芙）

yátǐ yìngzǔzhī fēiqǔxìng jíbìng huànzhě hùlǐ

牙体硬组织非龋性疾病患者护理（nursing of patient with non-caries dental hard tissue disease）

非龋性牙体硬组织疾病病因涉及面广，如患者在生长发育期间受某些不利因素作用，影响牙发育，导致牙在外观、颜色、结构、形态、萌出数目等方面出现异常；或因药物、外伤、

不良习惯等因素，导致牙体硬组织敏感、缺损或损伤。非龋性牙体硬组织疾病易造成患者牙美观和功能的不足或缺失，需根据患者牙体情况、咬合状况等不同情况制订治疗方案。

　　护理评估　包括以下方面。

　　健康史　了解患者全身健康状况、家族史、生长发育状况、过敏史、口腔卫生状况、生活与饮食习惯等。

　　身体状况　了解患者口腔咬合关系、牙情况、牙周情况等。对牙外伤患者需评估患者全身状况、生命体征，以及是否有骨折、颅脑损伤等潜在风险。

　　心理-社会状况　见牙体疾病患者护理。

　　护理问题　①疼痛：与牙感觉过敏等有关。②咀嚼困难：与牙疼痛有关。③自我形象紊乱：与牙体硬组织缺损有关。④语言沟通障碍：与牙疼痛有关。⑤潜在并发症：牙髓感染：与牙体硬组织缺损深及牙髓炎有关。

　　护理措施　非龋性牙体硬组织疾病的治疗方法多样，护理措施需根据治疗重点及患牙不同情况在某些方面着重加强。

　　术前护理　①根据系统检查的结果，向患者介绍制订治疗方案、步骤及费用，告知同意并签字。②对患者进行安全配合指导。③根据不同的疾病要求准备药品、材料、器械等。④调节椅位和灯光至治疗体位。

　　术中护理　①根据不同的治疗方法给予相应用物，实行四手操作法。②及时吸唾，保持手术视野的清晰，随时调整患者体位，保证治疗安全。③按要求分区放置用物。④根据需要记录检查结果。⑤手术中护理应做到稳、准、轻、快，严格遵守无菌操作。

术后护理 ①清理患者面部血迹、污垢。②观察患者各方面情况。③向患者交代注意事项。

健康教育 ①向患者宣传各种口腔疾病的发病原因、治疗目的、步骤及方法。②建立良好的口腔卫生习惯，如认真、正确地刷牙，按要求使用含氟牙膏。③定期进行口腔健康保健检查，做到早发现、早诊断、早治疗。④向患者发放健康处方及有针对性预防宣传资料。

护理评价 评价患者是否达到：①疼痛减轻或消失。②术后能进普通饮食，且以后能适当改变饮食习惯。③能正确面对牙外观的改变。④能进行有效沟通。⑤能注意自我观察，及时复诊，接受牙髓治疗。

(李秀城 陈云涛)

yásuǐbìng huànzhě hùlǐ

牙髓病患者护理 （nursing of patient with pulp disease） 牙髓病是发生于牙髓组织的一系列疾病。以牙髓炎最常见。治疗牙髓病主要方法是根管治疗。

护理评估 包括以下方面。

健康史 了解患者全身健康状况、家族史、生长发育状况、过敏史、口腔卫生状况、生活与饮食习惯等。

身体状况 了解患牙疼痛的性质、引起疼痛的因素、有无缓解等。

心理-社会状况 了解患者因疼痛寝食难安，导致焦虑、恐惧等情绪；或因牙变色影响美观、牙形态受损影响咀嚼等原因导致就医心情迫切。

护理问题 ①疼痛：与牙髓炎症有关。②舒适的改变：与疼痛有关。③焦虑：与担心预后有关。④有感染的危险：与抵抗力下降及细菌入侵有关。⑤知识缺乏：缺乏牙髓病治疗和护理相关知识。

护理措施 包括以下方面。

术前护理 ①心理护理：向患者解释治疗目的、过程，缓解其紧张、焦虑情绪。②常规准备：评估患牙，准备治疗用物。③局部麻醉：传递麻醉药给医师，进行无痛治疗。④安置橡皮障：根据患牙牙位打孔，并选择合适橡皮障夹。

术中护理 ①髓腔冠部预备：用牙科手机去腐及冠部预备时，及时吸除冷却水保持术野清晰。拔除牙髓组织后传递2.5%次氯酸钠与生理盐水交替冲洗根管；开启根管测量仪，将唇钩挂于患牙对侧，初步探测根管长度；用小号锉初步预备根管后冲洗根管。用测量仪确定根管工作长度并记录。②根管预备：将根管锉工作长度做好标记并逐号排放在治疗盘中，按顺序预备根管。每次换锉后均用冲洗液冲洗根管，每次使用冲洗液时均应旋紧针头接口处，避免针头滑脱误伤患者或者药液溅出烧伤患者。③根管消毒：选择与根管锥度匹配的吸潮纸尖干燥根管，将根管消毒药品导入根管内，用暂封材料封闭窝洞。④根管充填：去除暂封材料，冲洗根管，复测根管长度。按材料说明书调拌根管封闭剂。选择与主尖锉型号相同的主牙胶尖，测量长度并做好标记，将其尖端蘸根管封闭剂充填根管，使用侧压器将主牙胶尖向根管壁方向加压；再将辅牙胶尖尖端蘸根管封闭剂充填根管。传递侧压器将辅牙胶尖向根管壁方向加压；依次传递辅牙胶尖及侧压器，直至侧压器只能进入根管口2~3mm处，传递携热器烫断根管口多余牙胶尖。使用携热器时注意罩好隔热保护套，防止烫伤患者。传递暂封材料，封闭窝洞。

术后护理 ①嘱患者术后可能出现短暂不适或轻微肿痛。如疼痛明显应及时就医。②根管治疗后避免用患牙咬硬物，防止牙体崩裂。根管充填一周后可行修复治疗。若长时间不做修复治疗，暂封物脱落将影响充填效果。

健康教育 ①坚持早晚或进食后刷牙，饭后漱口。选用含氟牙膏。②儿童恒牙萌出后及时做窝沟封闭，预防龋齿。③及时治疗阻生第三磨牙和食物嵌塞的牙，及时处理不合适的义齿和牙套。④每半年到一年进行一次口腔检查。及时治疗龋齿。

护理评价 评价患者是否达到：①疼痛减轻或消除。②焦虑情绪缓解或消除。③患者了解根管治疗过程，掌握治疗后宣教内容。

(李秀城 缪芙芙)

gēnjiānzhōubìng huànzhě hùlǐ

根尖周病患者护理 （nursing of patient with periapical disease） 根尖周病指发生在牙根尖部及其周围组织的疾病。根尖周炎可以分为急性炎症和慢性炎症。急性根尖周炎主要症状为牙剧烈疼痛，不敢咬合；慢性根尖周炎大多无明显症状，若不及时治疗可成为感染病灶，危害身体健康。根尖周炎的治疗方法以根管治疗为主。根管治疗效果不理想，或无法行根管治疗的患者需要进行根尖手术。

护理评估 包括以下方面。

健康史 了解患者全身健康状况、家族史、生长发育状况、过敏史、口腔卫生状况、生活与饮食习惯等。

身体状况 了解患者疼痛的性质、引起疼痛的因素、有无缓解等。

心理-社会状况　见牙体疾病患者护理。

护理问题　①疼痛：与根尖周炎症有关。②舒适的改变：与疼痛有关。③焦虑：与担心预后有关。④有感染的危险：与抵抗力下降及细菌入侵有关。⑤知识缺乏：缺乏根尖周病治疗和护理相关知识。

护理措施　包括以下方面。

术前护理　①心理护理：向患者解释治疗必要性、过程、可能出现的并发症，缓解患者紧张、焦虑情绪。②完善术前检查：影像学检查包括牙片、曲面断层片等，实验室检查包括血常规、肝肾功能等。③用物准备：常规手术包、根尖手术包、超声治疗仪、材料和药品。④局部麻醉：协助医师局部麻醉，注意观察患者生命体征。⑤术前指导：操作应严格遵守无菌原则。指导患者术中应保持张口状态。嘱患者术中若有不适，举左手示意，避免头部晃动造成软组织损伤。手术单铺好后不能用手碰触面部，以免污染术区，造成感染。

术中护理　①打开手术包，铺手术单；套上牙科手机保护罩。②切开、翻瓣：传递手术刀，牵拉患者口角，充分暴露术野，协助医师止血和吸除血液，保持术野清晰。传递骨膜分离器，适时与患者交流，缓解其紧张情绪。③去骨开窗，刮除囊肿：慢速牙科手机上安装球钻去骨。传递挖匙刮除肉芽组织，及时用无菌纱布擦净器械上的血迹。④根尖切除：高速牙科手机上安装裂钻，协助医生切除根尖2~3mm。⑤根尖倒预备倒充填：超声治疗手柄上安装倒预备工作尖进行根尖倒预备。遵医嘱调拌矿物三氧化物凝聚体，因其调拌后易干易散，

应现用现调。将其混合均匀调拌成呈糊状后收拢，并在旁边滴1~2滴蒸馏水，便于医师使用。⑥冲洗缝合：传递冲洗器，及时吸除冲洗液和血液，保持视野清晰。医师缝合时护士协助剪线。

术后护理　①嘱患者24小时内可间歇用冰袋冷敷术区，遵医嘱术后服消炎止痛药。24小时内不要刷牙漱口、吸吮伤口、防止伤口出血。如疼痛明显，出血不止等应及时就医。②术后一周不要用患侧咬硬物，饭后用生理盐水或氯己定溶液漱口。保持口腔清洁，预防感染。③术后5~7天复诊拆线。④定期复查。术后半年、1年复诊拍摄X线片，观察根尖周组织愈合情况。

健康教育　①养成良好的口腔卫生习惯：早晚刷牙，饭后漱口。告知患者正确的刷牙方法和牙线的使用方法。②及时治疗龋齿，预防牙髓炎的发生。③确诊为牙髓炎应及时治疗，不要延误时机。④定期进行口腔检查：建议患者每半年至一年到医院检查一次。

护理评价　评价患者是否达到：①疼痛减轻或消除。②焦虑缓解或消除。③肿胀消失，感染控制，无并发症发生。④了解根尖周病治疗过程，掌握口腔保健知识。

(李秀娥　缪芙芙)

yázhōubìng huànzhě hùlǐ

牙周病患者护理 （nursing of patient with periodontal disease）

牙周病包括牙龈病和牙周炎两大类。牙龈病指发生于牙龈组织的炎症；牙周炎则是病变除累及牙龈外，还累及牙周支持组织的炎症性、破坏性疾病。牙龈病的病变可逆转，但如果病因未去除，炎症未被控制，部分牙龈病可进

一步发展成牙周炎。临床上常采用龈上洁治术、龈下刮治术及各种牙周手术进行治疗。

护理评估　包括以下方面。

健康史　①全身健康状况：了解患者有无全身性疾病、牙周病病史、血液病病史等。②牙周的健康状况：了解患者牙石、修复体等情况及口腔卫生状况。③口腔卫生习惯的评估：是否有良好的口腔卫生习惯、是否吸烟。

身体状况　牙龈发生炎症的表现、牙周局部组织的情况。

心理-社会状况　见牙体疾病患者护理。

护理问题　①自我形象紊乱：与口臭、牙龈红肿有关。②组织完整性受损：与牙龈炎症有关。③舒适的改变：与牙龈红肿、出血等有关。④知识缺乏：与缺乏牙周疾病及自我护理的相关知识有关。

护理措施　包括以下方面。

术前护理　①心理护理：向患者详细讲解牙周病的知识与治疗或手术过程，缓解患者焦虑情绪。②用物准备：超声波洁牙手机和手柄、手用洁治器、刮治器、牙周探针、抛光膏、冲洗液、牙周手术包、缝合用物等。③备好治疗所需资料：X线片、化验结果、治疗同意书。④患者准备：协助患者用氯己定含漱。⑤牙周情况检查：备好牙周探针，协助医生记录牙周检查结果。

术中护理　包括以下方面。

龈上洁治术护理　①安装洁治器手柄及工作尖，洁治过程中及时吸唾，保持治疗术野清晰。根据牙石厚薄调节洁牙机的频率和功率。②对于难以清除的牙石传递手动洁治器进行清洁。用棉球清洁洁治器的前端。③安装抛光轮，准备抛光膏，协助吸唾并

及时擦净喷溅出的抛光膏。④抛光完成后使用3%过氧化氢溶液冲洗，及时吸走冲洗液。⑤遵医嘱准备碘甘油进行牙周袋上药。

龈下刮治术护理 ①备好局部麻醉用物，协助医生完成注射。②安装洁牙手柄及龈下工作尖，及时吸唾。根据牙位的不同备好合适的刮治器，并做好椅旁清洁。及时递冲洗液对术区进行冲洗。③刮治结束后，术区用3%过氧化氢、0.2%氯己定液交替冲洗，牙周袋上药，密切观察患者状况。

牙周手术护理 ①戴无菌手套，穿手术衣。打开手术包，备好手术刀片，铺放孔巾且方便手术操作，暴露切口术区。②切口过程中及时吸净术区血液，保持术野清晰，同时用纱布协助止血，传递骨膜分离器进行牙龈翻瓣。③根据术式不同及时准备好骨粉、膜材料、手术刀片等用物。④进行龈瓣的复位，用湿纱布协助压迫，使之与根面贴合。备好缝针、缝线，协助缝合。⑤护士调拌牙周塞治剂，协助医师敷于伤口处。

术后护理 ①密切观察患者的生命体征，如无不适，引导患者离开牙椅，患者稍加休息无明显渗血后方可离开。术后当日可食温凉食物。②牙周袋上药的患者30分钟内勿漱口，以保障疗效。③进行牙周手术的患者术后清洁手术区域皮肤；术后可能出现疼痛，遵医嘱服用镇痛药，术后2小时勿食过热食物；术后7天拆线，期间尽量用健侧咀嚼食物。避免使牙龈组织受机械性创伤；术后用氯己定含漱4~6周，控制牙菌斑，减少感染的发生；遵医嘱术后全身使用抗生素。④预约患者下次就诊时间。

健康教育 ①嘱患者注意保持口腔卫生，早晚刷牙，饭后漱口，少食甜食。②采用正确的刷牙方法（推荐使用水平颤动法）和牙线使用方法。③采取戒烟、预防矫治等措施去除一些不良因素，控制牙周病的发生。④让患者了解牙周疾病是一种反复发作的疾病，需定期检查预防复发。一般在牙周系统治疗结束后2~3个月复查，每6~12个月进行一次洁治术。

护理评价 评价患者是否达到：①恢复牙周组织的完整性，患者自信心恢复。②炎症减轻或消失，口臭消除。③掌握保持口腔卫生的方法。

（李秀娥 苏菲）

yǐndǎo yázhōu zǔzhī zàishēngshù huànzhě hùlǐ

引导牙周组织再生术患者护理（nursing of patient with guided periodontal tissue regeneration）

引导牙周组织再生术是在牙周手术中利用膜性材料作为屏障，引导具有形成新附着能力的牙周膜细胞优先占领根面，从而在曾暴露于牙周袋的病变根面上形成新的牙骨质，并有牙周膜纤维埋入，形成新附着性愈合。目的是使由于牙周炎造成的已经丧失的牙周支持组织再生。

护理评估 包括以下方面。

健康史 ①全身健康状况：了解患者有无全身性疾病、牙周病病史、血液病病史等。②牙周的健康状况：是否有牙周炎及牙周伴发病变等。③口腔状况：口内龋齿、牙石、修复体等情况及口腔卫生状况。

身体状况 评估牙周局部组织的情况。

心理-社会状况 见牙体疾病患者护理。

护理问题 ①自我形象紊乱：与口臭、牙龈红肿有关。②潜在并发症：术区感染。与术后局部继发感染有关。③知识缺乏：缺乏牙周组织再生术相关知识。

护理措施 包括以下方面。

术前护理 ①心理护理：向患者介绍手术的主要过程，缓解患者焦虑、紧张情绪。②用物准备：牙周手术包、再生性屏障膜、缝合用物、生理盐水等。③准备好全口根尖片、化验结果、手术同意书。④准备麻醉用物，协助医生进行局部麻醉。⑤协助患者用氯己定含漱。用消毒棉球对手术区域皮肤消毒。

术中护理 ①戴无菌手套，穿手术衣。打开手术包，备好手术刀片，铺放孔巾暴露切口术区。②切口过程中及时吸净术区血液，保持术野清晰，用纱布协助止血，传递骨膜分离器翻瓣。③传递刮治器清除根面上残留的牙石和肉芽组织，护士用纱布随时擦净器械前端。备好生理盐水，医师进行根面冲洗时及时吸尽口内的血液和唾液。④用无菌镊夹取膜材料，根据骨缺损的大小修剪后递予医师，在膜材料就位后通过悬吊缝合将膜固定在牙上。⑤进行龈瓣的复位，护士用湿纱布协助压迫，使之与根面贴合。备好缝针、缝线，协助缝合。⑥护士调拌牙周塞治剂，协助医师敷于伤口处。

术后护理 ①清洁术区皮肤。整理用物，协助患者离开手术台。如果使用的是不可吸收膜材料，应预约患者4~6周后复诊。②术后可能出现疼痛，遵医嘱服用镇痛药物，术后2小时勿食过热食物，手术部位不能刷牙。③术后7天拆线，期间尽量用健侧咀嚼食物，避免使牙龈组织受机械性创伤。④术后用氯己定含漱4~6周，控制牙菌斑，减少感染的发生。

⑤遵医嘱术后全身使用抗生素。

健康教育 ①教会患者使用软毛牙刷在术后区域轻轻刷牙，保持良好的口腔卫生习惯。②采用正确的刷牙方法，控制牙菌斑。

护理评价 评价患者是否达到：①手术顺利完成无继发感染。②牙周支持组织顺利再生，患者自信心恢复。③是否掌握保持口腔卫生的知识和方法。

（李秀娥 王春丽）

yátǐ quēsǔn huànzhě hùlǐ

牙体缺损患者护理（nursing of patient with tooth defect） 牙体缺损指牙体硬组织不同程度的损坏或异常。牙体缺损患者因缺损范围、程度、部位不同需选择不同修复体，常用修复体有嵌体、部分冠、贴面、全冠和桩核冠，以上修复方法属于固定修复。

护理评估 包括以下方面。

健康史 了解患者牙体缺损原因，经过何种治疗，有无慢性病史及药物过敏史。

身体状况 患者可出现牙体牙髓症状、牙周症状、偏侧咀嚼、发音不清等。查看X线片，了解患者牙周、根尖周及根管治疗情况。

心理-社会状况 评估患者能否接受固定修复治疗，有无恐惧、焦虑情绪，对修复体功能及美观的期望程度。

护理问题 ①牙体组织完整性受损：与牙体缺损有关。②社交障碍：与前牙缺损所致发音不清、影响面容有关。③恐惧：与缺乏治疗的相关知识有关。

护理措施 包括以下方面。

全冠修复护理 包括术前、术中、术后护理。

术前护理 ①解释术中局部麻醉、牙体组织磨除必要性。②磨除过程中如不适举左手示意，勿触碰医师手臂，防止高速车针误伤黏膜。③牙体磨除过程中患者需用鼻呼吸，防止呛咳。

术中护理 ①牙体预备及印模制取，制取临时冠印模，保湿待用。传递局部麻醉药物给医师，麻醉活髓牙，观察患者生命体征。牙体预备时护士及时吸唾、吸水雾，根据医师磨除牙体位置，更换车针。取排龈线或排龈膏供医师排龈，调拌印模材料制取工作印模及对颌印模消毒、灌制。必要时，准备颌位记录材料，协助医师制取颌位记录。调拌临时冠材料，将材料导入临时冠印模，制取临时冠，待材料凝固，取出印模内临时冠，协助医师调改、抛光、消毒、粘结。医师比色，记录颜色，预约试戴粘结时间。②试戴粘结前护士核对义齿，表面消毒，医师去除临时冠试戴全冠修复体，传递医师卡尺测量冠厚度，传递高点指示剂检查固位情况，传递牙线检查邻接关系，传递咬合纸检查咬合，协助医师全冠的调改、抛光、消毒、粘结。

术后护理 嘱患者24小时内勿用义齿。

桩核冠修复护理 包括术前、术中、术后护理。

术前护理 准备患者根管治疗后X线片，便于医师查看根管长度、方向。嘱患者牙体预备时如不适举左手示意，勿触碰医师手臂，根管、牙体预备过程中患者需用鼻呼吸，防止呛咳。

术中护理 ①医师根管、牙体预备，护士吸唾，强力吸引器吸除多余根充物，保证医师视野清晰。②间接法制作桩核，根管、牙体预备结束，根管冲洗、消毒，螺旋输送器将终印模导入根管，插入金属针，调拌印模材料传递给医师，制取工作印模及对颌印模，消毒、灌制，暂封材料封闭根管口，预约粘结及冠修复时间。③制作好的桩核消毒、试戴、粘结，固化后进行冠修复。预成桩制作桩核，根管预备、清洗、消毒，调拌树脂粘结剂传递预成桩进行粘结，传递核树脂材料给医师行核修复，凝固后全冠修复。

术后护理 嘱患者进食勿使用患侧，防止暂封材料脱落，如脱落及时就诊。

健康教育 ①牙体缺损后无论采取何种类型修复体修复，告知患者不可用修复体咬过硬食物，以免损坏修复体及天然牙。②修复体带入后如有不适，应到医院复诊，遵医嘱复查。③指导患者正确控制牙菌斑方法，保持良好卫生习惯。

护理评价 评价患者是否达到：①恢复牙正常功能及美观。②恢复正常的社会交往。③缓解紧张情绪，配合医师完成治疗。

（李秀娥 宣岩）

yáliè quēsǔn huànzhě hùlǐ

牙列缺损患者护理（nursing of patient with dentition defect） 牙列缺损指在上颌或下颌的牙列内有数目不等的牙缺失，同时仍余留不同数目的天然牙。牙列缺损修复方法有固定局部义齿修复、可摘局部义齿修复、固定-活动联合修复、种植义齿等方法。

护理评估 包括以下方面。

健康史 询问患者健康状况，有无全身性疾病史、药物过敏史。

身体状况 如前牙缺失表现为发音不清、唇部内陷，后牙缺失咀嚼功能减退。

心理-社会状况 评估患者对义齿认知情况及期望程度，能否理解治疗中磨除部分牙体组织，对活动局部义齿初戴不适感有无足够思想准备。

护理问题 见牙体缺损患

护理。

护理措施 包括以下方面。

固定局部义齿修复护理

术前护理 解释术中局部麻醉、牙体组织磨除必要性，嘱患者牙体预备时如不适举左手示意，勿触碰医师手臂，防止高速车针误伤黏膜，牙体磨除过程中患者需用鼻呼吸，防止呛咳。

术中护理 ①传递麻醉药物给医师行注射，观察患者生命体征，调拌藻酸盐印模材料，制取临时冠印模，完毕印模冲洗、保湿待用。②牙体预备时护士及时吸唾、根据医师磨除牙体位置，更换车针。取排龈线或排龈膏供医师排龈，调拌印模材料制取工作印模及对颌印模，消毒、灌制。如牙体预备的是后牙或患者咬合关系紊乱，需要准备颌位记录材料，协助医师制取颌位记录。调拌临时冠材料，导入临时冠印模相应牙位，凝固后取出印模内临时冠，协助医师进行调改、抛光、消毒、粘结。医师比色，记录颜色，预约试戴粘结时间。③试戴粘结前护士核对义齿、义齿表面消毒，医师去除临时冠试戴固定桥，传递医师卡尺测量冠厚度，传递高点指示剂检查固位情况。传递牙线检查邻接关系，传递咬合纸检查咬合，协助医师对烤瓷桥的调改、抛光、消毒、粘结。粘结剂涂抹于冠内壁，勿在桥体组织面涂抹，防止黏膜压伤。

术后护理 嘱患者24小时内勿用义齿。

可摘局部义齿修复护理

术前护理 术前告知患者牙体磨除量小勿紧张，操作中如不适举左手示意，勿触碰医师手臂，防止车针误伤黏膜。牙体预备过程中患者需用鼻呼吸，防止呛咳。

术中护理 ①连接高速涡轮手机及金刚砂车针，医师牙体预备，护士及时吸唾、牵拉口角、保护舌体。②调拌印模材料制取工作印模及对颌印模，印模冲洗、消毒、灌制。必要时，准备颌位记录材料，协助医师确定颌位关系，预约试戴蜡型、支架时间。③试戴蜡型、支架时，传递医师慢速直手机及长柄磨头调改，准备酒精灯、蜡片、三角蜡刀，进行树脂牙的调整。试戴合适，预约患者义齿佩戴时间。④佩戴前核对患者义齿信息、义齿表面消毒，协助医师义齿就位、调改、调𬌗，为患者提供面镜，初戴合适，义齿抛光。

术后护理 教会患者正确摘、戴义齿方法，进食先从软食开始，逐渐咀嚼硬食。

固定-活动联合修复护理 分为附着体基牙制取护理、附着体粘结固位、连同附着体制取印模，佩戴可摘义齿部分（固定部分与活动部分联合）。护士需要掌握各种附着体的固位、连接方式及固定义齿修复护理及活动义齿修复护理方法。

健康教育 ①固定桥修复需使用牙线清洁冠边缘，冠桥线清洁桥体下部分。②不可用修复体咬过硬食物，以免造成瓷体崩裂，如有不适及时就诊。③可摘局部义齿佩戴后有异物感、发音不清、咀嚼不便等，需坚持佩戴1~2周，可逐渐适应。④如出现黏膜压痛，可暂时停戴，及时复诊，复诊前2~3小时应戴上义齿，便于医师调改。⑤可摘局部义齿饭后及睡前取下刷洗，睡前浸泡于冷水中，切忌使用沸水或乙醇等药液浸泡，妥善放置，防止落地损坏。⑥义齿发生损坏，应及时找医师修补，勿自行修补、调改。⑦义齿戴用半年到1年，需就诊复查。⑧固定-活动联合修复患者，需遵医嘱复查，掌握义齿清洁方法及牙菌斑控制方法。

护理评价 评价患者是否达到：①紧张情绪缓解，配合医师完成治疗。②恢复牙列正常功能及美观。③了解义齿结构及功能恢复程度，掌握义齿使用及养护方法。

（李秀娥 宣岩）

yáliè quēshī huànzhě hùlǐ

牙列缺失患者护理 （nursing of patient with dentition lost） 牙列缺失指整个牙弓上不留存任何天然牙或牙根。又称无牙颌。病因主要是龋病和牙周病，老年人生理退行性改变、全身疾病、遗传性疾病、外伤等也可引起牙列缺失。牙列缺失患者需要行全口义齿修复，俗称总义齿修复。

护理评估 包括以下方面。

健康史 询问是否有全身性疾病。了解患者义齿修复经历及口腔内情况，如患者佩戴旧义齿出现黏膜炎症、破溃等情况，应停戴旧义齿1周，炎症消退再行修复。询问患者拔牙时间，一般在牙拔除2~3个月待拔牙窝愈合方可行全口义齿修复。

身体状况 牙列缺失后对患者咀嚼功能影响最大，不能切割、咀嚼、研磨食物。发音不清，面部皱褶增加，鼻唇沟加深，口角下陷，面下1/3距离变短，面容明显衰老。

心理-社会状况 了解牙列缺失后对患者心理的影响程度，对全口义齿的认知情况及期望值，患者的文化背景、个性特征及经济承受能力。

护理问题 见牙体缺损患者护理。

护理措施 包括以下方面。

心理护理 治疗前，需降低

患者的期望值，告知全口义齿的固位原理及与天然牙的区别，讲明全口义齿不可能与天然牙完全一样，需要患者配合，坚持佩戴，才能使全口义齿修复获得成功。

印模制取护理 ①协助患者就坐于椅位，介绍本次就诊内容，指导其如何更好地配合治疗。②选择合适的无牙颌托盘，准备印模膏制取个别托盘，修整后调制印模材料制取终印模，或利用藻酸盐印模材料制取初印模，灌注石膏模型，模型上制作自凝树脂或光固化树脂材料个别托盘，调制终印模材料，制取终印模。③制取后的印模经消毒处理后及时灌注石膏，预约复诊时间，整理用物。④注意制取印模前，教会患者制取印模时放松唇颊部，头微向前低，用鼻吸气、口呼气，防止因印模材料刺激咽峡部引起恶心，观察患者反应，及时吸除患者唾液及多余印模材料。

颌位关系记录护理 协助医师制作蜡堤，测定垂直距离，注意及时传递医师需要的器械（𬌗平面板、垂直距离尺、三角蜡刀等）。指导患者正确配合医师操作，告知患者下次就诊内容，预约复诊时间，整理用物。

全口义齿蜡型试戴护理 ①义齿蜡型进行表面消毒，协助医师试戴，为患者提供面镜。②若人工牙调改，点燃酒精灯，烧热雕刻刀头端，传递给医师，注意绕开患者头面部，防止烫伤。③试戴结束，预约复诊时间，整理用物。④注意蜡型咬合时勿用力过度，防止人工牙脱落。夏天试戴时，嘱患者冷水漱口，义齿蜡型在冷水中浸湿后再戴入患者口中，以防变形。

初戴义齿护理 ①核对患者姓名与义齿姓名是否一致，义齿

表面消毒，协助医师进行义齿就位、调改。②为患者提供面镜，初戴合适，义齿抛光、消毒后教会患者自行戴入。③交代患者义齿戴入后注意事项，如有不适来院复查，整理用物。

义齿调改护理 ①协助患者就座，取下义齿清水洗净备用。②如压痛，准备压痛指示剂棉签传递给医师，进行调改。③如需基托重衬，准备重衬材料进行调拌。④义齿调改结束后进行抛光和表面消毒；教患者义齿佩戴方法，使患者能够自行佩戴义齿。

健康教育 ①初戴义齿时会有异物感、恶心、发音不清等现象，需坚持佩戴，数日内会逐渐适应。②戴牙后1~2天，吃饭时可暂时不戴，适应后再戴义齿练习进食，开始可吃软食及小块食物。③饭后及睡前取下义齿，用牙膏刷洗干净，应小心放置，以免落地损坏。勿用开水或药液浸泡，睡前将义齿取下浸泡于冷水中，使口腔组织得到休息。④如义齿佩戴有压痛，应摘下义齿使组织恢复，及时找医师调改，调改前2~3小时将义齿戴回口中，便于医师通过黏膜压痕帮助诊断，勿用锐器自行调改。⑤普通全口义齿，使用3~4年后应进行必要的调𬌗及重衬，使用7~8年后应予以更换。

护理评价 评价患者是否达到：①咀嚼功能得以恢复。②恢复正常的社交活动。了解义齿功能，能耐心主动适应义齿。

（李秀城 宣岩）

cuòhé jīxíng huànzhě hùlǐ

错𬌗畸形患者护理（nursing of patient with malocclusion）
错𬌗畸形指儿童生长发育过程中，由先天因素或后天因素（如疾病、口腔不良习惯、替牙异常等）导

致牙颌、颅面间关系不调而引起的畸形。

通过简单的预防性矫治和阻断矫治进行早期治疗，对生长发育完成后的严重骨源性错𬌗畸形采用外科手术方法矫正。在正畸矫治中最常见的矫治方法为固定矫治器矫治。固定矫治器指通过粘固剂将一些矫正附件粘固于牙面，通过矫正弓丝与牙上的矫正附件发生关系来矫正牙。这种矫治器患者不能自行取下，在长达2年的治疗时限内，患者的配合显得尤为重要。

护理评估 包括以下方面。

健康史 询问是否有全身性疾病，有无口腔不良习惯，有无牙体、牙周组织病变，了解日常饮食习惯、口腔口腔卫生状况。

身体状况 错𬌗畸形患者可表现为个别牙错位，牙弓形态和牙排列异常，牙弓、颌骨和颅面的关系异常。

心理-社会状况 患者对错𬌗畸形的认知程度。患者的文化背景、个性特征及经济承受能力。

护理问题 ①疼痛：与矫治器的机械力作用于牙有关。②潜在并发症：龋病、牙周病。与佩戴矫治器后牙清洁困难有关。③黏膜完整性受损：与托槽或带环损坏、脱落、断裂等刺激黏膜有关。④口腔舒适感改变：与佩戴矫治器有关。⑤知识缺乏：与缺乏正畸相关知识有关。

护理措施 包括以下方面。

初诊咨询患者 咨询患者确定开始正畸治疗后，首先建立正畸病历。然后进行乙型肝炎和丙型肝炎的实验室检查，目的是避免正畸治疗过程中患者间的交叉感染。

治疗前检查 包括患者正畸记存模型制取，拍摄曲面断层片、

腕骨 X 线片、面𬌗像，进行牙检查并记录。目的是为正畸设计方案提供依据。

交代矫治设计方案 包括治疗计划、疗程、费用及治疗中可能出现的问题。请患者签署知情同意书，并根据治疗需要进行拔牙、龋齿及牙周治疗，必要时进行分牙。

心理护理 了解患者的主观感受及心理活动，与患者建立和谐的医护患关系，以增强其对治疗的信心，并达到良好的矫治效果。

固定矫治器粘结患者的护理 ①根据治疗需要及患者经济条件，选择不同材质托槽种类。②协助医师进行牙面处理：用 37%正磷酸酸蚀牙面，随后用三用枪冲洗吹干，防止唾液污染，酸蚀后牙面呈白垩色。③遵医嘱选择粘结材料，临床多采用光固化粘结材料。④按粘结顺序用小毛刷蘸取处理液涂布在酸蚀的牙面及托槽背板，再将树脂粘结剂定量堆积在托槽背板上，光固化灯依次照射近远中及𬌗面。⑤准备弓丝及结扎圈：一般从 0.12 或 0.14 镍钛圆丝开始矫治。协助医师用结扎圈固定弓丝及托槽。⑥根据治疗需要放置牵引钩或推簧。⑦向患者家属及患者交代配戴固定矫治器的注意事项，如正确刷牙、饮食护理等。⑧预约复诊时间，一般 4~6 周复诊一次。牙在正畸治疗中移动的速度，一般吸收与新生的生理过程需要 4~8 周。嘱患者按时复诊，复诊时间较长，导致疗程延长；复诊时间过短，易引起牙周组织受损，不能达到矫治效果。

健康教育 ①养成良好口腔卫生习惯，掌握正确刷牙方法。清除牙菌斑的首要方法是早晚认真刷牙。目前推荐使用的是改良巴斯（Bass）刷牙法。正畸患者除按照正常的巴斯刷牙法外，还应该将托槽及弓丝周围的食物残渣及时清洁干净，避免引起牙龈炎。指导患者每次餐后半小时刷牙，必要时使用间隙刷、牙线或者冲牙器。②饮食方面：初戴矫治器患者应吃比较细软食物，避免吃大块食物及生硬带壳零食，水果应当削成小块食用，以免造成托槽的脱落。要尽量避免吃过黏食物，保证营养均衡，多吃蔬菜、水果等可减少口腔溃疡的发生。正畸治疗少吃零食，减少咀嚼食物的次数对于保证托槽不脱落也很重要。③疼痛护理：初戴矫治器和每次加力后，牙会有轻微的疼痛，不能自行扳动和调整矫治器。随着牙的移动这种症状可逐渐减轻、消失。若发现黏膜出现溃疡，可使用保护蜡放在托槽上面，减轻金属托槽对黏膜的刺激。④指导纠正不良习惯，如异常舌习惯、口呼吸等。建立一个正畸过程的健康模式，使之积极配合，顺利完成。⑤若出现严重疼痛、牙松动、带环和托槽脱落及矫治器损坏，应保留并及时来院检查，由医师妥善处理。

护理评价 评价患者是否达到：①疼痛减轻或消失。②养成良好口腔卫生习惯，掌握正确刷牙方法。③能够按时复诊，有托槽、带环等附件脱落时能及时联系就诊。④能调整饮食习惯，避免黏硬食物。⑤能正确使用弹性橡皮圈及口外装置。⑥认识到保持的重要性。

（李秀娥 裴慧斌）

kǒuqiāng zhòngzhí huànzhě hùlǐ
口腔种植患者护理
（nursing of patient with dental implantation） 种植义齿指采用人工种植体植入颌骨获取义齿固位支持的修复体，由手术植入颌骨内或黏骨膜下的种植体和暴露于口腔内的上部结构组成。种植体发挥着人工牙根和义齿附着器的作用。大量研究证明经过特殊处理的牙种植体表面与骨组织能够形成很好的生物学结合，使种植体稳固的固定在牙槽骨内。如果种植区域骨量不足，则应该在种植前或同期进行骨量重建。种植义齿修复目前被认为是首选的牙缺失修复方法。根据患者情况和不同种植系统的设计，种植体植入后可以直接暴露，一次完成；也可以埋入龈下，待骨结合完毕后二期手术暴露。种植手术的成功需要满足无菌、微创等原则，要满足这些原则与围手术期的护理工作密不可分。

护理评估 包括以下方面。

健康史 了解患者主诉或求医的理由、既往史、过敏史、日常生活型态等。评估患者的身体状态，有无牙种植手术的绝对或相对禁忌证，如未控制的糖尿病、心血管疾病、骨代谢异常以及妊娠等。

身体状况 评估缺失牙的部位、数目，缺牙间隙大小，缺牙区的咬合关系，对颌牙的健康状况及位置，缺牙区域的骨质骨量，缺牙周围的软组织情况，牙周状况，咬合习惯，开口度，颞下颌关节、咀嚼肌的情况，口腔卫生状况。

心理-社会状况 了解患者对手术是否存在紧张、担忧和恐惧，患者对种植手术效果期望值是否过高。

护理问题 ①知识缺乏：与缺乏牙种植的相关知识有关。②焦虑、恐惧：与对手术及修复效果的担忧有关。③有感染的危险：与手术创口有关。④潜在并发症：出血、水肿。与手术有关。

护理措施 包括以下方面。

术前护理 ①心理护理：告知患者手术为局部麻醉，出现疼痛可随时增加麻药注射剂量，手术精细、创伤小、时间较短、术后反应小，以稳定患者情绪。②完善术前检查：影像学检查，了解受植区的骨质骨量、邻近结构的解剖情况，包括牙片、曲面断层片或锥形束CT等；实验室检查包括血常规、肝肾功能等。③研究模型和外科引导模板：复杂病例术前取研究模型，辅助术者确定治疗方案。为保证种植体植入的位置与方向准确，可事先制作外科引导模板，术前消毒备用。④完成基础口腔治疗：在种植治疗前安排患者进行牙周洁治、口内余牙治疗，改善患者口腔状况，为种植做准备。⑤常规准备：术前遵医嘱常规用药（抗生素、镇痛药），氯己定液漱口；为患者穿隔离衣，戴帽子、鞋套；准备手术间和手术器械。⑥术前指导：应向患者及家属介绍缺失牙修复可供选择的方式和特点，种植的疗程，核对治疗计划。⑦指导患者术中应保持张口状态，不应坐起或大幅度运动，以免影响操作的准确性或器械误伤患者。消毒铺巾后不应再用手碰触面部，以免污染术区；告之备洞时会有声音和振动感；如有疼痛或不适感应及时发出"啊"声示意，医师即会停止操作；口内会有液体滞留，可以用鼻呼吸，待椅旁助手吸净。

术中护理 ①切开、翻瓣：器械护士负责术中器械管理，根据手术进程依次传递所需器械，使用拉钩、口镜牵拉口角或舌体，以保持术野的清晰。翻瓣后使用骨膜分离器拉开切口处已剥离的舌侧黏骨膜瓣，使用吸引器及时吸净术区血液、唾液和冷却水。②逐级备洞：器械护士遵医嘱依次在手机上安装各种钻针，复述钻针型号后再递予术者。钻针安装好后应查对是否就位，以防术者操作时钻针从机头脱落飞出。备洞过程中钻头高速运转，为防止过度产热造成洞壁表面骨细胞的坏死，应使用0~4℃的无菌生理盐水持续冷却钻头，保证局部温度小于42℃。用丝线将扳手等小器械末端拴好，以防误吞或误吸。种植的钻针和扳手等器械体积小而精细，边缘锋利易于损坏，使用时注意轻拿轻放，使用后置于手术台上的非金属的容器中，以免丢失。③植入种植体：器械护士取出种植体，只可碰触种植体非钛金属的持握部分，或使用种植体输送器连接种植体后递予医师。递予医师扭矩扳手加力使种植体就位于备好的洞型中，避免手套、牙等污染种植体表面，同时做好植入区术野暴露，及时吸净制备窝洞周围的唾液。④巡回护士负责围手术期患者的管理，观察、询问、评估患者感受，为患者测量生命体征，出现问题及时通知医师，必要时遵医嘱给药，术中及时指导患者配合手术。⑤巡回护士管理术中各类仪器设备，使之处于良好运转状态。如应根据术者要求调节种植机的给水量、转速、减速比、扭矩等。

术后护理 ①观察患者生命体征，询问患者感受，待其生命体征平稳后方可离开。②拍摄曲面断层片判断种植体的位置、轴向，有无损伤上颌窦黏膜、下牙槽神经管等解剖结构。

健康教育 ①告知患者纱布卷咬住40分钟吐掉；术后24小时内术区会有少量出血，可自行停止，局部会有血凝块，两周可自行吸收；手术当天不要刷牙漱口；若出血不止，应及时就诊。②手术当天进温凉饮食，术后1~2周内进流食或半流食，禁热、硬及刺激性食物，忌烟、酒。③术后第二天可刷牙，但要注意保护伤口。进食后用清水漱口，再用漱口液漱口。④术后3~7天内手术区可出现局部肿胀，前2天可用冰块冷敷。⑤介绍离院所带药物的用法、作用、副作用及处理方法。⑥愈合基台若松动，应及时就诊重新紧固，以防误吞或误吸。⑦原义齿需在术者指导下使用，通常2周后可将原义齿调磨缓冲后戴用。⑧术后应保证种植体无干扰愈合，尽量避免术侧咀嚼、受压、遭撞击，避免剧烈运动。⑨术后一周复查伤口愈合情况。⑩为患者预约3~6个月后进行种植修复的时间。

护理评价 评价患者是否达到：①是否了解种植义齿相关知识和手术过程。②焦虑、恐惧情绪是否缓解。③能否进行有效沟通。④疼痛及术中其他不适是否减轻或消失。⑤未出现感染症状；未发生误吸；未出现出血、水肿，或出现后能有效应对。

（李秀娥 尹丽娜）

kǒuqiāng zhòngzhí xiūfù huànzhě hùlǐ
口腔种植修复患者护理
（nursing of patient with prosthesis of dental implantation） 种植义齿的上部结构包括基台和附着在基台上的义齿部分，种植基台连接种植体和义齿，起到承上启下的连接和固位作用。种植治疗的最后一步是戴入最终制作好的义齿。一些病例，种植义齿可以在种植体植入后即刻戴入；大多数病例，患者需要等待种植体植入后3~6个月、种植体达到生物性骨结合及最终修复体制作完成后才能配戴。

根据固位方式，种植义齿可分为固定种植义齿、全颌（或半颌）无牙颌覆盖种植义齿、局部种植可摘义齿（少见）。固定种植义齿又可分为单冠、联冠、固定桥，可通过粘结或者固位螺钉连接固位。全口种植覆盖义齿主要由安装在种植体上的附着体提供固位力，基托和组织面间的吸附力提供部分固位力。附着体由连接于种植体上的阳性部分和位于义齿组织面的阴性部分组成，分为球附着体系统、杆附着体系统、磁附着体系统、套筒附着体系统等。种植修复的步骤和护理配合与传统修复方式有很多共同点，但也有其独特之处。各种类型的种植修复之间根据设计的不同也各具特色，但护理配合的大致步骤基本类似。

护理评估 包括以下方面。

健康史 了解患者基本资料、既往史、过敏史、文化背景、个性特征、经济状况等，患者初诊的治疗计划书，植入种植体的系统、型号、位置、数目，种植手术完成的时间。

身体状况 了解患者伤口愈合情况，缺牙区的咬合关系，对颌牙有无下垂，邻牙有无倾斜，缺牙周围的软组织情况，牙周状况，口腔卫生，咬合习惯，口内有无托槽、弓丝、固定冠桥、松动牙等。开口度、颞下颌关节、咀嚼肌的情况。了解患者全身状态、自理能力。

心理-社会状况 选择种植义齿的患者通常需多次就诊，植入种植体后等待3~6个月种植体与骨组织稳定结合后才能进行种植修复，很多患者对此心理准备不充分。另外，这一治疗阶段的患者前期已经花费大量的时间和精力，因此对于最终的修复效果往往抱有很高的期望，某些解剖条件所限而造成修复设计、固位方式及修复体材质选择受限的患者可能难以接受最终的修复效果。

护理问题 见口腔种植患者护理。

护理措施 包括以下方面。

治疗前准备 ①心理护理：向患者介绍种植修复的设计方案、步骤和治疗所需时间，稳定患者情绪；给患者展示不同修复方式的病例照片或实物图，解释不同修复方式、不同材质、不同固位方式修复体的特点，帮助患者正确认知和选择适合自己的修复方式。②用物准备：除常规修复用物外，还包括种植修复用扭矩扳手、相应型号的种植体代型、转移杆和印模帽、冲洗用0.2%氯己定溶液和冲洗器、个别托盘、硅橡胶类印模材料等。③术前指导：指导患者如何配合治疗、缓解不适；告知患者治疗中感到不适时应举左手示意，医护停止操作后再进行沟通；提醒患者治疗中如有小器械或配件坠落口中不必惊慌，可坐起将其吐出。

护理配合 包括以下方面。

制取印模的护理 种植修复印模的制取与常规修复方式类似，其特点是须将种植体在口内的位置更精确地反映到印模上，再翻制到石膏模型上，分为开放式印模制取（需预先制备和使用个别托盘）和闭合式印模制取，以种植体水平取模为例介绍。①配合医师使用扭矩扳手卸下愈合基台，使用氯己定液冲洗牙龈袖口，将配套的转移杆和印模帽连接在口内种植体上。②种植修复的工作模型通常采用硅橡胶类印模材料制取，此类印模材料流动性好、强度高、稳定性好，因此操作前需告知患者制取印模时可能会感到恶心，此时可采用深呼吸或交替抬高双腿的方式来缓解；脱模时口内余牙可能有较强的牵拉感，不必惊慌，托盘取出后即可消失。③如患者口内有托槽，制取印模前应先用烫软的红蜡片贴紧托槽；如患者余牙间隙过大，应使用小棉球填塞间隙，消除倒凹；如患者口内有松动牙、固定冠桥，应提示患者有脱落的风险。④按照印模材料的配比调拌，制取工作印模，可抬高患者椅位，及时吸去唾液及多余印模材料。制取开放式印模时需在印模材料未完全凝固前将转移杆的螺丝孔露出，印模材料凝固后将转移杆拧松，再取出印模；制取闭合式印模时则先取出印模再将转移杆卸下，准确插回到印模中。⑤氯己定溶液冲洗牙龈袖口，重新安装愈合基台，制取对口印模，根据患者咬合情况做咬合记录，比色。⑥印模和咬合记录送技工室加工。

无牙颌患者的护理 𬌗位记录、面弓转移和试排牙的护理同常规修复方式相应操作的护理。

佩戴最终义齿的护理 种植义齿制作完成后取回消毒备用。①卸下愈合基台，氯己定液冲洗牙龈袖口，安装修复的永久基台，扭矩加力锁紧。②戴入义齿，确认就位后协助医师使用牙线测试义齿的接触点、咬合纸测试义齿的咬合，调改至合适；询问患者对于义齿的颜色和外形的意见。③待医师和技师将义齿调至患者满意后，根据固位方式的不同，使用粘结剂粘结或锁紧固位螺钉并封闭螺丝孔，再将义齿固位。④拍牙片或曲面断层片以确认义齿就位情况。

健康教育 ①种植体需要一

个逐渐负重的生理适应过程，因此在种植义齿戴入后一年之内摄入的食物应遵循由软到硬、逐渐负重的原则，在以后的使用中也应避免咀嚼坚果壳、螃蟹壳等过硬的食物。②种植体失败的关键原因是种植体周围牙菌斑的存在，因此维持种植体及周围组织的清洁健康至关重要。患者应做好日常的自我维护，养成良好的口腔卫生习惯，每天至少3次清洁牙，尤其是种植牙。除牙刷外，患者还可选择牙线、间隙刷、冲牙器等工具来清除种植牙周围的食物残渣和软垢。另外，患者需戒烟、治疗牙周疾病，控制糖尿病。③患者佩戴义齿后1个月、3个月、6个月、1年以及以后的每年都应到专业的口腔医疗机构进行复查和维护。④如出现以下异常情况，患者应及时来院就诊：种植义齿松动、脱落，种植义齿损坏（包括修复体崩裂、支架断裂、义齿折断），种植体周围疼痛、黏膜红肿、溢脓等。

护理评价 评价患者是否达到：①了解种植修复的相关知识和治疗过程，对于治疗效果有正常预期。②焦虑情绪缓解或消失；疼痛及治疗中其他不适减轻或消失。③未发生误吸，未出现感染症状。④能配合修复步骤、按时就诊，依照医师指导进行修复体戴入后的复查和维护。

（李秀娥 尹丽娜）

wàishāngyá zàizhíshù huànzhě hùlǐ

外伤牙再植术患者护理

（nursing of patient with injured tooth re-implantation） 牙外伤指牙受急剧创伤，特别是打击或撞击引起的牙体、牙髓和牙周组织损伤，有时伴有骨折，以及口唇、面部软组织撕裂伤等。牙外伤多发于上颌中切牙，其次为上颌侧切牙。牙外伤包括牙震荡、牙折断、牙移位、牙完全脱出。其中以牙完全脱出最为紧急，需及时采取再植术。临床表现为牙槽窝空虚或充满血凝块。再植术固定的方法包括树脂钢丝固定术、软𬌗垫固定术、石英纤维夹板固定术等。

护理评估 包括以下方面。

健康史 了解患者主诉、健康状况、家庭史、有无过敏史。

身体状况 口腔颌面外科一般检查、口腔检查、颌面部检查、颞下颌关节检查和牙槽窝检查。

心理-社会状况 了解患者有无担忧、焦虑心理。对治疗的效果期望值是否过高。

护理问题 ①疼痛：与牙受剧烈创伤有关。②组织完整性受损：与牙脱位有关。③有误吸的危险：与牙脱位有关。④自我形象紊乱：与突发牙损伤有关。⑤恐惧：与担心预后有关。

护理措施 包括以下方面。

术前护理 ①心理护理：向患者或家属告知牙脱位后可通过再植术保存患牙，耐心回答患者问题，使患者主动配合。②常规准备：将离体脱位牙用生理盐水冲洗后浸泡待用。准备根管治疗所需物品及根管充填类材料。③树脂钢丝固定术准备：复合树脂套装及固定用直径为0.25mm的不锈钢结扎丝。④软𬌗垫固定术准备：正压压膜机、制取印模及灌注模型材料、8mm弹性𬌗垫。⑤石英纤维夹板固定术准备：固位纤维、粘结材料、流动树脂。⑥术前指导：向患者及家属交代治疗方案、疗程、费用及治疗中可能出现的问题。

术中护理 ①配合医师为患者局部麻醉。②递予医师新洁尔灭棉球清理创口；协助医师用装有生理盐水的冲洗器，冲洗出牙槽窝内血凝块及异物，并及时吸净患者口腔中的唾液及血液。③配合医师完成离体牙根管治疗术后，将离体脱位牙植入牙槽窝，并与患者共同确认复位后位置。④树脂钢丝固定术中，护士按所需固定牙位数量截取2~3根同样长度的钢丝，用钢丝钳夹住一端，另一端用持针器夹住，并顺时针旋转至钢丝成为麻花状。使用树脂粘结系统将结扎丝与牙固定。⑤软𬌗垫固定术中，护士先配合医师用缝合线悬吊、固定患者离体脱位牙，然后按要求制取模型。⑥石英纤维夹板固定术中，护士按所需固定牙位数量截取固位纤维后，使用粘结系统及流动树脂，将固位纤维贴附于牙表面。⑦配合医生调整患者咬合、抛光树脂表面时，用吸唾器或口镜保护患者舌体及黏膜。

术后护理 ①嘱患者术后含漱漱口水，保持口腔卫生。②术后1个月内禁用患牙。③术后1周进流质食物，1~3个月进软食。④术后1个月内每周复查一次，1个月后拆除固定物。3个月、6个月再次复查。

健康教育 保持良好口腔卫生习惯，掌握正确刷牙方法。

护理评价 评价患者是否达到：①疼痛减轻。②能杜绝脱位牙的误吸，维护呼吸道通畅。③能正确面对自身形象的改变。④恐惧减轻，可主动配合治疗和护理。

（李秀娥 孙伟）

értóng yábìng huànzhě hùlǐ

儿童牙病患者护理

（nursing of patient with pediatric dental disease） 由于儿童牙病患儿具有独特的生理解剖及心理特点，对治疗、护理容易产生相关心理问题和牙科畏惧症，不愿或不能坚持治疗。因此，要求医护人员须利用各种方式取得患儿的信任和配合，让家长了解治疗过程并缓解家长的焦虑情绪。四手操作法在儿童牙病治疗中的全面应用，极大地提高了效率，最大限度保障了患儿的安全。

护理评估 包括以下方面。

健康史 了解患儿口腔卫生状况、全身健康状况，有无全身系统性疾病、既往史、药物过敏史等。

身体状况 了解患儿口腔内疾病的种类、范围和危险性。

心理-社会状况 ①评估患儿和家长对口腔疾病的认知程度及对待口腔卫生的态度。②了解患儿对过去治疗和护理的态度。③评估患儿和家长对行为管理的要求。④预估患儿接受治疗和护理的能力。⑤患儿和家长是否接受有关疾病的咨询及预防措施的实施。

护理问题 ①有误吞/误吸的危险：与患儿不合作或操作不当有关。②疼痛：与治疗中钻牙刺激牙本质有关。③焦虑、恐惧：与患儿畏惧牙科治疗有关。④知识缺乏：与患儿及家长缺乏治疗相关知识有关。

护理措施 包括以下方面。

术前护理 ①心理护理：治疗前与患儿沟通，引领患儿参观诊室环境，缓解患儿紧张情绪，使患儿能够积极配合治疗。向家长详细介绍治疗过程，缓解家长焦虑心情。若治疗过程中需要进行保护性固定、使用开口器等操作时，家长需知情同意。②用物准备：根据疾病及治疗内容准备用物。③患儿准备：根据患儿的配合程度采取不同的行为诱导方法，束缚下治疗的患者需禁食水

4~6小时，避免发生误吞、误吸等情况。

术中护理 ①运用四手操作法协助医生完成治疗。治疗过程中密切观察患儿全身状况，注意保护患儿软组织。②护理操作过程中应避免从患儿视线范围内传递治疗器械，尤其是注射器，以免引起患儿紧张。

术后护理 ①根据治疗内容告知治疗后注意事项并预约复诊时间，进行个性化的健康教育。②引导患儿离开牙椅，分类整理用物。

健康教育 ①护士向患者和家长宣传相应口腔疾病的发病原因、治疗目的、步骤及方法。②建立良好的口腔卫生习惯，如认真正确地刷牙，按要求使用含氟牙膏。③调整患者的饮食结构，如多吃健康的、粗纤维食物，少吃甜食。④定期进行口腔健康检查，做到早发现、早诊断、早治疗。⑤向患者和家长发放健康宣传资料。

护理评价 评价患儿和家长是否达到：①熟悉就诊环境，了解治疗、护理有关的详细内容。②能够安全、无痛地顺利完成口腔治疗和护理。③获得与掌握口腔卫生相关知识；进行相应的口腔卫生活动，如正确刷牙、饭后漱口等。

(李秀娥 樊华)

rǔyá quēsǔn huànzhě hùlǐ
乳牙缺损患者护理 (nursing of patient with primary tooth defect) 龋病、外伤等均有可能造成乳牙牙体组织不同程度的缺损。乳牙的缺损应该尽早治疗，目前临床主要采用复合树脂修复、玻璃离子水门汀修复、嵌体修复以及金属预成冠的修复等方法。

护理评估 包括以下方面。

健康史 了解患儿口腔卫生状况、全身健康状况，有无全身系统性疾病、既往史、药物过敏史等。

身体状况 了解乳牙缺损的部位、原因等。

心理-社会状况 ①患儿的依从性是否良好，能否保持较长时间的配合状态。②患儿家长的支持程度，是否能够配合医护人员完成治疗。

护理问题 见儿童牙病患者护理。

护理措施 包括以下方面。

术前护理 ①心理护理：向患儿及家属交代治疗步骤，带患儿熟悉环境，缓解其焦虑情绪，鼓励其积极配合完成治疗。②用物准备：根据牙体缺损部位的大小准备适量的酸蚀剂和树脂等充填材料；准备橡皮障隔湿系统，金属预成冠修复治疗前应备齐各种型号的预成冠和专用器械。

术中护理 ①协助医生安装橡皮障隔湿系统。②复合树脂修复的护理配合：牙体预备时，护士采用正确的吸唾技术，保证视野清晰。同时协助牵拉软组织；预备完毕后，牙面酸蚀，冲洗酸蚀剂时护士及时吸除冲掉的酸蚀剂及唾液。吹干后护士传递粘结剂并协助用光敏固化灯固化。护士根据牙位和洞形传递医生所需要的器械和适量充填材料；充填结束后，去除橡皮障隔湿系统，进行咬合调磨，护士及时吸除口内冷却水。③大面积牙体缺损充填后常用金属预成冠修复。治疗过程中护士应传递专用器械、协助冠的外形修整；调拌粘结材料、协助冠粘结。

术后护理 ①引导患儿离开，分类整理用物。②告知家长和患儿牙体缺损修复后可正常饮食。

如果是外伤或牙洞过深，治疗后1~2天避免冷热刺激性食物，如出现冷热痛及夜间痛的症状应及时就诊。

健康教育 ①嘱家长3~6个月复查牙情况，同时复诊充填体是否完好，有无继发龋的发生，做到早发现、早治疗。外伤患儿可遵医嘱根据外伤牙的情况进行复诊。②要求家长督促患儿养成良好的口腔卫生习惯，学会牙刷、牙线的正确使用方法。

护理评价 评价患儿及家长是否达到：①恢复牙体组织的美观和咀嚼功能。②疼痛或不适感觉减轻。③焦虑情绪缓解，积极配合治疗。④了解预防龋齿、牙外伤等方面的知识。

（李秀娥 龚 静）

niánqīng héngyá quēsǔn huànzhě hùlǐ
年轻恒牙缺损患者护理

（nursing of patient with young permanent tooth defect） 年轻恒牙具有牙体硬组织耐酸性差、易患龋、龋坏进展快、牙髓易受外界刺激等特点。选择年轻恒牙治疗方案时需尽可能保留牙体硬组织及健康牙髓，常采用预防性树脂修复、二次去腐修复的方法。预防性树脂修复是在窝沟裂隙龋仅局限于釉质或牙本质表层，去净腐质后，用复合树脂充填，其余深窝沟用窝沟封闭剂进行封闭。二次去腐的修复方法，即在去腐过程中有意保留部分接近牙髓的软化牙本质，通过覆盖氢氧化钙使脱矿牙本质进行再矿化，10~12周后第二次去腐去除残留软化牙本质后进行盖髓、垫底充填修复。年轻恒牙缺损的治疗较为保守，护理工作也要循序渐进结合治疗方案来制订。

护理评估 包括以下方面。

健康史 了解患儿口腔卫生状况、全身健康状况，有无全身系统性疾病、既往史、药物过敏史等。

身体状况 了解年轻恒牙的发育程度、缺损程度和数量。

心理-社会状况 ①患儿的依从性是否良好，能够保持较长时间的配合状态。②患儿家长的支持程度，是否能够配合医护人员完成治疗。

护理问题 见儿童牙病患者护理。

护理措施 包括以下方面。

术前护理 ①心理护理：向患儿及家长交代治疗的主要步骤，缓解患儿的焦虑，使患儿能够积极配合完成治疗。②用物准备：牙科钻针及流动树脂、窝沟封闭剂，其他物品同一般树脂充填术。

术中护理 ①安装牙科钻针进行窝洞的制备，避免进行扩展性备洞。备洞完成后护士协助进行流动树脂充填，为保证树脂能够充分流动到洞底，固化前传递探针将流动树脂导入。充填材料固化后传递窝沟封闭剂进行相邻深窝沟的封闭。②采用二次去腐的修复方法时首先协助进行部分去腐，护士协助吸唾，牵拉口角，保证术野清晰。在去腐完成后准备氢氧化钙糊剂，糊剂容易干燥，故要现用现取。由于氢氧化钙糊剂的流动性差，护士可用调拌刀收集糊剂，挑起后送到龋洞处，便于医生迅速将材料垫到洞底。随后护士调拌玻璃离子水门汀或传递复合树脂，协助完成龋洞充填。③检查充填及固化情况，去除隔湿牙卷。备好咬合纸，配合医师进行调𬌗。

术后护理 ①引导患儿离开诊椅，按类分拣整理用物。②告知家长和患儿牙体缺损已经修复，可以正常进食。因年轻恒牙的牙髓对刺激敏感，如牙体组织缺损较大，治疗后1~2天应避免冷热刺激，如出现冷热痛及夜间痛的症状应及时就诊。

健康教育 ①教会患儿正确的刷牙方法，目前推荐使用的是水平颤动拂刷法刷牙法，早晚刷牙，指导患儿正确使用牙线，预防邻面龋的发生。②嘱家长带患儿定期检查牙，同时检查充填体是否完好，有无继发龋的发生，做到早发现、早治疗。进行二次去腐的患儿应在3个月后复查。③向家长讲解年轻恒牙的特点及预防牙体缺损的重要性。

护理评价 评价患儿及家长是否达到：①牙体组织的美观和咀嚼功能恢复。②焦虑情绪缓解，疼痛等不适减轻。③控制缺损的进一步发展，保护了牙髓，维持了恒牙的继续发育。④了解预防年轻恒牙牙体缺损的知识。

（李秀娥 刘聪聪）

kǒuqiāng jiǎnchá
口腔检查（oral examination）
护理人员借助专门的设备、器械等，应用专科护理技能，系统掌握患者口腔卫生、健康状况，并了解患者生理、心理、社会等方面现存的或潜在的健康问题，为护理诊断、计划及措施落实提供系统的、完整的、可靠的第一手资料的方法。

要求 ①保持诊室安静、整洁和光线充足，以自然光最为理想。室温保持在20~24℃，室内相对湿度在55%~60%。②设备器材摆放以方便医师和护士操作为宜。③患者坐于治疗椅上，护士应为其围好胸巾，备好检查器械一套，放好漱口杯，调节头靠、靠背和椅子的相应位置，使患者头、颈、背呈一直线，舒适接受检查。同时调节好照明灯光。检查上颌牙时，患者背部和头部稍微后仰，使上颌牙列与地面成45°~60°；检查下颌牙时，患者正坐，下颌面与地面平行，高度与检查者肘部平齐。④检查顺序由外向内，由表及里，兼顾整体。

器械 ①口镜：利用口镜反光与影像作用观察直视不到的部位，如牙的远中面。通过口镜反光增强视野照明，此外还可牵拉唇、颊，推压舌体，镜柄可以叩诊牙。②牙用镊子：夹持敷料、药物、异物、器械，亦可夹持牙，测定其松动度。③牙科探针：检查牙冠的点、隙、裂沟、龋洞及牙体的感觉，探查敏感部位，还可用于检查皮肤或黏膜的感觉功能。带有刻度的探针可测量牙周袋的深度。④在检查台上还应备有蜡片、咬合纸、牙线、牙胶尖、酒精灯、手电筒、血压计、听诊器等。

内容 包括以下方面。

健康史 ①询问患者口腔卫生习惯、口腔清洁方式，有无口腔溃疡、白斑、牙龈出血、龋齿、口臭、牙本质过敏、牙松动、牙体牙列缺失、张口受限、牙外伤史等。了解患者此次患病的经历，有无明显诱因，患病后的诊断和治疗过程。②了解患者一般情况、过去史、过敏史、手术麻醉史、药物治疗史，有无高血压、糖尿病及心脏疾病等。女性患者还应了解月经史和生育史。

口腔检查方法 ①主要检查唇、颊、牙龈、系带、舌、腭、口底、牙等。②注意观察口腔黏膜有无颜色异常，有无瘘管、新生物及溃疡，腮腺导管乳头有无红肿、溢脓等。在检查颊黏膜时，应注意从色、形、质方面进行检查。正常牙龈为粉红色，有点彩，当点彩减少或消失则为牙龈炎、牙周病的表现；重金属中毒时，

龈缘常有蓝黑色线状色素沉着。检查唇颊沟时应注意有无肿胀、压痛、糜烂，有无角化异常。检查唇舌系带时应注意其数目、形状、位置及其附着情况，对牙的位置及口腔功能有无影响。注意观察舌质和舌苔变化，观察舌、软腭、腭垂、舌腭弓、咽腭弓的运动情况。检查口底时应注意舌系带和下颌下腺导管及其开口情况。③采用探针和叩诊结合的方式检查牙体硬组织、牙周和根尖周等情况，有无龋坏、探痛、缺损、牙松动及叩痛等。检查咬合关系时，应区别正常𬌗及错𬌗畸形，以确定其有无骨折、颌骨肿瘤、颌骨畸形和颞下颌关节病变。检查张口度情况，确定其是否张口受限。

口腔检查 ①问诊：询问患者疾病发生、发展、治疗经过，牙病部位、发病时间、牙痛性质、有无放射痛等。②视诊：依一定顺序进行。首先检查主诉部位，然后观察牙的数目、形态、色泽、松动度、排列及𬌗关系。③探诊：探明龋的部位、深浅、牙髓反应、有无继发龋，充填牙的密合程度及牙周袋深度、瘘管情况。④叩诊：用口镜或镊子柄端轻轻叩击牙，应先叩正常牙做对比，以观察患者反应。有根尖炎及牙周炎的患牙多有不同程度叩击痛。⑤扪诊：用手指或器械按压牙龈，观察龈沟有无分泌物，以了解牙周袋炎症情况。扪压根尖部牙龈，注意检查是否有压痛或波动感。⑥牙松动度的检查：牙的松动度是以牙向唇（颊）舌（腭）侧移动幅度的总和而定。正常牙有一定的活动度，其幅度在1mm内，超出者可为病理性松动。

颌面部检查 ①表情与神态：依据面部表情和神态可了解患者

病情的轻重。②外形与色泽：观察颌面部外形，左右是否对称，上、中、下比例是否协调，有无突出或凹陷；观察皮肤的色泽、质地和弹性的变化。③颌面部器官：眼睑、外耳、鼻有无缺损畸形及缺损的部位及范围，睑裂的大小、眶间距及眼睑的动度。对颌面部损伤的患者，特别要注意双侧瞳孔的形态、大小及对光反射情况，以明确有无颅脑损伤；注意检查有无脑脊液耳漏或鼻漏，前者表明颅中窝底骨折，后者表明伴发颅前窝底骨折。若外耳道仅表现为溢血，则可能为髁突骨折引起外耳道破裂。④病变的部位和性质：对发现的病变应进一步触诊检查，注意病变区皮肤的温度、硬度与弹性，病变的范围、深度、形态、大小以及深部组织和皮肤或黏膜的关系，病变能否活动，有无波动感、捻发感、触痛等。⑤颌面部骨骼：包括评估颌面部骨骼的大小、对称性；骨连续性有无中断，有无压痛、骨擦音或异常活动等。⑥语音及听诊：腭裂患儿具有明显的鼻音，即"腭裂语音"，舌根部肿块可出现"含橄榄音"，颞下颌关节紊乱病的患者在关节区可听到不同性质的弹响。⑦颌面颈部淋巴结：应注意评估颌面颈部淋巴结有无肿大及其所在部位、大小、数目、硬度、活动度、有无压痛或波动感，与皮肤或基底部有无粘连等情况。⑧颞下颌关节：主要评估关节运动是否正常。⑨唾液腺：重点评估3对大唾液腺，即腮腺、下颌下腺和舌下腺的评估。注意观察腺体两侧是否对称、形态有无变化、导管开口处有无红肿溢脓；触诊腺体有无肿块，导管有无结石等。

（毕小琴 赵佛容）

kǒuqiāng chōngxǐfǎ
口腔冲洗法（oral irrigation）

通过用一定冲击力的漱口液，冲洗口腔内各面及牙各面，以进一步清除口内污垢，继而增强口腔清洁效果的方法。口腔护理方法分为一般口腔清洁和特殊口腔护理两种。①一般口腔清洁：主要有刷牙、漱口、咀嚼粗糙而富有纤维的食物等。②特殊口腔护理：适用于高热、昏迷、危重、禁食及口腔内存有创口的患者，分为传统的棉球擦拭法、口腔冲洗法、牙周洁治等。颌面外科术后患者因张口受限、口内有伤口或皮瓣移植、颌间结扎等，传统的棉球擦拭法无法进行或效果差，临床上多采用口腔冲洗法。

操作目的 ①保持口腔清洁、湿润，预防口腔感染等并发症。②去除患者口腔异味，促进患者舒适。③观察口腔黏膜，为治疗及护理提供依据。

用物准备 包括以下方面。

常用漱口液的选择 ①口腔pH值偏高，即偏碱性时，易发生细菌感染。用2%～3%硼酸溶液清洁口腔，改变口腔酸碱度起到抑菌作用。②口腔pH值偏低，即偏酸性时易发生真菌感染，用2%碳酸氢钠清洁口腔，可抑制在酸性环境中生长的细菌。③口腔pH值中性时，可用1%～3%过氧化氢溶液，当其与有机物接触时，可放出氧分子而起防腐、除臭作用，也可以抑制厌氧菌的繁殖。④0.02%呋喃西林、复方氯己定有广谱抗菌作用。⑤0.1%醋酸溶液可预防铜绿假单胞菌感染。⑥生理盐水对口腔无刺激、无异味，患者易接受。

操作用物 治疗盘铺治疗巾，内放盛有蒸馏水的吸痰杯1个、吸痰管1根、棉签，治疗巾外放瓶装的漱口液1瓶（如3%过氧化氢溶液30ml+生理盐水150ml或复方氯己定含漱液30ml+生理盐水150ml）、冲洗管（去掉头皮针及过滤器的输液管）1个（无菌备用）、治疗巾1张、弯盘1个、液状石蜡、手电筒，另备负压吸引装置、输液架。

操作方法 ①护士在操作前洗手，戴好口罩。携用物至患者床旁，解释操作的目的和过程。②准备好中心负压吸引装置及输液架。检查中心负压吸引装置，保证负压吸引有效，一般压力为200～300mmHg。③患者半卧位，抬高床头30°，头偏向一侧。治疗巾铺于患者颌下，弯盘放于患者口角旁。用棉签蘸蒸馏水湿润口唇、口角。用手电筒观察口腔有无出血、皮瓣颜色、有无溃疡、有无真菌感染。④套网兜于漱口液瓶上，将冲洗管插入盛有漱口液的瓶中，倒挂于输液架上，关闭冲洗管开关。将吸痰管与负压装置相接，打开负压装置，检查导管是否通畅。嘱患者张口，打开冲洗管开关，右手持冲洗管并将出水端靠近口腔冲洗的部位，左手持吸痰管配合冲洗，边冲边吸，冲洗出的污水或分泌物应及时吸出，避免患者发生误吸，同时注意保护口腔颌面部敷料不被浸湿。⑤冲洗时的出水量及水的压力可通过控制冲洗管开关进行调节。⑥冲洗的顺序是：冲洗时，患者咬合上下牙，从内向门牙冲洗左外侧面、右外侧面；患者张开上下牙，纵向冲洗左上内侧面、左上咬合面、左下内侧面、左下咬合面及颊部。同法冲洗右侧。最后冲洗硬腭部、舌面及舌下。⑦冲洗液量一般以每次150～200ml为宜。关闭负压吸引。⑧用手电筒观察口腔情况：口腔黏膜如有溃疡，酌情涂药；口唇干裂时可涂液状石蜡。

注意事项 ①注意边冲洗边吸引，及时吸净口腔内液体，以免患者发生误吸、呛咳。②冲洗液应避开舌根及咽后壁，以免患者发生误吸。③对口腔内有植皮或皮瓣移植者应注意保护，不可直接冲洗皮片或皮瓣处，以免影响皮瓣成活。对有植皮或皮瓣移植者，不用过氧化氢液冲洗，以免影响皮瓣成活。④对口腔行结扎丝固定的患者应注意冲洗结扎丝间隙，保持固定牢靠，并注意避免结扎钢丝断端刺破黏膜。⑤操作应轻柔，避免损伤患者口腔黏膜及牙龈。

（毕小琴 赵佛容）

kǒuqiāng hémiàn wàikē fùyā yǐnliú hùlǐ
口腔颌面外科负压引流护理（nursing of suction drainage in oral and maxillofacial surgery department）

口腔颌面外科负压引流是将引流管放置于口腔颌面外科手术患者的创腔内，外接负压引流装置，形成持续的负压，护理人员对负压引流采取细致、规范的护理措施，以达到及时引流创腔内积血、积液，促进伤口早期愈合的目的的方法。

口腔颌面部组织疏松，由于外科手术的特点，术中被掀起的颌面、颈部各层组织虽经缝合复位，但它与其下的创面形成较大死腔，为了使死腔（伤口）内积液能及时引流出，使伤口早期愈合，需在术毕放置引流管（外接负压引流装置）于创腔内，形成负压引流。

操作目的 ①维护负压引流通畅，避免创口淤血、积液，促进组织愈合。②评估引流量、颜色、性状，判断创口有无出血及感染。

用物准备 包括以下方面。

半开放式中心负压引流装置 ①引流管的制作：取 22 号医用乳胶导管一根，将其剪成两段，形成一长管与一短管，保证短管的长度为颈部埋置所需长度加上引流口外 5~7cm，剩余部分即为长管部分。将两节管以短端对齐，将两管用 7 号丝线分四段捆绑在一起（注意勿固定太紧，以免影响管腔通畅），使每节间的距离大约为 6cm。分别在长、短管上剪出引流孔，使上下相邻两孔之间的距离大约为 5cm。剪孔时应注意上面第一段两管之间至少要求两个孔应面对面，而下面三节的孔则剪在管子的不同方向，以便于更好地引流积液。灭菌备用。②负压引流装置的连接：负压引流瓶由引流瓶、瓶塞、长管、短管及连接管组成。引流管的长管外口（即远体端）接上负压引流瓶的长管，将负压引流瓶的短管接中心负压或其他负压装置，引流管则起到负压引流作用。注意其负压引流瓶不得与供口腔或气管内吸引的引流瓶合用。

密闭式负压引流球 负压引流管与引流器直接连接，由容积为 200ml 的引流器、伤口外管段及伤口内管段构成。引流管管径为 0.5cm，引流器负压平均为 75mmHg。伤口内管段内壁附有纵行支撑棱的多侧孔扁管，伤口外管段与负压器之间由单向阀门连接，管段后壁有数条纵形凸起小梁可防止负压吸引时管腔闭合致引流不畅。当负压器负压消失外形复原时，只需打开负压器顶部活塞，挤捏负压器关上活塞即可。由于单向阀门的抗反流装置存在，既能排出引流液，重新形成负压，又可防止反流致逆行感染的发生。

操作方法 ①正确连接负压引流装置：使用中心负压吸引应注意管道连接方法正确，保持管道通畅。②保持负压引流通畅：避免引流管的扭曲、折叠及受压。从伤口处至引流瓶之间的引流通道应保持从高到低以利于最佳引流，随时检查引流管内有无血凝块阻塞。③准确记录引流液量：密切观察引流液量，并将每 24 小时的引流量记录在病历上。一般术后引流 12 小时内不超过 250ml。若超过 250ml 或短时间内引流过快、过多，呈鲜红色，应考虑有无颈内静脉或小血管出血；若无引流物流出或流出甚少而面颈部肿胀明显，可能为引流管阻塞、折叠或放置于伤口部分的引流管位置不佳影响引流效果，应通知医生及时处理。④观察引流物颜色：正常情况下，引流物颜色由暗红、深红、淡红色逐渐变淡。若引流液为乳白色，应考虑为乳糜漏应汇报医生拔除负压引流管，局部行加压包扎，并遵医嘱给禁食或低脂饮食。严重者重新打开术区，缝合胸导管。⑤维持适当的负压吸引力：通常负压吸引力应维持在 100~120mmHg。负压吸力过大，会导致静脉被压迫闭锁；反之，负压吸力过小，会使创腔内积液不能更好吸出，两者均影响伤口愈合。⑥适时拔除引流管：依据伤口情况，一般在术后第三天、24 小时引流量少于 30ml 时，医生即可拔除负压引流管，并行伤口加压包扎。拔除引流管后，护士应继续观察伤口肿胀情况。⑦防止引流瓶内容物反流：引流瓶内的引流量不超过引流瓶的 2/3。若引流液量过多，引流液会经短管、连接管反流至中心负压装置内，影响其正常运行，甚至阻塞中心负压吸引管口。引流瓶不可高过患者的身体，以防止反流。⑧保持有效的引流：使用密闭式负压引流球的患者保持有效的引流是关键。使用前仔细检查引流装置的密闭性能，注意各衔接处是否密封；连续不间断负压吸引，保持压力相对稳定；严密观察引流球是否有瘪陷。当负压不稳、瘪陷的材料恢复原状，提示负压失效，应重新恢复负压状态。妥善固定引流球，防止引流管压迫或扭曲折叠；使用负压引流球的患者可随身携带，但不得高于创口。引流量多时应该及时更换。

注意事项 ①严格执行身份识别及查对制度。②操作过程中应密切注意观察患者的反应，有任何不适，应立即停止操作。

口腔颌面外科负压引流护理随着外科手术及引流技术的发展得到改进和发展。目前半开放式的中心负压引流已逐步淘汰，取而代之的密闭式负压引流技术应用越来越广，其应用价值也越来越高。

（毕小琴 赵佛容）

sìshǒu cāozuòfǎ

四手操作法（four-handed technique） 在口腔治疗全过程中，医师、护士采取舒适的坐位，患者采取放松的仰卧位，医护双手同时在口腔治疗中完成各种操作，平稳而迅速地传递和交换所用器械及材料，从而提高工作效率及医疗质量的方法。

口腔诊疗过程同其他专业的诊疗形式不同，医师一人完成诊断和治疗操作是十分困难的，无法有效达到防护、隔离以及防止交叉感染等方面的要求。四手操作一词最早在 1945 年提出，20 世纪 50 年代后得以发展，并渐渐被世界牙科医师所接受和认可。1960 年，美国牙医提出平衡家庭操作位理论，并于1985年在此基础上提出固有感觉诱导理论。其核心观点为"以人为中心，以零为概念，以感觉为基础"。四手操作中除了需要综合治疗台、高低速动力系统、三用枪等专业设备的硬件支持外，一个更加有力的保障就是有经过专业训练的椅旁护士的参与，她们与医师在操作中各司其职，不断地交流、沟通与磨合，最终达到默契、协调、精准的配合，因此医护作为一个团队在此系统中发挥着同等重要的作用，既保证了医疗质量，又维护了患者安全。

用物准备 执行四手操作的诊疗空间不应低于1m×3m，围绕固有感觉诱导理论配备符合人体工学的综合治疗台、各种治疗用设备及器械，如高速涡轮手机、三用枪、医护座椅、各种手用器械及器械柜和边台等。

操作方法 包括以下方面。

正确的体位和位置关系
①医师体位：平衡舒适的坐位，坐骨隆突与股骨隆突连线与地面平行，躯干长轴与地面垂直；上臂自然下垂，双肘微贴两侧胸壁，双手在心脏水平；头部微向前倾，双眼向下看，瞳孔两线与地面平行，视线焦点汇于操作点，眼睛至操作点的距离为36~46cm。②护士体位：面对医师而坐，座位高出医师10~15cm，双脚踏在脚踏基底板上，髋部与患者肩部平齐，大腿与地面平行，躯干微微前倾，上臂自然下垂。③患者体位：平卧位，脊柱放松，其头部位于医师心脏水平，头顶齐头托顶端。④医生、护士、患者三者位置关系在执行四手操作时，医生、护士均需在其相对固定的操作区域内完成自己的操作，以保证畅通的操作路径，既保证互

不干扰又达到密切连贯。以患者面部为假想钟面，分为四区：医师工作区域在7~12点，静止区在12~2点，护士工作区域在2~4点，传递区在4~7点。

器械握持、传递及交换方法
①握持方法：包括执笔法、掌握法、掌-拇指法、掌-拇指反握法。需根据操作要求、器械种类选择相应的方法正确握持。一般探针、充填器等细长手用器械采取执笔法，将器械握在拇示指之间，中指第一指关节支撑；三用枪、钳子类器械选用掌握法，便于器械固定在手掌内；挺、凿等器械多以掌-拇指法握持，便于发力和有效控制器械的方向；在持橡皮障钳等器械进行上颌操作时则适合选用掌-拇指反握法。②传递方法：器械传递指在口腔治疗过程中，护士将器械传递于医师时，医师能快速接住器械，而不需要更换手指位置就能使用器械。要求医护双方均需正确掌握接收和递出的动作要领，护士要选择正确的时间，保持正确的姿势传递正确的器械。医师同样保持正确的准备姿势，张开手指或手掌，平稳地接住护士传递过来的器械。传递区域为患者颏下至上胸之间，采用平行传递的方法，严禁在其面部上方传递，以免伤及患者。③交换方法：器械交换指根据口腔治疗操作程序，当使用完前一种器械，而还需使用另一种器械时，前后两种器械要进行交换。包括单手平行交换传递法和双手传递交换法。

注意事项 ①传递时应根据器械的使用顺序进行。正确握持器械，保证无污染，无碰撞。传递时注意防止针刺伤。②交换器械时应在患者的胸前平行进行，防止损伤患者面部。③在治疗过

程中，医护注意保持正确的坐姿，以正常的生理活动为基础的操作位进行操作，避免长期不良姿势对身体的损伤。

（李秀娥 胡菁颖 崔 静）

xiàngpí fángshuǐzhàng shǐyòngfǎ
橡皮防水障使用法（usage of rubber dam） 在口腔治疗过程中护士应用橡皮防水障，隔离患牙，防止患者误吸和误吞器械、液体和碎屑等，保持手术区干燥，保证患者就诊过程安全的方法。已被广泛应用于口腔临床操作中的术野隔离。

操作目的 橡皮防水障的使用可以防止患者误吸和误吞器械、冲洗液和修复材料产生的碎屑，防止患者的唾液和软组织阻碍手术操作，保证患者就诊过程中的安全，保持手术区干燥，节省操作时间。

用物准备 ①橡皮防水障：通常由乳胶制成，有不同规格的厚度，包括薄型（0.15mm）、中型（0.2mm）、厚型（0.25mm）、超厚型（0.35mm）3种。大小为15cm×15cm，有多种颜色、味道和香气。医师可根据患牙情况选择使用厚度、颜色合适的橡皮防水障。②橡皮防水障架：通常由金属或塑料制成，其作用是支撑、固定套在牙上的橡皮防水障。③打孔器：由穿孔盘和穿孔器组成，上有不同直径的孔。根据患牙牙位进行橡皮防水障打孔。④橡皮防水障夹：是将橡皮防水障固定到患牙上的器械，由不锈钢制成。橡皮防水障夹结构分为弓部、卡环、翼部。翼部用于预放橡皮防水障，卡环的喙部环抱牙颈部，是主要固位部分。橡皮防水障夹分为前牙、前磨牙、磨牙3类，根据牙的外形特点进行选择。⑤橡皮防水障钳：用于安

放、调整和移开橡皮防水障夹。

操作方法 包括以下方面。

安装前准备 ①根据患牙的位置和数目，确定橡皮防水障固定方式。对被隔离牙进行准备，如去掉牙石和增生牙龈，形成良好封闭；对缺损面积大的牙，制作假壁或安放正畸带环。如果有可能在操作前考虑局部浸润麻醉。②打孔和定位：在橡皮防水障左上角打一定位孔，然后根据模版来确定被隔离牙的位置。另一种方法是在橡皮防水障中心点上偏患牙侧直接打孔。

橡皮防水障的安装 ①橡皮防水障固定在橡皮防水障架上。②选择与患牙相适应的橡皮防水障夹，放入橡皮防水障的孔中。③用橡皮防水障钳将橡皮防水障、橡皮防水障架和橡皮防水障夹置于患牙上。④必须确保橡皮防水障夹与牙颈部有四点接触，位于牙颈部倒凹处，且不夹到软组织。⑤橡皮防水障夹完全就位后，移开橡皮防水障钳。⑥将小孔周边的橡皮防水障置于橡皮防水障夹翼部下方。检查橡皮防水障夹周围有无间隙，必要时使用封闭剂做额外的保护。

取下橡皮防水障方法 使用橡皮防水障钳撑开橡皮防水障夹，直接取下即可。

注意事项 ①橡皮障布应保存在阴凉干燥处，避免老化。打孔时孔洞边缘要圆滑，以避免在使用时造成撕裂。②放置好的橡皮障布不能影响患者的呼吸。如出现橡皮防水障架偏移或橡皮防水障布过大遮挡患者鼻部，应将遮盖鼻部的橡皮障布反折或重新打孔安装。③如果操作时间过长可在患牙对侧放置开口器。④对橡胶过敏者，可在面部皮肤与橡皮障布之间放置纱布进行隔离。

⑤为了防止固定夹滑脱造成误吞，应在橡皮障固定夹弓部系上牙线。

（李秀娥 刘萌）

wōgōu fēngbìshù hùlǐ

窝沟封闭术护理 （nursing of pit and fissure sealant）

窝沟封闭是使用窝沟封闭剂，依靠其流动性，到达点隙裂沟的底部，固化后对窝沟进行封闭，防止食物和牙菌斑的堆积，有效预防窝沟龋发生的技术。临床常用光固化型窝沟封闭剂。窝沟封闭术治疗的最适宜年龄为乳磨牙3~4岁，第一恒磨牙6~7岁，第二恒磨牙11~13岁，牙萌出达到殆平面时才能封闭。窝沟封闭术要求在绝对干燥环境中进行，护理工作中协助彻底隔湿非常重要，对于完全萌出的牙也可使用橡皮防水障隔离使用法。

用物准备 常规口腔检查器械，取适量酸蚀剂和窝沟封闭剂，并避光存放。视牙萌出情况准备橡皮障隔离系统。

操作方法 ①协助安装橡皮防水障系统。安装抛光刷，协助医生对点隙裂沟进行清洁。②酸蚀牙面，护士持吸唾器协助医生冲洗酸蚀牙面。吸除冲洗液，防止酸蚀剂残留在黏膜。③将蘸有窝沟封闭剂的毛刷传递给医师涂布。④协助用光固化灯照射牙面，固化窝沟封闭剂。⑤去除橡皮防水障，传递咬合纸检查咬合关系，如过高，则协助医师调殆。

健康教育 ①嘱家长每半年复诊一次，检查牙及窝沟封闭的情况。如果窝沟封闭剂出现脱落现象，应及时重新封闭。②窝沟封闭术是预防窝沟龋的有效措施，对于邻面龋不能起到预防作用。所以仍要督促患儿养成良好的口腔卫生习惯，每日早晚刷牙，晚间刷牙后不能再次进食。学习使

用牙线清洁邻面。③告知家长在新的恒牙殆平面萌出后应尽早进行窝沟封闭，预防窝沟裂隙龋齿的发生。

（李秀娥 王春丽）

yá měibáishù hùlǐ

牙美白术护理 （nursing of tooth whitening）

牙美白术是通过使用强氧化剂使患者变色的牙漂白而达到脱色目的的技术。无髓牙常采用冠内脱色法改善牙髓坏死或牙髓治疗后引起的牙变色；而活髓牙则采用冠外脱色法改善外源性染色、轻度着色的四环素牙或氟斑牙及牙增龄造成的变色。

操作目的 通过使用强氧化剂，使变色牙漂白而达到脱色的目的。

用物准备 强氧化剂、垫底充填材料、加热灯、冷光美白仪、美白剂、比色板、抛光砂、氟制剂、相机、拉钩。

操作方法 包括以下方面。

治疗前 向患者介绍治疗步骤，缓解患者紧张情绪。

术中护理 ①冠内脱色前护士调拌垫底材料形成保护层。于髓腔冲洗后将强氧化剂置于髓腔内。调拌充填材料严密封闭髓腔。②冠外脱色前涂布牙龈保护剂，医生清洁牙面时护士及时吸除冷却水。传递强氧化剂涂布于牙唇面，加热小于30分钟，冷却后协助涂布氟化钠糊剂。③冷光美白前进行牙比色，拍照留术前资料。为患者佩戴护目镜，准备抛光砂抛光牙面，漱口后涂布唇油。放置U型开口器、无纺布隔离膜，协助医师吹干牙面及龈缘，医师涂布牙龈保护剂后协助光固化。开始分次涂布美白剂，分次照射。医师在牙面上均匀涂布美白剂后照射8~12分钟。照射后及时吸除美白剂，再涂布新的美白剂，

再照射，共进行 3 次。治疗结束后取下隔离措施，患者彻底漱口后在患牙上涂布氟保护剂，5 分钟后再次漱口。治疗结束后进行比色、拍照存档。

术后护理 ①冠内脱色的全程需要 3~6 次髓腔内换药。每次复诊均需比色记录，术后及时预约。②术后部分患者有牙龈或唇黏膜变白、牙过敏的情况，告知患者 24~48 小时内会自行消失，不用紧张。③引导患者离开诊疗椅，进行用物分类处理。

注意事项 ①嘱患者一周内禁止有色饮食如咖啡、茶、绿叶菜等，避免吸烟。②嘱患者使用白色含氟牙膏。

（李秀娥　王春丽）

yázhōu qìxiè yǎnghù

牙周器械养护 （maintenance of periodontal instrument）

护士通过器械的修磨和保养来保持牙周器械性能的方法。牙周治疗器械主要有手用洁治器、刮治器和机用超声洁牙器械。治疗器械的外形、结构、锋利度、机用设备的性能完好度决定了治疗的效果。牙周器械修磨通常指使用磨石将刃缘变钝的洁治和刮治器磨锐，并且保持器械刃缘的正确角度和外形。

操作目的 正确的器械修磨有助于提高临床医生治疗的效率，减少治疗过程中的损伤、减轻患者的疼痛、提高器械的使用寿命。

用物准备 手用或机用磨石、润滑油

操作方法 包括以下方面。

修磨方法 ①手用油石磨锐法：适用于器械使用频率较低、单次修磨器械数较少、时间较为充裕的定期器械维护。镰形洁治器及匙形刮治器的刃面与侧面交角为 70°，故修磨时侧面与磨石角

度应保持 110°。采用固定器械、移动磨石与固定磨石、移动器械的这两种方法，上下移动、轻压进行研磨。②机用磨石修磨法：左手持器械，右手稳定执手机。在刃面和工作端顶尖区，磨石随部位不同而改变，以免损害尖端。

修磨后整理 对修磨成功的器械进行包装灭菌备用。

注意事项 包括以下方面。

牙周治疗器械修磨 ①保证切磨位置和角度的正确性。磨石与器械的刃面之间需建立一定的角度，以器械工作尖刃面原来的角度为标准。②用力方向的正确性和连续性。③根据器械特点正确合理地选择磨石和润滑油。④器械修磨时要对整个刃面进行修磨而不是刃缘，避免形成新的斜面。⑤修磨时要随时滴油，使磨石保持湿润，避免过热，影响刃的强度。⑥避免修磨用力过度，造成刃面的损坏。⑦使用机用磨石进行修磨时速度不可过快。

超声洁牙手柄的处理与养护 ①洁牙手柄使用后用专用扳手将工作尖与手柄分离。工作尖进行超声清洗，手柄使用消毒纱布进行清洁处理或使用小毛刷对手柄前端尤其是与工作尖连接处仔细刷洗。刷洗过程中注意手柄的后端避免浸湿。②干燥后将超声洁牙手柄、工作尖、扳手分别包装，进行高压灭菌备用。

（李秀娥　王春丽）

zhānjié cáiliào tiáobànshù

粘结材料调拌术 （mixing technique of the bonding material）

混合粘结药粉和药液，制作出适用于口腔治疗的粘结材料的方法。

粘结修复体或修复材料到口腔软硬组织表面的物质，称为口腔粘结剂。口腔粘结材料的种类繁多，临床上常用的粘结材料有

玻璃离子水门汀、聚羧酸锌水门汀、磷酸锌水门汀和树脂粘结材料等。

操作目的 为制作口腔粘结材料。

用物准备 调拌刀、调拌板粘结材料粉和液。

操作方法 包括以下方面。

玻璃离子水门汀 ①核对玻璃离子水门汀（粉、液）有效期，查看粉剂无变色液剂无浑浊。②按照材料说明书中的粉液比取量。将粉剂在瓶中摇松，用专用量勺取粉剂放于调拌板右上角，液剂瓶口垂直向下滴液剂于调拌板的中央，粉液相距 1~2cm。③将粉剂加入液剂的方法参照说明书，调拌时一手固定调拌板，一手握持调拌刀非工作端，将工作端紧贴调拌板进行推拉或同方向旋转加压研磨调拌，直至粉液混合均匀细腻，成品为拉丝状。④调拌时间需按照说明书要求的时间内完成。因为液剂中的水分容易挥发而改变其比例。

聚羧酸锌水门汀 ①核对聚羧酸锌水门汀（粉、液）有效期，查看粉剂无变色、液剂无浑浊。②按照材料说明书中的粉液比进行取量。取粉剂、液剂方法及调拌手法同玻璃离子水门汀。③由于液剂黏稠度大，且在空气中水分容易挥发，故要求操作时间一般较短。

磷酸锌水门汀 ①核对磷酸锌水门汀（粉、液）有效期，查看粉剂无变色、液剂无浑浊。②按照材料说明书中的粉液比进行取量。③调拌手法同玻璃离子水门汀。

树脂粘结材料 树脂类粘结材料依据其固化方式不同，可分为光固化复合树脂、化学固化复合树脂和双重固化复合树脂。不

同种类的树脂粘结材料使用方法差异很大，在使用时严格按照材料说明书要求进行操作。

注意事项 ①取完材料后应及时加盖保存，以防粉末受潮、液体挥发。②滴液时应垂直挤压，排出瓶口处的气泡；取粉前松散粉剂，不要过度摇动或将瓶倒置。③严格按照粉液比例调拌。

（李秀娥　佟莹莹）

yìnmú cáiliào tiáobànshù

印模材料调拌术（mixing technique of the impression material）

混合材料和液体，制作出口腔印模，取得有关口腔组织的形态信息的方法。口腔印模是牙及其邻近软组织的阴模。所用材料称为印模材料。

操作目的 制取精确的印模，保证修复体的质量。

用物准备 制作印模材料用物如下。①藻酸盐类印模材料：弹性不可逆的水胶体印模材料。流动、弹性佳。用于可摘局部义齿、全口义齿初印、研究模型等的制取。②聚醚橡胶类印模材料：高分子人工合成的弹性不可逆橡胶印模材料，亲水性聚合物。精度高，稳定性优异。用于高精度印模制取，如冠桥、种植义齿、精密附着体。③硅橡胶类印模材料：高分子人工合成弹性不可逆橡胶印模材料，分为缩聚（C型）和加聚（A型）。流动性、可塑性、弹性、韧性、强度和精确性俱佳。用于高精度印模制取，如可摘局部义齿整铸支架等。④印模膏：加热软化、冷却变硬的非弹性可逆型印模材料。流动性小，用于全口及局部义齿的初印制取。

根据印模材料调拌的不同需准备量勺、水、量杯、橡皮碗、调拌刀。

操作方法 包括以下方面。

藻酸盐类印模材料　按比例置粉、液于橡皮碗内，调拌刀与橡皮碗内壁平面接触，充分混合后同一方向加速调和，调拌时间参照材料说明书，调拌好的印模材料应均匀细腻无气泡，呈奶油状。上托盘，置于上颌托盘时材料团状，从近中向远中推入；置于下颌托盘时，材料条状，从一端向另一端旋转盛入。

橡胶类印模材料　常用硅橡胶和聚醚橡胶。其制取依流动性不同分双重法及单一法。

双重法　①两步法：按比例取初印基质和催化剂，揉和30秒至颜色均匀，放入托盘制取初印。修整后将终印材料用调和枪注入初印托盘及预备体边缘，口内凝固。②一步法：由低流动型与高流动型组合。将前者注入托盘，后者注入预备体边缘，口内凝固。

单一法　将混合头置于托盘底部，从非工作端向工作端缓慢旋转注入材料。注满后，再注入专用注射器，推注于预备体边缘。将托盘口内就位，待凝固。

注意事项 ①印模材料隔湿储存。②保证调拌器具清洁、干燥。③严格按照材料使用说明操作。④适量取材。

（李秀娥　彭春香）

zìníng shùzhī tiáobànshù

自凝树脂调拌术（mixing technique of self-curing resin）

混合自凝牙托粉和自凝牙托水的方法。自凝树脂又称室温化学固化型义齿基托树脂。自凝树脂由粉剂和液剂组成。粉剂主要是聚甲基丙烯酸甲酯均聚粉或共聚粉，还含有少量的引发剂过氧化苯甲酰和着色剂，如镉红、钛白粉。临床上将红色的称为自凝牙托粉，白色的称为自凝造牙粉。液剂又称自凝牙托水，亦称单体，主要是甲基丙烯酸甲酯，还含有少量的促进剂、阻聚剂及紫外线吸收剂。

操作目的 制作暂时冠桥、义齿重衬、个别托盘、正畸矫治器、腭护板及牙周夹板等，也可用来制作简单义齿的急件。

用物准备 自凝牙托粉、自凝牙托水、调拌杯、调拌刀。

操作方法 ①用小棉球蘸自凝牙托水，在重衬义齿的组织面均匀涂布一层，以溶胀义齿的组织面。②取牙托水置于调拌杯内，再加入粉剂。粉液比例为2∶1（重量比）或5∶3（体积比），稍加调和后，加盖放置。③待液剂充分溶胀粉剂后，用调拌刀沿同一方向缓慢均匀调拌至充分混合。④待自凝树脂成糊状期时，涂布于重衬义齿的组织面。⑤自凝树脂初步固化后连同模型一起置于60℃热水中浸泡30分钟，以促进固化完全。

注意事项 ①自凝树脂调拌后具有操作时间短的特性。因此，在材料调拌后成糊状期时塑形，具有流动性好、不粘器械、不粘丝、易塑形等特点，便于临床操作。②自凝树脂牙托水（单体），具有有毒、易挥发、高易燃性特点，因此使用后应立即盖好瓶盖，装单体的容器应选择暗色的玻璃瓶，且远离火源。

（李秀娥　严红）

héwèi jìlù zànshí jītuō zhìzuòfǎ

颌位记录暂时基托制作法（method of making temporary base-plate for jaw relation record）

借助上下𬌗托完成无牙颌的颌位关系记录的方法。𬌗托由基托和蜡𬌗堤组成，基托部分相当于义齿的基托，用于承载蜡堤，保证𬌗托在口内和模型上固位稳定。基托分暂基托和恒基托。暂基托只用于制作𬌗托，排列人工牙和形成义齿基托蜡型，最终由热凝树脂替代。

操作目的 使基托与口腔组织贴合良好，易于取得精确地颌位记录。

用物准备 ①蜡基托：酒精灯、三角蜡刀、红蜡片、0.7mm或0.8mm的不锈钢丝、尖钳、刻断钳、铅笔。②光固化树脂基托：光固化树脂基托、光固化机、分离剂、三角蜡刀、酒精灯、蜡片。③化学固化树脂基托：自凝牙托粉与液、调拌杯、调拌刀、分离剂、棉签。

制作方法 包括以下方面。

蜡基托 ①修整模型，医师将基托伸展范围标记于石膏模型。②选2mm厚基托蜡片用酒精灯烤软重叠，于模型上轻轻按压，上颌始于腭中心，下颌始于舌侧，使蜡片与模型表面密合。③沿标记线切除多余部分，冷却后取下，用蜡刀将基托边缘烫光滑。④因蜡片易受热变形，故应根据牙弓形态弯制增力丝，置于基托内增加强度。⑤及时取出基托，用冷水冲洗冷却。

光固化树脂基托 ①模型修整同蜡基托。②模型观测：将模型置于水平面垂直观测，凡看不见移行沟底的阴影区均属倒凹区。③填充倒凹：用蜡填充组织倒凹，以免基托取下或戴入时损伤模型。④涂抹分离剂：将藻酸类分离剂或间隙剂均匀涂于模型表面，防止模型与光固化材料粘连。⑤将预成的光固化树脂基托置于工作模型上，按压使之密合，沿标志线切除多余材料，边缘伸展与模型一致，同时于牙槽嵴顶挑一层倒刺，帮助蜡堤固位。⑥放入光固化机固化，完成后将基托从模型上取下，边缘打磨光滑备用。

化学固化树脂基托 ①模型修整同蜡基托。②倒凹填充同光固化树脂基托。③涂抹分离剂。④按比例调拌自凝基托粉、液，将面团期自凝树脂均匀铺于模型上形成厚约2mm的基托，边缘伸展与模型一致，固化后从模型上取下，打磨光滑。

注意事项 ①制作蜡基托时，应该使蜡片与模型表面密合。应避免将基托长时间地放入患者口内。②制作光固化树脂基托时，涂抹分离剂应均匀涂于模型表面。③制作化学固化树脂基托时，粉、液的比例应合适。

（李秀娥 李雅瑾）

zànshí guànqiáo zhìzuòfǎ

暂时冠桥制作法（method of making temporary crown and bridge）

在牙体预备完成后为已被预备的牙戴用临时修复体的方法。

操作目的 暂时冠桥虽然是一种过渡性修复体，但其具有维持牙龈张力，保护牙髓、牙龈组织，提供部分咀嚼功能，恢复一定的美观和发音功能，稳定牙位置等重要作用。

用物准备 ①预成冠：聚碳酸酯冠，颜色接近天然牙，形态、大小适于前牙、双尖牙临时修复；而软质合金（银矽冠）则用于磨牙。两者都有不同型号可选。②双丙烯基复合树脂临时修复体材料：多功能甲基丙烯酸基质与无机玻璃填料为主的新型临时冠材料。颜色美观，牙髓刺激性小，具有流动性，操作简便。③热凝树脂冠：用热凝甲基丙烯酸甲酯在模型上间接制作完成。

操作方法 按照操作步骤不同分为直接法与间接法。牙体预备后在口内直接制作即为直接法，在诊断模型上制作即为间接法。

直接法 ①使用预成冠：根据牙位、大小、形态选择相应型号的预成冠，调改合适后以快速自凝树脂在口内重衬，固化后调磨抛光戴入。②使用双丙烯基复合树脂临时修复体材料：牙体预备前如牙冠完整可以直接用印模材或热塑聚合片制取阴模；如牙冠缺损可先取研究模型，在模型上用蜡恢复完整的牙体形态，再用上述材料通过蜡型翻制阴模备用。牙体预备后将临时冠材料注满阴模上预备牙区域，在口内戴入就位，稳定2~3分钟，同时取出阴模及暂时冠桥。数分钟后材料完全聚合凝固，取出临时修复体。修整调𬌗，抛光，试戴粘结。

间接法 使用热塑甲基丙烯酸甲酯备牙前制取研究模型，在模型上以小于标准备牙量备牙，制作蜡型，技工室热处理成型，临床按标准备牙量备牙，调磨、抛光、试戴粘结。

注意事项 ①自凝牙托水（单体）有毒性、易挥发，取用后及时盖严瓶盖，加强个人防护。②如预备体为树脂材料，操作时需在预备体上涂分离剂，方便取下暂时修复体。

（李秀娥 崔静）

kǒuqiāng liúxíngbìngxué

口腔流行病学（oral epidemiology）

采用流行病学的原则、基本原理和方法，研究人群中口腔疾病发生、发展和分布的规律及其影响因素，探讨口腔疾病的病因和流行因素，制订口腔保健计划，选择防治策略和评价服务效果的学科。

简史 近代口腔流行病学的发展史是人类与龋病的斗争史。国际上，口腔流行病学起源于20世纪初，美国两位牙科医生对科罗拉州一些地区流行的条纹牙进行流行病学调查，以期找出这种现象的原因，最后发现条纹牙的发生与当地湖水中的氟化物含量过高有关，他们将这种疾病定名为斑釉牙。1933年美国学者迪安（Dean）对美国6个斑釉牙流行程度不同的市、镇进行流行病学调查，发现在两个未发现斑釉牙的市、镇中，无龋儿童比例少。后来迪安又对美国21个城市7257名儿童做流行病学调查，观察龋病、斑釉牙和饮水氟含量的关系，证实了饮水氟含量与斑釉牙呈正相关，与患龋率呈负相关。这些流行病学方法在口腔健康领域的应用是口腔流行病学的起源。

世界卫生组织为了解各国口腔健康状况和口腔疾病流行情况，于1971年发布了第一版口腔健康调查基本方法，随后在1977年、1987年、1997年和2013年对口腔健康调查基本方法做了四次修改，现已出版第五版。口腔健康调查基本方法的出版为世界各国开展口腔健康调查提供了统一的检查标准和方法。

中国1957年卫生部龋病牙周病全国性统计调查委员会制订"关于龋病、牙周病全国统计调查规定"，这是中国首次制订的龋病、牙周病调查标准。1983年由卫生部组织了中国首次全国中、小学生的口腔健康调查，首次采用了世界卫生组织的口腔健康调查基本方法进行口腔流行病学调查。1995年在卫生部和全国牙防组领导下，开展了第二次全国口腔健康流行病学调查，这次调查涉及11个省、市，共调查140712人，应用了世界卫生组织推荐的指数年龄组与第三版基本调查方法，内容包括龋病、牙周病、氟牙症、口腔卫生状况及戴义齿、需义齿和无牙颌情况。2005年由卫生部组织开展第三次全国口腔

健康流行病学调查，特点是首次在全国30个省、市、自治区开展口腔健康流行病学调查；调查年龄为5岁、12岁、35~44岁和65~74岁，共调查93826人。2008年和2009年中华口腔医学会预防口腔专业委员会在中国6个城市和8个城镇乡村地区开展成人牙本质敏感的流行病学调查，调查人数14782人，获得了中国居民牙本质敏感的患病情况和流行特征。2015年第四次全国口腔流行病学调查在国家卫计委支持下，由中华口腔医学会牵头，对全国31个省市174929人，共5个年龄组进行了流行病学调查，这次调查首次包含了西藏地区。

研究范围　口腔流行病学在促进口腔健康和控制口腔疾病中发挥着巨大的作用。口腔疾病的发生、流行也有其客观规律，口腔疾病在不同地区、不同时间、不同人群（如不同年龄、性别、生活习惯的人）中的发病率或患病率不同。制约着口腔疾病不同分布特征的主要是各种直接的、间接的致病因素的综合作用，当这些致病因素被控制后，即可见到口腔疾病发病率或患病率的下降。因此，口腔流行病学通过对口腔疾病分布特征及其影响因素的研究，获得口腔疾病病因线索或结论，并以此为基础制订口腔疾病的防治策略和措施，观察、评价其实施效果，沿着实践-理论-再实践的模式，不断地发展、提高。

描述人群口腔健康与疾病的分布状态　口腔流行病学可用于对人群口腔健康状况进行描述，横断面调查是描述性口腔流行病学最常用的方法。它可以通过对一个地区、某一人群在一定时间内的某种或某些口腔疾病进行调

查，获得该地区特定人群某种或某些口腔疾病的患病情况和分布特点。如这些疾病在年龄、性别、职业、种族等方面的分布情况，用于与其他地区人群或不同时期人群进行比较和评价。中国已经完成的四次全国口腔健康流行病学调查，描述了中国人群的口腔健康状况，通过这些调查了解到中国龋病、牙周病、氟牙症和牙列缺失等口腔疾病的患病情况和特点、口腔卫生状况、龋病治疗状况和义齿修复等情况。

研究口腔疾病的病因和影响流行的因素　用横断面调查的方法难以研究疾病的病因，但通过横断面调查可以提供某种或某些疾病流行因素的线索，形成危险因子假设，然后用分析性流行病学的方法对该危险因子进行验证，借以判断该疾病可能的病因。如果需要再采用其他的研究方法，如实验流行病学的方法，有时还可结合临床研究，综合这些结果，可有助于揭示该疾病的病因。

研究疾病预防措施并评价其效果　口腔流行病学也可用于口腔疾病预防措施和预防方法的研究，并对其效果进行评价。一种新的预防方法或预防措施，在取得大量非实验流行病学研究的证据之后，可用流行病学实验方法对其效果进行检验，通常是把受试人群随机分配到干预组或对照组，并在试验过程中采用盲法。经过一定的试验周期，比较两组人群的发病差异。这样可检验新的预防措施的防病效果。对于已经应用的预防措施和预防方法，其效果可用口腔流行病学方法进行评估，以确定这些措施是否可供选择应用。

监测口腔疾病流行趋势　口腔疾病的流行常常受到多种因素

影响，如行为与生活方式、环境、卫生保健服务状况等，这些因素的改变常会导致口腔疾病流行情况的变化。世界卫生组织在1969年建立了全球口腔数据库，每年发布一次全球龋病流行趋势的报告。一些国家为了了解本国口腔疾病的流行趋势，制订了口腔疾病的监测措施，每隔几年对本国的口腔疾病患病情况进行调查。

提供制订口腔卫生保健规划的依据 口腔流行病学调查的结果是各级卫生行政部门制订口腔保健规划的主要依据。中国各地区经济状况、卫生保健状况、生活习惯、地理环境及气候条件等相差很大，卫生行政部门在制订口腔健康目标和规划时，必须有大量确切的调查资料作为依据。根据这些调查的信息，卫生行政部门可制订一定时期的口腔健康目标规划。采用口腔流行病学方法可对目标规划的实施效果进行评价。一般一个目标规划制订后，在实施之中，应有中期评估，以确定所制订的目标能否达到，如果发现期限结束时达到该目标有困难，则在中期就应对目标进行适当调整，使其更切合实际。

研究方法 包括以下方面。

描述性流行病学 用于描述疾病或健康现象在人群中的分布及发生、发展规律，并提出病因假设的流行病学中最常用的一种方法。描述性流行病学主要有下面几种。①横断面研究：又称现况调查。调查目标人群中某种疾病或现象在某一特定时点（较短的时间内）的情况。它的作用在于了解疾病的患病情况和分布特点，以便制订预防措施和为研究病因提供线索。中国进行的四次全国口腔健康流行病学调查就属于横断面研究。②纵向研究：又

称疾病监测。即研究疾病或某种情况在一个人群中随着时间推移的自然动态变化。也就是对一组人群定期随访，两次或若干次横断面调查结果的分析。它的作用在于动态地观察疾病或某种现象的演变情况及其原因分析。③常规资料分析：又称历史资料分析。即对已有的资料或者疾病监测记录做分析或总结。如病史记录、疾病监测资料等。

分析性流行病学 是对所提出的病因假设或影响因素在选择的人群中探索疾病发生的条件和规律，流行病学中验证病因假设最常用的方法。它主要包括病例-对照研究和群组研究。

与邻近学科的关系 口腔流行病学是流行病学的重要组成部分，它与口腔预防医学、临床口腔医学和基础口腔医学有着非常密切的联系。由于其自身理论和实践的不断发展和完善，口腔流行病学不仅是口腔预防医学的分支，已被临床口腔医学、口腔医疗服务管理学等专业广泛应用。

（冯希平）

qǔbìng liúxíngbìngxué

龋病流行病学 （caries epidemiology） 研究龋病流行特征和影响龋病流行的因素的调查。龋病流行病学是研究人类龋病的重要手段，通过龋病流行病学研究，可以了解龋病流行的历史与状况，揭示影响和发病因素，以便制订相应的预防措施。龋病是人类最常见的口腔慢性疾病，是危害人类口腔健康最普遍的疾病，任何地区、种族、年龄、性别的人都可能患龋病。龋病的流行情况在不同的社会经济状态下表现不同，其患病率经历了从低到高再到逐渐降低的过程。

流行特征 20世纪70年代以

前，龋病发病率一直呈上升趋势，其流行普遍，涉及所有年龄、所有种族和所有地域，龋病患者遍布全世界各个国家和地区。70年代以后，一些发达国家由于在饮食、饮水加氟和预防龋病方面采取了较为健全的口腔预防措施，人类历史上首次出现了龋病发病率下降的趋势。但世界许多国家和地区的龋患率仍保持不变甚至有所上升，龋病仍然是危害人类口腔健康的重要疾病之一。

地区分布 世界各国龋病患病率相差悬殊，为了衡量各国或各地区居民患龋情况，世界卫生组织规定龋病的患病水平以12岁儿童龋均作为衡量标准（表1）。据2000年世界卫生组织公布的全球各国12岁儿童龋均情况看，龋均排在前十位的国家全部是发展中国家。但有些发展中国家在经济发展的同时，也比较重视口腔保健和健康教育，一些以前龋均较高的国家，现在正在逐步下降。

表1 世界卫生组织龋病流行程度的评价指标（12岁）

龋均（DMFT）	等级
0~1.1	很低
1.2~2.6	低
2.7~4.4	中
4.5~6.5	高
6.6以上	很高

龋病在不同地区的分布与该地区的水氟含量和经济情况有一定的关系。水氟含量高的地区，患龋率较低。经济发展对中国居民的龋病流行情况产生显著的影响，在以往龋病流行病学调查中所显示的地区差别已经缩小，这也是经济发展到一定水平以后，

碳水化合物在龋病病因中所占的比重减小的原因，当一个地区经济水平较低的时候，对龋病流行起较大作用的是碳水化合物，此时糖吃得越多，龋病患病率越高；当经济水平提高到一定程度时，影响龋病流行的主要因素是口腔卫生，此时碳水化合物的作用明显减弱。口腔健康流行病学调查的结果证明了这一点。

时间分布　西方发达国家在经过20世纪60年代的一个龋病高峰以后，自70年代起患龋率逐渐下降，专家们把这种下降归功于这些国家口腔预防保健工作的成功，尤其是氟化物的大规模推广。含氟牙膏和饮水氟化的广泛应用对龋病下降起重要作用。相反，一些发展中国家由于经济快速发展，人民生活水平逐渐提高，糖的消耗量增加，但在口腔预防保健措施方面并未随之跟上，因而龋病患病率的上升趋势仍在继续。但在经济发展到一定阶段以后，人们对口腔保健重视程度会逐渐提高，龋病的上升趋势将被控制，转而患病率会逐渐下降。

人群分布　①年龄分布：龋病患病随年龄增长而变化，在人的一生之中，乳牙、年轻恒牙和老年人牙龈退缩后的恒牙易感龋病。学龄前儿童易患龋，乳牙萌出后不久即可患龋病，以后患病率逐渐增高，在3岁左右患龋率上升较快，至5~8岁乳牙患龋率达到高峰，6岁左右恒牙开始萌出，乳牙逐渐脱落，患龋率逐渐下降。但是，由于处于年轻期的恒牙尚未矿化完全，亦易患龋病，如第一恒磨牙易患龋，所以12~15岁是恒牙龋病的易感时期，因此患龋率又开始上升，此时加强年轻恒牙的防龋措施十分重要。

25岁以后由于牙釉质的再矿化，增强了牙对龋的抵抗力，使患龋情况趋向稳定。进入中老年时期后，由于牙龈退缩，牙根暴露，加之个人口腔卫生较差，根面上常有牙菌斑堆积，容易引起根面龋。此时患龋率可能再次快速上升，所以50岁以后老年人的患龋情况比较严重，是继牙周病之后造成老年人失牙的又一个重要原因。②性别分布：关于性别与龋病的关系尚无明确的定论。2015年全国第四次口腔健康流行病学调查结果显示，中国5岁儿童乳牙列患龋率男性高于女性，男性儿童与女性儿童分别为72.2%和71.6%。而恒牙患龋率则女性明显高于男性。根据全国第四次口腔健康流行病学调查结果，每个年龄组女性患龋率均高于男性。主要由于女性生理发育早于男性，故女性的乳牙脱落和恒牙萌出均早于男性，即女性恒牙接触口腔环境的时间以及受到龋病侵蚀的可能均早于男性之故（表2）。③城市与农村：在发展中国家，一般城市居民的患龋率高于农村。这主要可能因为城市居民的饮食习惯与生活方式与农村不同，糖摄入量较多，吃甜食的频率较农村居民为高，如果口腔卫生状况仍然较差，口腔预防保健措施不力，则患龋病的可能性较大。但在社会经济状况较好的城市地区，居民的口腔卫生习惯已经发生变化，如他们可以从广泛开展的口腔健康活动中受益，口腔卫生习惯逐步建立，早晚刷牙已成为生活的一部分，局部用氟被广为推行，基本口腔保健得到保障，这些预防保健措施使得这些地区的龋病状况得到了明显控制。另一方面，城市郊县地区的居民，由于预防保健措施未能与经济发展

同步，因而出现了农村居民龋病患病率高于城市居民的现象。在中国目前的社会经济情况下，这种现象已变得越来越明显（表3）。④民族分布：一个国家不同民族之间患龋情况也不同，这可能与民族之间的社会经济、环境文化、饮食卫生习惯等差异有关。据1983年全国中、小学生龋病、牙周病调查资料说明，中国少数民族中患龋率最高的是彝族（患龋率56.0%，龋均1.52），最低的是回族（患龋率18.2%，龋均0.3）。在同一省内，汉族高于回族、维吾尔族、哈萨克族，而朝鲜族、苗族、彝族的龋均都高于汉族。

表2　中国31省市12~74岁年龄人群不同性别恒牙龋均

年龄 （岁）	男性 龋均	女性 龋均
12~15	0.84	1.23
35~44	3.93	5.14
55~64	8.35	9.03
65~74	12.87	13.78

表3　中国31省市5~74岁年龄人群城乡龋均（2015）

年龄 （岁）	城市 龋均	乡村 龋均
3~5（乳牙）	3.14	3.57
12~15	1.00	1.07
35~44	4.49	4.58
55~54	8.36	9.03
65~74	12.71	13.96

影响因素　以上所述地区、年龄、性别、城乡以及民族等龋病流行特征，常受到多种因素的影响，尤其表现在社会经济因素变化对龋病流行情况的影响，近几十年来世界各国社会经济的巨大变化，导致这些国家居民龋病

患病情况发生很大改变。另外，人体氟摄入量、饮食习惯与龋病患病情况也有密切关系。见龋病预防的危险因素。

(冯希平)

qǔbìng liúxíngbìngxué zhǐshù
龋病流行病学指数（index of caries epidemiology）

分析龋病流行趋势采用的统一参数与指标。当今被公认的标准仍是患病率、发病率和龋病指数。患病率在研究龋病时也可称患龋率，患龋率仅包含一个时间概念，它反映在某一特定时间之前，在某一人群中的患龋情况。而龋病发病率则包含了两个时间概念，是在某一特定阶段内龋病新增加或减少的情况。用于描述龋病流行情况和严重程度的指数很多，记录龋病患病情况常用的指数有龋失补指数、龋均和龋面均、患龋率、龋病发病率与无龋率等。

20世纪初，龋病在欧美等发达国家流行十分严重，而且无有效的预防措施。在美国，当时绝大多数年龄组的几乎全部人群均患有龋病，显然仅用患病率指标不足以反映实际流行严重程度，于是早期的口腔流行病学家提出了 DMFT 指标，即龋（decayed）、失（missing）和补（filled）牙的总和，为20世纪30年代以后龋病的流行病学调查和控制措施评价提供了较为精确的测量标准。由于 DMFT 值在某一人群中呈偏态分布，DMFT 均值低并不能说明该人群中具有 DMFT 高值的个体数量，从而容易产生龋均低则说明龋病在该人群中已得到控制的错误判断。因此，为了在调查中显示出人群中 DMFT 高值的情况，2000年世界卫生组织又提出了显著性龋均指数，使龋病在某一人群控制效果的判断更加准确。

(冯希平)

héngyá qǔ shī bǔ zhǐshù
恒牙龋、失、补指数（decayed，missing and filled tooth index in permanent tooth）

用龋（decayed）、失（missing）、补（filled）牙数（DMFT）或龋、失、补牙面数（DMFS）表示，评估恒牙龋病发病程度时最常用的参数。该指数于1938年被提出，其主要依据是牙体硬组织已形成的病变不可能再恢复为正常状态，将永远留下某种程度的历史记录。

"龋"即已龋坏尚未充填的牙；"失"指因龋丧失的牙；"补"为因龋已做填充的牙。作为个别患者统计，DMF 指数是指龋、失、补牙数或牙面数之和；而在评价某人群 DMF 指数高低时，多使用这个人群的平均 DMF 牙数或牙面数，通常称为龋均或龋面均。

成年人因牙周病而失牙的概率较高，因而统计成年人龋失补牙数时有可能将牙周病丧失的牙也计算在内。因此，按照世界卫生组织的记录方法，检查30岁及以上者，不再区分是龋病还是牙周病导致的失牙，其失牙数按口腔内实际失牙数计。

(冯希平)

rǔyá qǔ shī bǔ zhǐshù
乳牙龋、失、补指数（decayed，missing and filled tooth index in primary tooth）

用龋（decayed）、失（missing）、补（filled）牙数（DMFT）或龋、失、补牙面数（DMFS）表示，评估乳牙龋病发病程度时最常用的参数。龋、失、补定义与恒牙龋相同，计算因龋丧失的牙数须与生理性脱落的乳牙区分，不应以患儿或家长的回忆为依据。世界卫生组织计算失牙的标准是：9岁以下的儿童，丧失了不该脱落的乳牙，如乳磨牙或乳尖牙，即为龋失。或用龋拔补牙数（deft）或龋拔补牙面数（defs）作为乳牙龋指数。"拔"指因重度龋坏，临床无法治疗已拔除的乳牙。也可以用龋补牙数（dft）或龋补牙面数（dfs）说明人群中乳牙的患龋情况，计算方法见表。

(冯希平)

qǔjūn
龋均（mean number of decayed，missing and filled tooth）

受检查人群中每人口腔中平均龋、失、补牙数。计算公式如下：

$$龋均 = 龋、失、补牙之和 \div 受检人数$$

(冯希平)

表 龋失补牙数和牙面数计算方法

患龋情况	DMFT/dmft	DMFS/dmfs
一颗𬌗面患龋的牙	D（d）＝1	D（d）＝1
一颗近中𬌗面患龋的牙	D（d）＝1	D（d）＝2
一个牙面有充填体另一牙面有原发龋的牙	D（d）＝1	D（d）＝1
		F（f）＝1
一个牙面上既有原发龋又有充填体的牙	D（d）＝1	D（d）＝1
一个牙面上的充填体边缘有继发龋	D（d）＝1	D（d）＝1
一个牙上有两个牙面有充填	F（f）＝1	F（f）＝2
可疑龋	不记分	不记分
一颗龋失牙	M（m）＝1	后牙龋失 M（m）＝5
		前牙龋失 M（m）＝4

qǔmiànjūn

龋面均（mean number of decayed，missing and filled tooth surface）

受检查人群中每人口腔中平均龋、失、补的牙面数。计算公式如下：

龋面均=龋、失、补牙面之和÷受检人数

虽然龋均和龋面均都反映受检查人群龋病的严重程度，但两者反映人群龋病严重程度的敏感性不同。相比之下，龋面均较为敏感。一颗牙如果有 3 个牙面患龋，用龋均计分则为 1，而用龋面均计分则是 3，所以客观上放大了计分值。

（冯希平）

qǔchǐ chōngtián gòuchéngbǐ

龋齿充填构成比（constituent ratio of caries filling）

一组人群的龋、失、补牙之和中已充填的龋齿所占的比重。常用百分数表示。如果已充填牙存在继发龋，此牙仍算作龋齿，不计为已充填的牙。龋齿充填构成比可用于反映地区口腔保健工作的水平，也可反映充填这些龋齿所需要的工作量。计算公式如下：

龋齿充填构成比
=（受检人群已充填牙数÷受检人群龋、失、补牙数之和）×100%

（冯希平）

huànqǔlǜ

患龋率（caries prevalence rate）

在调查期间某一人群中患龋病的百分率。人口基数以百人计算，故常以百分数表示。患龋率主要用于龋病的流行病学研究，如比较和描述龋病的分布，探讨龋病的病因和流行因素等。计算公式如下：

患龋率=（患龋病人数÷受检人数）×100%

评价患龋病状况时，必须参考龋病发病率、DMF 指数等才能做出较全面的评价。

（冯希平）

qǔbìng fābìnglǜ

龋病发病率（caries incidence rate）

在某段时间内，某人群新发生龋病的百分率。由于龋病病程较长，龋病发病率须至少观察一年时间。与患龋率不同的是仅指在这个特定时期内，新龋发生的频率。

计算公式如下：

龋病发病率
=（发生新龋人数÷受检人数）×100%

这一指标在口腔流行病学中应用最为广泛，如估计龋病流行强度、描述龋病的分布特点、探讨疾病发生因素、评估预防措施效果及前瞻性研究等。

（冯希平）

wúqǔlǜ

无龋率（caries-free rate）

全口牙列均无龋的人数占全部受检查人数的百分率。无龋人数指根据明确的诊断标准，这些人口腔中没有龋牙，没有因龋而拔除及没有因龋而充填的牙。无龋率主要用来表示一个地区人群中某些年龄组的口腔健康水平和预防措施的成果，如 5～6 岁儿童乳牙无龋率。

计算公式如下：

无龋率
=（该年龄组全口无龋的人数÷受检年龄组人数）×100%

（冯希平）

gēnqǔ huànbìnglǜ

根龋患病率（prevalence rate of root caries）

有根龋、因根龋充填的人数占受检人数的百分率。常用于评估根龋在人群中的流行情况。计算公式如下：

根龋患病率
=（受检人群中有根龋人数+因根龋而充填人数）/受检人数×100%

（冯希平）

xiǎnzhùxìng qǔbìng zhǐshù

显著性龋病指数（significant caries index，SiC）

12 岁儿童中 1/3 数量具有高 DMFT 个体的平均 DMFT 指数。

计算方法如下：①根据个体的 DMFT 指数大小将 12 岁儿童排序。②选取人群中具有高 DMFT 指数的 1/3 数目的个体。③计算这部分人群的平均 DMFT 指数。

世界卫生组织协作中心在网上提供了计算 SiC 指数的简便直接的方法。只要将个体序号和相应的 DMFT 指数或平均 DMFT 指数和相应的区段人数输入该网页的 Microsoft Excel 数据库中，即自动计算出该目标人群的平均 DMFT 指数和 SiC 指数。也可以将该数据库存入计算机中进一步使用。另外，如果没有网络的帮助，直接利用计算机中的 Microsoft Excel 软件同样可以计算出 SiC 指数。数据较少时可根据 Microsoft Excel 数据库的常规运算方法得出平均 DMFT 指数和 SiC 指数，数据较多时最好通过世界卫生组织协作中心提供的计算手册中的公式辅助计算机算出 SiC 指数。

（冯希平）

yázhōubìng liúxíngbìngxué

牙周病流行病学（periodontal disease epidemiology）

研究牙周病的流行特征和影响牙周病流行的因素的调查。牙周病是严重影响人类口腔健康的主要疾病，包括牙周炎和牙龈炎。牙周病对人体健康的损害极大，是中老年人失牙的主要原因。它是由局部因素和全身因素共同作用的结果，口腔卫生不良、牙菌斑、牙石积聚是牙周病主要的外部因素，机体免疫缺陷、营养不良、内分泌功能失调等造成机体抵抗力下降，也能导致牙周病发生。牙周病在人群中流行很普遍，据全国第四次口腔健康流行病学调查结果显示，中国12岁少年牙龈出血检出率是58.4%，牙石检出率为61.3%；35～44岁成人组的牙周袋检出率为52.7%，牙石检出率是96.7%；65～74岁老年人组无牙龈出血、无牙周袋、无重度牙周附着丧失的比率仅9.3%。

流行特征 包括以下方面。

地区分布 牙周病在不同地区的患病情况不同，与地区之间的经济状况有一定的关系。发展中国家的龈炎、牙石等的患病程度高于发达国家，农村居民的患病程度高于城市居民。

在中国，农村牙周病的流行情况比城市严重，根据全国第四次口腔健康流行病学调查结果（表1），15岁，35～44岁，55～64岁和65～74岁组人群，大部分农村人群的牙石、牙龈出血和牙周袋检出率均高于城市。

时间分布 工业化国家的儿童、青少年在20世纪60年代初，牙龈炎的患病率也相当高，1969年英国调查756名11～17岁学生，牙龈炎患病率高达99.7%；1964年苏格兰调查2905名13岁学生，牙龈炎患病率为99.4%，与发展中国家目前情况类似。20世纪70年代后期人群中的牙病不但得到控制，且预防工作的开展逐年有所提高。首先是儿童、青少年的龋病、牙龈炎患病情况持续下降，然后扩大到成年人。据1985年美国成年人口腔健康调查资料，检查18～19岁青少年2个象限牙的牙周组织，每颗牙检查2个部位，结果只有5.4%的部位患牙龈炎，23.7%的部位有牙石；检查3720名35～44岁的工作人员，只有5.7%的部位患牙龈炎，35.6%的部位有牙石，22.4%的部位有牙周附着丧失。

人群分布 ①年龄分布：牙周病患病率随着年龄增长而增高。5～6岁就可能患牙龈炎，以后随着年龄增长，部分牙龈炎逐渐发展成牙周炎，牙龈炎患病率逐渐下降，但牙周炎患病率逐渐上升。全国第四次口腔健康流行病学调查对牙周病的调查依据牙龈出血、牙石、浅牙周袋和深牙周袋记分，从结果可以看出，牙龈出血和牙石百分率从12岁开始逐渐上升，至35～44岁年龄最高，65～74岁老年人因牙缺失而牙龈出血和牙石百分率有所下降，但所有被调查人群的牙石百分率均处于很高水平。牙周袋百分率也随着年龄增加，老年人最高。②性别分布：牙周病与性别的关系不明确，各种研究的结果不同。但多数报道为男性重于女性。据全国第四次口腔健康流行病学调查结果（表2），各年龄组人群牙周状况男性均差于女性。这个结果与男性口腔卫生状况较差有关，从结果看，男性的牙石百分率均高于女性。另外，牙周病在性别之间的这种分布与吸烟也有关系，据统计，中国吸烟的人数男性远多于女性。③民族分布：不同民族牙周病的

表1 中国15～74岁年龄人群城市与农村口腔卫生和牙周状况（检出率%）

	牙龈出血		牙石		浅牙周袋		深牙周袋	
	农村	城市	农村	城市	农村	城市	农村	城市
15岁	64.7	64.6	74.6	72.6	6.7	6.4	0.5	0.5
35～44岁	88.5	86.3	97.7	95.8	53.0	52.5	36.1	30.4
55～64岁	89.1	87.8	96.2	96.5	68.8	69.9	72.5	67.4
65～74岁	83.2	81.9	90.1	90.6	64.1	65.2	74.6	73.7

表2 中国15～74岁年龄人群男性与女性口腔卫生和牙周健康状况（检出率%）

	牙龈出血		牙石		浅牙周袋		深牙周袋	
	男性	女性	男性	女性	男性	女性	男性	女性
15岁	65.9	63.4	75.2	71.9	6.7	6.4	0.5	0.5
35～44岁	88.0	86.8	98.0	95.5	58.7	46.8	38.8	27.6
55～64岁	88.4	88.5	97.0	95.8	75.6	63.2	76.4	63.6
65～74岁	82.5	82.6	90.5	90.1	67.6	61.7	77.6	70.7

患病情况差异很大，这可能与民族之间的社会经济、环境文化、饮食卫生习惯等差异有关。据1983年中国中、小学生口腔健康调查结果显示，中国少数民族中牙龈炎患病率最低的是朝鲜族（城市为20.0%，农村为27.3%），最高的是彝族（城市为94.7%，农村为96.9%）。

影响因素　见牙周病预防的危险因素。

(冯希平)

yázhōubìng liúxíngbìngxué zhǐshù

牙周病流行病学指数（index of periodontal disease epidemiology）

分析牙周病流行趋势采用的统一参数与指标。用于评价牙周病的指数较多，但由于牙周病常造成牙龈、牙槽骨、牙周膜等多方面破坏，临床表现较为复杂，目前尚没有一个指数能对所有这些破坏而造成的改变提供全面的定量评价。大多数牙周病的指数依据研究者出发点的不同，对牙周组织某一部分的改变做出评定。在众多牙周指数中，一些指数由于客观性较差、操作复杂或已有更理想的指数替代等原因已很少使用。

(冯希平)

jiǎnhuà kǒuqiāng wèishēng zhǐshù

简化口腔卫生指数（oral hygiene index-simplified，OHI-S）

检测牙菌斑及牙石的参数。为了检测口腔卫生状况，有学者将1960年提出的口腔卫生指数（oral hygiene index，OHI）加以简化，于1964年提出OHI-S。两者的区别在于OHI需检查全口28颗牙，评价12个牙面，每个区段选择覆盖软垢、牙菌斑与牙石最多的1个唇面1个舌（腭）面，而OHI-S只检查6个牙面，包括16、11、26、31的唇（颊）面及36、46的舌面。简化口腔卫生指数包括简化软垢指数（debris index-simplified，DI-S）和简化牙石指数（calculus index-simplified，CI-S）。简化口腔卫生指数可以用于个人，但主要用于人群口腔卫生状况评价。

检查方法　检查软垢以视诊为主，根据软垢面积按标准记分，当视诊困难时，可用镰形探针自牙切缘1/3处向颈部轻刮，再根据软垢的面积按标准记分。检查牙石时，将探针插入牙远中面龈沟内，然后沿着龈沟向近中移动，根据牙颈部牙石的量记分。将每个牙面软垢或牙石记分相加，即为个人简化口腔卫生指数。将个人简化口腔卫生指数相加，除以受检人数，即为人群简化口腔卫生指数。

记分标准　包括DI-S和CI-S两种。

DI-S：0=牙面上无软垢；1=软垢覆盖面积占牙面的1/3以下；2=软垢覆盖面积占牙面的1/3与2/3之间；3=软垢覆盖面积占牙面的2/3以上。

CI-S：0=龈上、龈下无牙石；1=龈上牙石覆盖面积占牙面1/3以下；2=龈上牙石覆盖面积在牙面1/3与2/3之间，或牙颈部有散在龈下牙石；3=龈上牙石覆盖面积占牙面2/3以上，或牙颈部有连续而厚的龈下牙石。

(冯希平)

yájūnbān zhǐshù

牙菌斑指数（plaque index，PLI）

根据牙面菌斑的厚度而不根据牙菌斑覆盖面积记分，用于评价口腔卫生状况和衡量牙周病防治效果的参数。

检查方法　用视诊结合探针的方法检查，检查时用探针轻划牙面，根据牙菌斑的量和厚度记分。牙菌斑指数可检查全口牙面，也可检查选定的几颗牙。每颗牙检查4个牙面，即近中颊面、正中颊面、远中颊面及舌面。每颗牙的记分为4个牙面记分之和除以4，个人记分为每颗牙记分之和除以受检牙数。

记分标准　0=龈缘区无菌斑；1=龈缘区的牙面有薄的菌斑，但视诊不可见，若用探针尖刮牙面可见牙菌斑；2=在龈缘或邻面可见中等量牙菌斑；3=龈沟内或龈缘区及邻面有大量软垢。

(冯希平)

túléisījī gǎiliángde Q-H yájūnbān zhǐshù

图雷斯基改良的Q-H牙菌斑指数（Turesky modified Quigley-Hein plaque index）

记分标准具有0~5级的牙菌斑指数。奎格利（Quigley）和海因（Hein）在1962年提出，提出的依据是他们认为牙颈部的菌斑对牙周组织健康关系更为密切。1970年图雷斯基（Turesky）等对奎格利和海因的这个牙菌斑指数做了修改，提出了更为客观的具体明确的记分标准。

检查方法　检查除第三磨牙以外的所有牙的唇舌面，也可以按照1959年拉姆菲尤尔（Ramfjord）提出的方法，只检查指定的6颗牙，即16、21、24、36、41、44，称为拉姆菲尤尔（Ramfjord）指数牙。先用牙菌斑染色剂使牙菌斑染色，再根据牙面菌斑面积记分。

记分标准　0=牙面无菌斑；1=牙颈部龈缘处有散在的点状菌斑；2=牙颈部菌斑宽度不超过1mm；3=牙颈部菌斑覆盖宽度超过1mm，但在牙面1/3以下；4=牙菌斑覆盖面积占牙面1/3与2/3之间；5=牙菌斑覆盖面积占牙面

2/3 以上。

（冯希平）

yáyín zhǐshù

牙龈指数（gingival index，GI）

只观察牙龈情况，检查牙龈颜色和质的改变及出血倾向的参数。

检查方法　检查使用钝头牙周探针，视诊结合探诊。检查全口或几颗选定的牙。须检查每颗牙周围的牙龈，将其周围牙龈分为近中唇（颊）乳头、正中唇（颊）缘、远中唇（颊）乳头和舌侧龈缘。每颗牙的记分为 4 个牙面记分的平均值，每人记分为全部受检牙记分的平均值。

记分标准　0 = 牙龈健康；1 = 牙龈轻度炎症：牙龈的颜色有轻度改变并轻度水肿，探诊不出血；2 = 牙龈中等炎症：牙龈色红，水肿光亮，探诊出血；3 = 牙龈严重炎症：牙龈明显红肿或有溃疡，并有自动出血倾向。

对于群体牙龈炎的流行程度，可按以下标准估计（表）。

表　群体牙龈炎流行程度标准

牙龈指数	牙龈炎流行程度
0	无流行
0.1~1.0	轻度流行
1.1~2.0	中度流行
2.1~3.0	重度流行

（冯希平）

yíngōu chūxuè zhǐshù

龈沟出血指数（sulcus bleeding index，SBI）

根据龈沟出血情况对牙龈进行评价，反映龈炎活动状况的参数。

检查方法　检查用视诊和探诊相结合的方法，所用探针为钝头牙周探针，检查时除观察牙龈颜色和形状外，还须用牙周探针轻探龈沟，观察出血情况。检查龈沟出血指数前，一般不能检查牙菌斑指数，因染色剂使用后，会影响龈沟出血情况辨别。

记分标准　0 = 龈缘和龈乳头的外观健康，轻探龈沟后不出血；1 = 龈缘和龈乳头呈轻度炎症，轻探龈沟后不出血；2 = 牙龈呈轻度炎症，有颜色改变，无肿胀或水肿，探诊后点状出血；3 = 牙龈呈中度炎症，有颜色改变和轻度水肿，探诊后出血，血溢在龈沟内；4 = 牙龈呈重度炎症，不但有色的改变，并且有明显肿胀，探诊后出血，血溢出龈沟；5 = 牙龈有色的改变，明显肿胀，有时有溃疡，探诊后出血或自动出血。

（冯希平）

yáyín chūxuè zhǐshù

牙龈出血指数（gingival bleeding index，GBI）

根据牙龈出血情况反映牙龈炎活动状况的参数。

检查方法　GBI 可以检查全部牙或只检查指数牙，检查采用视诊和探诊相结合的方法。检查时使用牙周探针轻探牙龈，观察出血情况。每个牙检查唇（颊）面的近中、正中、远中 3 点和舌（腭）正中 4 个点。检查牙龈出血指数前，一般不能检查牙菌斑指数，因染色剂使用后，会影响牙龈出血情况辨别。

记分标准　0 = 探诊后牙龈不出血；1 = 探诊后可见牙龈出血，每个受检者的记分是探查后牙龈出血部位的数目占总的检查部位数目的百分比。

（冯希平）

shèqū yázhōu zhǐshù

社区牙周指数（community periodontal index，CPI）

反映牙周组织的健康状况及牙周的治疗需要的参数。

1987 年世界卫生组织出版的口腔健康调查基本方法（第 3 版）中采纳了社区牙周治疗需要指数，这个指数的特点是不仅反映牙周组织的健康状况，也反映牙周的治疗需要情况，且操作简便，因此被世界卫生组织采纳，推荐作为牙周病流行病学调查指数。1997 年口腔健康调查基本方法（第 4 版）对社区牙周治疗需要指数做了修改，取名社区牙周指数，现在使用的是口腔健康调查基本方法第 5 版，这个指数操作简便，重复性好，适合于大规模的口腔流行病学调查。

检查方法　需借助特殊器械在规定的牙位上检查。

检查器械　世界卫生组织推荐的 CPI 牙周探针（图）。探针尖端为一小球，直径为 0.5mm，在距顶端 3.5~5.5 mm 处为黑色涂没的区域，距顶端 8.5 和 11.5mm 处有两条环线。在牙周检查时 CPI 探针的作用：①检查牙龈出血情况，顶端小球可避免探针头部过于尖锐而刺伤牙龈组织导致出血，而误诊为牙龈炎。②探测龈下牙石。③探测牙龈沟或牙周袋的深度，探针在 3.5mm 和 5.5mm 处的刻度便于测定牙周袋深度。

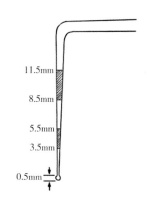

图　CPI 探针示意

检查项目　检查牙龈出血、牙石和牙周袋深度。

检查方法　以探诊为主，结

合视诊。检查时将 CPI 探针轻缓地插入龈沟或牙周袋内，探针与牙长轴平行，紧贴牙根。沿龈沟从远中向近中移动，做上下短距离的颤动，以感觉龈下牙石。同时查看牙龈出血情况，并根据探针上的刻度观察牙周袋深度。CPI 探针使用时所用的力不超过 20g，过分用力会引起患者疼痛，有时还会刺破牙龈。

检查指数牙：将口腔分为 6 个区段。

17~14	13~23	24~27
47~44	43~33	34~37

检查每个区段的指数牙，20 岁以上者需检查以下 10 颗指数牙的牙龈出血、牙石和牙周袋情况。

17	16	11	26	27
47	46	31	36	37

20 岁以下、15 岁以上者，为避免第二恒磨牙萌出过程中产生的假性牙周袋，只检查 6 颗指数牙。

16	11	26
46	31	36

15 岁以下者，因相同原因，也只检查以上 6 颗指数牙，并且只检查牙龈出血和牙石情况，不检查牙周袋深度。

世界卫生组织规定，每个区段内必须有 2 颗或 2 颗以上功能牙，并且无拔牙指征，该区段才做检查。成年人的后牙区段，有时缺失一颗指数牙或有拔牙指征，则只检查另一颗指数牙。如果一个区段内的指数牙全部缺失或有拔牙指征时，则检查此区段内的

所有其余牙，以最重情况记分。每颗指数牙的所有龈沟或牙周袋都须检查到。每个区段两颗功能牙检查结果，以最重情况记分。以 6 个区段中最高的记分作为个人 CPI 值。

记分标准 包括以下方面。

牙龈出血 0 = 探诊后牙龈没有出血，1 = 探诊后牙龈有出血，9 = 不作记录，X = 缺失牙。

牙周袋 0 = 没有牙周袋，1 = 牙周袋 4~5mm，2 = 牙周袋为 6mm 及以上，9 = 不作记录，X = 缺失牙。

(冯希平)

yázhōu fùzhuó sàngshī zhǐshù

牙周附着丧失指数（periodontal attachment loss index）

检测牙周支持组织破坏结果的参数。是区别牙龈炎和牙周炎的重要标志。其程度可通过结合上皮冠方至釉牙骨质界的距离来描述，也就是说附着水平能较客观地反映出牙周组织的破坏程度即附着丧失的程度。

检查方法 用 CPI 探针探寻釉牙骨质界位置，测得釉牙骨质界到龈缘的距离，将袋深度减去该距离即为附着丧失的程度。

结果 若两数相减为零，或不能探到釉牙骨质界，说明无附着丧失；若牙龈退缩使龈缘位于釉牙骨质界的根方，则应将两个读数相加，得出附着丧失的程度。

(冯希平)

yázhōu zhǐshù

牙周指数（periodontal index, PI）

检测牙周炎症状况的参数。

记分标准 0 = 阴性：牙周组织无炎症，也无因支持组织破坏所致的功能障碍；1 = 轻度炎症：部分游离龈有炎症，而非整个牙龈缘有炎症；2 = 牙龈炎：牙周围的牙龈完全发炎，但无上皮附着

的破坏；6 = 龈炎伴有龈袋形成：上皮附着已破坏，有牙周袋（不仅是龈沟加深，而且由于游离龈肿胀），正常咀嚼功能未受影响，牙稳固，无移位；8 = 牙周继续破坏并有咀嚼功能的丧失，牙可能缺失或移位，用金属器械叩诊为浊音，在牙槽窝内可压低。

诊断标准 0.1~1.0 临床诊断为龈炎，1.5~5.0 临床诊断为牙周炎，4.0~8.0 临床诊断为末期牙周炎。

(冯希平)

fúyázhèng liúxíngbìngxué

氟牙症流行病学（dental fluorosis epidemiology）

研究氟牙症的流行特征和影响氟牙症流行的因素的调查。氟牙症是牙在发育期间长期接受过量的氟，使成釉细胞受到损害，造成牙釉质发育不全，又称斑釉牙。三国时代嵇康《养生论》有"齿居晋而黄"的描述，1901 年美国学者在意大利那不勒斯移民团中发现当时称为"局部性釉质缺损"的斑釉牙，20 世纪初美国学者将其描述为"科罗拉多棕色条纹"，从此开始了关于氟牙症的系列研究。1916 年其定名为斑釉牙。

流行特征 包括如下方面。

地区分布 氟牙症的流行具有明显的地区性。氟牙症是地方性氟中毒在牙上的表现，饮用水是摄入氟的一个最大来源，一般认为饮水氟含量以 0.8~1mg/L 为适宜浓度，超过此浓度将引起氟牙症的流行。有的地区饮水中氟含量明显高于正常浓度，如中国西北、华北、东北等一些地区，水氟浓度普遍超过 3mg/L。中国一些高氟煤矿区，土壤和空气中的氟含量很高，这些地区即使水氟浓度很低，但由于燃高氟煤烘烤粮食造成气源性氟污染，居民

从其他途径摄入过多的氟，也会产生氟牙症，甚至氟骨症。氟牙症在城乡居民中都可发生，但全国第四次口腔健康流行病学调查结果显示，农村患病率高于城市，12 岁组分别是城市 10.4%、农村 16.5%。城市与农村的差异，可能源于饮用水不同，城市居民以自来水为主，含氟量受到控制；农村居民饮用水较杂，如果饮用含氟量较高的深井水和河水，患病率就会上升。

人群分布　①年龄分布：胎盘对氟有部分屏障作用，但氟量过高则会透过胎盘屏障，乳牙也可能会患病。慢性氟中毒主要损害恒牙，6 岁以后恒牙逐渐萌出，氟牙症的患病率逐渐升高，至 12 岁左右恒牙全部萌出，造成不可逆转的危害，此后氟牙症患病率维持一个相对稳定的水平。中年以后因龋病或牙周病可能导致恒牙逐渐脱落，患病率才开始下降。②性别分布：氟牙症在男女性别上未发现显著不同。全国第四次口腔流行病学调查显示，男女的氟牙症患病率和氟牙症指数相近，男性氟牙症患病率和氟牙症指数为 13.7% 和 0.28，女性为 13.1% 和 0.27。

好发部位　调查研究发现受氟牙症影响最严重的是前磨牙；受白垩釉质影响最大的是颊侧面，上颌牙所受影响为下颌牙的 2 倍，其中上中切牙受影响最大。

影响因素　发病与当地水、土壤、空气中的含氟量过多密切相关，氟含量过高氟牙症则流行。

（冯希平）

fúyázhèng liúxíngbìngxué zhǐshù

氟牙症流行病学指数（index of dental fluorosis epidemiology）

评价氟牙症流行趋势采用的统一参数与指标。常用迪安分类法和 TF 分类法。

（冯希平）

dí'ān fēnlèifǎ

迪安分类法（Dean index，DI）

根据牙釉质颜色、光泽和缺损的面积提出确定氟牙症损害程度评价的方法。1942 年由迪安（Dean）提出。从每个人的牙列中找到受损害最重的两颗牙记分，如两牙受损程度不同，则根据较轻的一颗牙记分。

氟牙症分类　迪安氟牙症分类（图）如下。

正常（图 a）　釉质呈浅乳白色，半透明，表面平滑有光泽。在发育期因营养障碍或患病引起的釉质发育不全，不能诊断为氟牙症。

可疑（图 b）　可疑类型是牙釉质从正常到很轻型的过渡型，即不属于正常又不能划分为很轻型。釉质上的白色程度浅，有时呈云雾状。

很轻（图 c）　釉质上的白色程度较明显，呈纸白区。经常在前磨牙或第二磨牙牙尖顶端，有 1~2mm 的白色不透明区，包括尖牙尖端经常出现的小的点状白色区。

轻度（图 d）　牙釉质上白色不透明区范围更加扩大，但覆盖面积不超过牙面的 50%。

中度（图 e）　釉质表面大部分受累而变色，常有细小的坑凹状缺损，多见于唇颊面。如发生在后牙，牙面常出现磨损，颜色改变更明显，呈黄褐色或棕色，影响美观。但此型的划分并不根据颜色改变。

重度（图 f）　釉质表面全部受损，坑凹状缺损明显，牙冠失去正常外形且脆性增加，可因咀嚼或外力而致牙折，染色深，对美观和功能都有严重影响。

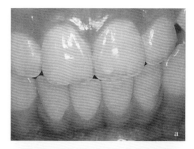
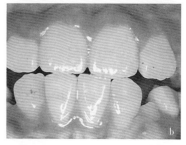
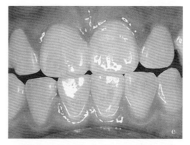
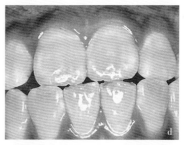
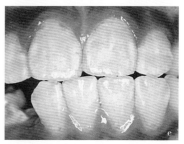
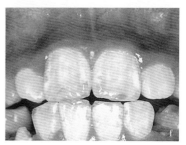

图　氟牙症

社区氟牙症指数 根据以上氟牙症的分类记分系统，可以换算出社区氟牙症指数（fluorosis community index，FCI）。计算公式如下：

$$FCI = \frac{(n \times w)}{N}$$

N 为总人数，n 为每一种人数，w 为每一种加权。

氟牙症指数表示一个地区人群氟牙症流行状况的严重程度，根据社区氟牙症指数的范围，1946 年迪安把社区氟牙症指数记分作为有公共卫生意义的指征，并把氟牙症在一个地区的流行情况分为 6 类（表）。

表 迪安规定的社区氟牙症指数的公共卫生意义

公共卫生含义	氟牙症指数范围
阴性	0~0.4
边缘性	0.4~0.6
轻度	0.6~1.0
中度	1.0~2.0
重度	2.0~3.0
极重度	3.0~4.0

社区氟牙症指数的公共卫生意义：一个地区的氟牙症指数在 0~0.4 范围内，发生率<10%，属于正常范围。氟牙症指数在 0.4~0.6，很轻度大于 10% 且小于 35%，为许可范围；当指数超过 0.6 时，很轻度大于 35% 且小于 50%，中度<35%，即为氟牙症流行，需采取公共卫生措施，以降低氟牙症患病率。

2015 年中国进行全国第四次口腔流行病学调查，采取迪安分类法检查氟牙症。所调查的 31 个省市 12 岁氟牙症指数为 0.28，患病率是 13.4%，均属于正常范围。

(冯希平)

TF fēnlèifǎ

TF 分类法（Thylstrup-Fejerskov index） 1978 年由蒂尔斯楚普（Thylstrup）和费耶科夫（Fejerskov）提出的确定氟牙症损害程度评价的方法。TF 分类法将氟牙症分为 10 度。该法主要用于流行病学调查，或者在临床诊断中描述氟牙症在颊舌面与咬合面的严重程度。

分类诊断标准如下：0 = 牙面在擦拭和吹干后，釉质的透明度正常；1 = 在整个牙面可见细的白垩线，这些白垩线和釉面横纹部位相一致，有些病例的牙尖/切缘可见轻微的帽状白垩区；2 = 白垩线更加明显，常见相近白垩线融合形成小的云雾状白垩区，分散在牙表面，在牙尖/切缘帽状白垩区更常见；3 = 白垩线融合，在牙表面可见多处云雾状白垩区，在白垩区之间仍可见白垩线；4 = 整个牙面呈现明显的不透明或无光泽和白垩色，部分磨损或磨耗的区域白垩色较轻；5 = 整个牙面呈现明显的不透明，部分有直径小于 2mm 的点状缺损；6 = 常可见在白垩釉质中融合的小窝形成小于 2mm 宽度的白带，这一类包括已磨耗的唇（颊）面牙尖釉质，损害区垂直高度小于 2mm；7 = 最外层釉质呈不规则缺损的范围小于牙面的 1/2，其余完整釉质呈白垩色；8 = 最外层釉质呈不规则缺损的范围大于牙面的 1/2，其余完整釉质呈白垩色；9 = 外层釉质大部分缺损，牙体解剖形态发生改变，牙颈部常呈现白垩色釉质。

(冯希平)

yáběnzhì mǐngǎn liúxíngbìngxué

牙本质敏感流行病学（dentin sensitivity epidemiology） 研究牙本质敏感的流行特征和影响牙本质敏感流行的因素的调查。牙本质敏感指暴露的牙本质对外界刺激所产生的短而尖锐的疼痛，并且不能归因于其他特定原因引起的牙体缺损或病变。在解剖学上，牙本质敏感主要出现在牙釉质缺失、牙本质暴露之后，位于牙本质内的牙本质小管在髓腔和口腔两端暴露，小管内的液体在外界刺激下流动，压迫小管内的神经纤维产生疼痛。好发部位以尖牙和前磨牙的颊侧面居多，牙周病患者好发。

流行特征 包括以下方面。

人群分布 ①年龄分布：不同年龄牙本质敏感的患病率不同，基本上随着年龄增长而增加。在不同的国家患病率也不同，据国外报道成年人群的患病率在 8%~57%，好发年龄在 25~45 岁。2008~2009 年中国对 6 个城市和 8 个城镇乡村地区牙本质敏感流行病学调查结果显示，中国成年人最好发年龄在 50~60 岁，其次是 60~69 岁，患病率最低的是 20~29 岁人群（表 1）。②性别分布：不同国家调查结果显示，牙本质敏感好发于女性（表 2）。中国 2008~2009 年对 6 个城市和 8 个城镇、乡村地区牙本质敏感流行病学调查的结果也显示，女性牙本质敏感的患病率高于男性（表 3）。

地区分布 农村人群的患病率要高于城市人群（表 3）。这种情况可能与农村人群口腔卫生较城市人群差，牙周疾病的患病情况较为严重有关，牙周疾病造成的牙龈退缩使牙颈部的牙本质暴露，牙本质敏感的现象增加。另外，也可能与农村人群的食物结构与城市人群不同有关，农村人群的食物中含粗纤维的比例较高，牙磨损也会比城市人群严重。

表1 中国6个城市和8个城镇乡村地区人群牙本质敏感流行病学调查结果

年龄（岁）	检查人数	患病人数	患病率（%）
20~29	2939	560	19.1
30~39	2913	882	30.3
40~49	3006	1035	34.4
50~59	3023	1203	39.8
60~69	2901	1057	36.4
合计	14782	4737	32.0

表2 不同地区男性与女性牙本质敏感的患病率（%）

地区	男性	女性
北美	31	42
欧洲	39	50
其他地区	50	54

表3 中国6个城市和8个城镇乡村地区人群牙本质敏感患病情况

调查人数	牙本质敏感	
	患病率（%）	人均敏感牙数（颗）
城市 7936	29.7	1.4
农村 6843	34.8	1.5
男性 7423	26.6	–
女性 7359	37.5	–
合计 14782	32.1	1.45

影响因素 见牙本质敏感预防危险因素。

（冯希平）

yáběnzhì mǐngǎn píngjià fāngfǎ

牙本质敏感评价方法 （dentin sensitivity evaluation method） 采用温度测试、冷空气喷吹、探针探测和压力测试等检查牙本质敏感程度的调查。比较常用的方法有电子压力敏感探诊记数和冷空气吹喷敏感性评价。

电子压力敏感探诊记数 使用一台电子压力敏感探针，该仪器可以定量测定加在牙面上的压力（g）。测试敏感性时，探针接触牙颊面暴露的牙面，首先设定10g力量探测，随后每次增加10g力量，最大力量为80g，记录敏感阈值，即受试者表明有不舒服的感觉时的压力值。探诊压力的数值高说明牙敏感性水平低。

冷空气吹喷敏感性评价 使用气枪在离开敏感牙1cm距离喷吹1秒，吹气温度为19~21℃，吹气时将手指放在邻牙以避免邻牙症状影响结果的准确性。

用希夫（Schiff）冷空气敏感指数评价，计分如下：0＝牙及受试者对空气刺激不反应；1＝牙及受试者对空气刺激有反应，但不请求中止刺激；2＝牙及受试者对空气刺激有反应，请求中止刺激或去除刺激；3＝牙及受试者对空气刺激有反应，刺激导致疼痛，请求停止。

该参数低的计分表示牙敏感性低，反之亦然。

（冯希平）

kǒuqiāng'ái liúxíngbìngxué

口腔癌流行病学 （oral cancer epidemiology） 研究口腔癌的流行特征和口腔癌致病因素的调查。口腔癌是发生于舌、口底、腭、牙龈、颊和牙槽黏膜的癌症，狭义指口腔鳞癌。中国以舌癌、颊黏膜癌、牙龈癌、腭癌最为常见。尤其是舌癌，近年有直线上升的趋势，占口腔癌的41.8%；其次是颊黏膜癌，占口腔癌的30.2%；牙龈癌近年有下降趋势，但也占口腔癌的22.5%；其他如腭癌和口底癌也占一定的比例。衡量口腔癌的患病情况多用患病率和发病率，一般用十万分之几来表示。

流行特征 包括以下方面。

地区分布 不同地区发病率不同，以东南亚地区发病率最高，如孟加拉、缅甸、柬埔寨、印度、马来西亚、尼泊尔、巴基斯坦、新加坡、斯里兰卡、泰国和越南，这是因为当地居民有咀嚼烟草和槟榔的习惯。

人群分布 ①年龄分布：口腔癌可发生于所有人群，成年人好发。中国发病率的高峰为40~60岁，而西方国家的发病高峰在60岁以上，但近年来，患病年龄都有增长的趋势，主要原因可能与人群的平均寿命延长有关。口腔癌的发病率随年龄的增长而升高。②性别分布：男女都可以发生口腔癌，但男性明显高于女性，比例接近2:1。但近年来这种比例在逐渐下降，女性的发病率逐渐在上升，增长速度远远高于男性，可能与女性吸烟和饮酒比例上升有关，也可能与女性参加以前男性从事的职业有关。

致病因素 见口腔癌预防的危险因素。

（冯希平）

kǒuqiāng niánmó báibān liúxíngbìngxué

口腔黏膜白斑流行病学（oral leukoplakia epidemiology）

研究口腔黏膜白斑的流行特征和口腔黏膜白斑致病因素的调查。口腔黏膜白斑指发生在口腔黏膜上的白色损害，不能擦去，在临床和组织学上不能诊断为其他疾病。评价白斑的指标主要用患病率检出率。

流行特征　包括以下方面。

地区分布　2015年全国第四次口腔健康流行病检查结果显示，中国65~74岁人群口腔黏膜白斑检出率为384/10万。

人群分布　①年龄分布：好发年龄为40岁以上，并随年龄增长而增高。②性别分布：白斑患者以男性居多。

好发部位　大量流行病学调查结果显示，白斑发生的部位多见于颊黏膜、上下唇等处。

影响因素　吸烟是引起白斑的主要危险因素，白斑有导致口腔癌的可能。据调查，白斑癌变率为3%~6%，停止吸烟后白斑可以消除。

（冯希平）

kǒuqiāng biǎnpíng táixiǎn liúxíngbìngxué

口腔扁平苔藓流行病学（oral lichen planus epidemiology）

研究口腔扁平苔藓的流行特征和扁平苔藓致病因素的调查。扁平苔藓是一种发生于皮肤和黏膜上的伴有慢性浅在性炎症的角化性病变。口腔扁平苔藓主要表现为口腔黏膜上的白色线状、网状或环状条纹。在流行病学调查时，扁平苔藓的评价指标主要为患病率或检出率。

流行特征　包括以下方面。

地区分布　2015年第四次全国口腔健康流行病学调查结果显示，中国65~74岁人群口腔扁平苔藓检出率为654/10万。

人群分布　①年龄分布：好发年龄的报道相差较大，但发病最多是中年人。②性别分布：女性比男性略多。

致病因素　尚不清楚。

（冯希平）

cuòhé jīxíng liúxíngbìngxué

错𬌗畸形流行病学（malocclusion epidemiology）

研究错𬌗畸形的流行特征和错𬌗畸形致病因素的调查。

流行特征　包括以下方面。

地区分布　由于错𬌗畸形的诊断标准不同，各国和各地区的调查结果难以比较，患病率从28%到90%不等。中国2000年的调查资料显示，中国人错𬌗畸形患病率为67.82%，其中乳牙列、混合牙列和恒牙列的患病率分别是51.84%、71.21%和72.97%。

人群分布　①年龄分布：到牙全部萌出时为止，错𬌗畸形的患病率随着年龄增长而升高，乳牙期除前牙反𬌗时有发生外，患病率低；进入替牙期后，由于乳牙早失或滞留，出现恒牙早萌或替牙障碍，产生多种错𬌗畸形，使患病率上升，导致恒牙期错𬌗畸形的患病率更高，主要原因是由于龋病替牙时间紊乱，生长发育异常，再加上口腔不良习惯等使错𬌗畸形患病率进一步升高。②性别分布：错𬌗畸形在男女性别之间无显著差异。

影响因素　见错𬌗畸形预防的危险因素。

（冯希平）

yá měiguān zhǐshù

牙美观指数（dental aesthetic index）

12岁以后年龄组作为流行病学调查的错𬌗畸形分类标准的参数。由于错𬌗畸形种类很多，临床上使用的分类标准也较多，缺乏统一性，这些标准多适用于临床诊断，不适宜用作流行病学调查。1997年世界卫生组织根据错𬌗畸形的不同类型，推荐采用牙美观指数，一般用于12岁以后年龄组作为流行病学调查的记分标准。

前牙和前磨牙缺失　这一标准包括前牙和前磨牙缺失。需要检查上下颌牙弓切牙、尖牙和前磨牙的缺失情况，记录缺失的牙数。了解所有前牙缺失原因，是否因为美观原因而拔牙，如果缺牙后间隙已经关闭，或该牙位恒牙未萌出乳牙仍然滞留，或缺失的切牙、尖牙和前磨牙已经被固定修复所替代，则不能作为缺失牙记录。

切牙段拥挤　①两侧尖牙之间的间隙不足以容纳4颗切牙正常排列，切牙扭转或错位于牙弓之外。按以下标准记分：0＝不拥挤；1＝一段拥挤；2＝两段拥挤。②对于4颗切牙排列整齐而有1颗或2颗尖牙错位的情况，则不作为切牙拥挤记录。若有疑问，以低标准记分。

切牙段出现间隙　上下牙弓左右尖牙之间的间隙超过容纳4颗正常切牙的需要，则出现间隙。如果一颗或多颗切牙的邻面没有牙间接触，此段记录为切牙有间隙。对于乳牙刚脱落恒牙即将萌出而出现的间隙，不记录为切牙间隙。切牙段出现间隙按以下标准记分：0＝无间隙；1＝一段有间隙；2＝两段有间隙。若有疑问，以低标准记分。

中切牙间隙过宽　两颗上颌恒中切牙之间，在正常位接触点出现数毫米的间隙。可按两中切牙近中面之间最短的距离（mm）

记录。

上下颌前牙排列不规则　前牙扭转、错位排列于正常牙弓之外。用CPI探针测量最大排列相邻牙之间不规则部位的距离。测量时探针与牙面平行，与正常牙弓线垂直，探针的顶端置于最舌向突出或扭转的牙的唇面，根据CPI探针的刻度，可以估算出牙不规则的毫米数，以最短（mm）距离记分。排列不规则可以有前牙拥挤或者不拥挤，如果4颗切牙正常排列的间隙足够且仍有牙扭转或错位，按前牙排列最不规则记分，不按切牙拥挤记分。如果存在侧切牙远中面排列不规则也应记录。

上前牙覆盖　在正中颌位测量切牙间的水平距离。测量时，CPI探针与牙颌平面平行。测量上前牙覆盖时，测量最突出的上切牙唇-切边缘至相应下切牙唇面之间的距离；测量下前牙覆盖时，测量最突出下切牙的唇-切边缘至相应上切牙唇面之间的距离，以最接近的毫米数作为最大前牙覆盖的记分。如果所有的上颌切牙缺失或反𬌗，则不作为上前牙覆盖记录。对刃𬌗记录为0。任何下前牙向前或向唇侧突出于上前牙，即为反𬌗，记录为下前牙覆盖。应以最接近的毫米数记录最大的下前牙覆盖（下颌前突），或反𬌗。下切牙扭转造成的一部分切缘在唇侧（反𬌗）而另一部分在舌侧的情况不作为下前牙覆盖记录。

前牙开𬌗　指相对应的任何前牙之间出现无垂直性覆盖，可有CPI探针按下图表示的方法，测量开𬌗的程度，以最接近的毫米数记录对应的上下切牙缘之间最大的距离（mm）。

磨牙前后错位关系　通常依据上下颌第一恒磨牙的关系进行测量。如果由于一颗或两颗第一恒磨牙缺失、未完全萌出或因为广泛龋坏或充填物不能依据磨牙前后关系测量，则可测量恒尖牙和前磨牙的关系。根据咬合时左右两侧出现的偏差情况，仅以正常磨牙关系的最大偏差记分。记分标准如下：0 = 正常；1 = 半个牙尖，下颌第一恒磨牙与正常𬌗关系相比，向近中或远中错位半个牙尖；2 = 一个牙尖，下颌第一恒磨牙与正常𬌗关系相比，向近中或远中错位一个牙尖。

（冯希平）

chún-èliè liúxíngbìngxué

唇腭裂流行病学（cheilopalatognathus epidemiology）

研究唇腭裂的流行特征和影响唇腭裂致病因素的调查。唇腭裂指在胚胎发育过程中，由于某种原因而使各胚突的正常发育及相互连接融合的过程受到影响，造成口腔颌面部发育畸形，产生唇腭裂。唇腭裂包括唇裂、腭裂和唇裂合并腭裂3种类型。它们的患病情况常用发生率或患病率来评价。

流行特征　包括以下方面。

地区分布　唇腭裂可发生在不同的国家和地区，根据1986年中国出生缺陷检测协作组对中国29个省、市、自治区120多万人口的调查报告显示，中国的唇腭裂发生率较高，为1.8‰，其中唇裂合并腭裂者占61.4%，单纯唇裂占30.5%，腭裂占8.2%。中国唇腭裂的发生在城乡之间有显著差别，城市唇腭裂的发生率为1.7‰，而农村的发生率为2.1‰，这种情况可能与农村近亲婚配、妇女文化教育程度低、缺乏孕期健康意识有关。据美国疾病控制中心的检测资料显示：白人的唇腭裂缺陷率显著高于黑人。中国不同民族之间是否有差异尚未见正式报道。

性别分布　在唇腭裂中，男婴发生率比女婴高。据1986年中国对120多万围产儿的调查，男婴唇腭裂发生率为2.0‰，女婴发生率为1.6‰。

致病因素　唇腭裂的致病原因有遗传因素和环境因素。据北京医科大学出生缺陷中心统计分析15万出生检测资料显示，近亲婚配与非近亲婚配唇腭裂缺陷率分别为6.7‰与1.7‰，相对危险度为3.9，即发生唇腭裂的概率高达4倍；不正当的人工流产和不科学的堕胎也可影响胎儿的发育；另外，营养缺乏也是唇腭裂发生率高的原因之一。

（冯希平）

kǒuqiāng jiànkāng diàochá

口腔健康调查（oral health survey）

在一个特定的时间内对一个人群患口腔疾病的频率、流行强度、分布及流行规律资料的收集和分析的过程。是口腔流行病学中最常用的横断面调查方法。其对了解某人群的口腔健康状况，掌握口腔疾病的流行特征，揭示影响口腔疾病发生的因素及发现口腔疾病的流行趋势，为进一步开展口腔健康流行病学研究和制订口腔保健工作规划提供科学的依据。由于口腔健康状况调查是横断面调查，所以调查时间应尽可能短，若调查所用时间过长，会使所调查疾病及其有关因素发生变化，失去准确性。

调查目的　口腔健康状况调查有很强的目的性，必须根据不同的目的确定不同的调查方法和选择不同的人群作为调查对象。一次调查最好不要涉及太多的问题，以免影响调查质量。口腔健康状况调查的目的：①查明口腔疾病在特定时间内的发生频率和分布特征及其流行规律。②了解和分析影响口腔健康的有关因素。③为探索病因，建立和验证病因假设提供依据。④选择预防保健措施和评价预防保健措施的效果。⑤评估治疗与人力需要。

调查项目 即调查涉及口腔健康状况的主要内容，这应根据调查目的来确定。选择调查项目必须慎重，应选择那些与调查目的有关的项目，保证把时间和精力集中于必要的调查。但也不能遗漏任何有关的项目，开展一次口腔流行病学调查常会花费大量人力、物力、财力，尤其开展大规模的口腔流行病学调查，常会涉及许多省市，动员很多人员参加，政府投入相当大的经费，这种调查常常难以在短期内重复，因此，一旦在设计时遗漏某些重要项目，将会失去很多有价值的信息，带来难以弥补的损失，因此在设计时须考虑周全。根据设计确定不同的调查内容，可将调查项目具体分为一般项目、健康状况项目和问卷调查项目。

一般项目 包括受检者的一般情况，如姓名、性别、年龄、职业、民族、籍贯、文化程度、经济状况、宗教信仰、出生地区、居住年限等信息，这些项目常常是反映疾病分布的差异，调查以后将这些项目与健康状况项目结合分析，有可能会发现某种口腔疾病的流行特征。一般项目常常列入口腔流行病学调查表的第一部分。可通过询问或从户口本上获得。

健康状况项目 包括各种口腔疾病，是口腔健康状况调查的主要内容，根据调查目的而定。最常用的调查项目如龋病、牙周病、牙列状况等，其他如氟牙症、釉质发育不全、口腔黏膜状况、

颞下颌关节状况等。中国开展的几次口腔健康流行病学调查所确定的调查项目包括冠龋、根龋、牙周状况、口腔卫生、附着丧失、义齿和无牙颌情况等。

问卷调查项目 除上述一般项目外，主要包括口腔卫生知识、态度与信念、行为与实践等方面的具体内容，如个人口腔卫生，刷牙与牙刷、牙膏选择，龋病与牙周病预防意识与就医行为等。

调查表格设计 口腔健康调查项目确定后，应根据具体调查项目设计调查表。调查表格主要包括一般情况、临床评价指标两部分。一般情况主要包括本次调查或被检查者的基本信息，如调查的时间、调查的地点、检查者的编号以及被检查者编号、性别、出生年月、种族等。临床评价指标主要包括龋病、牙周疾病、口腔黏膜损害、氟牙症、牙列缺损缺失以及修复情况等。以世界卫生组织发布的口腔健康调查基本方法（第 5 版，2013）中设计的表格（用于儿童）为例，表格包含的内容有：一般情况、牙列状况、牙周状况、氟牙症、牙酸蚀、牙外伤、口腔黏膜损害以及需紧急干预情况。1-4 号格为世界卫生组织所留，5-10 号格填检查时间，11-14 号格填被检查者编号，15 号格填首次检查还是再次检查，16-17 号格填检查者编号，18 号格填性别，19-24 号格填出生日期，25-26 号格填年龄，27-28 号格填种族，29-30 号格填其他族性，31-32 号格填年级，33 号格填职业，34-35 号格填社区编号，36 号格填城乡，37-42 号格填其他需要填的内容，43-44 号格填口腔外部检查的情况。45-72 号格填牙列状况，73-100 号格填牙周状况，101 号格填氟牙症情况，102-

104 号格填牙酸蚀情况，105-107 号格填牙外伤情况，108-113 号格填口腔黏膜损害情况，114 号格填需紧急干预情况。调查表中除这些格子以外，还需要在表格中列出具体填写的符号和相应的标准，以便填写者按照这些标准把不同的符号填写入相应的表格。

指数和标准 根据调查的目的确定使用的指数和调查标准。常用的龋病指数有 DMFT、DMFS 等，牙周健康状况用 CPI 指数，氟牙症用迪安（Dean）指数。调查标准的确定非常重要，标准不一致可导致所收集的资料缺乏可比性，因此在调查设计中首先要根据目的确定调查标准。

冠龋诊断标准 用 CPI 探针探到牙的点隙窝沟或光滑面有明显龋洞、釉质下破坏，或可探到软化洞底或壁部。对于釉质上的白斑、着色的不平坦区、探针可插入的着色窝沟但底部不发软及中到重度氟牙症所造成的釉质上硬的凹陷，均不诊断为龋。

根龋诊断标准 用 CPI 探针在牙根面探及软的或皮革样的损害即为根龋。

牙周病流行病学诊断标准 世界卫生组织推荐使用 CPI 指数，判断牙龈出血、牙石积聚和牙周袋深度。

氟牙症诊断标准 氟牙症表现为牙列中对称出现、分布于牙面的水平纹理斑块，世界卫生组织推荐的氟牙症诊断标准为迪安（Dean）指数，以釉质表面光泽度、颜色改变程度、缺损程度和侵犯面积做依据。

调查方法 包括以下方面。

普查 指在特定时间范围内，一般为 1~2 天或 1~2 周。对特定人群中的每一个成员进行的调查或检查，又称全面调查。普查可

表　世界卫生组织儿童口腔健康评估表（2013）

一般情况　　　　　　　　　年　月　日　　　　　　　　登录号　　　　　原件/复印件　　　检查者

(1) ☐☐☐☐ (4) (5) ☐☐☐☐☐ (10) (11) ☐☐☐ (14) ☐ (15) (16) ☐☐ (17)

基础信息：　　　　　　　　　性别1=男，2=女　　　　出生日期　　　　　　　年龄

_____　☐ (18) (19) ☐☐☐☐☐☐ (24) (25) ☐☐ (26)

（姓名）

民族（27）☐☐（28）其他族群（29）　　（30）☐☐在校年限　（31）（32）职业　年级（31）☐☐（32）　职业☐（33）

社区（地理位置）（34）　　　　　　　☐☐（35）　　位置城市（1）　城郊（2）　农村（3）　（36）☐

其他数据_____（37）☐☐（38）　　其他数据_____（39）☐☐（40）

其他数据_____（41）☐☐（42）　　口外检查_____（43）☐☐（44）

牙列情况

　　　　　　55 54 53 52 51 61 62 63 64 65
　　　　　17 16 15 14 13 12 11 21 22 23 24 25 26 27

牙冠 （45）☐☐☐☐☐☐☐☐☐☐☐☐☐☐ （58）
牙冠 （59）☐☐☐☐☐☐☐☐☐☐☐☐☐☐ （72）

　　　　　　85 84 83 82 81 71 72 73 74 75
　　　　　47 46 45 44 43 42 41 31 32 33 34 35 36 37

乳牙	恒牙
情况	
A	0=健全
B	1=龋齿
C	2=已充填有龋
D	3=已充填无龋
E	4=因龋病缺失
	5=因其他原因缺失
F	6=已做窝沟封闭
G	7=固定义齿/冠、贴面、桥基牙
–	8=未萌出
–	9=不做记录

牙周情况

　　　　　　55 54 53 52 51 61 62 63 64 65
　　　　　17 16 15 14 13 12 11 21 22 23 24 25 26 27

（73）☐☐☐☐☐☐☐☐☐☐☐☐☐☐ （86）
（87）☐☐☐☐☐☐☐☐☐☐☐☐☐☐ （100）

　　　　　　85 84 83 82 81 71 72 73 74 75
　　　　　47 46 45 44 43 42 41 31 32 33 34 35 36 37

氟斑牙情况　　　　　　　　☐ （101）

0=正常　　　3=轻度
1=可疑　　　4=中度
2=非常轻微　5=严重
8=除外（牙冠、修复、"支架"）
9=不记录（未萌出牙）

牙龈出血

分数
0=无出血　　　　　9=不记录
1=存在出血情况　　X=牙缺失

牙酸蚀症
严重程度
（102）☐

0=无症状
1=釉质损伤
2=牙本质损伤
3=酸蚀影响到牙髓

牙数
（103）☐☐（104）

牙外伤
情况
（105）☐

0=无受伤迹象
1=已治疗的损伤
2=仅釉质折断
3=釉质–牙本质折断
4=折裂累及髓腔
5=外伤致缺牙
6=其他损伤
9=除外牙

牙数
（106）☐☐

口腔黏膜情况
状态　　　　　　位置
（108）☐　　　（111）☐
（109）☐　　　（112）☐
（110）☐　　　（113）☐

0=无异常
1=溃疡（阿弗他病毒性，创伤性溃疡）
2=急性坏死性溃疡性龈炎
3=念珠菌病
4=脓肿
8=其他情况
9=不记录

1=联合部
2=唇
3=沟
4=颊黏膜
5=口底
6=舌头
7=软腭和硬腭
8=牙槽嵴/牙龈
9=记录

即刻治疗需要（114）☐

0=不需要治疗
1=需要预防或常规治疗
2=需要及时处理（包括刮治）
3=由于牙和/或口腔引起的疼痛或感染需要立即（紧急）治疗
4=根据综合评估或身体状况进行医疗/牙科治疗

以有不同的目的，有的是为了早期发现并及时治疗一些疾病，如口腔癌与癌前病变的调查。有的为了了解疾病的患病状况与分布，为制订具体防治计划提供依据，或作为社区人群试点的基线资料。

抽样调查 为查明某疾病或某些疾病在某个国家或某个地区的现患情况或流行强度，大多使用抽样调查的方法。抽样的方法有：①单纯随机抽样。②系统抽样：又称间隔抽样、机械抽样。③分层抽样。④整群抽样。⑤多级抽样：又称多阶段抽样。在进行大规模调查时，常把抽样过程分为几个阶段，每个阶段可采用单纯随机抽样，也可将以上各种方法结合起来使用。中国进行的四次全国口腔健康流行病学调查就是采用这种方法，称为分层、不等比（或等比）、多阶段抽样法。

捷径调查 是世界卫生组织推荐的调查方法。其目的是为了在较短时间内了解某群体口腔健康状况，并估计在该群体中开展口腔保健工作所需的人力和物力。由于这种方法只调查有代表性的指数年龄组的人群（5、12、15、35～44、65～74岁），因此经济实用、节省时间和人力。

试点调查 又称预调查。为了在调查前初步了解被调查群体患病特点，还会进行一些试点调查。一般在开展大规模的流行病学调查以前，需要制订详细的调查计划，有关目标人群患病特点的资料对制订调查计划十分必要，这时须先进行小规模的试点调查。世界卫生组织推荐先对有代表性的1～2个年龄组的少数人群进行调查，通常选12岁组，再加另一个年龄组，以获得少量的参考资料，以便制订调查计划。

误差及预防方法 影响口腔健康调查结果真实性的因素主要有随机误差和偏倚（或偏性）。随机误差是在抽样调查过程中产生的变异，由于机遇不同所造成，不能完全避免，但可测量其大小，并能通过抽样设计和扩大样本来加以控制，可以做到减少抽样误差。偏倚则是由于某些原因造成检查结果与实际情况不符，属于系统误差，应该而且可以设法防止，现将常见的偏倚种类和控制方法介绍如下。

选择性偏倚 在调查过程中样本人群的选择不是按照抽样设计的方案进行，而是随意选择，由于调查对象的代表性很差，破坏了同质性，使调查结果与总体人群患病情况之间产生误差。如用医院病例说明社会人群患病情况，显然有误差。防止的措施就是在选择调查对象时，一定要严格按照流行病学抽样设计进行抽样。

无应答偏倚 实际就是漏查。在随机抽样时，属于样本人群中的受检者，由于主观或客观原因未能接受检查，如未接受检查的人数达到抽样人数的30%，应答率仅有70%，结果就难以用来估计总体的现患率。防止的方法是在调查前做好组织工作，对受检者做好教育宣传工作，努力改善调查方式，使受检者积极配合。

信息偏倚 在调查中虽然应答率很高，但在获得信息的过程中出现各种误差，结果产生了偏倚。主要来自3个方面：①因检查器械等造成的测量偏倚。在龋病、牙周病流行病学研究中，各指数的应用是基于临床检查。因此，检查器械不规范、现场工作条件差如光线不足等，都可造成系统误差。如检查龋病和牙周病时，按世界卫生组织要求使用CPI探针与使用临床用的5号尖探针，结果就会不同。防止的办法是按规定使用标准检查器械，并保持稳定的环境条件。②因调查对象引起的偏倚。在询问疾病的既往史和危险因素时，调查对象常常因时间久远，难以准确回忆而使回答不准确，这种偏倚称回忆偏倚；有时调查对象对询问的问题不愿意真实回答，使结果产生误差，这种偏倚称报告偏倚。如在调查个人收入情况时，常常得不到真实的回答。又如在调查口腔卫生习惯时，一些没有刷牙习惯的人有时不愿实说，而使记录不真实。防止的办法是设计中尽量提供可能的回忆目标，对一些敏感的问题采用间接询问法、对象转移法等技术以保证信息的可靠。③因检查者引起的偏倚：由于检查者的某种原因造成检查结果有误差，为检查者偏性。检查者偏性有两种：检查者之间偏性：一个调查队伍中往往有数名检查者，当他们对同一名受检者做口腔检查时，由于标准掌握不一致，导致结果有误差，为检查者之间偏性。检查者本身偏性：指一名检查者给一名患者（或健康者）做口腔检查时，前后两次检查结果不一致。防止检查者偏性的办法是：疾病的诊断标准要明确；调查前要认真培训，对于诊断标准要统一认识；调查前要做标准一致性试验。④标准一致性试验：也就是可靠度的检验，包括检查者本身可靠度检验和检查者之间可靠度检验。有多种方法可以用来评估检查者之间与检查者本身的一致性，最简单的方法是计算记分之间一致的百分比，即两名检查者对受试者检查时，给予相同记分的百分比。如果患病率低，如龋病，这种方法的可重复性差。更可靠的评估检查者之间一致性的方法为 Kappa 统计法。1997 年世界卫生组织在第 4 版口腔健康调查基本方法中正式推荐此法。具体做法是：选 15~20 名受检者，由检查者及 1 名参考检查者对受检者各做 1 次口腔检查，检查者于隔日上午再做 1 次检查，然后每个检查者的检查结果按相同牙位与参考检查者比较，观察检查者之间技术误差大小；检查者 2 次检查结果比较，观察本身诊断误差大小。

数据整理　口腔流行病学的现场调查工作结束后资料中有许多数据需要进行统计学处理和分析的整理。

核对　首先是对所有数据进行认真核对。

分组　资料核对无误后，接下来的工作就是分组。分组就是把调查资料按照一定的特性或程度进行归类。常按不同地区及不同人群的特征，如性别、年龄、城乡、种族等分组。也可按照某种疾病的患病严重程度进行分组，常见的如按患龋牙数或牙周袋深浅分组。分组是口腔流行病学调查中进行统计分析的关键一步。

计算　资料分组后，就可以清点每组中的频数。

数据统计　在对口腔流行病学资料进行统计分析之前，必须首先确定所用的一些特定的统计指标，以便能定量地、简练地描述所收集到的数据的集中趋势与离散趋势。常用的统计指标有平均数、标准差、标准误。

（冯希平）

quánguó dìyīcì kǒuqiāng jiànkāng liúxíngbìngxué diàochá

全国第一次口腔健康流行病学调查（the first national epidemiological survey of oral health）

1983 年卫生部组织的中国首次

全国性中、小学生的口腔健康调查。这是中国首次采用世界卫生组织的标准进行的口腔流行病学调查。调查涉及全国 29 个省、市、自治区、直辖市的中小学，调查对象的年龄为 7、9、12、15、17 岁，共调查人数 131340 人。调查的内容包括龋病。调查采用分层抽样的方法，全国共调查 232 个点。这次调查为中国制定 2000 年口腔健康目标提供了科学依据。但缺点是只对在校学生进行调查。

（冯希平）

quánguó dì'èrcì kǒuqiāng jiànkāng liúxíngbìngxué diàochá

全国第二次口腔健康流行病学调查（the second national epidemiological survey of oral health）

1995 年在卫生部疾病控制司领导下，全国牙病防治指导组组织并实施的口腔健康流行病学调查。调查涉及北京、上海、天津、甘肃、山东、云南、辽宁、浙江、湖北、广东及四川 11 个省市。调查对象有 5、12、15、18、35~44 及 65~74 岁年龄组的人群，共调查 140712 人。调查内容包括龋病、口腔卫生和牙周状况、氟牙症、牙列缺损缺失及修复情况及口腔健康知、信、行情况。调查方法采用世界卫生组织提供的《口腔健康调查基本方法》第 3 版。这次调查发现中国儿童龋病患病率高，并且 12 岁儿童恒牙 90% 的龋为窝沟龋。此次调查的发现推动了中国儿童应用氟化物和窝沟封闭预防龋病的试点。

（冯希平）

quánguó dìsāncì kǒuqiāng jiànkāng liúxíngbìngxué diàochá

全国第三次口腔健康流行病学调查（the third national epidemiological survey of oral health）

2005 年在卫生部控制局领导下、

全国牙病防治指导组开展的全国口腔健康流行病学调查。调查了全国除香港、澳门、台湾地区以及西藏自治区以外的 30 个省、市、自治区的抽样人群。调查年龄为 5、12、35~44 和 65~74 岁，共 93826 人。调查内容包括龋病、口腔卫生和牙周状况、口腔黏膜状况、氟牙症、牙列缺损缺失及修复状况以及口腔健康知、信、行情况。调查方法以世界卫生组织提供的《口腔健康调查基本方法》为基础，结合中国国情制订的《全国第三次口腔健康流行病学调查方案》。此次调查发现中国儿童和老年人龋病严重，农村龋病患病率有高于城市的趋势。根据此次调查的结果卫生部于 2008 年启动了中西部儿童口腔疾病综合干预项目，此项目日后发展为全国儿童口腔疾病综合干预项目。

（冯希平）

quánguó dìsìcì kǒuqiāng jiànkāng liúxíngbìngxué diàochá

全国第四次口腔健康流行病学调查（the fourth national epidemiological survey of oral health）

2015 年在国家卫生和计划生育委员会卫生公益项目的支持下，由科教司立项、疾控局指导，中华口腔医学会具体组织实施，联合中国疾病预防控制中心慢性非传染性疾病预防控制中心和全国 35 个口腔医学院校等单位开展的口腔健康流行病学调查。调查对象包括除香港、澳门、台湾地区以外的中国其他 31 个省、市和自治区的 3~5、12~15、35~44、55~64 和 65~74 岁的抽样人群，总样本量为 172425 人。调查内容包括口腔健康状况和口腔健康知、信、行情况。口腔健康状况包括龋病、口腔卫生和牙周状况、口腔黏膜状况、氟牙症和牙列缺损缺失及修复状况。调查方法采用世界卫生组织发布的《口腔健康调查基本方法》第 5 版，结合国家卫生和计划生育委员会 2015 年发布的《口腔健康调查的检查方法》。此次调查发现中国儿童患龋呈快速增长趋势，中老年人牙周健康状况较差，老年人存留牙数有所增加，居民口腔卫生服务利用率提高，口腔健康知识水平和口腔健康行为均有所改善。此次调查为制订《中国防治慢性病中长期规划 2017—2025》、开展"三减三健"专项行动提供了依据。

(冯希平)

kǒuqiāng línchuáng shìyàn

口腔临床试验 （dental clinical trial）

以人体作为观察对象，以临床为研究场所，对口腔诊断技术、口腔治疗方法和口腔预防措施的效果进行评价的研究方法。在口腔临床医疗实践中，口腔医生经常会遇到判断新技术、新药物或新方法效果的经历，而判断这些效果最常用的方法就是临床试验。临床试验以其客观、准确和高效的优点，被广泛地用于口腔诊断技术、口腔治疗方法和口腔预防措施效果的评价。

特点 ①试验设计应符合 3 个基本原则，即随机、对照和盲法。②研究对象是人，不管研究的内容是诊断技术，还是治疗方法或预防措施，所有的试验必须在人体上进行，因此需要试验对象自愿参与并有良好的依从性。③临床试验是特殊的前瞻性研究，它被人为地给予了干预，包括分组以及干预措施。④临床试验需要有一定的时间周期，因为它需要经历疾病发生的完整周期，观察不同疾病需要不同的周期。

用途 临床试验的用途广泛，几乎可以涵盖口腔医疗的各个方面，包括病因、诊断、治疗和预防多个研究领域。①临床效果观察：观察口腔诊断技术、口腔治疗方法和口腔预防措施的效果是临床试验最主要的用途。②副作用评价：临床试验可用来评价各种口腔诊断技术、口腔治疗方法和口腔预防措施的毒副作用。③致病原因研究：临床试验也常被用来进行病因研究，常用于病因论证。对试验组人群用某种危险因素实施干扰，如果试验组人群发病率高于对照组，证明这个危险因素可能就是病因。

基本分类 ①历史性对照研究：将历史上曾经做过的临床试验结果作为对照，而现在进行的临床试验只设立试验组，拿现在的试验结果与历史上的结果进行比较的方法。这种试验很难排除混杂因素对试验结果的影响。②非随机同期对照试验：虽然试验组与对照组在同一时间开始试验，但试验组与对照组人群的分配没有按照随机化的原则进行，造成一些影响结果的混杂因子在试验组与对照组的分布不均衡，可能会影响试验结果的准确性。③随机对照试验：即按照随机化的原则将试验对象分为试验组和对照组，两组对象同时开始临床试验，同时干预，同期随访，最后比较两组试验结果。由于这种方法较好地处理了两组人群之间的混杂因子，所以结果较可靠，是临床试验的常用方法。④交叉设计临床试验：试验开始时，按照随机化的原则将研究对象分为试验组和对照组，在研究的第一阶段试验组接收研究因素的干预，对照组接收对照因素的干预。第一阶段结束后，两组交换干预内容，进入第二阶段的研究。研究全部结束后，比较两个阶段试验组和对照组的结果。⑤序贯临床试验：试验前可以不设定样本大小，也不设定研究时间，但设定观察指标的有效水平和无效水平，每试验一个或一对受试者后即分析结果，一旦试验达到有效水平或无效水平时立即结束试验。这种试验适合临床患者陆续就诊的特点，可以节约样本量，但只能用于能迅速判断效果的临床试验。

结果评价 临床试验的试验结果，并不等同于试验的统计分析结果。临床试验结束后，各项指标首先要经过统计学的处理和分析，在统计学取得有意义的结果后，还需要从设计、测量和文献分析等角度进行综合评价，才能得到最后的试验结果。①设计层面评价：在设计层面，应该考虑选择的试验内容是否能够达到试验的目的，选择的研究对象是否合适，样本含量是否足够，有没有设对照组，设立的对照组是否正确，是否做了随机化分组，是否采用盲法，是否考虑了沾染和干扰因素。②测量层面评价：在测量层面，应该考虑在纳入研究对象时有没有执行明确的诊断标准，是否有统一的纳入标准和排除标准，有没有一致的干预措施，依从性如何，选择的评价指标能否客观地反映试验结果，所有受试者的结果是否都被包括在内。③文献分析层面评价：在文献分析层面，应该考虑临床试验的选题是否正确，得到的试验结果在临床实践中有没有意义，这个结果从现有科学知识的角度判断是否合理，能否得到医学知识的支持等。除了上述这些评价以外，随着循证医学的发展，试验结果还可以通过循证医学的方法进行评判。

(冯希平)

kǒuqiāng yùfáng yīxué

口腔预防医学（preventive dentistry）

纵向研究自然环境、社会环境与人工环境的致病因素对口腔健康的影响，以其本身特有的知识与技能，为特定社会与特定人群提供服务，通过有组织的社会努力，从不同的角度预防和控制口腔疾病，并为社会口腔医学研究与服务提供技术支持，维护口腔健康和提高生命质量的学科。口腔预防医学是口腔医学的重要组成部分。1981年世界卫生组织制订的口腔健康标准是"牙清洁、无龋洞、无疼痛感，牙龈颜色正常、无出血现象"。2001年世界卫生组织提出的健康口腔"8020"：即80岁老人至少应有20颗牙功能牙。

简史　中国古代有多种口腔卫生保健方法，如漱口、咽津、叩齿、用牙签剔牙、揩齿、刷牙等，这些方法一直延续发展至今。

中国口腔预防医学的发展始于20世纪中叶，50年代初预防牙医学曾作为一门课程在几所大学的牙医学系内讲授。在口腔医学迅速发展的阶段，由于受到当时苏联教学模式的影响，预防牙医学不再作为一门课程，而并入口腔内科学范畴。在50~60年代，龋病与牙周病的社会调查、龋病病因学的研究、氟化物防龋的研究及在广州、东莞相继开始的饮水氟化防龋试点项目，还有口腔医疗小分队在学校与厂矿、居民区与农村开展的普查普治与群防群治工作等有了一定的发展。1957年成立龋病、牙周病全国调查委员会，制订统一调查标准。1958年姜元川编著《牙病预防学》。70年代广州饮水氟化一度出现氟牙症而引起了学术争议。1975年卫生部等三个部联合下文

在全国推广保健牙刷，开始了防龋涂料、变异链球菌与龋病之间关系的研究，分析了中国人的龋病患病状况。1979年北京医学院口腔医学系成立了口腔预防科，全国有5所高校成立了口腔预防教研室。

20世纪80年代以来，世界卫生组织开始支持中国发展口腔保健项目。1981—1983年联合国开发署资助中国发展口腔预防项目。1981年举办了首次全国高校教师培训班，介绍了世界卫生组织的口腔健康调查方法、初级口腔卫生保健、口腔健康教育与疾病预防。1982年世界卫生组织与北京医学院口腔系口腔预防科合作，在卫生部领导下，由北京医学院口腔预防科负责指导开始采用世界卫生组织标准方法进行了全国第一次学生龋病与牙周病流行病学调查，1984年公布了调查结果；1987年第一版高等口腔医学专业教材《口腔预防医学》正式出版，口腔预防医学作为一门独立课程开始正式纳入教学课程。同年中华医学会口腔医学专业委员会口腔预防学组在天津召开了全国第一次口腔预防医学学术会议。1988年卫生部医政司批准成立了全国牙病防治指导组。1989年在北京举办了第二届世界预防牙医学大会。同年9月20日以"爱牙健齿强身"为中心主题，开始了全国爱牙日活动。

20世纪90年代以来，口腔预防医学在国内取得的主要进展是：制订了2000年中国口腔预防保健目标规划，完成了全国第二至第四次口腔健康流行病学调查与报告，连续开展了历届全国爱牙日活动并对其社会影响进行了监测与评价。1994年经国家民政部批准成立了中国牙病防治基金会，

资助了一批口腔预防应用研究项目。1996年与1997年分别成立了中华预防医学会口腔卫生保健专业委员会与中华口腔医学会口腔预防医学专业委员会。许多高等与中等院校都单独开设了口腔预防医学课程，并开始探索社会实践的途径。21世纪初，口腔预防医学在中国取得的主要进展是：新时期的卫生策略出现了重大转变，提出"健康中国"的重大战略，其中也包括了对以慢性疾病为主要特征的口腔疾病的控制和防治。自2008年起，中央财政设立了专项经费，支持中西部地区开展儿童口腔疾病综合干预试点，部分东部省份和经济发展较好的城市也安排了一些经费，用于本地区的儿童口腔疾病综合干预。2016年，中共中央、国务院发布了《"健康中国2030"规划纲要》，在《纲要》中提出全民健康生活方式行动健康口腔专项行动，到2030年基本实现以县（市、区）为单位全覆盖；明确要求"加强口腔卫生，将12岁儿童患龋率控制在25%以内（到2030年）"。"十三五规划"期间，口腔预防医学方面的主要任务包括4项：将口腔健康检查纳入常规体检；将重点人群的口腔疾病综合干预纳入慢病综合防控重大疾病防治项目；倡导健康文明的生活方式，深入推进包括健康口腔在内6个重点专项行动的全民健康生活方式行动；鼓励社会力量发展口腔保健等稀缺资源及满足多元需求的服务。

研究对象　口腔预防医学以研究人群的集体预防措施为主要对象，以研究个人预防保健方法为基本要素，通过研究，发现并掌握预防口腔疾病的发生与发展的规律，促进整个社会口腔健康

水平的提高。因此，除了口腔专业人员与卫生工作者之外，它要求政府支持、社会关注及个人积极参与，具有很强的社会实践性。狭义的口腔预防医学的研究对象和范围局限于预防和控制人群口腔疾病的发生，降低疾病的发病率，但很难消除这些疾病。但有些疾病并非属于能够通过社会行为的改变可以预防的，如先天性缺陷与畸形；有些疾病的预防，虽然涉及行为方式的改变，但可能并不涉及文化或社会习惯的深刻变化。由此可见，口腔预防医学具有社会因素方面的局限性。

口腔预防医学的研究内容：①口腔疾病流行情况：研究口腔疾病流行的基本情况、掌握口腔流行病研究的基本方法，从而对口腔疾病的认识由个体水平上升到群体水平，由生物水平上升到社会水平。②口腔卫生措施：包括研究口腔微生物与致病环境，熟悉控制牙菌斑、消除软垢和食物残渣的方法，以及掌握漱口、刷牙、邻接面牙间清洁、牙龈按摩等口腔保健方法和口腔卫生技术，从而针对性提出口腔卫生科学措施。③口腔疾病预防：研究一般性的口腔疾病预防措施和方法，可分为 3 级。①初级预防：如氟化物应用、饮食控制、窝沟封闭、保护牙髓。②二级预防（干预）：牙体外科，牙周病学，正畸学及其他领域问题的早期诊断与早期治疗。③三级预防（修复）：固定与活动修复学方面的功能恢复与康复。研究内容还包括口腔保健用品的开发及使用、特定人群的口腔保健、口腔健康促进与健康教育、口腔卫生项目管理和口腔卫生政策以及口腔保健中的感染控制等。

与邻近学科的关系 ①口腔预防医学与社会口腔医学密切相关，中国口腔医学教育体制还不能将两者分开，在教学、科研及实践中两者相互交叉、渗透。社会口腔医学侧重横向研究人群口腔健康的社会因素，即以一定范围的社区和卫生系统为对象，以口腔健康问题为中心，做出社会诊断，制订相应对策，选择相应社会干预措施，是研究大众口腔健康科学整体的本质及其发展规律的学科。②口腔预防医学与口腔微生物学、口腔生物化学、口腔分子生物学等口腔基础学科密切相关，口腔基础医学是口腔预防医学的理论基础。③口腔预防医学与口腔临床医学的各个临床学科是密切相关的。对口腔疾病开展预防性措施、方法的研究，不断采纳并应用于临床，取得了对口腔疾病防治的明显效果。如龋病若能早发现并及时预防性处理，就能获得很好的防治效果，从病因学考虑这是第一级预防，是根本性的预防。口腔临床学科如牙体牙髓病学、牙周病学、口腔老年病学、口腔外科学、口腔修复学开展的治疗，都属于口腔预防医学的二级和三级预防范畴。在医学发展的过程中，口腔预防医学与口腔临床医学的发展经历了从融为一体，到分工分明，再到整合发展的过程。

(胡德渝 李 刚)

kǒuqiāng yīliáo gǎnrǎn kòngzhì

口腔医疗感染控制（infection control of dental practice） 在口腔医疗实践中对交叉感染问题防范和管理的过程。口腔是一个有多种细菌存在的环境，口腔诊疗行为的特殊性表现在：①频繁接触最易传播疾病的血液和唾液。②频繁使用尖锐器械，容易引起意外刺伤。③使用高低速手机和超声波洁牙机过程中，产生大量有致病微生物的喷雾，造成环境污染。

口腔医疗感染传播 在口腔医疗环境中感染可在患者和工作人员之间传播，也可在患者和患者之间传播或经污染的物品传播。感染传播需通过 3 个环节，即感染源、感染途径、易感人群。

感染源 ①患者和病原体的携带者：患有传染性疾病的患者或者口腔医务人员及病原体携带者。带菌（毒）者的唾液和血液中同样存在着大量的病原微生物，但由于没有明显症状，因而难以被发现，这部分人群是口腔实践中应引起特别关注的危险人群。②污染的环境：高速涡轮手机、超声波洁牙机产生的水雾混有患者的血液和唾液，可形成气溶胶污染周围的空气和物品表面，有限的空间容易造成交叉感染。③污染的口腔器械：污染的器械如未经严格消毒灭菌又用于其他患者，可引起患者间的交叉感染。

传播途径 ①接触传播：通过接触而传播疾病。接触传播是医院感染主要且常见的传播途径。根据病原微生物离开传染源侵入机体前是否在外环境停留的特点，可将接触传播分为直接接触传播和间接接触传播。直接接触传播为感染源直接将病原微生物传播给易感宿主，直接接触血液或其他血液污染的体液（如唾液）是引起血源性传染病直接传播的主要途径。口腔医务人员反复暴露于血液与唾液，引起血源性疾病直接传播的风险较高，因此手套是口腔检查与治疗必不可少的防护用品。间接接触传播为易感者通过接触了被污染的医疗设备、器械和日常生活用品而造成的传播。最常见的是病原微生物从感染源经由医护人员污染的手传给新宿主。此外污染而未消毒的印模、模型等也可造成感染。牙椅冷光源把手以及升降开关等使用频率高、污染严重，其消毒灭菌常被忽视和遗忘，也会形成间接传染源。其他如水龙头、电器开关、抽屉把手、病历、用于记录的笔等都有可能成为传播媒介。其中危害性最大的当属消毒与灭菌不当的口腔器械设备。②飞沫传播：传染源产生带有微生物的飞沫（>5μm）在空气中移行短距离后移植到宿主的上呼吸道而导致的传播。是一种近距离（一米以内）传播。③空气传播：病原微生物经由悬浮在空气中的微粒如飞沫核（≤5μm）、菌尘来传播的方式。这种微粒能在空气中悬浮较长时间，并可随气流漂浮到较远处。

易感人群 指对某种疾病或传染病缺乏免疫力的人群。很多因素可以影响一个人对病原微生物的敏感水平，因而增加感染的危险性和严重性。

目的 控制感染不仅可以避免医护人员自身遭受疾病的侵袭，同时避免了感染给患者带来的痛苦，在医疗实践中具有重要意义，也是医疗质量控制的核心之一。为了预防和控制感染性疾病的传播，保障人体健康，中国卫生部制订了《医院感染管理办法》《消毒技术规范》《医疗卫生机构医疗废物管理办法》《医疗机构口腔诊疗器械消毒技术操作规范》等法规、准则。

口腔医疗保健中的感染与控制涉及诸多方面，除了口腔医疗环境防护、口腔医疗器械设备的消毒与灭菌、手机的消毒与灭菌，还要注意在拍摄 X 线牙片、印模及义齿出入技工室、标本收集转运等过程中的感染控制。口腔医疗机构只有建立了健全的感染管理体系、完善的感染管理制度，并严格执行，才能减少感染的传播，使医务人员和患者都能得到有效的保护。

原则 控制感染应遵循标准预防的原则。标准预防认为患者的体液、分泌物、排泄物均具有传染性，不论是否有明显的血液污染，是否接触非完整的皮肤与黏膜，接触上述物质者，必须采取预防措施以降低医务人员和患者、患者和患者之间的微生物传播的危险性。其基本特点为：①既要防止血源性疾病的传播，也要防止非血源性疾病的传播。②强调双向防护，既防止疾病从患者传至医务人员，又防止疾病从医务人员传至患者。③根据疾病的主要传播途径，采取相应的隔离措施，包括接触隔离、空气隔离和微粒隔离。

（李 刚 胡德渝）

kǒuqiāng yīliáo gǎnrǎn fánghù

口腔医疗感染防护 （infection protection of dental practice）

在口腔医疗实践中对患者、医务人员、口腔医疗环境交叉感染问题的防范和保护措施。以减少不规范的口腔医疗操作造成的医源性感染。包括口腔医疗患者防护、口腔医疗医务人员防护、口腔医疗环境防护。

口腔医疗患者防护 包括以下方面。

患者健康检查与评估 口腔医生主要通过对患者检查与询问来采集病史，了解和评估患者的健康状态，初步判断患者是否患有或者怀疑患有传染性疾病，以采取相应的预防措施。患者有责任向医生提供其最新、最全面的健康信息与既往病史。患者的检查包括采集完整的病史、社会史和口腔软组织检查。采集病史主要是通过问卷调查与口头询问方式，让患者明白问题并做出适当回答，力求准确可靠。采集病史包括过去史和现病史等。主要了解患者的感染疾病史，是否感染艾滋病、乙肝、丙肝等传染性疾病。特别注意可能提示 HIV 感染的特征，如不明原因的高热、盗汗、体重减轻、不易治愈的感染、软组织损害、不能解释的淋巴结病、长期慢性腹泻等症状。鉴别是否为感染性疾病的高危人群，如同性恋的男性、静脉毒品注射者、感染 HIV 母亲的子女、与感染者接触的异性等。对感染性疾病的早期口腔表征进行识别，并对病毒携带者做出诊断，必要时进行额外检查。

注意事项 ①注意保护患者的隐私。对于一些敏感问题的询问，要注意场合和方式。患者的信息只能提供给需要信息的治疗人员，没有患者的同意不能披露给第三方。②口腔医生不能歧视患有传染性疾病的患者，拒绝给他们提供治疗是不道德的。③医护人员有责任采用感染控制措施防止感染传播，在自己不被感染又不将感染传播给其他患者的前提下进行治疗。

防护措施 ①治疗前患者就诊前最好先自行刷牙，在治疗前先用漱口水漱口，以降低患者口腔中的菌群数量和减少食物残渣。有条件时患者应先接受洁牙。②治疗中为患者提供眼罩和胸巾，保护患者，避免飞溅物溅到眼睛或胸前，指导患者正确使用胸巾，不乱吐唾液。配戴义齿者，摘下的义齿须放置于义齿杯里。患者双手不可触摸任何器械和装置。不可触摸拔除的牙，不可将拔除的牙带出诊室。牙科助手利用强吸吸走患者口腔内的唾液、血液和颗粒碎片，用弱吸协助吸走水分，尽量避免患者吐唾液，这样可以大大减少细菌扩散的数量，减少飞沫扩散引起的交叉感染。尽可能使用橡皮防水障。橡皮防水障能将治疗牙与其余牙隔开，还能阻止器械或治疗中使用的药剂进入口腔或咽喉，不仅可减少唾液和血液污染的气雾，还可防止对口腔黏膜及其他软组织的创伤。③治疗后用三用枪冲洗患者口腔，用强弱吸唾器吸走水分，丢弃使用过的胸巾，弹尽患者身上的颗粒碎片，避免患者将污染物带出诊室。拔牙后伤口的止血纱布，通常在患者离开前由医生取出。如果需要咬止血纱布离开诊室，则需嘱咐患者不可乱吐乱扔，应该用纸巾或塑料袋包裹止血纱布置于垃圾筒内，避免对社区造成污染。

口腔医务人员防护 包括以下方面。

树立职业安全防护的意识 口腔医务人员应提高对感染控制的认识，进行全面的感染控制培训，了解感染控制的条例和措施，遵循职业防护制度。通过学习和培训口腔医务人员应能做到：①能评估感染传播的风险及可能的后果，认识到哪些地方容易造成对感染物的暴露，知道怎样避免或尽可能减少患者、自身或其他人感染的风险。②应掌握医院感染"标准预防"的基本原则和具体措施，并能根据情况在必要时采取适当的隔离措施。③医务人员发生职业暴露时应进行登记、报告、追踪及采取相应的处理措施等。

接种疫苗 口腔医务人员由于职业的特点，在特定的环境中，

手直接接触患者的唾液、血液及分泌物，很容易感染结核、乙肝、丙肝等疾病，所以所有结核菌素试验阴性及乙肝血清学指标阴性的口腔医务人员都应该进行疫苗接种。女性医务工作者应特别注意预防风疹病毒的感染，要接种风疹病毒疫苗，以预防受孕后胎儿致畸和流产。一旦发现医务人员为传染病病毒携带者，应停止工作，彻底治疗后才能返回临床工作。

使用个人防护用品 个人防护用品是医务人员为预防和控制感染所穿戴的自我保护用品，是控制感染最基本的要求。常用的个人防护用品包括手套、口罩、面罩、防护眼镜、工作服和工作帽等。

采用手卫生措施 医务人员在医疗过程中，手部会沾染各种病原微生物，但由于手部生理结构无法进行灭菌处理（不能进行压力蒸汽灭菌、辐照、熏蒸），而长期使用化学消毒剂对皮肤有损伤，因此，只有经常洗手，将手部污染降低到最低水平，才能更好地控制感染的发生。手卫生是医务人员洗手、卫生手消毒和外科手消毒的总称。手卫生是预防和控制医院感染、保障患者和医务人员安全最重要、最简单、最经济的措施。手卫生的首选方式取决于医疗程序的类型、污染的程度及对皮肤抗菌效果持续性的预期要求。对常规的牙科检查和非手术性操作而言，用一般的肥皂或抗菌肥皂洗手和卫生手消毒都是可以的，在手部有血液或其他体液等肉眼可见的污染时应用肥皂（皂液）和流动水洗手，在手部没有肉眼可见污染时可使用速干手消毒剂消毒双手。外科手术术前则必须进行外科手消毒。

安全使用尖锐器械 尖锐器械指任何可引起刺入性损害的物体。口腔中常用的尖锐器械包括冲洗针头、注射针头、缝合针、外科解剖刀片、根管治疗的扩大针、探针、慢速车针、金属成形片、注射用的玻璃麻醉药及其他玻璃制品、矫正用的各种钢丝、挖器、牙周刮治器等。尖锐器械使用的原则是小心防范，避免伤害。如传递探针、镊子时，避免锐端朝向接受者；用后的车针应立即从手机上取下，仍需继续使用的车针头应该保持向下向内状态；尖锐器械不可以由护士"手对手式传递"给医生，而是由护士准备好后放置在综合治疗台支架桌上，由医生自己取用；用后的针头及尖锐物品应弃于耐刺的硬壳锐器盒内，且该容器应放置在治疗区附近。当尖锐器械伤害发生时，受害者须保持冷静，如果尖锐器械与患者有关，要先留下患者，然后按照尖锐器械伤害的急救与处理进行：①用肥皂液和流动水清洗污染的皮肤，用生理盐水冲洗污染的黏膜。②受伤部位的伤口冲洗后，用消毒液进行消毒，并包扎伤口；被暴露的黏膜，反复用生理盐水冲洗干净。③发生职业暴露后，立即报告医院感染管理科，填写职业暴露以便进行调查、监控、随访。④高风险时采用药物预防，如被 HBV 阳性患者血液、体液污染的锐器损伤，应在 24 小时内注射高价乙肝免疫球蛋白，同时进行血液乙肝标志物检查，阴性者皮下注射乙肝疫苗 $10\mu g$、$5\mu g$、$5\mu g$（按 0、1、6 月间隔）。

口腔医疗环境防护 包括以下方面。

环境分区 口腔医疗环境应当将口腔诊疗区域和口腔器械处

理区域分开，不同区域布局合理，能够满足诊疗工作和口腔器械清洗、消毒灭菌工作的基本需要。口腔环境区域可划分为清洁区域、污染区域和器械处理区。①清洁区域：是治疗室内仅用干净的手或物品触碰的地方或设备的表面及材料等。如容器内的材料、X线片、患者的病历、牙医助手的工作台、材料瓶、医护人员的洗手池等。清洁区域必须小心保护，在治疗过程中，避免脏手套、气雾和飞溅物污染清洁区域。使用过的手套不能接触这些区域的物品，如果不小心碰到须立即清洁消毒或治疗完成后清洁、消毒。清洁区域在患者轮换之间不必消毒，但应每天进行清洁和消毒。②污染区域：是治疗中一定或可能受到污染的设备、器械及工作台暴露面。从空间上划分是以治疗中的患者头部为中心，以处于工作位的牙科医生或牙医助手的背部为半径的范围。主要包括综合治疗台的支架桌、痰盂、吸唾系统、手机头、灯光手柄和开关等。这些区域表面应覆盖一次性保护物品，若没有覆盖，则应在每位患者结束治疗后按中等水平消毒。覆盖表面的保护物也应在每位患者完成治疗后更换。治疗中所有进入污染区域的材料或器械即使未使用过也不可再用，材料必须丢弃，器械必须消毒灭菌后再使用。同时保持该区域有良好的通风以降低因气溶胶而引起的空气污染。③器械处理区：应相对独立，可设在诊室周围，方便器械的传递。区域内按照工作要求分为回收清洗区、保养包装区、灭菌区、物品存放区。回收清洗区为污染区，承担器械回收、分类、清洗、除锈、干燥等功能。保养包装区承担器械保养、检查、包装等功能。灭菌区摆放灭菌设备，承担灭菌功能。物品存放区存放消毒、灭菌后的物品。各区之间应标志明确，有实际屏障，人流、物流由污到洁，单向循环，不得逆流或交叉穿梭。

屏障防护技术　治疗过程中所有可能接触到的设备或物体表面须使用屏障防护技术覆盖，或者治疗完成后清洁、消毒。屏障防护技术是一种物理性的防护技术，采用一次性的塑料纸或透明的塑料套管覆盖治疗室经常接触且难以清洁和消毒的部位，以减少工作区域表面的污染。每位患者更换一次。这些部位主要有治疗台台面、牙椅控制板、柜子或抽屉把手、头顶灯的手柄、综合治疗台的把手、光固化机身和机头、三用枪工作头、牙椅的头靠、牙椅上所有操作装备的连接皮管等。采用屏障保护技术的优点在于完成一位患者的治疗后，只要丢弃这些屏障，被覆盖的部分不需要进行清洁、消毒（除非有破损），治疗区域其他暴露部分及缺损部位在治疗两位患者之间必须清洁。这样既保持了物体表面的清洁又节省了时间。

环境消毒　①空气消毒：为了减少口腔诊室的细菌污染，应注意诊室内的空气通风净化，在气候条件允许时，应尽量打开门窗通风换气。安装空气过滤器或空气净化装置。扫地时采用湿式清扫，减少灰尘飞扬。臭氧消毒：要求达到臭氧浓度 $\geqslant 20mg/m^3$，在相对湿度 $\geqslant 70\%$ 条件下，消毒时间 $\geqslant 30$ 分钟。紫外线消毒：选用产生较高浓度臭氧的紫外线等，以利用紫外线和臭氧的协同作用。紫外灯照射时间应大于 30 分钟。化学消毒剂或中草药消毒剂进行喷雾或熏蒸消毒：常用的化学消毒剂有 0.5%~1.0% 的过氧乙酸水溶液熏蒸，或过氧化氢喷雾。在使用中注意所有消毒剂必须在有效期内，消毒时室内不能有人，甲醛因有致癌作用不能用于室内消毒。②地面消毒：当地面没有明显污染情况下，通常采用湿式清扫，可用清水、2%~5%来苏尔溶液或 0.2%漂白粉溶液进行扫除，每天 1~2 次清除地面的污秽和部分微生物。当地面受到病原微生物污染时，通常采用含有效氯 500mg/L 的消毒液或 0.2%过氧乙酸溶液拖地或喷洒地面。③墙面消毒：医院墙面在一般情况下污染程度轻于地面，通常不需进行常规消毒。当受到病原微生物污染时，可采用化学消毒剂喷雾或擦洗，墙面消毒高度一般为 2~2.5m 高即可。对细菌繁殖体、肝炎病毒、芽胞污染者，分别用含有效氯 250 ~ 500mg/L、2000mg/L 与 2000 ~ 3000mg/L 的消毒剂溶液喷雾和擦洗处理，有较好的杀灭效果。④其他表面消毒：包括病历夹、门把手、水龙头、门窗、洗手池、卫生间、便池等物体表面，这些地方容易受到污染。通常情况下，每天用洁净水擦抹刷洗处理，保持清洁。

（李　刚　韩　冰）

kǒuqiāng yīliáo qìxiè xiāodú yǔ mièjūn

口腔医疗器械消毒与灭菌

（disinfection and sterilization of dental equipment）　在口腔医疗实践中对口腔医疗器械的消毒与灭菌可以减少治疗过程中病原体传播。口腔医疗器械种类繁多，这些器械在使用过程中被患者的唾液、血液、体液所污染，特别是高速涡轮手机内部管腔精细、结构复杂，是残留细菌、病毒的栖息所，如果消毒措施不彻底，细菌和病毒可通过器械传播，导致患者与患者之间的交叉感染。国家卫生部要求口腔诊疗器械的消毒工作必须严格遵循《口腔诊疗器械消毒灭菌技术规范》。所有口腔医护人员应尽可能使用一次性器械，即用即弃，一次性器械不能消毒后使用。再使用的器械设备必须经过处理后才能用于下一位患者。口腔诊疗器械处理操作流程包括回收、清洗、干燥、检查与保养、消毒或灭菌、贮存。清洗是消毒或灭菌前必须进行的步骤，灭菌可包括消毒，消毒不能代替灭菌。掌握这三个方法是控制感染的关键。

口腔医疗器械分类　口腔器械按照在使用时可能造成的危险程度分为高度危险器械、中度危险器械、低度危险器械三个级别（表），指导消毒室对不同器械选择消毒、灭菌和保存应达到的水平，从而既能最大限度地杀灭病原微生物，控制感染，又避免了人力物力的浪费和不必要的器械损耗。①高度危险器械指接触患者口腔伤口、血液、破损黏膜或进入口腔无菌组织或穿破口腔软组织进入骨组织或牙内部的各类口腔器械。②中度危险器械指仅接触完整的黏膜或破损的皮肤，而不进入无菌组织、器官的口腔器械。③低度危险器械指不接触患者口腔或间接接触患者口腔，参与口腔诊疗服务，虽有微生物污染，但在一般情况下无害，只有受到一定量的病原微生物污染时才造成危害的口腔器械。

口腔医疗器械清洗　清洗指清除物品上的污垢。口腔小器械结构复杂，在使用过程中既存在有机物（血液、牙屑）污染，也残留无机物（氧化锌、棉花、根管充填糊剂等）污染。清洗包括去除有机或无机的污染物，可通过使用表面活性剂、洗涤剂和水进行洗涤，或通过使用化学药剂的自动化过程（如超声清洗器或清洗消毒器）来完成。如果不能马上进行清洗，应将器械浸泡于装有洗涤剂、消毒剂或者活性酶清洁剂的容器中保湿，以避免污物干燥在器械表面而不利于清洗。清洗必须在消毒与灭菌前完成，肮脏的器械是不可能被消毒更不可能被灭菌。清洗的方法有手工清洗、清洗机清洗、超声波清洗。

手工清洗　对于无机器清洗的设备或一些复杂物品如各种内镜、导管等必须手工清洗。清洗人员须注意自身保护：戴厚的橡胶手套，戴面罩以保护眼、鼻、口黏膜，穿防水衣服或穿围裙和袖套，头套完全遮盖头发。将器械置于流动水下冲洗，清洗时水温宜为 15～30℃。去除干燥的污渍应先用酶清洁剂浸泡，再刷洗。刷洗应在水面下进行，以防止产生气溶胶。管腔器械用压力水枪冲洗，可拆卸部分应拆开后清洗。

清洗机清洗　有全自动、半自动清洗器和专用设备清洗器。

表　口腔器械危险程度分类与消毒、灭菌、存储要求

危险级别	口腔器械分类	消毒灭菌水平	储存要求
高度危险器械	拔牙器械：拔牙钳、牙挺、牙龈分离器、牙根分离器、凿、口腔颌面外科车针 牙周治疗器械：牙洁治器、刮治器、超声工作尖 根管治疗器械：根管扩大器、各类根管锉、各类根管扩孔钻、根管充填器等 口腔种植牙用手术器械 其他器械：牙科手机、牙科车针、钻针、排龈器、加压器、刮匙、挖匙、电刀头、牙探针（牙周探针）等	灭菌	保持包装及标签完好无损，储存于无菌状态；如有破损或已打开未使用或超过使用期限，须进行重新包装与灭菌处理才能再使用
中度危险器械	检查器械：口镜、镊子、器械盘等 正畸用器械：正畸钳、带环推子、取带环钳子、全冠剪等 修复用器械：去冠器、拆冠钳、印模托盘、垂直距离测量尺等 各类充填器：银汞合金输送器 其他器械：手机、卡局式注射器、压光器、用于舌、唇、颊的牵引器、三用枪头、成形器、开口器、金属反光板、拉钩、挂钩、橡皮障夹、橡皮障夹钳等	灭菌或高水平消毒	用带盖的容器盛装放于清洁区域，并定期对容器进行消毒
低度危险器械	调刀：模型雕刻刀、钢调刀、蜡刀等 其他：全景X线摄影机、橡皮调拌碗、橡皮障架、打孔器、牙锤、卡尺、抛光布轮、技工钳等	中低度水平消毒	保持清洁、干燥

步骤一般包括冷水清洗、洗涤剂清洗、漂洗、热水消毒（水温为 80~90℃，至少可达中等水平消毒）和干燥过程。

超声波清洗　结构复杂、缝隙多的器械应当采用超声波清洗。超声波主要是用于去除医疗器械内小的碎屑，为此超声清洗前须先初步清洗以除去大的污物。超声清洗时间宜为 3~5 分钟，可根据器械污染情况适当延长清洗时间，不宜超过 10 分钟。在使用前应让机器运转 5~10 分钟以排除溶解的空气，机器内加酶可提高超声清洗的效率。

清洗完成后应用水冲洗，去除化学试剂或表面活性剂。清洗后的器械应擦干或采用机械设备烘干。根据器械的材质选择适宜的干燥温度。金属类干燥温度为 70~90℃，塑料类干燥温度为 65~75℃。没有干燥设备的或不耐热的器械可使用消毒的低纤维擦布进行干燥处理。

口腔医疗器械消毒　消毒指清除或杀灭物品上的病原微生物，使之达到无害化的处理。消毒方法根据消毒水平分为 3 种。①高效消毒方法：可以杀灭一切病原微生物的消毒方法。高效消毒剂应能杀灭一切细菌繁殖体（包括结核分枝杆菌和致病性芽胞菌）、病毒、真菌及其孢子等，对细菌芽胞也有一定的杀灭作用。属于此类的化学消毒剂包括含氯消毒剂、臭氧、二氧化氯、甲基乙内酰脲类化合物以及一些复配的消毒剂等。物理消毒法包括紫外线照射。②中效消毒方法：可杀灭和去除细菌芽胞以外的各种病原微生物的消毒方法，包括超声波消毒，用碘类消毒剂（碘伏、碘酊、洗必泰碘等）、醇类、酚类消毒剂等化学消毒法。③低效消毒方法：只能杀灭细菌繁殖体、亲脂病毒的化学消毒法和通风散气、冲洗等机械除菌法。低效消毒剂有单链季铵盐类消毒剂（新洁尔灭等）、双胍类消毒剂如氯己定，中草药消毒剂和汞、银、铜等金属离子消毒剂等。

消毒根据消毒原理分为物理消毒法、化学消毒法、综合消毒法。①物理消毒法利用物理因素清除或杀灭病原微生物，常用方法包括热力消毒（含干热或热加水）、辐射消毒、超声波消毒和微波消毒等。②化学消毒法利用化学消毒剂擦拭、浸泡、熏蒸器械设备，使之达到无害。注意器械不可浸泡于化学消毒液中过夜。化学消毒法仅用于消毒那些不能承受高温高压的器械设备或义齿材料。目前使用的化学消毒剂为氢氧化钠类溶液。③全自动热清洗/消毒机是一种综合消毒法，是集物理消毒（高温 90℃ 以上）、化学消毒、冲洗、干燥于一体的双门全自动化消毒机。

口腔医疗器械灭菌　灭菌指杀灭物品上的一切致病和非致病微生物，包括芽胞，使之达到无菌程度。经过灭菌的物品称为无菌物品。牙科常用灭菌法包括压力蒸汽灭菌、干热消毒灭菌、环氧乙烷气体灭菌、氧化乙烯灭菌系统、低温过氧化氢等离子灭菌系统。其中先进行抽真空的压力蒸汽灭菌法是口腔领域首选和最有效的灭菌方法。

包装　指器械在灭菌前进行打包封装。包装器械的目的是便于无菌储存，即给灭菌后的器械设备提供有效的屏障保护，保护其在一定期限内（标注的有效期）维持系统内部无菌环境。包装袋或包装纸具备正常压力下空气无法穿过，但在足够的正压或负压下空气及蒸汽能穿透，有不吸潮、易干燥的特点。成功的包装应该是封口严密且使用时容易打开。不可使用封闭式的金属盒装载器械灭菌，这样会引起消毒灭菌不全甚至失败。封包注意事项：①包外应设有灭菌化学指示物，并标有灭菌器编号、灭菌批次、灭菌日期及失效期。②口腔门诊手术包内应放置包内指示物。③纸塑袋、纸袋等密封包装其密封宽度 ≥6mm，包内器械距包装袋封口处 ≥2.5cm。④医用塑封机在每日使用前检查参数的准确性和封闭完好性。

灭菌　①预真空高温高压灭菌法：利用机械抽真空的方法，使灭菌柜室内形成负压，蒸汽迅速穿透到物品内部进行灭菌。蒸汽压力达 205.8kPa（2.1kg/cm²），温度达 132℃ 或以上开始灭菌，到达灭菌时间后，抽真空使灭菌物品迅速干燥。国际上把预真空高压蒸汽灭菌器分为 3 个等级，即 N 级：灭菌前没有抽真空；S 级：灭菌前抽 1 次真空；B 级：灭菌前抽 3 次真空。在灭菌前进行抽三次预真空可确保手机轴承的空隙及管道内的空气完全抽出，热空气方能进入其管道，从而杀灭管道内回吸的病原微生物。②干热灭菌法：适用于耐高温的诊疗用品如油脂、粉末和金属、玻璃等制品的消毒和灭菌。未包装器械在 160~170℃ 灭菌需 1 小时，包装的器械则需更长时间，故不适合于频繁的口腔临床周转。现出现一种迅速干热的装置可直接将温度上升到 190℃，在此温度大多数金属器械不会损坏，该设备灭菌需 6 分钟，包扎物品需 12 分钟，但其容量较小。

灭菌效果的监测　各种因素如装载、包扎、温度、暴露时间等都影响灭菌的效果。应当对口腔诊疗器械消毒与灭菌的效果进行监测，确保消毒、灭菌合格。灭菌效果监测常采用工艺监测、化学监测和生物监测三种方法。①工艺监测：又称程序监测。包括灭菌物品洗涤、包装质量合格，灭菌物品放置及灭菌器的使用方法合格；灭菌器的仪表运行正常，灭菌器的运行程序正常。此法能迅速指出灭菌器的故障，但不能确定待灭菌物品是否达到灭菌要求。此法作为常规监测方法，每次灭菌都应进行。②化学指示监测：按厂家的推荐使用管或条做监测，利用化学指示剂在一定温度与作用时间条件下受热变色或变形的特点，以判断是否达到灭菌所需参数。指示剂可指示温度的改变，高级指示剂对温度和时间两者都能显示。③生物指示监测：利用耐热的非致病性细菌芽胞做指示菌，确定芽胞的实际杀菌情况和灭菌过程，以测定热力灭菌的效果。

（李　刚）

shǒujī xiāodú yǔ mièjūn

手机消毒与灭菌（disinfection and sterilization of dental handpiece）

在口腔医疗实践中对手机的消毒与灭菌，可以减少治疗过程中病原微生物传播。手机种类较多，根据转速和结构可分为高速手机和低速手机。

手机污染途径　手机在使用中可通过以下3条途径造成污染：①手机在口内操作过程中接触患者的唾液、血液、碎屑造成的表面污染。②手机高速旋转切割时产生的带有病原微生物的气雾和飞沫进入空气造成的空气污染。③手机高速涡轮停止转动瞬间形成的负压可将患者口腔中的病原微生物回吸至手机内部并经接头进入综合治疗台水气管道系统造成污染。

手机灭菌方法　手机内部轴承管道结构精细，内表面无法进入清洁。这些特点决定了手机清洁消毒的特殊性。同时高品质的手机价格昂贵，如何养护手机，延长其使用寿命也很重要。因此，化学消毒、微波消毒、紫外线消毒等方法仅适用于手机表面的消毒灭菌，而不能杀灭手机内部的病原微生物。化学消毒法还存在着对人体的刺激和手机部件的腐蚀性等问题。因此，预真空高温高压灭菌法是对牙科手机最有效的灭菌方法。

手机灭菌常规程序　包括清洗消毒、养护注油、打包封口、预真空压力蒸汽灭菌及灭菌效果监测。在清洗手机时，可用清水和75%酒精清洗手机外表，用自动加热清洗机或超声波清洗机清洗手机内部。手机的养护保养可以延长手机的使用寿命，注油是养护手机的最佳方式。

（李　刚）

kǒuqiāng yīliáo fèiwù

口腔医疗废物（dental waste）

口腔医疗机构在口腔医疗、预防、保健及其他相关活动中产生的具有直接或者间接感染性、毒性及其他危害性的废弃物质。口腔医疗废物中可能含有大量病原微生物和有害化学物质，甚至会有损伤性物质，因此口腔医疗废物是可能引起疾病传播或相关公共卫生问题的重要危险性因素。随着口腔专科门诊医疗设备的不断更新，新的诊疗操作技术不断应用于疾病诊疗中，伴随而来的医疗废物日益增多，引起医务人员乃至社会人群的关注。如何对废物进行管理，成为口腔医疗感染控制不容忽视的一项工作内容。

为了减少牙科医源性感染，对口镜、注射器、针头和手套等逐步使用一次性器材，有关口腔诊所垃圾的分类回收、无害化处理和合理利用等，已经不是一个单纯的技术问题，而是口腔医疗行业必须解决的伦理和道德问题。口腔诊所垃圾的分类回收和处理的设备、方法是口腔诊所环境建设的一部分。

为了加强医疗废物的安全管理，防止疾病传播，保护环境，保障人体健康，卫生部于2004年公布了《医疗废物管理条例》和《医疗卫生机构医疗废物管理办法》。

危害　众多口腔诊所对医疗废物的危害性并没有引起足够的重视，对其处理投入很少，将医疗废物随意排放和处理。

口腔医疗废物包括在口腔医学临床全过程中接触了患者的唾液、血液、组织器官等污染性垃圾，如使用过的棉球、纱布、医用废水、一次性医疗器具、印模材料、模型材料、蜡、汞、镉、镍等有害元素及术后废物、过期的药品等。由于其具有全空间污染、急性传染和潜伏性污染等特征，其病毒、细菌及其他危险因素的危害性远远高于普通生活垃圾，如果处理不当，将造成严重的环境污染，并很可能造成传染病流行、金属中毒等。

种类　包括以下3种。

感染性医疗废物　口腔医用废物具有传播疾病的危害。数量众多的污染的各种敷料，如棉条、棉球、棉签、小纱布、小毛巾、牙胶、小纸捻等，均染有血液、唾液，成为医用废弃敷料交叉感染的途径之一。

非感染性医疗废物　诊治口腔疾病所使用的各种重金属类，

如汞、砷、铅等特殊废物；放射科废弃的冲洗 X 线胶片液；病理科废弃的各种病理组织切片标本；检验科废弃的各种血液标本、病原体培养液标本、废血清、废标本、采血用品等；修复科、正畸科废弃的技工印模材料、石膏模型、石英砂等；药剂科废弃的挥发性、蒸发性化学药剂；洗衣房洗涤排放的污水；手术室、供应室洗涤器械的污水及残余物；各科室废弃的损伤性刀片、缝合针、扩大针、光滑针、金属成形片、金属车针、拔髓针等，均会产生物理、化学或放射污染，对医务人员身体健康及环境带来不同程度的危害。

一次性医疗用品废物 一次性无菌医疗器具的推广使用，对预防口腔疾病传播起到了预防作用，受到患者、医护人员的欢迎。但医用塑料废物，如一次性治疗盘、口镜、镊子、探针、漱口杯、手套、胸巾、印模、托盘、注射器、针头等，可成为最直接的污染源，成为血液性疾病传播的传染源。

处理措施 ①建立有效的组织系统。②制订切实可行的管理制度，如废物焚化工作制度、垃圾站管理制度等。③加强宣传教育力度，自觉执行分类、运送、处理废物的操作程序。④严格废物的分类和标志，如医疗废物放入黄色塑料袋、传染性废物用红色塑料袋、普通垃圾放入黑色塑料袋等。⑤加大资金投入，完善基本卫生设施建设，规范收集、规范消毒、规范运送、无害化处理等措施。

（李 刚）

qǔbìng yùfáng

龋病预防（caries prevention）　龋病是在以细菌为主的多种因素影响下，牙体硬组织发生慢性进行性破坏的疾病。龋病预防应从多因素预防着手，了解其危险因素、预测其易感因素、早期诊断龋病、多途径防龋。

（胡德渝）

qǔbìng wēixiǎn yīnsù

龋病危险因素（caries risk factor）　可能会发生龋病的潜在因素。也称龋病易感因素或有害因素。龋病是滞留于牙菌斑内的嗜糖致龋菌利用碳水化合物连续代谢而产生酸，促使牙脱矿，造成牙体硬组织的腐蚀性损害。因此，龋病是宿主、细菌、食物及时间多因素长期反复同时作用的结果。

细菌因素 公认的致龋菌有变异链球菌群、乳酸杆菌及放线菌。这些致龋细菌通过黏附、产酸和耐酸发挥作用，导致龋的形成。①变异链球菌群：链球菌属在口腔内有 4 个固有口腔链球菌群，变异链球菌群是其中之一可致龋病的菌群，属口腔正常菌群。该菌群于婴儿出生后 19～31 个月（平均 26 个月），正是乳牙萌出及乳牙列形成时期在口腔内定植，这个时期变异链球菌定植称为窗口感染。该菌群具有多种致龋毒性物质，可致各牙面龋。②乳酸杆菌：属人体正常菌群，存在于肠道、阴道及口腔内，为革兰阳性杆菌。致龋作用表现产酸快及量大，可在 pH3.8 环境继续生长代谢。附着作用差，常与变异链球菌协同，起到促进龋发展的作用。③放线菌：属口腔正常菌群，为革兰阳性杆菌，呈多形性。能分解碳水化合物产酸，耐酸生长，可合成杂多糖。可致邻面及根面龋，常与变异链球菌、乳酸杆菌协调作用。④非变异链球菌：变异链球菌以外其他产酸的口腔链球菌有致龋作用。

宿主因素 ①牙：龋在牙体容易发生的部位，主要是釉质钙化不完善及牙菌斑滞留的部位。由于牙体自然生长发育、病理发育及医源性原因造成的牙菌斑滞留区，都可以是龋病发生的易感条件。②唾液：唾液调节口腔微生态环境平衡，有物理清洁、抗附着、抑菌及缓冲等多种功能，任何造成唾液分泌障碍的原因都可以成为龋病的易感条件。③行为和生活方式：由于人类的进化、社会的发展，现代社会的人咀嚼器官退化，再加上饮食丰富及细化，增加了口腔微生物的直接利用概率，则口腔与机体的生态平衡容易被打破，促使龋病发生率上升。当前从不同社会及国家的龋病发生率上升及下降的趋势看，对龋病防治重视的国家，龋病发生率明显下降，反之上升，则充分说明有效实施防治措施，才能使龋病减少。

食物因素 致龋食物主要指碳水化合物类食物，滞留在口腔内，容易被致病菌代谢产酸并合成细胞外多糖。含碳水化合物的致龋食物，包括食品调味剂中的蔗糖、葡萄糖及淀粉成分的主食，这些食物都可使致龋菌代谢产酸，pH 值下降，特别是蔗糖，使致龋菌数量及毒性产物明显增加。具体危险因素阐述如下：在生活中，饮食中甜食多或甜食加餐次数多，则糖在口腔内存留时间过长，牙菌斑致龋菌连续代谢产酸，pH 值下降，使酸性产物在牙菌斑内长时间滞留，超出唾液的缓冲调节能力，从而增加了牙面脱矿的有利条件；饮用过多的酸性饮料，致使龋进一步受到酸的侵蚀，在此基础上，很容易加重牙面的龋坏过程；幼儿在睡前经常加饮含糖牛奶及其他营养品，成人也时常睡前加餐，特别是甜食，加餐后如果经常忽略口腔卫生，形成发生龋的危险条件，原因是在夜间睡眠时间，咀嚼活动停止，唾液分泌及口腔自洁能力降低，有利口腔微生物大量繁殖，如果食品含糖量多，更有利于致龋菌繁殖，产生致龋毒性作用。

（胡德渝）

qǔbìng yìgǎn yīnsù yùcè

龋病易感因素预测（prediction of caries susceptible factors） 龋的预测对发现易感人群，提高预防效率具有重要的意义。这些因素依次为患龋经历、致龋微生物、唾液缓冲能力，还有全身健康和社会行为等影响因素。尽管使用单一预测指标能够在一定程度上预测乳恒牙龋的发生，但是更多的研究还是使用了多个预测指标的联合应用。由于龋是多因素疾病，因此无论是用于个体还是人群，多变量预测比单因素更适合预测。

患龋经历 儿童既往的患龋经历可以作为乳牙或恒牙未来患龋情况的预测指标。在学龄前儿童中，乳上前牙龋的出现增加了后牙患龋的可能，所以，乳上前牙早期出现龋损可以预测该儿童乳后牙易患龋。乳牙与恒牙的患龋密切相关，曾患乳牙龋的儿童患恒牙龋的可能性是无乳牙龋儿童的 3 倍，可以通过乳磨牙龋预测恒牙龋，其可作为预测恒牙龋危险性的一个指标。临床及预防工作中，对乳牙多发龋的儿童应加强治疗及恒牙龋的预防。

致龋微生物 变异链球菌群和乳酸杆菌属与龋发病和进展之间的关系已经明确。同样，致龋微生物作为龋发生的预测指标也得到了普遍的认可。唾液变异链球菌水平是低龄儿童龋的预测指标，常用的如 Dentocult SM 试验；乳酸杆菌数量与患龋程度和龋活跃度有关，可以用乳酸杆菌数量预测儿童龋易感性。使用变异链球菌和乳酸杆菌的数量作为预测指标，还可以用于有患龋危险的人群，并且在某种程度上预测患龋低危比患龋高危的结果更为敏感。而牙科态度和行为习惯则可以预测变异链球菌的数量。

牙菌斑微生物第一恒磨牙窝沟牙菌斑总菌计数值、在酸性条件下的产乳酸能力以及全口光滑面集合牙菌斑中耐酸菌数量是比乳牙既往龋经历更具显著性的危险性指标。大规模普查筛选龋高危儿童时可以选用检测牙菌斑和乳牙患龋情况两项指标来进行预测。

唾液 ①唾液缓冲能力：唾液缓冲系统可调整口腔环境 pH 值，中和致龋菌所产的酸。它们与无机物钙、磷、氟一起，在脱矿-再矿化平衡中发挥着重要的作用。缓冲力基于若干个唾液缓冲系统，如磷酸盐系统、碳酸盐系统、碳酸氢盐系统。磷酸盐系统是非刺激性唾液中最重要的缓冲系统，而刺激性唾液中最重要的缓冲系统是碳酸盐系统。唾液的缓冲能力越强，最终 pH 值下降越少。可将缓冲能力分为高、中、低三类，标准是 pH5～7、pH4～5 和 pH<4，分别代表龋危险性低、中和高。②唾液流率：是龋危险性评估的有效工具，且比较容易测定。可以测定刺激性或非刺激性唾液流率。根据唾液流率判断龋危险性的高低，判断标准是唾液流率>1ml/min，0.7～1ml/min 和<0.7ml/min，分别提示龋危险性低、中和高。③唾液氟水平：唾液是牙的外环境，无机离子可以影响釉质的脱矿和再矿化，其中尤以氟离子最为重要，唾液中持久、略高的氟浓度有防龋作用。

全身健康状况 某些全身性疾病改变了机体的抵抗力，可以导致龋病。头颈部恶性肿瘤放射治疗可破坏唾液腺，导致唾液急剧减少，增加龋危险性；出生状况如低出生体重和早产，婴幼儿时期营养状况不良及生活中不良环境、某些疾病影响釉质发育，使牙易于患龋；某些全身疾病需要长期用药，而使用的药物因其组成中高碳水化合物、低 pH 值及对唾液腺功能的影响，可以损伤牙，如某些抗高血压药、抗心律失常药、平喘药和利尿药等长期使用可以造成严重口腔干燥，使龋危险性增加。鉴于全身健康与龋病的关系，在检测龋危险性时，应该全面了解检测对象的全身健康情况，对所患的系统性疾病必须深入了解。这种情况通常用询问或问卷的方式获得。

社会行为方面 社会行为预测指标对儿童和老年人的龋预测较为有效。因为这个阶段免疫力较低，细菌侵害和不良的口腔健康行为都会导致龋的发生。但是这个危险因素始终是各种预测模型中影响因子较弱的一个，也没有一个社会行为方面的危险因子可以单独作为龋预测的指标。①社会因素：家庭收入、家庭背景、母亲教育程度、移民背景也是儿童龋的预测指标。尤其是父母的饮食行为、口腔卫生状况、态度和认知也是儿童龋的预测指标。②口腔保健措施实施情况：正确的口腔保健措施可以预防龋病，口腔保健措施中尤以每天刷牙、使用含氟制剂和定期检查较为重要，刷牙可显著降低患龋危险性。良好的口腔卫生习惯和饮食习惯可以作为预测低龄儿童龋，尤其是重度低龄儿童龋的指标。良好的口腔卫生习惯包括 1 岁前开始刷牙、每天刷牙两次和家长协助刷牙；良好的饮食习惯包括良好的饮食结构、科学地控制摄入含糖食品的频率。

（胡德渝）

qǔ huóxìng shìyàn

龋活性试验（caries activity test，CAT） 以致龋菌及酸性产物为指标，检测致龋发生的危险因素的方法。

（胡德渝）

tuòyè biànyì liànqiújūn shìyàn

唾液变异链球菌试验（dentocult S. mutans test） 观察唾液中每毫升菌落形成单位（CFU/ml）的变异链球菌数量来判断龋活性的方法。

试剂盒 含有轻唾选择培养液的 5ml 带螺帽的培养试管，标准的塑胶附着板、杆菌肽纸片及石蜡。

检测方法 先令受试者咀嚼一粒石蜡丸 1 分钟后，持附着板在舌背部翻转涂抹 10 次，立即将板放置培养试管内，旋上螺帽，37℃、48 小时培养后，计数在附着板上的变异链球菌（蓝色）密度情况。

结果判断 分为四级：0 和 1 级 $< 10^5$；2 级 $= 10^5 \sim 10^6$；3 级 $> 10^6$。3 级为高龋的活性，0 级为低龋的活性。

（胡德渝）

tuòyè rǔsuān gǎnjūn shìyàn

唾液乳酸杆菌试验（dentocule Lactobacillus test） 观察乳酸杆菌在唾液的数量来判断龋活性的方法。

试剂盒 含乳酸杆菌选择固体培养基试板，带螺帽培养管。

检测方法 受试者先咀嚼一粒石蜡丸 1 分钟后，收集唾液于

容器内，再将唾液均匀浇在培养板上的培养基表面，除去多余唾液，放置培养管内，35℃、4 天培养，计数培养板上附着乳酸杆菌菌落密度。

结果判断 检验的结果可以分为：1000/ml（10^3 CFU/ml）、10000/ml（10^4 CFU/ml）、100000/ml（10^5 CFU/ml）以及 1000000/ml（10^6 CFU/ml）4 个等级。>10000/ml（10^4 CFU/ml）以上为高龋的活性。

（胡德渝）

qǔbìng zǎoqī zhěnduàn

龋病早期诊断（caries early diagnosis） 针对龋病早期病变的诊断。其目的在于早发现、早治疗，从而可减轻患者痛苦和经济负担。

传统的概念是"有洞为龋，无洞不定为龋"。而龋病的新概念是釉质表面呈现白斑，则可诊断为早期龋，或可直接称为白斑龋，白斑龋具有可逆性。白斑就是龋，是一个十分明确的概念转变。龋病的发生发展，是从初期由釉质表面不可逆性脱矿到不可逆性龋洞（浅龋－深龋）形成过程。龋洞是疾病发展的结果，不是诊断的界限。因此龋病早期症状的发现，在预防上尤为重要。只要预防措施得当，可以完全恢复为健康牙。如果龋病的诊断标准包括早期龋在内，可以减少临床试验的样本量，缩短临床试验周期，降低临床试验的成本。早期龋的诊断方法分为常规临床检查（视觉与触觉诊断）、X 线检查和特殊仪器诊断。

常规临床检查 ①光滑面早期龋：光滑面（包括验面、唇颊面）的釉质表面下脱矿表现白垩色斑称龋白斑。首先应清洁牙面；其次为避免覆盖唾液的折光现象，

应隔湿吹干牙表面，观察白垩色斑的存在。为避免破坏表面再矿化，尽量不用尖探针划探，防止对表面的破坏。②窝沟早期龋：观察颜色变黑，探粗糙感，可初步确定龋坏。③邻面早期龋：是容易忽略部位。其表面粗糙或 X 线检查显示釉质表面脱矿透影表现，应选择适当 X 线投射方法。 验翼片能较好显示邻面表面下脱矿现象。除此之外，也可以用根尖片（最好采用平行投照技术）来明确诊断。用牙科探针感觉粗糙感，再辅助 X 线片检查，可确定早期龋的存在。

X 线诊断 X 线早期龋的诊断是临床常用的方法，多用验翼片及根尖片（最好采用平行投照技术），适合邻面龋或继发龋诊断，验翼片比根尖片准确率更高些。由于 X 线剂量、曝光及投照技术的改进，早期龋的诊断率也在不断提高。

特殊仪器检查 有激光荧光龋检测、定量光导荧光法、龋病电阻测量、光纤透照技术等检测技术可以应用于临床，对发现早期龋起着很重要作用。

（胡德渝）

jīguāng yíngguāng qǔ jiǎncè

激光荧光龋检测（laser fluorescence system for detection of caries） 应用激光荧光系统诊断早期龋的方法。

原理 使用 655nm 波长的光照射，正常牙面釉质没有或只有微弱的荧光，而龋坏的牙会产生荧光，并且荧光的强弱与龋坏的程度有关。吹干牙面后，先在正常的牙面上照射以标记为对照牙面，然后使用在检测牙面上，观察面板上的读数。0～10：健康牙面；11～20：釉质浅层龋坏；21～30：釉质深层龋坏；>30：牙

本质龋坏。

优点 无创、简单、快速、无痛，患者满意度和可接受性高；将龋坏程度量化，检查可重复性好；可用于检测龋的进展状态、辅助视诊检查光滑面上早期釉质病损，可以发现封闭剂下的脱矿现象；通过光线可以到达探针尖端无法探及的部位；笔形的DI-AGNOdent探头尖端为楔形，专为邻面设计；应用在殆面和光滑牙面的检测与龋电测仪相比灵敏度和特异性都高；检测邻面白垩斑到牙本质的病损特异度和灵敏度也较高；笔形激光荧光龋检测仪用于釉质龋时检测结果好于殆翼片，用于牙本质龋检查时与殆翼片相似。

缺点 非龋造成的釉质脱矿可能会干扰结果，造成假阳性。老年人的诊断表现欠佳。个别牙体结构处的初始读数偏高。使用前必须清洁牙面，确保无牙菌斑和软垢。仪器需要定期校准，使用时，需要将探针旋转不同角度，以获得数值最高的读数。

（胡德渝）

dìngliàng guāngdǎo yíngguāng fǎ

定量光导荧光法（quantitative light-induced fluorescence，QLF）　应用激光自体荧光诊断早期龋的方法。

原理 将激光自体荧光用于口内系统，评估基线时的矿物质含量，及之后出现早期釉质改变时矿物质含量变化。使用290～450nm波长的弧光灯，有口内摄像系统，可以滤去波长>540nm的光线。需使用专门的程序处理图像。

优点 可以显示龋坏的面积、龋坏深度（荧光减弱的程度）、龋坏体积，荧光减弱的程度与龋坏深度、脱矿时间相关性好；可以

在最小3周内的时间里定量测量釉质脱矿程度，也可用于监测牙面局部改变；适用于龋活跃性患者及正畸患者，用于光滑面、继发龋、正畸托槽周围牙面光滑面龋的检测灵敏度和特异度较高，殆面龋相比较低；使用简单、便捷、无创；判断龋损活跃性（细菌发出红色荧光）及预后；图像可存储、传送，用于多次比较和口腔健康教育。与光纤透照或DI-AGNOdent相比功能更全面。

缺点 不能用于邻面龋的检测，需要专门的软件处理图像。

（胡德渝）

qǔbìng diànzǔ cèliáng

龋病电阻测量（electronic resistance method of caries）　根据局部电阻的下降诊断早期龋的方法。现用的仪器是龋电测仪。1956年有学者使用直流电，发现龋坏部位电阻较正常牙面低，且电阻值与龋坏深度有关。

原理 根据釉质是不良导电体，电阻大，当釉质出现脱矿后，釉质表面出现可浸入唾液的微孔间隙，而增加了导电性，局部电阻下降，下降值与龋损深度呈正相关，以此为诊断早期龋的方法。使用固定频率（23Hz）交流电，仪器一端与皮肤接触，一端放置在牙面上，可测量牙面或某个位点的电阻。但牙萌出后一年内电阻值会逐渐升高。

优点 排除了测量错误导致的假阴性，可考虑将来作为临床实验的金标准。可监控病损进展、静止或再矿化。可以测出牙萌出后釉质的变化。读数与脱矿程度和病损深度有关。可用于检查殆面龋、封闭剂的边缘密合性、邻面龋。可重复性好、操作简单、易掌握。

缺点 用于诊断牙本质龋时

特异度不高，主要出现假阳性。萌出6个月内的牙读数明显高于萌出1年后，也造成假阳性。另外，殆面形态复杂时，结果不准确。过早脱水会导致邻近区域的假阴性。牙面的干燥程度、温度、牙的发育程度、硬组织的厚度、内部液体的离子浓度等都可影响结果。

（胡德渝）

guāngxiān tòuzhào jìshù

光纤透照技术（fibre-optic transillumination，FOTI）　根据釉质改变在紫外线照射下透射率不同，在光透照时显暗影而诊断早期龋的方法。1929年有学者观察到在紫外线照射下正常牙会发出荧光。1970年，有学者发现龋坏部位透射率低，因此在光透照时显暗影。

原理 光的散射增强龋坏和正常釉质之间的对比度。龋坏组织局部光线透射减低，吸收可见光，并发生散射。强光源从一侧照射，从另一侧接收，应用于磨牙或前磨牙时可以从殆面接收。由于在脱矿的釉质上光的散射更强，因此会呈现出一个亮背景上有暗影的图像。龋坏的牙本质则表现为釉质层下的橘黄、棕或灰色，从而将釉质层龋坏和牙本质层龋坏有效地区分开来。

优点 三维图像，在备洞时使牙体破坏降到最小；简单、快速、价廉；辅助视诊，可以增强龋早期诊断的灵敏度，可以有效确定殆面龋的深度；可用于所有牙面，尤其适用于邻面龋，更适于牙本质龋；特异性与殆翼片相似，但灵敏度低于殆翼片。

缺点 需要专门的设备，因而应用并不广泛，使用人员需要经过有效训练和一定的经验。

（胡德渝）

shùzì chéngxiàng guāngxiān tòuzhào jìshù

数字成像光纤透照技术（digital imaging fiber-optic transillumination，DIFOTI） 在光纤透照技术的基础上增加了计算机显示屏，可直接观察到收集到的图像而诊断早期龋的方法。

优点 可与临床观察所得相对比，图像直观，利于对患者进行健康教育。体外实验，可在脱矿两周内显示出表面变化。检测邻面龋、秴面龋、光滑面龋灵敏度高，邻面龋灵敏度比秴翼片高两倍，但特异性低；秴面龋与秴翼片比灵敏度高 3 倍，而特异性低；颊舌面龋灵敏度比根尖片高 10 倍，但特异度低。

缺点 图像显示出的为脱矿部位，不一定都需要进行治疗。无法显示龋损深度；非定量。

（胡德渝）

qǔbìng yùfáng fāngfǎ

龋病预防方法（caries prevention method） 窝沟封闭剂的推广、氟化物的应用、口腔卫生技术的普及、饮食卫生的指导成为有效的预防龋病的主要方法，已取得了非常有效的成果。预防性树脂充填法得到应用，激光预防龋病技术已取得效果，龋病的免疫学预防龋病已成为研究课题。大量研究证明，龋病是可以预防的，而且已收到了显著成效。

预防龋病应减少龋病致病因素，增强宿主抗龋能力，控制牙菌斑，注意饮食卫生。但由于龋病的发病因素复杂，要达到预防或减少龋病发生的目的，至少在现阶段，还不是某个单一防龋方法所能实现的，因此，龋病的预防应采取牙菌斑控制、控制糖的摄入和使用糖代用品等增强牙抗龋力的综合防治措施。①一级预防：普及口腔健康知识，了解龋病发生的知识，树立自我保健意识，养成良好口腔卫生习惯。对口腔内存在的危险因素，应采取可行的防治措施。在口腔医师指导下，合理使用各种氟化物的防龋方法，如窝沟封闭、防龋涂料等。②二级预防：早期诊断、早期处理，定期进行临床检查及 X 线检查，发现早期龋及时充填。③三级预防：防止龋病的并发症，对龋病引起的牙髓炎、根尖周炎应进行恰当治疗，防止炎症继续发展（牙槽脓肿、骨髓炎及间隙感染等），对不能保留的牙应及时拔除。恢复功能，对牙体缺损及牙列缺失及时修复，恢复口腔正常功能。

（胡德渝）

yájūnbān kòngzhì

牙菌斑控制（plaque control） 有效控制牙菌斑形成的方法。将有利于龋病的预防，可有效降低患龋率。

机械方法 机械清除菌斑是简易的自我保健方法。工具包括牙刷、牙膏、牙线、牙签、牙间刷及牙间清洁器。基本的功能是最大限度清除牙表面菌斑，减少对牙表面的磨损及牙龈损伤。

化学方法 ①杀菌剂：氯己定。②三氯生：也称三氯羟苯醚。③植物提取物：包括黄芩、厚朴、五倍子、金银花、三颗针、两面针、三七及茶叶等，主要功能是抑制致龋菌。提取物多放入漱口剂及牙膏内使用。

生物方法 ①主要指酶类，有特异性及非特异性酶。非特异性酶多是蛋白酶类，能破坏细菌细胞膜；特异性酶有葡聚糖酶，用于溶解葡聚糖，减少牙菌斑在牙表面堆积。可放在牙膏中使用，目前产品主要是非特异性蛋白酶牙膏。②抗菌斑附着剂：包括有茶多酚、甲壳胺等，这些物质除有弱的抑菌作用外，主要作用是阻止牙菌斑在牙表面附着。甲壳胺是氨基多糖类物质，有表面阳离子活性，可以吸附、凝集口腔内细菌，阻止牙菌斑堆积，同时也有解吸附功能，使已附着于牙面的菌斑脱落。一些无机离子如氟、锌、镧有明显抗附着作用。茶多酚、甲壳胺可以放在含漱剂或牙膏内使用。

（胡德渝 李 刚）

miǎnyì fángqǔ

免疫防龋（immunization against caries） 利用免疫技术防龋的方法。根据特异性抗体来源，免疫防龋可分为防龋疫苗主动免疫和被动免疫防龋。期望通过接种某种防龋疫苗，有效地阻止致龋菌在宿主口内的黏附与定殖，达到预防龋齿的目的。大量研究证实，主动免疫与被动免疫均为有效的防龋手段。防龋疫苗是主动免疫，以致病的特异性抗原，使机体产生特异性抗体，中和致龋菌的毒性因子，使机体保持较长时间预防作用，这个方法比较适合危险人群的防治；疫苗研究还处于完善阶段，虽然研究技术已趋成熟，但是还有待进行临床效果和安全性验证。被动免疫由于可能避免主动免疫某些不能预料的副作用，因此易为人们所接受并日益受到关注。

（胡德渝）

kòngtáng fángqǔ

控糖防龋（sugar control and caries prevention） 控制糖的摄入和使用糖代用品防龋的方法。

控制糖摄入 ①糖的致龋性和含糖食品：蔗糖是致龋性最强的糖，但饮食中的葡萄糖、果糖、麦芽糖等也具有一定的致龋性，而乳糖的致龋性较弱。每日从饮食中获取的糖，除了牛奶中的乳糖（奶糖），水果及蔬菜中的糖（内源糖）外，还有一些外来糖即游离糖。这种区别在饮食建议中十分重要，因为乳糖和内源糖对牙健康的危害非常小，而游离糖才是使龋发生的主要致病因素，对于学龄儿童，三分之二的游离糖来源于零食、软饮料和食物中的糖。以淀粉为主要成分的食物（如马铃薯、面包、米饭等）不易致龋；但精制面粉经过加热处理与糖混合制成的食物（如饼干等）则与糖本身一样具有致龋性。饮料中的糖致龋性也不应忽视，水果味的含糖饮料是牙健康的最大危害，常常也是猖獗龋的致病因素。②进食频率：摄取糖的频率对龋的发生十分重要，因此要减少摄糖频率。对于正在发育的儿童及青少年在保证摄糖量满足发育的同时，要控制好摄糖的频率。每天食糖量的大小与龋的发生呈正相关，应建议龋易感者减少食糖量和摄糖频率，每次摄糖后应注意口腔的清洁。在预防龋方面最主要的建议就是减少摄取游离糖的量和频率。食物选择的总体原则是，多食淀粉类食物、新鲜水果及蔬菜。

使用糖代用品 日常生活中食用的糖类有蔗糖、淀粉、乳糖等，蔗糖是公认的致龋食物。蔗糖在口腔内长时间的停留，打破口腔菌群平衡，激活致龋变异链球菌过度生长，在胞外产生细胞外多糖促进牙菌斑形成。糖被吸收后产生胞内多糖代谢产酸，而使牙表面脱矿形成龋洞。蔗糖代用品有两类：一类为高甜度代用品，如天冬苯丙二肽酯、苯甲酸亚胺、环拉酸盐、甜叶菊糖，这些糖比蔗糖甜20~400倍，有抑菌作用。另一类为低甜度代用品，如木糖醇、山梨醇、甘露醇、麦芽糖、异麦芽酮糖醇等。

木糖醇等糖的替代品不会被致龋菌利用产酸和形成多聚糖，通常作为甜味剂放在口香糖中，目的是避免蔗糖的不利作用，但对木糖醇本身是否具有抗龋作用，还需要进一步的深入研究；无糖口香糖不仅不致龋，而且还可以通过刺激唾液分泌起到抗龋效果；其他膨化甜味剂能被牙菌斑中的细菌代谢，但代谢率非常低，因而可以认为对牙是安全的；非糖甜味剂的运用，尤其是在糖果、软饮料、糕点中的使用，对预防龋起到了积极的作用。

在实际生活中，糖代用品还不能完全代替蔗糖，因此控制食糖频率及吃糖后及时清洁口腔，减少糖在口腔内的滞留时间尤为重要。

（胡德渝）

wēiliàng yuánsù fángqǔ

微量元素防龋（trace element intake in caries prevention）

采用一些微量元素增强牙抗龋能力的方法。研究发现钼、硒、钼等微量元素可增强抗龋能力。

（胡德渝）

fúhuàwù fángqǔ

氟化物防龋（fluoride use in caries prevention）

采用氟化物防龋的方法。氟在自然界中的分布十分广泛，各种植物普遍含有一定量的氟，植物中的氟多数来源于土壤；由于地壳中普遍存在氟化物，因此水会含有不同浓度的氟化物；大气中的氟是以尘埃微粒或气体的形式存在，主要来源于火山爆发、工业废气和煤的燃烧。

人体氟来源 氟的总摄入量为机体每日从空气、水、膳食等摄取氟量的总和（mg/d）。氟的总摄入量包括两个含义，①适宜总摄氟量，简称适宜摄氟量，指防龋和维护其他正常生理功能的生理需要量；②安全总摄氟量，简称安全摄氟量，指人体最大可能接受的量。当机体长期摄入超过安全摄氟量的氟化物时将会导致慢性氟中毒的发生。氟的适宜摄入量和安全摄入量的标准难以统一，因此只提供一个范围，即每千克体重每天的摄氟量在0.05~0.07mg适宜，一般不应超过上限。人体氟大部分来源于摄入的食品和水。由于多种氟的暴露途径，在一些国家和地区，人体氟的摄入量有增加趋势。①饮水：人体氟的主要来源是饮水，约占人体氟来源的65%，水中氟易被吸收。机体从饮水中摄入氟量的多少直接受到饮水氟浓度和饮水量的调控。饮水摄入量又与个体的年龄、生活习惯及当地的气温等有关，12岁以前的饮水量约占液体总摄入量的50%，成人饮水量每天2500~3000ml，热带地区饮水量显著大于严寒地区。②食物：人体每天摄入的氟约有25%来自食品。所有食品包括植物或动物食品中都含有一定量的氟，但差异很大。植物食品如五谷种子类、蔬菜、水果、调味剂等，常因地区的不同其含氟量有较大差异；动物性食品中以骨、软骨、肌腱的含氟量较高。调味剂中以海盐的原盐含氟量最高，一般为17~46mg/kg，精制盐为12~21mg/kg。同一地区的不同种类的食品，不同地区的同类食品的氟含量都存在着一定的差异，故从食品中摄取的氟量不是恒定的。③空气：虽然空气中的氟不是人体氟的主要来源，但在某些特殊环境条件下可引起空气氟污染，空气中的氟可通过呼吸道进入人体，造成机体氟中毒。④其他可能的氟来源：某些口腔局部用氟产品的氟浓度很高，如果不在医生指导下适量应用，可导致机体氟摄入量增高。

人体氟代谢 氟在人体吸收、分布与排泄过程。

吸收 氟可以通过消化道、呼吸道和皮肤接触等途径进入人体。通常氟随饮水、食物或借助一种氟载体被摄入。①吸收率和程度：大多数水溶性氟化物被机体摄取后，迅速被吸收，在几分钟内血浆氟浓度可明显上升，30～60分钟内达到高峰。易溶解的氟化物如 NaF 片剂或溶液，几乎可以全部被吸收；而低溶解性的氟化物如 CaF_2、MgF_2 和 AlF_3，则不易被迅速或全部吸收。②吸收机制及部位：氟吸收是一个简单扩散过程。氟在胃、肠道均可被吸收。氟在胃部吸收机制与胃的酸度有关，由于胃酸导致氟氢酸形成，非离子化氟氢酸能穿透细胞壁，因此氟在胃中能大量被吸收。由于小肠表面黏膜的皱褶和指状绒毛及无数微绒毛覆盖每个上皮细胞，使小肠表面积增加，形成了一个巨大的吸收贮备库，大多数没有被胃吸收的氟迅速在小肠被吸收。通过肠黏膜吸收氟不依赖 pH，而通过口腔和胃黏膜吸收则主要依赖 pH。除了胃肠道外，呼吸道、皮肤和口腔黏膜也能吸收部分氟。

分布 ①人体血液中75%的氟存在于血浆中，其余的主要存在于红细胞。血浆氟通常有两种存在形式，一种为离子型（游离氟），另一种为非离子氟（结合氟）。几乎所有血浆氟都是离子型，它不与血浆蛋白等血浆成分或软组织结合参与生理代谢过程。

正常情况下，血浆游离氟一般为 0.01～0.02mg/L。另一种血浆氟的形式为非离子氟（结合氟），由几种脂溶性氟化物组成，一般来自食品加工或包装的污染。②乳汁氟含量很低，为血浆氟的1/2，游离氟浓度在 0.01mg/L 以下。③大多数软组织细胞内液体中的含氟量与血浆氟浓度之间存在着稳定状态，软组织含氟量一般低于血浆水平。④母体内的氟化物可通过胎盘进入胎儿体内，胎儿血氟水平约为母体血氟水平的75%，说明胎盘起到了部分屏障作用。⑤脑的氟含量最低，提示氟不易通过血脑屏障。⑥骨：成人体内约99%的氟沉积在钙化组织中。氟以氟磷灰石或羟基氟磷灰石的形式与骨晶体相结合。⑦牙的氟蓄积与骨基本相似，也是随着年龄增长和摄氟量的增加而增加。个体牙氟含量相对低于其骨氟含量。氟在牙形成、矿化时期以及矿化后进入牙组织，釉质氟主要聚积在表层，釉质表层较深层高5～10倍。牙本质的氟浓度介于表层和深层釉质之间。⑧一般来说唾液中的氟浓度低于血浆氟浓度，约为血浆氟的2/3。全唾液的氟含量不仅与腺体分泌有关，还与日常摄入的饮食以及氟制剂的使用有关。⑨牙菌斑中氟含量为5～10mg/L（湿重），是全唾液的100～200倍，其含量取决于外源性氟化物的使用频率和氟浓度的高低。在非氟化地区牙菌斑中的氟主要来源于食物、唾液和龈沟液。

排泄 ①肾脏是排泄体内氟的主要途径，一般成人摄氟量的40%～60%由尿排出。肾的氟清除率与尿 pH 和流速呈正比关系。pH 值高（碱性尿）、尿流速快，肾清除氟的速度则快；pH 值低

（酸性尿）、尿流速慢，则清除较慢。一般尿氟的排泄速度，在摄入氟的最初4小时最快，3～4小时可排出摄入氟的20%～30%，24小时可排出摄入氟的50%以上。氟的快速排出对人体是一种保护作用。②通过其他途径排出部分氟，由粪便排出12.6%～19.5%，由汗腺排出的氟占7%～10%，还有微量的氟可由泪液、头发、指甲排出。

氟化物防龋机制 适量的氟能维持牙的健康，缺氟能增加人体对龋病的易感性。氟化物的防龋作用主要是通过维持唾液中一定浓度的氟来实现的。①局部用氟时，直接给唾液中提供了大量的氟离子，这些氟离子很快进入牙菌斑和牙菌斑液中，使牙菌斑或牙菌斑液中的氟化物在短时间内达到较高的浓度，并滞留其中，形成"氟库"，这一过程在短时间内（1～4分钟）即可完成。氟库形成的机制可能为：在酸性环境中，F^- 以 HF 的形式进入细菌体内，F^- 与钙离子结合形成氟化钙沉积在牙表面，F^- 通过牙菌斑细菌表面的负电荷结合在细菌表面。②全身性用氟后，氟化物通过唾液腺分泌进入唾液，提高了唾液中的氟离子浓度，一部分留在唾液中，提高唾液氟浓度；另一部分则进入"氟库"储存。

防龋机制主要有两方面：①降低釉质的脱矿和促进釉质再矿化：正常情况下，釉质在酸缓冲液中的溶解度随着氟浓度的变化而不同，当氟化物浓度达到 0.05mg/L 时将会减少釉质的溶解量。在羟磷灰石（HA）的饱和溶液中，氟可结合游离的 HA 而成为氟羟磷灰石（FHA）重新沉积在釉质，即再矿化。如果溶液中的 HA 未达到饱和，氟可吸附于

HA 上直接进入晶体形成 FHA 或与釉质中羟离子交换形成氟磷灰石（FA）。当牙受酸侵蚀时，pH 值下降，导致牙的矿物质发生溶解（脱矿）时，同时也使氟化钙溶解并向唾液中释放氟离子和钙离子。当唾液中的钙、磷离子饱和时，将提供使矿物质返回牙（再矿化）的动力。假如这一过程恰好发生在脱矿的晶体表面，就会形成新的晶体表层。部分溶解的晶体将作为再矿化的核，氟化物通过吸附在其表面并吸引钙离子来加速这一再矿化过程。此新生层从晶体周围的溶液中吸收氟并排出碳水化合物，形成羟基磷灰石和氟磷灰石的混合结构，氟磷灰石的酸溶解性较低，进一步增强了牙表面矿物质的抗酸脱矿作用。②氟对微生物的作用：氟化物能抑制与糖酵解和细胞氧化有关的酶，如烯醇酶、琥珀酸脱氢酶等，烯醇酶对氟化物非常敏感，$0.5\sim1mg/L$ 氟化物即可抑制这种酶的活性，而烯醇酶是糖酵解过程中的重要酶，一旦烯醇酶受抑制，磷酸丙酮酸的转化就受到抑制，因此乳酸的形成也受阻。氟化物能抑制某些口腔致龋菌包括变异链球菌对葡萄糖的摄取、转化和利用，从而影响胞外多糖的合成、胞内多糖的贮存，干扰细菌和牙菌斑在牙面上的堆积和黏附。氟化物以 HF 的形式扩散进入细胞，HF 在碱性的胞质中分解为 H^+ 和 F^-，会产生三种结果：降低细胞内的 HF 浓度刺激更多的 HF 扩散进入细胞；增加细胞内的氟离子浓度，通常成为酶的抑制剂；增加细胞内 H^+ 浓度（即 pH 下降），可使产酸减少，甚至中止。

氟化物毒性作用 适宜剂量的氟可维持人体生理作用的需要，当人体摄入过量氟后，会导致氟中毒甚至死亡。

目前推荐 $5mg\ F^-/kg$ 的摄入剂量为氟化物（氟离子）的可能中毒剂量，这个剂量是很可能引起中毒症状和体征（包括致死）且应立即进行治疗性干预和住院治疗的最低剂量。

急性氟中毒 一次性大量误服氟化物，可造成急性氟中毒，主要症状是恶心、呕吐、腹泻甚至肠道出血等，重者引起心、肝、肾器质性损害甚至昏迷。患者通常可在 4 小时内或死亡，或康复，这一关键时期是非常短的。急救处理原则是催吐、洗胃、口服或静脉注射钙剂、补糖、补液以及对症治疗。对氟的过量摄入，有以下几种不同的急诊处理方案：①当氟摄入量在 $5mg\ F^-/kg$ 以下时，可服用一定量钙、铝、镁作为解毒剂。②当摄入氟量达到或超过 $5mg\ F^-/kg$，应先迅速采用急救措施，然后住院观察。③当服用氟量接近或超过 $15mg\ F^-/kg$，应采取紧急措施，立即将患者收入医院急诊室进行急救处理、心脏监护、抗休克疗法。

慢性氟中毒 机体长期摄入过量的氟可导致慢性氟中毒。根据氟来源的不同，慢性氟中毒可分为地方性氟中毒和工业氟中毒。①地方性氟中毒：人在自然条件下，通过饮水、空气或食物等介质，摄入过量的氟而导致的全身性、慢性蓄积性氟中毒。地方性氟中毒又可分为饮水型氟中毒和生活燃煤污染型氟中毒，氟中毒时机体的受损程度主要取决于摄入氟的剂量，不同来源的氟对机体的影响无明显差异。饮水氟浓度达到 $3mg/L$ 以上可产生氟骨症；生活燃煤污染型氟中毒指某些地区居民以高氟煤为生活燃料，煤

燃烧时释放出大量的氟污染室内空气和烘烤中的粮食和蔬菜等，机体长期进食被污染的粮食和蔬菜、吸入被污染的空气，导致摄入过量的氟，引起氟中毒。②工业氟中毒：主要是指从事冰晶石或矾土作业的工人，通过吸入、食用或饮水摄入的氟，每天可达 $20\sim80mg$，这种状况持续 $10\sim20$ 年，骨中的氟可导致骨硬化症。慢性氟中毒的主要临床表现是氟牙症、氟骨症。氟骨症主要表现为骨质硬化和骨旁软组织骨化。

预防慢性氟中毒可从 3 方面着手：寻找适宜氟浓度的饮水来源和对含氟浓度较高的水源采取除氟措施；消除因生活燃煤带来的氟污染；预防工业氟污染。

(胡德渝 李刚)

fúyázhèng

氟牙症（dental fluorosis） 在牙发育矿化时期机体摄入过量的氟引起特殊釉质发育不全的疾病。又称氟斑牙或斑釉症。是地方性慢性氟中毒最早出现的体征。

临床特点 氟牙症多发生在恒牙，乳牙较少。这是因为乳牙釉质的发育主要在胚胎期和哺乳期，胚胎期只有极少量的氟通过胎盘，母乳氟含量也很低且较恒定。患氟牙症牙数的多少取决于牙发育矿化时期在高氟区生活时间的长短，出生至出生后在高氟区居住多年，可使全口牙受侵害；如 2 岁前生活在高氟区，以后迁移至非高氟区，恒氟牙症可仅累及前牙和第一恒磨牙；如果 $6\sim7$ 岁以后再迁入高氟区，则不会出现氟牙症。受损牙釉质可出现白色条纹，条纹可融合形成白垩色斑块，甚至整个牙为白垩样釉质；暴露于口腔后可有色素沉着，部分条纹或斑块呈黄褐色；严重者出现牙实质性缺损以至牙失去整

体外形，其严重程度取决于过量摄入氟的程度。牙釉质和牙本质变脆，耐磨性差，但对酸蚀的抵抗力较强。

鉴别诊断　在进行氟牙症流行病学调查时，应注意与以下几种釉质异常相鉴别。①釉质发育不全：釉质发育不全白垩色斑的周界比较明确，且其纹线与釉质的生长发育线相吻合；氟牙症的斑块是散在的云雾状，周界不明确，与生长发育线不相吻合。釉质发育不全可发生在单颗牙或一组牙；而氟牙症发生在多颗牙，以上前牙多见。氟牙症患者有在高氟区的生活史。②四环素牙：四环素牙釉质表面有光泽，但由于牙本质中沉积了四环素正磷酸钙复合物，使整个牙变暗，呈黄褐色，患者在牙的生长发育期有四环素类药物的服用史。

防治　预防氟牙症的基本原则是在牙的生长发育和矿化期避免摄入过量的氟，如选择新的含氟量适宜的水源，应用活性矾土或活性骨炭去除水源中过量的氟，消除其他致摄氟量高的影响因素。

对于已形成的氟斑牙，可用以下方法处理：①对无实质性缺损的氟牙症，前牙可采用脱色法；后牙不予处理。②对有实质性缺损的氟牙症，前牙适合用光固化复合树脂修复，重者可用贴面、烤瓷冠修复；后牙氟牙症影响咀嚼功能者，可采取充填法或全冠修复。

（胡德渝）

yìtǒng yòngfú fángqǔ
系统用氟防龋（systemic use of fluoride in caries prevention）

机体通过消化道摄入氟化物，经胃肠道吸收进入血液循环，然后转输至牙体及唾液等组织，达到预防龋病目的的方法。作为公共卫生措施的全身用氟防龋主要包括饮水氟化、食盐氟化和牛奶氟化等。

（胡德渝）

yìnshuǐ fúhuà
饮水氟化（water fluoridation）

将饮用水的氟浓度调整到最适宜的水氟浓度，以达到既能防止龋病的发生，又不引起氟牙症流行的方法。饮水氟化已得到全球150多个科学和卫生组织的认可。

历史发展　20世纪30年代初发现饮水中高浓度的氟是造成牙面染有棕色的原因。1938年迪安（Dean）通过流行病学方法完成了龋病、氟牙症和饮水氟浓度三者关系的研究，发现确实存在一个有选择范围的既可以降低龋患病水平又可以防止氟牙症患病增加的饮水氟浓度，进而开始了饮水适宜氟浓度防龋的研究。1944年迪安报道了研究结果：饮水氟浓度在 0.7~1.2mg/L 范围内能够有效防龋也不引起氟牙症流行。1945年1月美国大急流城（Grand Rapids）成为历史上第一个实施饮水氟化防龋的城市，随后3个州的6个城市相继实施饮水氟化措施。11年后迪安报道龋齿患病率下降了55%。20世纪50年代起，饮水氟化成为许多国家和地区防龋的主要公共卫生措施。

原则　在预防龋病和预防氟牙症之间存在着一个可供选择的既安全又有效的饮水氟浓度范围。因人体氟的来源是多方面的，环境条件和生活方式不同，则人体氟的来源也不同，故在进行人工饮水加氟时，应综合考虑，不能单纯以饮水自然氟含量为依据。综合世界卫生组织的推荐意见和中国的具体情况，饮水加氟应遵循以下原则：饮水的适宜氟浓度一般应保持在 0.7~1mg/L 之内；饮水氟含量在 0.5mg/L 以下时，应根据该地区氟牙症和龋病的流行情况决定是否需要加氟；饮水氟含量超过 1.5mg/L 或氟牙症指数超过1时，应采取措施，减少氟的摄入量；饮水含氟量应按季节、气温的变化进行调整；自来水加氟需要严格的管理和监测，保证安全有效。

学校饮水氟化适用于没有条件实施饮水氟化的低氟社区（如没有集中供水系统的村镇）。6岁以上的学龄儿童只有部分时间在学校，而且恒前牙牙冠已矿化完成，不用担心氟牙症问题，所以饮水氟浓度可以调节为水氟适宜浓度的4.5倍。学校饮水氟化的防龋效果与社区饮水氟化相似。学校饮水氟化简便易行，但应专人负责，纳入学校卫生工作，有相应的管理和监测制度。世界上只有美国的部分学校在20世纪60年代起实行了这一措施，虽然个别学校出现摄氟量过量的问题，但并没有引发意外事故，现在美国已经不再提倡学校饮水氟化。

防龋效果评价　饮水氟化是一个具有安全、有效、经济、公平又简单易行等特点的，值得推荐的社区防龋措施。①饮水氟化的安全性已得到充分肯定，氟化到适宜浓度的自来水对人类安全没有任何威胁，即不致癌、不致畸、不致冠心病和不助长衰老等。②饮水氟化的防龋效果非常显著，主要表现为龋的减少和龋病进展的减慢。③优点：与其他方法相比，饮水氟化的费用低廉；饮水氟化具有初级卫生保健要求的公平性，饮水氟化具有突出的公共卫生特征，一旦得到实施，不管个人的经济状况、文化水平、自觉程度及口腔卫生服务的资源如何，都可平等的享用；简单易行，当饮水氟化开始后，只需少数人管理，即可使众多的人受益。④缺点：没有集中供水系统的社区无法实施；饮用水在集中供水系统中只占2%，98%的水为工业和生活用水，导致了氟的浪费；只是防龋的一项有效措施，但不能完全预防所有龋齿的发生。

（胡德渝）

shíyán fúhuà

食盐氟化（salt fluoridation）

调整食盐的氟浓度，以达到适量供氟、预防龋病目的的方法。氟化食盐是先按标准加入适量氟化物，然后分发销售的食盐。瑞士学者于1946年最早应用食盐氟化预防龋病。目前，世界已有20多个国家应用氟化食盐防龋。

含量 人类消耗食盐剂量难以测算，各地区食盐中加氟量不尽相同，从90～250mg/kg不等，据测算，每日消耗含250～300mg/kg氟的食盐，造成的尿氟浓度为0.85～1mg/L，与使用含氟量1mg/L氟化水地区居民的尿氟量相同，因此，可以认为加入这一浓度氟的食盐是合理的。不同国家的大量研究已表明，食用氟含量为90～350mg/kg的食盐能明显减少龋齿。目前推荐的浓度，一般是含氟250mg/kg食盐。食盐氟化适用于没有开展饮水氟化或没有自来水的低氟区。

优点 ①覆盖人群广泛，不受地区条件限制，可大规模的生产和供应。②不需要设备完好的供水系统。③与饮水氟化相比，减少了氟的浪费。④生产和控制方法简单，费用较低。⑤每个家庭可自由选择，无心理上的压力。

不足之处 ①防龋效果与大众接受程度和范围有关。②难以精确控制每一个体的耗盐量。③食盐摄取量在不同地区与不同人群之间差异很大，这对氟化食盐氟含量的确定带来一定困难。④氟化食盐的销售范围难以控制，如果进入高氟或适氟地区会造成危害。

（胡德渝）

niúnǎi fúhuà

牛奶氟化（milk fluoridation）

调整牛奶的氟浓度，以达到适量供氟、预防龋齿目的的方法。牛奶氟化预防龋齿的临床研究也有几十年的历史了，由英国氟奶基金会支持，世界卫生组织指导实施的国际氟奶项目在十几个国家和地区进行。尚未见到引起氟牙症的报道。

氟化牛奶可以不同形式生产，如液体奶和奶粉。用于牛奶氟化的氟化物有氟化钠、氟化钙、单氟磷酸钠和硅氟。牛奶含氟浓度可根据饮用者年龄、当地饮水含氟量等适当调整如下：3～6岁一般为每天0.5mgF，也有每天0.75mgF或每天1mgF。

每天饮用氟化奶可降低乳牙患龋率和恒牙龋，对于氟化奶的防龋效果还需做更多的研究观察。

（胡德渝）

fúpiàn

氟片（fluoride tablet）

含有氟化物的片剂。由氟化钠或酸性氟磷酸盐加香料、赋形剂、甜味剂制成。世界上至少已有过18种不同剂量的应用氟片的标准。

口服氟片必须由口腔科医师根据服用对象的年龄、体重和当地饮水氟浓度计算出适宜的剂量，指导家长或幼儿园（学校）老师督促幼儿或学生服用。每次处方氟化钠总剂量不得超过120mg。口服氟片适用于未能实施其他全身性用氟防龋的低氟区儿童。

口服氟片时，应先将片剂嚼碎或含化并布满整个口腔，使它兼有局部作用，以增加效果。服用后嘱半小时内不漱口，不进食。家庭服用氟片，需要家长的高度重视和积极配合，医生要向家长和儿童讲清每天服用的剂量和用法，家长要认真监督儿童服用。在学校和幼儿园服用氟片，要有专人负责实施和监督，才能长期坚持。

口服氟片可有效降低龋病的患病率，同时具有成本低廉、方法简单，以及能精确控制氟的摄入量的优点。但由于家长易忘记、怕麻烦等因素，致使不易长期坚持。因此，作为一项公共卫生措施，氟片的应用是有限的。系统回顾分析表明口服氟片对乳牙龋的预防效果不明显，而对学龄儿童的恒牙龋预防效果较肯定（龋面均降低20%～70.5%）。

针对容易摄入过量氟而引发氟牙症的危险，世界卫生组织专家提出了以下几点建议：①补充氟片不能作为公共卫生措施实施。②每天0.5mgF的剂量只能用于3岁以上的龋高危或易感儿童。③氟片包装瓶上需注明3岁以下儿童需凭牙医处方服用。

（胡德渝）

fúdījì

氟滴剂（fluoride drop）

含有氟化物的溶液。每滴含氟离子0.125mg，适用于2岁以下的幼儿。每日睡前将氟滴剂滴于幼儿颊黏膜或舌部，不漱口、不饮水，可获得全身和局部的双重作用。选择应用的原则和每天补充的氟化物量见氟片。研究显示使用氟滴剂可有效降低龋病。

（胡德渝）

júbù yòngfú fángqǔ

局部用氟防龋（topical use of fluoride in caries prevention）

采用不同方法将氟化物直接用于

牙的表面，抑制牙表面的溶解脱矿和促进再矿化，以提高牙的抗龋能力的方法。现在普遍认为，口腔中长期持续保持低水平氟浓度，可以不断促进釉质表面脱矿区域的再矿化，取得防龋的最佳效果。

局部用氟的途径包括含氟牙膏、含氟漱口液、含氟凝胶、含氟泡沫与含氟涂膜等。氟化物的局部应用依据制剂的氟浓度和使用方法可分为自我应用和专业人员应用两种方式，多用于学龄儿童及其以上各年龄组。其中含氟牙膏可由个人直接使用；氟水漱口需要在学校医务人员的帮助和督促下使用；含氟凝胶、含氟泡沫与含氟涂料等应由经过培训的专业人员实施。

局部用氟的范围较广，既适用于未实施全身用氟的低氟区或适氟地区，也可与全身用氟联合使用以增强其防龋效果。同时，局部用氟适用于大多数人群，尤其多用于儿童和青少年。氟化物的局部应用一般不存在产生氟牙症的问题，因为恒前牙的矿化已经完成，但某些局部应用措施如果使用方法不当有可能产生儿童的急性氟中毒症状，应引起足够重视。

（胡德渝）

hánfú yágāo

含氟牙膏（fluoride toothpaste）

含有氟化物的牙膏。用于含氟牙膏的氟化物有氟化钠、单氟磷酸钠及氟化亚锡等。由于含氟牙膏的使用方法简便，易于接受，效果显著，无副作用，是值得大力推广的一种理想的口腔保健措施，在预防龋齿和促进口腔健康方面发挥着重要作用。

发展　含氟牙膏的研究起始于 1942 年。最早研究、试验和临床应用的是氟化钠牙膏，但不久便由氟化亚锡牙膏取代，原因是氟化钠牙膏摩擦剂为碳酸钙，牙膏中的氟离子与钙离子不断结合沉淀而使牙膏防龋作用很快丧失；氟化亚锡牙膏以焦磷酸钙为摩擦剂取得了良好防龋效果，1955 年成为第一种批准上市的含氟牙膏，但氟化亚锡牙膏存在长期应用产生牙着色问题而未能得到广泛应用。1963 年研制的含氟牙膏使用的氟化物为单氟磷酸钠，以难溶性磷酸盐为摩擦剂，由于其氟离子存在于磷酸氟复合离子中，比较稳定，可以和多种摩擦剂配伍，使牙膏的游离氟含量长期保持稳定，1969 年得到了美国牙医协会的认可，市场应用广泛。随后在欧洲研发出氟化铵牙膏，把氟的防龋作用和胺类中阳离子表面活性剂的抗牙菌斑作用结合起来发挥作用。由于摩擦剂的不断改进，现在氟化钠广泛用于牙膏。由于牙膏中的氟离子还可以与牙菌斑抑制剂洗必泰和抗牙石剂可溶性焦磷酸盐相容，又研究推出了复合型含氟牙膏以增强牙膏的防龋和抑制牙菌斑的效果。在发达国家含氟牙膏占牙膏市场的 90% 以上，中国含氟牙膏的生产和销售也逐年增加。许多专家的共识是含氟牙膏在世界范围的广泛应用是使龋齿患病率出现大幅度下降的主要原因之一，特别是在发达的工业化国家。

种类　①氟化钠牙膏：氟化钠是首先在牙膏中采用的离子型氟化物，但早期由于氟化钠与牙膏中的碳酸钙、磷酸钙等摩擦剂不相容，使氟离子失去活性，防龋效果不明显。经过对磨料进行了合理选择后，如选用焦磷酸钙、二氧化硅做摩擦剂，证明其防龋效果是肯定的。新的氟化钠牙膏中含氟化钠的浓度是 0.24%（含 0.11%F），遇水即刻释放出氟离子。氟化钠牙膏的 pH 值接近中性，一般比较稳定，没有使牙染色的缺点。②单氟磷酸钠牙膏：是一种共价型氟化物牙膏，含单氟磷酸钠的浓度为 0.76%（含 0.1%F）。主要特点是：单氟磷酸钠与多种摩擦剂的相容性好，不溶性偏磷酸、无水磷酸二钙、二水合磷酸二钙、三氧化铝、二氧化硅及磷酸钙等多种摩擦剂均可与单氟磷酸钠进行配方；对牙不染色；pH 值接近中性且比较稳定。③氟化亚锡牙膏：可以在防龋的同时提供抑菌和抗敏等多种功效。具有代表性的产品是 0.4% 氟化亚锡牙膏，摩擦剂为焦磷酸钙。该牙膏首次实现了氟的有效释放，起到防龋作用；但其中的亚锡离子在有水的牙膏中容易反应沉淀而失效。使其因有效期短、牙染色和有金属异味的缺点，被其他含氟牙膏所取代。现使用的新配方，通过复合螯合技术，使亚锡离子在牙膏的储运过程中得以有效稳定在牙膏中，而在刷牙过程中又可以快速释放出来；通过复合螯合技术稳定亚锡的大分子，对抗氟化亚锡原来的染色问题；使用芳香剂有效掩盖亚锡的金属味。

问题　应用含氟牙膏导致氟牙症的文献报道很少，但对于学龄前儿童使用含氟牙膏应予注意。由于学龄前儿童吞咽功能发育尚不完善，使用含氟牙膏刷牙可误吞 20%～50% 的牙膏用量，这时期正是恒牙牙冠矿化阶段，易发生因吞咽过量氟致慢性氟中毒（氟牙症）。因此，在低氟和适氟区或已采用全身用氟的学龄前儿童用含氟牙膏刷牙时应有家长或监护人的帮助、指导和监督。含氟牙膏刷牙每天不超过 3 次，每次用量不超过 0.5g 或 5mm 长（豌豆大小），嘱刷牙时不要吞咽，刷牙后清水漱口要尽量吐干净。青少年和成人不存在误吞问题。

防龋效果　含氟牙膏的防龋效果是肯定的，各种含氟牙膏的防龋效果没有显著性差异。

影响因素　①牙膏的摩擦剂系统：具有防龋作用的游离氟离子在牙膏中的含量及稳定状态依赖于所用摩擦剂的种类。牙膏中的某些摩擦剂可与氟化物发生反应，氟离子很快形成沉淀，丧失其防龋作用。因此，含氟化钠牙膏不能使用碳酸钙或磷酸钙做摩擦剂，氟化亚锡应避免与磷酸氢钙配方。②牙膏的含氟浓度：牙膏中的含氟浓度与防龋效果间存在着剂量-效应关系，含氟浓度高（1500mg/kg）的牙膏的防龋效果高于含氟浓度低（1000mg/kg）的牙膏。③基线水平：含氟牙膏的防龋效果与人群中患龋的基线水平呈正相关，即基线水平越高，防龋效果越显著。④在专业人员的指导下使用可获得较高的防龋效果。

（胡德渝　李　刚）

hánfú shùkǒuyè

含氟漱口液（fluoride mouth-rinse）　含有氟化物的漱口液。用中性或酸性氟化钠、氟化亚锡、氟化铵等配成。氟化钠漱口液因价格便宜和味道易于接受最为常用。氟水漱口是简便易行、经济有效的局部用氟措施，适用于低氟或适氟地区的学龄儿童和其他龋齿易感人群，特别适合纳入学校口腔保健和家庭口腔保健，在老师和家长的监督下进行。氟水漱口要防止误吞，学龄前儿童不提倡使用。

使用方法　①0.2% NaF 溶液：为 900 F^- mg/L。每周使用一次。适用于学校或幼儿园的防龋项目，需要在老师或专业人员的监督下使用。②0.05% NaF 溶液：为 230 F^- mg/L。每天使用一次。可交由患者在家使用，若给儿童使用，需要在家长的监督下使用；③含漱：使用漱口水时，根据儿童的年龄，用量筒或注射器取 5ml 或 10ml 配好的溶液于漱口杯中，5~6 岁儿童每次用 5ml，6 岁以上儿童每次用 10ml，嘱儿童将溶液含入口中，鼓漱一分钟后吐出，半小时内不进食或漱口。

防龋效果评价　①氟水漱口可以减少龋齿 20%~40% 发生，如能配合口腔卫生指导，养成早晚刷牙、饭后漱口的保健习惯，效果更好。②临床研究表明，中性氟化钠漱口液对口腔软组织无副作用，成本低，对光滑面龋的预防效果最好，临床较为多用；APF 漱口液体外实验可增进釉质表面脱矿区对氟离子的吸收，临床效果与中性氟化钠漱口液无明显差异，但因口味不佳不易被接受；氟化亚锡漱口液有减少牙菌斑堆积的作用，不足的是使牙有轻度着色和对口腔黏膜有收敛作用，儿童也不易接受。③对于某些特殊人群应用氟化物漱口液能收到良好的防龋效果，如经放射治疗或手术治疗等造成唾液腺功能减退、唾液分泌减少的患者，佩戴正畸矫治器或可摘义齿造成牙菌斑堆积的患者，保持口腔卫生有障碍的残疾人，牙龈萎缩、根面龋易感的老年人，猖獗龋患者等。④各种氟化物漱口液要用塑料容器包装以保证有效氟浓度的稳定。

实践证明，氟水漱口是一种使用方便、容易掌握、价格较低、适用性广（低氟区及适氟区的多种人群均可使用）的口腔公共卫生措施之一，尤其适用于学校儿童的龋病预防。

（胡德渝）

hánfú níngjiāo

含氟凝胶（fluoride gel）　含有酸性氟磷酸钠或氟化钠的凝胶。使用含氟凝胶的防龋效果为 28%。

分类　含氟凝胶有不同的含氟浓度。①个人自我保健使用 0.5%（5000mg/L）APF 凝胶、NaF 凝胶及 0.1%（1000mg/L）SnF_2 凝胶。供个人使用的凝胶可以放置在托盘内使用或直接用于刷牙。供专业人员使用 1.23%（12300mg/L）APF 凝胶。供专业人员使用的含氟凝胶可用于医院和牙科诊所，由口腔专业人员实施；也可用于学校或幼儿园，在牙科医师监督指导下，由经过培训的卫生人员来操作。

操作方法　①选择合适的托盘，托盘大小应适合牙列，能覆盖全部牙，要有足够深度覆盖到牙颈部黏膜。②患者身体坐正，不要后仰，以免凝胶流入咽部。③托盘内的凝胶要适量，一般来说将氟凝胶置于托盘的边缘下 2mm 时量较适合，此时既能覆盖全部牙，又能避免凝胶过多溢出托盘而使操作对象感到不适或被咽下。④将装有含氟凝胶的托盘放入上下牙列，嘱其轻咬使凝胶布满牙面及牙间隙。⑤使用吸唾装置。⑥在口内保留 1~4 分钟后取出，拭去残留凝胶，以减少吞咽量。⑦半小时不漱口和进食。⑧每年至少使用两次。当供专业人员使用的含氟凝胶用于体重 10~20kg 的儿童时，用量可达到可能中毒剂量。因此，临床应用时应严格掌握适应证、严格操作，尽量减少氟的摄入。

优点　①用托盘放置含氟凝

胶一次可以处理全口牙。②操作简单。③花费时间少。④可被大多数儿童接受。

缺点 ①对胃肠道有刺激，可引起恶心和呕吐。②使用之后血浆及尿氟浓度较高。③操作过程中须使用吸唾装置。

（胡德渝）

hánfú pàomò

含氟泡沫（fluoride foam） 富含氟离子的泡沫。含氟泡沫的氟浓度和 pH 值与含氟凝胶相同，但由于是泡沫，使用量少于凝胶。虽然含氟泡沫的用量只有含氟凝胶的 1/4 ~ 1/5，但它们对提高牙釉质中氟离子含量的效果却是相近的，含氟泡沫较中性氟化钠凝胶中的氟更易吸收。含氟泡沫的防龋效果可达 24%。

含氟泡沫使用方法与注意事项见含氟凝胶。含氟泡沫与含氟凝胶的防龋效果接近，使用方法相同，但含氟泡沫的使用量及患者的暴露量少于凝胶，其可能成为含氟凝胶的替代产品。

（胡德渝）

hánfú túmó

含氟涂膜（fluoride varnish）加入了氟化物的涂料。含氟涂膜的防龋效果可达 38%，且不仅可预防光滑面龋，对邻面龋和窝沟点隙龋也有一定的预防作用。

操作方法 使用含氟涂膜非常简单，但操作必须严格按步骤进行。首先用牙刷彻底清洁牙面；隔湿后用棉球擦干或用气枪吹干牙面，因涂膜即使在潮湿的口腔内环境中也可很快凝固，故用药前可不需彻底干燥牙面；然后用小刷子或棉签将 0.3 ~ 0.5ml 涂料直接涂抹于各个牙面上，并可借助牙线将涂料带到邻面；待其凝固。要求患者最好在 2 ~ 4 小时内不进食，当晚不刷牙，以保证涂

膜与牙面的最大接触。涂膜一般保持 24 ~ 48 小时。含氟涂料需定期使用，一般情况下一年两次即可达到有效的预防效果；而对易患龋人群，一年可用 2 ~ 4 次。

优点 ①含氟浓度高。由于所需剂量少（涂布全口需 0.3 ~ 0.5ml），减少了被吞咽的危险。因此，涂膜中可含较高的氟浓度。②快速凝固并黏附到牙面，不但提高了釉质表面的氟化物浓度，而且延长了氟化物与釉质表面的接触时间。③操作简单，需时少。由于潮湿的表面能促进涂膜的凝固，因此不需要严格的干燥牙面，每例患者仅需 3 ~ 5 分钟。④少发生恶心、呕吐等反应，患者易于接受。

缺点 在于涂布后可导致牙短暂的变色，刷牙可使其恢复正常；少数患者可对其产生接触性过敏；牙龈出血者禁用。

（胡德渝）

wōgōu fēngbì

窝沟封闭（pit and fissure sealant） 不去除牙体组织，在𬌗面、颊面或舌面的点隙裂沟涂布一层粘结性树脂，保护釉质不受细菌及代谢产物侵蚀，达到预防龋病发生的方法。又称点隙窝沟封闭。

适应证 决定是否采用窝沟封闭防龋涉及很多因素。其中最重要的是窝沟的形态，深的窝沟特别是可以插入或卡住探针的牙（包括可疑龋）；若对侧同名牙患龋或有患龋倾向的牙可考虑进行窝沟封闭；牙萌出后达咬合平面即适宜做窝沟封闭，一般是在牙萌出后 4 年之内，乳磨牙在 3 ~ 4 岁，第一恒磨牙在 6 ~ 7 岁，第二恒磨牙在 11 ~ 13 岁为最适宜封闭的年龄；釉质发育不全，𬌗面有充填物但存在未做封闭的窝沟，可根据具体情况决定是否做封闭。

总之，封闭的最佳时机是牙完全萌出，龋尚未发生的时候。适应证则取决于儿童牙的解剖情况、龋病活跃性、患龋的风险及儿童合作情况。

非适应证 牙面无深的沟裂点隙、自洁作用好不适合封闭。患者不能配合正常操作及牙尚未完全萌出，被牙龈覆盖则不适合封闭。

操作步骤 可分为清洁牙面、酸蚀、冲洗和干燥、涂布封闭剂、固化、检查 6 个步骤。封闭是否成功依赖于每一个步骤的认真操作，这是封闭剂完整保留的关键。尽管操作并不复杂，但对每一步骤及细节的注意是绝对必要的。①清洁牙面：酸蚀与封闭前首先应对牙面，特别是窝沟做彻底清洁。方法是在低速手机上装好锥形小毛刷或橡皮杯，蘸上适量清洁剂来回刷洗牙面（也可采用干刷）。清洁剂可以用浮石粉或不含氟牙膏，注意不使用含有油质的清洁剂或过细磨料。彻底冲洗牙面后应冲洗漱口，去除清洁剂白陶土等，再用尖锐探针清除窝沟中残余的清洁剂。②酸蚀：清洁牙面后即用棉纱球隔湿，将牙面吹干后用细毛刷、小棉球或小海绵块蘸上酸蚀剂放在要封闭的牙面上。酸蚀剂可为磷酸液或含磷酸的凝胶，酸蚀面积应为接受封闭的范围，一般为牙尖斜面 2/3。恒牙酸蚀的时间一般为 20 ~ 30 秒，乳牙酸蚀 60 秒。注意酸蚀过程中不要擦拭酸蚀牙面，因为这会破坏被酸蚀的牙釉面，降低粘结力。放置酸蚀剂时要注意酸的用量适当，不要溢出到口腔软组织，还要注意避免产生气泡。③冲洗和干燥：酸蚀后用水彻底冲洗，通常用水枪或注射器加压冲洗牙面 10 ~ 15 秒，边冲洗边用排唾器吸

干，去除牙釉质表面的酸蚀剂和反应产物。如用含磷酸的凝胶酸蚀，冲洗时间应加倍。冲洗后立即交换干棉卷隔湿，随后用无油无水的压缩空气吹干牙面约15秒，也可采用挥发性强的溶剂如无水酒精、乙醚辅助干燥。封闭前保持牙面干燥，不被唾液污染是封闭成功的关键。实践证明使用棉卷可做到很好的隔湿，其他还可采用专门提供的三角形吸湿纸板或橡皮障等。酸蚀牙面干燥后呈白色雾状外观，如果酸蚀后的牙釉质没有这种现象，应重复酸蚀。操作中要确保酸蚀牙面不被唾液污染，如果发生唾液污染，则应再冲洗牙面，彻底干燥后重复酸蚀60秒。④涂布封闭剂：采用自凝封闭剂时，每次封闭前要取等量A、B组分（分别含有引发剂和促进剂）调拌混匀。调拌时要注意掌握速度以免产生气泡而影响固化质量。自凝封闭剂固化时间一般为1~2分钟，通常调拌10~15秒。A、B组分一经混合，化学反应即可开始，完全混匀后在45秒内即应涂布，此后自凝封闭剂进入初凝阶段，黏度增大，流动性降低，故调拌涂布要掌握好时机，在初凝阶段前完成。涂布后不要再污染和搅动。光固化封闭剂不需调拌，直接取出涂布在牙面上，然后使用光固化机固化，由于光固封闭剂在自然光下也会逐渐凝固。如连续封闭多颗牙，注意不宜取量过多。涂布方法：用细刷笔、小海绵或制造厂家的专用供应器，将封闭材料涂布在酸蚀牙面上。注意使封闭剂渗入窝沟，使窝沟内的空气排出，并放置适量的封闭材料以覆盖牙面全部酸蚀面。在不影响咬合的情况下尽可能有一定的厚度，有时可能会有高点，需要调𬌗。

如果涂层太薄就会缺乏足够的抗压强度，容易被咬碎。⑤固化：自凝封闭剂涂布后1~2分钟即可自行固化。光固化封闭剂涂布后，立即用可见光源照射。照射距离约离牙尖1mm，照射时间要根据采用的产品类型与可见光源性能决定，一般为20~40秒。照射的部位要大于封闭剂涂布的部位。⑥检查：封闭剂固化后，用探针进行全面检查，了解固化程度、粘结情况、有无气泡存在，寻找遗漏或未封闭的窝沟并重新封闭，观察有无过多封闭材料和是否需要去除，如发现问题及时处理。如果封闭剂没有填料可不调整咬合；如使用含有填料的封闭剂，又咬合过高，应调整咬合。封闭后还应定期（三个月、半年或一年）复查，观察封闭剂保留情况，脱落时应重做封闭。

临床效果评价 常采用封闭剂保留率和龋降低率两个指标。很多窝沟封闭剂的研究设计采用自身半口对照方法，这样可以大大地减少样本量。方法是在口内选择一对同名牙（如两侧下颌第一磨牙），随机选择一颗牙做封闭，另一颗牙作为对照不做处理，经过一定时间之后评价封闭剂的保留率，并与对照牙比较计算龋降低率。

封闭剂保留率的统计常以牙为单位，可分为完整、部分脱落、全部脱落3种情况，分别计算所占总封闭牙的百分比。计算公式如下：

封闭剂保留率
=（封闭剂保留的牙数÷已封闭的总牙数）×100%

龋齿降低率的计算，有学者采用龋齿降低相对有效率和龋齿降低实际有效率。计算公式分别

如下：

龋降低相对有效率
=[（对照组的龋齿数-试验组的龋齿数）÷对照组的龋齿数]×100%

龋降低实际有效率
=[（对照组的龋齿数-试验组的龋齿数）÷已封闭的总牙数]×100%

（胡德渝 李 刚）

wōgōu fēngbìjì

窝沟封闭剂（agent of pit and fissure sealant） 由双酚A和甲基丙烯酸缩水甘油酯，或双酚A二缩水甘油醚环氧与甲基丙烯酸反应而成的、不易脱落的树脂。能进入酸蚀后的釉质微孔形成树脂突，与牙釉质形成机械性的结合，有较强结合力。属于甲基丙烯酸缩水甘油酯系统，它既有甲基丙烯酸树脂迅速聚合的特点，又兼有环氧树脂聚合后收缩小的优点，目前绝大多数封闭剂与复合树脂充填材料都采用含有甲基丙烯酸缩水甘油酯或氨基甲酸乙酯的配方。

历史进展 窝沟封闭剂的发明是基于对牙釉质酸蚀作用的研究，发现用磷酸酸蚀牙釉质会增加树脂材料的粘结性和改善边缘封闭性。20世纪60年代开始使用的窝沟封闭剂为氰基丙烯酸酯和聚氨基甲酸乙酯，由于材料性能不好，短时期在口腔内即可被细菌和唾液分解，达不到预期的预防效果，现已不采用。窝沟封闭剂的发展经过四个阶段。①第一代封闭剂是365nm紫外光固化封闭剂，由于此材料表面过多吸收紫外光，阻止深部封闭剂完全固化，加之光输出密度不稳定，输出光斑小，能量低，固化需要较长时期，效果较差。②第二代封闭剂采用甲基丙烯酸缩水甘油酯配方，为自凝固化或称化学固化，

它包括树脂基质和催化剂两种系统，混合之后 1~2 分钟发生放热的固化反应。③第三代是 20 世纪 70~80 年代初期开发的可见光固化机及固化剂，使用波长为 430~490nm 的高强度的可见光为固化光源，在 10~20 秒内即可固化，可见光固化使操作更方便。④第四代封闭材料是含氟和释放氟的窝沟封闭剂。氟以两种方式加入树脂，一种是封闭剂中加入氟盐，封闭后释放氟离子；另一种是将有机氟化学粘结于树脂中，通过与系统其他离子的交换方式逐渐释放氟。由于氟的摄取增加了牙釉质对龋病的抵抗力，氟离子从含氟窝沟封闭剂中释放出来将减少继发龋的发病。但关于含氟封闭剂仍有争议，目前缺乏确认其临床有效性的研究。

激光固化可能使固化的时间进一步缩短，并产生对龋抵抗力更强的釉质-树脂界面；由于玻璃离子材料在使用聚丙烯酸处理牙表面后，以物理-化学机制黏附于牙釉质和牙本质，也使用玻璃离子材料作为封闭剂，玻璃离子材料可释放氟，通过氟的不断释放进一步加强牙釉质的抗龋力，促进再矿化；使用防水性树脂和聚合物以减少对隔湿的严格要求，已经有对隔湿的要求不十分严格、方便操作的封闭剂上市。

组成 封闭剂通常由有机高分子树脂基质、稀释剂、引发剂和一些辅助剂（如溶剂、填料、氟化物、涂料等）组成。①树脂基质：为封闭剂主要成分，目前广泛使用的是双酚 A-甲基丙烯酸缩水甘油酯。②稀释剂：常在树脂基质中加入一定量活性单体作为稀释剂，以降低树脂黏度。一般有甲基丙烯酸甲酯、二缩三乙二醇双甲基丙烯酸酯、甲基丙烯

酸缩水甘油酯等。③引发剂：可分为自凝引发剂与光固引发剂两种，前者常由过氧化苯甲酰和芳香胺，如 N-N 二羟乙基对甲苯胺组成。光固引发剂中，紫外光固化引发剂用安息香醚类，可见光固化引发剂采用 α-二酮类光敏剂如樟脑酯。

类型与特点 封闭剂依照固化方式可以分为光固化与自凝固化两种，其中有些封闭剂添加了一定量的填料或染料，或二者兼有之。①光固化封闭：目前常用的光源为 430~490nm 的可见光。可见光光固封闭剂的优点是：抗压强度较大且封闭剂表面光滑，与紫外光固化相比固化深度更大，术者可在适当的时间使封闭剂固化，且花费时间较少，为 10~20 秒；不需调拌，克服了自凝固化时易产生气泡的现象及固化过快或太慢的缺点，但操作需要特殊设备光固化机，尤其在大面积开展群体预防工作时更需要较多光固化机，要增加费用；在使用可见光固化机时，其波长、光密度与固化深度和硬度有关，应注意其性能；由于高亮度的可见光波对视网膜有害，应注意保护眼睛。②自凝固化封闭：不需要特殊设备，花费较少；但由于涂布前调拌混合树脂基质与催化剂，材料经聚合反应在 1~2 分钟内即固化，因此调拌后术者须及时涂布，在规定时间内完成操作过程，否则就会由于操作时间长，在未涂布时就开始固化，或增加污染的机会而影响到封闭的质量；调拌过程也可能产生气泡。

为了提高封闭剂的压缩强度、硬度和耐磨性，有的封闭剂中还加一定量的填料，但其粘结强度、固化时间和保留率不受影响。封闭剂可以是无色透明的，为了便

于检查识别保存率，可在封闭剂中加入少量染料，常见者为白色、红色、粉色、蓝色等，加入染料后，其防龋效果与保留率无明显区别。

（胡德渝 李刚）

yùfángxìng shùzhī chōngtián fángqǔ
预防性树脂充填防龋（preventive resin restoration in caries prevention）

仅去除窝沟处的病变牙釉质或牙本质，根据龋损的大小，采用酸蚀技术和树脂材料充填龋洞并在牙面上涂一层封闭剂，窝沟封闭与窝沟龋充填相结合的预防性措施。由于不采用传统的预防性扩展，只去除少量的龋坏组织后即用复合树脂或玻璃离子材料充填龋洞，而未患龋的窝沟使用封闭剂保护，保留了更多的健康牙体组织，同时又阻止了早期龋的发展。1977 年有学者提出对小的窝沟龋和窝沟可疑龋进行预防性树脂充填，为窝沟龋的治疗提供了一种新方法。

适应证 𬌗面窝沟和点隙有龋坏能卡住探针；深的点隙窝沟有患龋倾向，可能发生龋坏；沟裂有早期龋迹象，釉质浑浊或呈白垩色。

分类 基于龋损范围、深度和使用的充填材料，可将预防性树脂充填分为 3 种类型。类型 A：需用最小号圆钻去除脱矿牙釉质，用不含填料的封闭剂充填。类型 B：用小号或中号圆钻去除龋坏组织，洞深基本在牙釉质内，通常用流动树脂材料充填。类型 C：用中号或较大圆钻去除龋坏组织，洞深已达牙本质故需垫底，涂布牙本质或牙釉质粘结剂后用复合树脂材料充填。

操作步骤 预防性树脂充填除了去除龋坏组织和使用粘结剂外，其操作步骤与窝沟封闭相同。

①用手机去除点隙窝沟龋坏组织，圆钻大小依龋坏范围而定，不做预防性扩展。②清洁牙面，彻底冲洗、干燥、隔湿。③C 型酸蚀前将暴露的牙本质用氢氧化钙垫底。④酸蚀殆面及窝洞。⑤C 型在窝洞内涂布一层牙釉质粘结剂后用后牙复合树脂充填；B 型用流动树脂材料或加有填料的封闭剂充填，固化后在殆面上涂布一层封闭剂；A 型仅用封闭剂涂布殆面窝沟及窝洞。⑥术后检查充填及固化情况，有无漏涂、咬合是否过高等。操作中术者应特别注意避免唾液污染酸蚀后的牙釉质和保持酸蚀面绝对干燥。

防龋效果评价　预防性树脂充填与窝沟封闭的保留率相似，较单纯封闭的防龋效果更好；也能处理局限于窝沟的早期龋；使用复合树脂或玻璃离子材料作为充填剂与牙釉质机械结合，再与封闭剂化学性粘结，减少了漏隙产生的可能性。

（胡德渝　李刚）

fēichuāngshāngxìng xiūfù fángqǔ

非创伤性修复防龋（atraumatic restorative treatment in caries prevention）　使用手用器械去除龋坏组织，然后用有粘结性、耐压和耐磨性能较好的新型玻璃离子材料将龋洞充填的技术。该项技术得到世界卫生组织的推荐，已先后在许多国家开始使用。

适应证　适用于恒牙和乳牙的中小龋洞，能够允许最小的挖器进入；无牙髓暴露，无可疑牙髓炎。

用物　材料包括玻璃离子粉、液，牙本质处理剂。器械包括口镜、镊子、探针、调拌纸、挖匙、牙用斧形器（或称锄形器）、雕刻刀等。治疗的成功有赖于操作者掌握各种不同器械的作用和正确

的使用。①口镜：牵拉口角，反射光线到术区，观察龋坏牙。②探针：探查龋坏牙，但髓腔暴露时不应直接用于探查。③镊子：从盘中取用棉卷或棉球。④挖匙：去除软的腐质，清洁窝洞；一般分三号，小号的直径 0.6~10mm，中号直径 1.5mm，大号直径 2.0mm。⑤牙用斧形器或锄形器：扩展洞形，用于进一步扩大洞口使挖器易于进入。⑥玻璃盘和调拌刀：用于混合玻璃离子材料。⑦雕刻刀：有两种作用，扁平的一端用于将材料放入龋洞，尖锐的一端用于去除多余的充填材料及修复牙的外形。⑧树脂条和 T 形带：用于恢复牙的邻间隙外形的成形片，前者用于恒牙，后者用于乳牙。⑨木楔：用于放入邻面固定树脂条，使材料不压入牙龈，预防悬突，应用软木制成。

操作步骤　包括以下方面。

备洞　使用棉卷隔湿保持干燥，用湿棉球擦去牙菌斑，再用干棉球擦干表面，确定龋坏大小。如牙釉质开口小，使用牙用斧形器扩大入口，部分无基釉可能破碎，使用小的湿棉球去除破碎釉质，在继续手术时再用棉球擦干。洞口大到挖匙能进入，去除腐质，可使龋洞湿润，便于去除腐质。初步去除软化牙本质后，可能需要扩大龋洞进口，将腐质去除干净。特别注意使用挖匙应垂直围绕洞的边缘转动，去除龋坏并达釉牙本质界，接近牙髓腔的牙本质应保留，避免牙髓暴露。将挖匙去除的龋坏组织放在棉卷上并清洁器械，用棉球保持龋洞干燥、清洁。此时要求患者咬合，观察牙是否接触龋洞，这有助于充填后修整及调整咬合。多面洞采用与单面洞同样的原则备洞。

清洁　用处理剂清洁窝洞以

促进玻璃离子材料与牙面的化学性粘结。处理剂一般为弱聚丙烯酸（10%）。用小棉球或小海棉球蘸一滴涂布全部窝洞 10 秒，立即冲洗二次。如窝洞被血及唾液污染，及时止血，冲洗并干燥，用干棉卷隔湿再涂处理剂。

混合与调拌　根据厂家推荐的粉液比例，将粉先放在调拌纸或调拌盘上，分为两等份，将液体瓶水平放置片刻使空气进入瓶底，然后竖直将一滴液体滴到调拌纸上。使用调拌刀将粉与液体混合而不要使其到处扩散。当一半粉剂湿润后，再混合另一半粉。调拌应在 20~30 秒内完成，然后尽快将调拌好的材料放入要充填的洞内。充填应在材料失去光泽之前进行，如果材料已经失去光泽变干，应重新调拌，不能使用已经变干的材料充填。注意事项：仅在调拌时才打开包装瓶，取出粉、水剂；使用之后将装粉剂的瓶盖旋紧，以防受潮；立即将器械上的材料去除干净或放入水中，便于清洁；每种类型的玻璃离子材料都有其自身的特点，请根据厂家的说明使用。

充填　①单面洞：注意工作环境保持干燥，用棉球擦干龋洞，调拌好玻璃离子后用雕刻刀钝端将其放入备好的洞内，用挖匙凸面压紧玻璃离子。注意避免空气气泡，充填材料稍高于牙面、包括将余下的点隙窝沟一并充填。当充填材料失去光泽之前，将戴手套的手指涂少许凡士林放在其上向龋洞内紧压，使玻璃离子进入龋洞内，当材料不再有黏性后再移开手指（约 30 秒）。用器械去除多余材料，使用凡士林覆盖玻璃离子表面，维持充填物干燥时间 30 秒。充填后用咬合纸检查咬合情况，如咬合高用器械去除

多余材料，调整到正常咬合，再涂一层凡士林。最后漱口并嘱患者一小时内不要进食。②复面洞：复面洞充填与单面洞操作基本相同，一般将复面洞区分为前牙和后牙，通常复面洞龋坏较大并涉及多个牙面。因此，充填时应特别注意确保充填物外形正常。前牙复面洞充填：使用棉卷保持工作环境干燥；用棉球擦干龋坏部分；在牙的邻面正确置放成形片使充填物符合设计的邻面外形；将软木楔放置在牙龈缘之间保持成形片位置；根据前述方法调拌玻璃离子并稍许超填；使用手指紧紧平行牙面方向压住成形片，围绕唇面将其紧紧裹住使材料进入龋洞，用大拇指紧按约30秒直到材料固化；此时充填物将接近正常外形，去除成形片，用雕刻刀去除多余材料，检查咬合并再涂一层凡士林；最后漱口并嘱患者一小时内不要进食。后牙复面洞充填：后牙复面洞也使用成形片保持外形进行充填，乳牙不一定总是要求完全修复邻面外形，可根据龋洞大小及牙在口腔中可能维持的时间而定，为了避免牙邻面嵌塞食物，乳牙大的邻面龋坏可充填为斜面，可选择T形成形片；恒牙则使用条形成形片及木楔修复邻面，在安放之前先让患者咬合以观察需要充填的程度。

优点 ①现代的口腔健康观念最重要的是预防而不是充填治疗。ART技术符合现代预防基本观点，采用有粘结性的玻璃离子材料，要求最少的洞型预备，最少的牙体损伤以尽可能保存完好的牙体组织。②采用手用器械，不需要电源，不需要昂贵的口腔设备。③可随身携带，操作者能采用任何形式的交通工具如自行车，就可以到患者生活的环境中工作，如老年居民家中，交通不便的地方，社区、学校、家庭中提供口腔治疗。④操作简单、易学，研究表明由口腔医生和护士完成的治疗结果相似，由医生和经过训练的学校老师所做的非创伤性充填和玻璃离子窝沟封闭效果相似。⑤控制交叉感染的方法简便，不需要高压消毒的手机，每次使用后，手用器械容易清洁和消毒。⑥患者容易接受，没有令人恐惧的牙科设备和牙科操作，也没有牙钻或吸唾器的噪声，减少了患者的心理创伤。这种治疗尤其在儿童中更易得到普及。⑦玻璃离子中氟离子的释放能预防和阻止龋病，有助于牙体组织的健康。

可能影响推广的因素 ①玻璃离子在反应过程中体积收缩，产生微漏，即便在所有操作都很标准的情况下仍难避免。②多个试验结果表明，玻璃离子封闭材料的寿命低于复合树脂，但从防龋效果来看，树脂与玻璃离子效果相似。此现象可能与氟的释放或封闭材料残留有关。随着玻璃离子材料性能的改进，材料的强度也越来越好。③对ART修复与充填长期保留率的研究还不多。④由于手工调拌玻璃离子，且操作者、地理和气候等不同，调和的玻璃离子可能不完全符合标准操作规程。⑤误认为玻璃离子是一种临时充填材料，认为ART容易操作而不够认真从而影响充填质量。

（胡德渝 李 刚）

jīguāng fángqǔ

激光防龋（laser treatment in caries prevention） 应用激光技术防龋的方法。研究普遍认为激光防龋是可行的，但目前多数研究还处于实验阶段，临床应用还有许多问题有待研究。

在龋病预防研究中，随着对釉质表面的超微结构的更新认识，除了釉质表面发育缺陷形成的窝沟是龋齿的好发部位，还有许多肉眼看不到的微孔和微小裂隙也是龋齿发生的有利通道。如果能有一种方法，改变釉质的表面结构，减少龋齿发生的好发部位和有利通道，增强抗酸溶解度，这一方法就可能会成为防龋的有力手段。利用激光照射龋病的好发部位，能有效地减少龋病的发生。激光防龋一是改变牙晶体结构；其二是封闭有机通道（釉板、釉梭等）因而增强了牙的抗酸能力。

（胡德渝）

wēichuàng fángqǔ

微创防龋（minimally invasive treatment in caries prevention）

最大限度地减少牙体组织结构破坏的处理龋病的方法。

过去龋病的发展往往被认为是一种进行性的、不可逆的发展进程。首先是牙体硬组织脱矿，随后发生蛋白质（胶原）降解。因此，传统的治疗方法是通过机械性预备去除龋坏组织，并以修复材料替代。结果导致牙体组织丧失过多，牙冠更加薄弱。事实上龋病的发生并非仅仅是牙体组织脱矿，而是一个因生物膜与牙界面生态和化学平衡失衡而致的反复的脱矿过程。随着对生态牙菌斑学说的进一步研究，人们认识到牙釉质和牙本质的脱矿并不是一个不可逆的过程，而是存在着脱矿-再矿化的循环。受所处微环境的影响，牙体组织可以丧失或者获得钙、磷离子。pH5.0～5.5是釉质表面脱矿危险因素的临界pH值，当pH低于5.5时，表层下釉质或牙本质开始脱矿；当

pH 高于 5.5 时，则又有可能发生再矿化。在脱矿-再矿化循环中，氟化物起着重要的作用，它可以提高钙、磷离子的摄入，并能以氟离子取代羟基，以氟磷灰石的形式存在。氟磷灰石在 pH 为 4.5 时发生脱矿，而羟磷灰石在 pH 为 5.5 就开始脱矿，因此氟磷灰石对酸的耐受性大于羟磷灰石。

现在，早期的龋坏可以在氟离子的作用下发生再矿化或"愈合"。因此，对于多数早期龋坏并不需要进行传统的牙体机械预备，采用"生物性"或"治疗性"途径可以最小创伤、最大限度地达到修复目的，发挥愈合潜能。当然，并非所有的早期龋坏都能通过"生物性"途径解决，在某些情况下，牙体预备是不可避免的，此时，修复材料和牙釉质或牙本质之间的粘结则是防止继发龋和牙髓损伤的重要因素。

微创牙科学也称最小干预牙科学、最小侵入牙科学或保存牙科学。在对龋齿的处理中包括以下几点：①在个体层面上评定患龋的危险因素。②逆转未形成洞的浅龋，促进非窝洞性损伤的再矿化。③对于窝洞性损伤的最小手术介入，使愈合潜能最大化。

（胡德渝 李 刚）

yázhōubìng yùfáng
牙周病预防（prevention of periodontal disease）

牙周病是由牙菌斑微生物等多因素引起牙支持组织破坏的慢性感染性疾病，其中牙菌斑生物膜是引发牙周病的始动因素。采取自我口腔保健与专业性防治相结合的综合性措施，消除引起牙周病的始动因子，控制其他局部因素对牙周组织的影响，提高宿主的抗病能力，降低牙周组织对疾病易感性。牙周病的预防分为三级预防，牙菌斑控制是预防牙周病最主要的措施，控制相关的危险因素和提高宿主的抵抗力是牙周病预防的有效措施。

牙周病原因 包括以下两个方面。

始动因素 是引发牙周病的牙菌斑生物膜。牙周病是发生在牙龈组织和牙周组织的由多因素引起的疾病，其中牙菌斑生物膜为基质包裹的互相黏附或黏附于牙面、牙间或修复体表面的软而未矿化的细菌性群体，漱口和水冲洗不能将其去除。这种牙菌斑生物膜是整体生存的微生物生态群体，细菌凭借生物膜这独特的结构，紧密黏附在一起生长，因而很难清除，是造成牙周组织破坏的重要因素。

由于膳食、年龄、唾液流动、口腔卫生、牙排列、全身疾病和宿主等因素的影响，牙周区域形成了不同的生态环境，其细菌组成也存在着很大的差异。一般将龈上、龈下两个不同生态区域的牙菌斑分别称作龈上菌斑和龈下菌斑。①龈上菌斑：包括平滑面菌斑、𬌗面点隙裂沟菌斑、邻面菌斑和颈缘菌斑。点隙裂沟菌斑和平滑面菌斑与龋病关系较密切；颈缘菌斑和邻面菌斑与龈炎关系密切。龈上菌斑的细菌成分主要是革兰阳性球菌和丝状菌。②龈下菌斑：与牙周组织的破坏关系最为密切，可分为附着性龈下菌斑和非附着性龈下菌斑两部分。附着性龈下菌斑直接附着于牙根面和龈下牙石表面，它与龈上菌斑相延续，其细菌成分与龈上菌斑相似，主要为革兰阳性球菌、丝状菌及少数革兰阴性短杆菌。非附着性龈下菌斑是位于附着性龈下菌斑表面的、松散而无一定排列结构的细菌群，主要为革兰阴性厌氧菌、螺旋体和有鞭毛的细菌。龈下菌斑与根龋、牙周炎的发生发展关系密切。

危险因素 分为先天性危险因素、后天性危险因素。先天性危险因素包括种族、性别、遗传因素、先天性免疫缺陷、吞噬细胞功能不良等。后天性危险因素包括口腔卫生不良、年龄、药物治疗、吸烟、获得性免疫缺损、紧张、营养缺乏与不良环境等。这两类危险因素都决定着牙周病的发生、进展及对防治的反应。

局部危险因素 除牙菌斑微生物外，还有一些局部因素如牙石、创伤𬌗、食物嵌塞、口腔不良习惯、不良修复体、错𬌗畸形等，对牙周病的发生和发展起到促进作用。①牙石：是沉积在牙面或修复体表面的已钙化或正在钙化的牙菌斑及沉淀物。牙石可按沉积部位分为龈上牙石和龈下牙石。牙石与牙周病的关系非常密切。牙石的存在不仅为菌斑的附着提供了良好的部位，还降低了日常口腔卫生措施的效率和效果，促使更多的牙菌斑形成，牙菌斑和坚硬粗糙的牙石刺激牙龈；牙石本身还容易吸附细菌的毒素，增加对牙龈的刺激，引起牙龈炎。龈下牙石可不断加深牙周袋，牙周袋又为牙菌斑的沉积提供了特定的环境，并为牙石的沉积提供矿物质，进而促进牙菌斑矿化。因此，牙石是牙周病的重要促进因素。②食物嵌塞：在咀嚼过程中，食物碎块或纤维被咬合压力楔入相邻两牙的牙间隙内。根据食物嵌塞的方式，可分为垂直型食物嵌塞和水平型食物嵌塞。食物嵌塞是导致局部牙周组织破坏最常见的原因，由于嵌塞的机械作用和细菌的定植，除引起牙周组织的炎症外，还可引起牙龈退缩、邻面龋、牙槽骨吸收和口臭等。③创伤𬌗：牙周组织的健康有赖于正常咬合力的功能刺激，当咬合力超过牙周组织的承受能力时，可发生牙周组织的损伤即咬合创伤或牙周创伤。导致这种创伤的咬合状态称为创伤𬌗，如牙的过早接触、修复体过高、夜磨牙以及正畸治疗加力不当等均可造成牙周创伤。④口腔不良习惯：不良习惯在牙周病的发生发展中是一个重要促进因素。磨牙症和紧咬牙均能导致牙的过度磨损，加重牙周组织的负荷，造成食物嵌塞。如果存在由牙菌斑引起的牙周炎的情况下，可加重牙周组织的破坏。其他口腔不良习惯，如咬硬物、口呼吸、吐舌习惯、单侧咀嚼、不良刷牙习惯等均可对唇、颊、牙体、牙周膜造成一定的影响，导致牙周组织的损伤。⑤不良修复体：邻面充填体的悬突、修复体边缘不密合、活动义齿卡环位置不当、正畸治疗中矫治器佩戴不当等，不但直接压迫和刺激牙龈组织，而且修复体不易清洁，从而造成食物碎屑和牙菌斑大量堆积，引起牙周组织的炎症。⑥牙位异常和错𬌗畸形：牙的错位、扭转、过长或萌出不足等均有利于牙菌斑堆积，或形成创伤、食物嵌塞，促使牙周炎发生或加重。错𬌗畸形也与牙周病有一定关系，它们有的增加牙菌斑清除的难度，有的则直接对牙周组织产生损伤，导致牙周病发生。

全身危险因素 作为牙周病的危险因素可降低或改变牙周组织对外来致病因素的抵抗力，增加宿主对细菌及其产物致病的易感性，促进牙周病的发生和发展。①吸烟：是牙周病的重要危险因素之一。吸烟对牙周组织的影响是多方面的：香烟的烟雾和香烟燃烧时产生的热量对牙龈组织是一种特殊的局部刺激因素，能使牙龈呈慢性炎症状态；吸烟者牙面出现焦油沉积物，使牙石易于沉积、牙菌斑形成速度增高；吸烟者口腔卫生状况较差，影响牙周组织的健康，龈炎和牙周炎患病率高于不吸烟者；吸烟者牙槽骨丧失较不吸烟者为多；吸烟导致的免疫学改变能降低牙周组织对感染的抵抗力；吸烟能抑制成纤维细胞的生长并使其不易附着于根面，影响牙周创口愈合。②糖尿病：牙周病的破坏性炎症过程与糖尿病相互关联。流行病学调查证实，无论1型（胰岛素依赖性）或2型（非胰岛素依赖性）糖尿病，特别是长期糖尿病患者，被看作是牙周病明显的高危因素。③遗传因素：属于牙周病先天的、不可控制的危险因素。然而它并不是直接引起牙周病，而是增加宿主对牙周病的易感性，使疾病较早发生或加重牙周病的病理过程，与遗传有关的宿主易感性可能是侵袭性牙周炎和（或）重度牙周炎发病的主要决定因素之一，并决定疾病的进展速度和严重程度。④宿主的免疫反应：牙周病是慢性感染性疾病，牙周病的发生涉及一系列免疫反应，由于反应的复杂性和反应过程中非特异性破坏作用，不可避免地会引起组织的损伤和破坏，在某些类型的牙周病中免疫反应占有主要的地位。

社会行为危险因素 指人群的年龄、性别、受教育程度、口腔卫生行为等因素对牙周病患病情况的影响。①年龄：年龄与牙周健康状况的相关性最强。从流行病学的趋势看，牙周病患病程度与年龄呈正相关，单纯的龈炎主要发生在儿童及青少年，而牙周炎多见于中、老年人。②性别：男性牙周病患病程度重于女性。全国第四次口腔健康流行病学调查湖北省资料显示：35~44岁、65~74岁年龄组牙周袋检出率、附着丧失的严重程度男性均高于女性。③受教育程度：社会经济因素中的人群受教育程度与牙周病的患病状况间呈相关关系。美国第三次全国健康和营养状况调查结果显示：18~34岁人群，受教育年限大于12年者牙周炎患病率为9.02%，而受教育年限小于12年者牙周炎的患病率则达21.65%。④口腔卫生行为：直接影响着口腔卫生状况，口腔卫生状况与牙周组织健康状况又有着十分密切的关系，牙菌斑、牙石的量与牙周病有着极明显的正相关关系。

预防措施 预防牙周病应从以下几方面着手：①以健康教育为基础，增强人群牙周病预防的意识，提高自我口腔保健和维护牙周健康的能力。②养成良好的口腔卫生习惯，去除病原微生物，使牙周支持组织免遭破坏。③提高宿主的防御能力，保持健康的生理和心理状态。④维持牙周治疗的疗效。实践表明，在定期的专业人员提供口腔保健服务的基础上，进行日常自我菌斑控制是预防牙周病发生和控制其发展的最有效方法。

治疗后维护 为了保证治疗后牙周组织迅速恢复健康，并防止复发，治疗后的维护和牙周病的预防同样重要。所有牙周病在接受系统治疗后都应进行长期的、终生的牙周维护即牙周支持治疗。最好的牙周维护治疗期一般为每3个月一次。在牙周治疗完成后3个月即应开始复查，详细了解患者的全身情况和牙周局部状况，

有无新的问题发生；仔细检查龈组织的情况、有无牙龈出血、骨质的修复动态、牙松动度、牙菌斑控制的情况。有目的地针对具体情况进行口腔卫生指导，要求患者继续进行个人口腔卫生护理，消除牙菌斑，定期做龈上洁治和根面平整，清除牙菌斑和牙石，维持健康、卫生的口腔生态环境，使愈合或正在愈合的牙周组织免受细菌的再侵袭，防止牙周附着再丧失，使受损的牙周组织康复，长期处于健康状态。

改善食物嵌塞　由于引起食物嵌塞的原因是多方面的，因此只有明确造成食物嵌塞的原因，才能采取相应的方法，及时矫治食物嵌塞。①用选磨法矫治部分垂直食物嵌塞。对于牙面的重度磨损或不均匀磨损，可通过选磨法重建食物溢出沟，恢复牙的生理外形，调整边缘嵴，恢复外展隙，来防止食物嵌塞。②可重新制作引起食物嵌塞的修复体，并矫治牙列不齐等。③对于水平食物嵌塞，可考虑做食物嵌塞矫治器，或用牙线、牙签剔除嵌塞的食物。

调𬌗　创伤𬌗虽然不是引起牙周炎的直接原因，但它能加重和加速牙周炎的破坏进程，妨碍牙周组织的修复。调𬌗是通过磨改牙外形、牙体和牙列修复、正畸方法使牙移动、正颌外科手术以至拔牙等，消除早接触，消除干扰，建立起有利于牙周组织的功能性咬合关系，减少对牙周组织的创伤，促进牙周组织的修复，改善功能。调𬌗一般适用于那些因𬌗干扰或早接触而引起了咬合创伤的病理改变者。调𬌗一般在控制了龈炎和牙周炎之后进行。因为在炎症期有些牙有移位，而炎症消退后，患牙又有轻度的复

位，此时调𬌗更准确些。

破除口腔不良习惯　①吸烟对牙周健康的影响是一个普遍问题，应引起广泛关注。如广泛宣传戒烟，改革烟草生产工艺，减少烟气中的有害成分；加强口腔卫生保健措施，改善吸烟者的口腔卫生状况，减少和消除吸烟对牙周组织造成的危害。有试验表明，在口腔健康教育中加入戒烟内容是减少患者吸烟、保护牙周健康的有效辅助措施。②除去引起磨牙症的致病因素，制作𬌗垫矫治顽固性磨牙症，并定期复查。③通过口腔健康教育，让人们了解不良的口腔习惯对牙周组织造成的损伤，使人们自觉地破除不良习惯，维护牙周健康。

预防、矫治错𬌗畸形　错𬌗可造成牙菌斑滞留、咬合力不平衡，导致牙周组织损伤。因此，对错𬌗畸形进行预防和矫治是治疗和预防牙周病所必要的手段。①宣传教育，提高预防意识。②给予儿童有利于口腔颌面部组织正常生长发育的食物。③预防和治疗乳牙龋，保持乳牙牙体完整。④及时处理乳恒牙替换障碍。⑤处理多生牙、先天缺牙。⑥及时纠正口腔不良习惯。矫治已经发生的各种错𬌗畸形，如牙错位、牙列拥挤、反𬌗、深覆𬌗、锁𬌗等。在正畸治疗中应注意：①设计和用力要恰当，避免对牙周造成创伤。②矫治器位置安置适当，以免损伤牙龈。③随时观察矫治牙的动度，如出现咬合创伤，立即纠正。④矫治过程中实施严格的牙菌斑控制措施，以减少牙周病的发生。

制作良好的修复体　制作精良合理的修复体、重新恢复咀嚼的功能性刺激是维持牙周健康必不可少的基础。因此在修复体制

作过程中应注意：①固定修复体的边缘应放在适当的位置。②修复体的邻接面和𬌗面应有良好的外形接角区和接触点，避免食物嵌塞。③桥体、卡环、基托的设计制作要尽可能减少牙菌斑和食物残渣的堆积，便于自洁。④可用金刚石针磨除充填悬突，然后用细砂纸磨光邻面，或去除充填物重新充填。

提高宿主抵抗力　全身因素关系到牙周组织对局部刺激因素的反应，影响着牙周组织破坏的严重程度和修复能力。因此，牙周病的预防不仅要消除和控制局部刺激因素，还需要提高机体的抵抗力，增强牙周组织对致病因子的抵抗力和免疫力。①积极治疗和控制与牙周病发生有关的全身性疾病，如糖尿病及遗传性疾病等。②加强对高危人群的监测。青春期和妊娠期是牙周病特别是牙龈炎发生的高危期，除了积极调整内分泌平衡外，特别要注意对高危人群的专业性口腔卫生护理，定期口腔检查，进行常规的牙周冲洗和洁治。③加强个人的家庭口腔卫生护理，免于细菌及其毒性物质对牙龈组织的侵袭。

预防性清洁术　由于个人清除牙菌斑的能力和效果有限，牙的有些部位是很难清洁干净的。通常是用特制的牙邻面清洁器或牙线先清除牙邻面菌斑，然后用橡皮杯蘸上打磨膏清洁牙的平滑面。预防性清洁可与口腔健康教育、定期口腔检查及其他预防措施同时进行。

三级预防　是根据牙周病病的自然发展史，可以把牙周病的预防水平分为三级。

一级预防　又称初级预防，指在牙周组织受到致病因素的侵袭之前，或致病因素已侵袭到牙

周组织，但尚未引起牙周组织病损之前立即将其去除。一级预防旨在减少人群中牙周病新病例的发生，主要是对大众进行口腔健康教育和指导，最终达到清除牙菌斑和其他刺激因子的目的；帮助人们建立良好的口腔卫生习惯，掌握正确的刷牙方法，同时提高宿主的抗病能力。并定期进行口腔保健，维护口腔健康。一级预防包括所有针对牙周病的病因采取的干预措施。

二级预防 旨在早期发现、早期诊断、早期治疗，减轻已发生的牙周病的严重程度，控制其发展。对局限于牙龈的病变，及时采取洁治，去除牙菌斑和牙石，控制其进一步发展。X 线检查定期追踪观察牙槽骨情况，根据具体情况采取适当的治疗，改善牙周组织的健康状况。二级预防的效果是在一级预防基础上取得的，其远期效果与患者是否能长期坚持各种预防措施有关。

三级预防 是在牙周病发展到严重和晚期阶段所采取的治疗措施以及修复失牙，重建功能；并通过随访、口腔健康的维护，维持其疗效，预防复发。同时，还应治疗相关的全身性疾病，如糖尿病，增强牙周组织的抵抗力。

总之，牙周疾病的预防需要健康教育和具体预防措施相结合，而且其效果更有赖于患者对家庭防护措施的坚持和正确实施。

（台保军　张　爽）

jūnbān kòngzhì jìlù
菌斑控制记录（plague control record）
显示牙菌斑程度的方法。已被国际上广泛采用。菌斑的有效控制是医生和患者之间相互协作的结果，但在更大程度上依赖患者自身的积极行动，而调动患者自我口腔保健积极性的动

力是让他们亲眼看到口腔致病因素的存在并去之。要达到牙菌斑控制的目的，必须掌握对牙菌斑的临床评估方法，以了解牙面的不洁状态；检查评价牙菌斑控制程度，才能彻底地去除牙菌斑以及准确评价菌斑控制的效果。检查牙菌斑的记录方法有许多种，奥莱瑞（O'Leary）的菌斑控制记录是常用一种。

记录方法 记录全口每一个牙的 4 个牙面（唇侧、舌侧、近中、远中），凡显示有牙菌斑存在的牙面，可在记录卡中相应部位的格内用"—"表示；凡未萌出或缺失的牙，用"×"表示（图）。

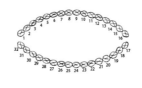
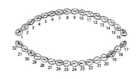

图　奥莱瑞菌斑控制记录示意

计算方法 包括以下两种。

菌斑百分率
=（有菌斑牙面总数÷受检牙面总数）×100%

受检牙面总数 = 受检牙总数×4

如菌斑百分率在 20% 以下，可认为菌斑基本被控制。

注意事项 龈下菌斑通常较薄，位于牙周袋或龈沟中，肉眼不可见，可用刮匙或探针从牙周袋或龈沟中取出牙菌斑样本，也可用消毒的吸水纸尖收集龈下菌

斑做微生物培养；或用特异性抗体或核酸探针，对龈下菌斑中病原微生物做定量或定性分析，以预测和评估龈下菌斑的致病能力及菌斑控制水平。还有一些指数也可用来衡量菌斑控制的效果，如 Turesky 改良菌斑指数、口腔卫生指数等。

（台保军）

jūnbān xiǎnshìjì
菌斑显示剂（plaque disclosing agent）
能辨认菌斑信息的试剂。

原理 菌斑是无色、柔软的物质，黏附于牙面，肉眼不易辨认，可借助菌斑显示剂，使菌斑染色而显现。

方法 菌斑显示剂大多由染料制成，剂型有溶液和片剂两类。液体菌斑显示剂的使用方法是将蘸有显示剂的小棉球涂布牙面，滞留 1 分钟后漱口，无菌斑处显示剂被冲掉，有菌斑处显示剂不易被冲掉而着色。使用片剂可嘱患者将药片放入口中左右侧共咀嚼 1 分钟，再用舌舔至牙的颊舌面，然后漱口，菌斑可被染色。

常用菌斑染色剂 ①2% 碱性品红：成分为碱性品红 1.5g、酒精 25ml。漱口的浓度为 1% 水溶液。②2%～5% 藻红：每片 15mg。③酒石黄以 85∶15 的比例与广蓝混合，然后制成 4% 的水溶液，局部涂擦。④1.0%～2.5% 孔雀绿。⑤荧光素钠：在特殊的蓝色光源下，菌斑显出黄色，在日光下不显示颜色。

注意事项 应注意个别人对显示剂中的某些成分可能发生变态反应，使用前要询问过敏史。

（台保军　张　爽）

kǒuchòu yùfáng
口臭预防（halitosis prevention）
口臭指呼吸时口腔发出的不良气味。是影响人们进行社会

交往和造成心理障碍的原因之一。临床研究证实，牙周病患者常伴有不同程度的口臭，这是因为牙周炎的致病菌同样能够产生可挥发性硫化物。从微生态学、细菌学的角度观察到革兰阴性厌氧菌的过度繁殖和腐败作用产生口臭的过程与牙周病的形成非常类似，细菌的代谢产物（挥发性硫化物等）均可直接或间接造成牙周组织的损害。常规的牙周治疗（刮治和根面平整）结合正确的口腔卫生措施（刷牙、清除舌苔）能使口气的嗅觉评价值显著下降也证实了牙周健康状况对口臭的重要影响。

口臭原因及分类 口臭可由多种原因引起。口臭可分为真性口臭、假性口臭以及口臭恐惧症，后二类患者所抱怨的口臭实际上并不存在。真性口臭分为生理性口臭、病理性口臭以及其他因素引起的口臭。

生理性口臭 正常口腔的生理气味一般难以察觉，在颊舌运动量小、基础代谢率低、唾液分泌减少、口腔自洁作用受抑制时，食物残渣和脱落的上皮细胞易发生腐败而产生不良气味，通常睡眠后口腔易出现异味，但这种异味持续时间短，经正确的口腔卫生措施可很快消除。

病理性口臭 是因疾病、病理状态或口腔内组织异常所致的口臭。可分为口源性和非口源性口臭。鉴别口源性和非口源性口臭最简单的方法是闭口后，若仍有臭味从鼻部呼出，则为非口源性口臭。

口源性口臭 口腔是口臭的主要来源，绝大多数口臭是由口腔局部因素引起的。口源性口臭占口臭的 80%~90%，主要由厌氧菌引起。口腔微生物通过腐败

消化口腔内的滞留物质产生挥发性硫化物及其他异味物质从而导致口臭。口臭气味的主要成分是硫化氢、甲基硫醇。口腔卫生状态欠佳，菌斑、软垢、牙石、龈炎、牙周病、龋病的存在是口臭的常见病因；口腔的癌变可产生迅速发展并持续加重的口臭；各种原因引起的口腔干燥症由于唾液流率下降可加强腐败作用而引起口臭。

非口源性口臭 ①上呼吸道来源的口臭可发生在慢性上颌窦炎、鼻阻塞、鼻咽脓肿、喉癌；下呼吸道来源的口臭可由支气管炎、支气管扩张、肺炎、肺脓肿、肺癌等引起。②恶臭的挥发性物质可从全身各个部位（如胃、食管、肝等）进入血液中，经血液带往肺泡并随气体交换而呼出，口臭主要发生在肝硬化、晚期肾病、糖尿病、代谢紊乱等疾病及药物作用。引起此类口臭的主要成分为二甲基硫化物。

口臭产生机制 微生物存在是口臭产生的必要条件。细菌在口臭的产生中占有重要的地位。许多证据支持革兰阴性菌在口臭形成中起到了很重要的作用，但是并非所有革兰阴性菌都有产生异味的能力，一般致臭菌需要以下条件：①经常可以在致臭菌的分离中发现。②离体培养物有异味。③代谢产物分析有高浓度的挥发性硫化物、胺类、有机酸等物质。

口腔内的微生物对各种蛋白质的腐败作用，可产生挥发性硫化物，挥发性硫化物主要源自唾液、龈沟、舌背及口内其他部位的细菌对含硫蛋白的腐败作用。这些蛋白可来自脱落的上皮细胞、白细胞、唾液、血液和食物残渣，经分解产生多肽并进一步降解为

胱氨酸、半胱氨酸、甲硫氨酸等小分子游离于龈沟和唾液中，在合适的环境条件下经不同的代谢途径由细菌酶如 L-半胱氨酸脱硫酶、1-甲硫氨酸 γ 水解酶等分解为硫化氢、甲基硫醇等释放到口气中。细菌蛋白代谢还能产生吲哚、氨、粪臭素、二胺、有机酸等，这些物质会发出明显的异味，也可能与口臭有关。

口臭影响因素 腐败作用可发生于所有人的口腔，但并非每个人均有可闻得到的异味，口臭存在与否与腐败作用的强弱直接相关，许多口腔局部因素可影响细菌的腐败作用。包括以下方面。①腐败作用：可发生于所有人的口腔，但并非每个人均有可闻得到的异味，口臭存在与否与腐败作用的强弱直接相关，许多口腔局部因素可影响细菌的腐败作用。②唾液 pH：通常新鲜收集的健康个体的唾液并无不良气味，但经孵育后唾液变为碱性且有难闻的气味，这表明碱性唾液可能对口臭的形成有作用，而酸性唾液能灭活氨基酸腐败所需的酶从而抑制产臭的物质。③菌群组成：研究发现异味产生与革兰阴性菌和革兰阳性菌的比例变化有关，酸性 pH 可抑制臭味的产生同时伴有革兰阳性优势菌群的出现，而碱性 pH 有利于异味的产生并使优势菌群转为革兰阴性菌，而后者正是分解蛋白、氨基酸参与口臭形成的主要菌种。④环境氧浓度和细菌可获得的代谢底物的成分：通常认为口腔局部环境的低氧浓度有利于口臭的产生。革兰阳性菌和阴性菌均能迅速利用还原底物而消耗氧，但前者主要利用碳水化合物，而后者主要利用蛋白、氨基酸等含氮化合物，对碳水化合物的利用少且慢。研究表明与

碳水化合物的发酵相比，蛋白、氨基酸的分解耗氧更多，能导致氧化还原电势的明显下降。⑤唾液流率：唾液流动能机械清洁口腔，缓冲细菌产生的酸碱作用，维持正常的氧分压。当各种原因引起唾液流率下降时，可导致其缓冲能力减弱，口腔 pH 升高，氧化还原电势下降，这些改变能直接影响口腔菌群的构成，有利于厌氧菌特别是革兰阴性厌氧菌的生长和代谢；清除能力的下降又使得代谢产物大量堆积、腐败作用进一步加强。

口臭检测 包括以下方面。

感觉测定法 是一种敏感的口臭测定方法，它是通过检查者用感觉器官鼻对口臭进行主观辨析和评定。其嗅觉判断标准可以分为 0~5 级。

仪器检测法 气相色谱检测：是目前最好的诊断和探测口臭的方法，配有火焰光度检测仪的气相色谱检测是测定口臭的金标准。它可较为准确地测定、测量口臭气体的成分及含量，客观地得出不同口臭挥发性物质的准确数值。可有效检测口腔挥发性硫化物的测量仪器，还有便携式硫化物测定仪和便携式气相色谱仪等。

细菌分析法 通过对口腔细菌采样、分析来确定产生气味的细菌的性质和数量。分离、鉴定与口臭有关的口腔细菌，测定纯培养的细菌产生的硫化物和气味强度。

口臭防治 应针对引起口臭的原因进行，不同类型的口臭将遵循一定的原则防治，并对不同类型的口臭原因采取具体的方法预防和治疗。一般情况下非口源性口臭在原发病灶得到控制后即能缓解。在口臭的治疗需要中

（treatment need，TN），TN-1 是治疗口臭的基本方法，可用于各种类型口臭的治疗。TN-1 的主要内容是舌清洁、刷牙和使用牙线、漱口、定期口腔检查和洁治。①舌清洁：舌苔是由脱落上皮细胞、血细胞和细菌组成，它们共同产生挥发性硫化物可致口臭，因此口臭的治疗需要进行舌部清洁。清洁舌有助于减少挥发性硫化物的形成。常规有效的口腔卫生措施如刷牙、牙线、漱口等，特别是结合用舌刷清洁舌背部能明显改善口臭。为避免牙膏刺激口咽引起的呕吐反射，应先清洁舌背部后刷牙。②漱口：漱口液的使用在口臭的治疗中占有相当大的比重，许多研究证明使用漱口液能明显降低挥发性硫化物值和嗅觉分值，也说明漱口液对治疗口臭的有效性。漱口液改善口气的机制有机械清洗作用、掩盖异味作用、杀菌作用、拮抗异味物的产生。理想的除臭产品应当具备低浓度、有效、在口腔中较长时间的保持有效浓度且无任何严重的毒副作用。含杀菌因子的漱口液如氯己定能显著减少口内各部位的菌量从而抑制口臭的形成，是使用最广的口腔护理产品，但此类产品广谱杀菌，作用时间短，长期应用易造成口腔菌群失调，不是控制口臭的理想方法。研究发现锌离子制剂能抑制牙菌斑形成，且与硫有亲和力，可抑制二硫基团变为硫醇并能氧化硫醇基，能与含硫底物、挥发性硫化物及其前体反应，生成不溶的锌盐而达到抑制挥发性硫化物产生、治疗口臭的目的。③刷牙和使用牙线：有助于保持良好的口腔卫生。④对口臭患者进行定期口腔检查也是提高其口腔卫生状况的有效方法。

由于大多数口臭是口源性的，因此在 TN-1 的治疗基础上需配合 TN-2 的治疗。TN-2 包括治疗牙周病、全口洁治、改善口腔卫生状况，治疗继发龋，恢复牙间接触点，拔除无法修复的牙，治疗口腔溃疡和口干症，以尽可能减少蛋白质分解产物，治疗部分口臭患者。

（台保军 张爽）

kǒuqiāng'ái yùfáng

口腔癌预防（oral cancer prevention）
口腔癌指发生于舌、口底、腭、牙龈、颊和牙槽黏膜的恶性肿瘤。以鳞状细胞癌最为常见。

2012 年世界卫生组织资料示男性口腔癌发病率为 2.7/10 万，女性为 1.5/10 万。2008 年中国肿瘤数据统计显示，口腔癌的报告发病率为 3.29/10 万，死亡率为 1.49/10 万。

危险因素 研究认为口腔癌的发生与多种因素有关。

不良生活方式 ①吸烟：大量的流行病学研究证实吸烟和口腔癌有密切关系，口腔癌患者中吸烟的比例是非吸烟人群的 2 倍多。口腔癌的危险度与吸烟量呈正相关，假设不吸烟危险度是 1.0，每天吸 10~19 支，危险度上升为 6.0，20 支以上为 7.7，40 支以上危险度高达 12.4。口腔癌的危险度还与吸烟时间的长短呈正相关。②嚼槟榔：很多东南亚国家及中国部分地区居民都有嚼槟榔的习惯，从而导致口腔癌发病率增高。主要致癌因子来自槟榔添加剂，如槟榔籽、石灰、丁香和烟叶，它们会导致口腔黏膜下纤维性变和白斑的发生，并可转化为口腔癌。口腔癌发生与嚼槟榔时间、槟榔在口腔的滞留时间呈正相关，最常发生的部位是

颊部，嚼槟榔者患颊黏膜癌的危险性是不嚼槟榔者的 7 倍。③饮酒：研究发现饮酒的量与口腔癌发生相关。饮酒可能通过局部和全身作用导致口腔癌的发生。饮酒和吸烟，或饮酒和口腔卫生差，其协同作用都会增加口腔癌的危险性。饮酒加吸烟口腔癌危险性增加 2.5 倍。口腔癌治疗后，在吸烟和饮酒的患者中复发率也高。

环境因素 ①光辐射：长期强烈光照也是唇红部癌的原因之一，多发生在下唇。由于唇红部癌与光辐射有关，因此患者有明显的职业差别，农民与户外工作人员患病率高。②核辐射：核辐射对人与动物均有诱发癌的作用，是由于射线对人体易感细胞的作用，常见白血病和淋巴瘤放射治疗后的患者，易引起黏膜表皮样癌和唾液腺癌。③空气污染：也是致病因素，如高度工业化所造成的煤烟污染、纺织工业中纤维刺激等。

生物因素 ①局部刺激与损伤：口腔卫生不良、尖锐牙尖及不良修复体的长期刺激，被认为是口腔癌危险因素之一。②口腔感染：病毒、梅毒、细菌引起的口腔感染与口腔癌的发生有密切关系。

预防 包括预防口腔癌的发生、预防口腔癌对邻近组织的损害、预防口腔癌的转移、预防因口腔癌丧失生命。

口腔健康教育 ①增进公众预防口腔癌的保健知识，矫正不良生活习惯。②控制危险因素：戒除吸烟、饮酒、嚼槟榔等不良嗜好；注意对光辐射的防护，避免长时间直接日照，在直接日照下长时间工作的应采取适当遮阳防辐射措施；不食过热食品，避免刺激口腔黏膜组织；避免口腔

不良刺激，及时调磨尖锐牙尖和义齿锐利边缘，防止对软组织反复刺激，并保持良好的口腔卫生。③提高公众对口腔癌警告标志的认识：口腔内有 2 周以上未愈合的溃疡，口腔黏膜有白色、红色和发暗的斑，口腔与颈部有不明原因的肿胀和淋巴结肿大，口腔内有不明原因的反复出血，面部、口腔、咽部和颈部有不明原因的麻木与疼痛。

定期口腔检查 定期口腔检查可早期发现口腔癌或癌前病变，提高预防和早期治疗率。如果癌瘤在 2cm，同时无转移，将大大增加 5 年生存率；如果癌瘤在 2cm 或以下，5 年生存率可提高 2 倍；如果癌瘤在 1cm 或以下，5 年生存率可以提高 3 倍。因此早发现、早治疗对降低口腔癌的死亡率是十分有意义的。对 40 岁以上长期吸烟者、吸烟量在 20 支/日以上者、既吸烟又有饮酒习惯者、因烟酒刺激口腔已有白斑者以及长期嚼槟榔者，应定期进行口腔检查。

自我检查 方法与步骤如下：在充足的照明下，患者面对镜子。①对头颈部进行对称性观察，注意皮肤颜色的变化。②用示指触摸面部，如有颜色变化、触痛或肿块、疣痣增大，2 周内就医检查。③触摸颈部：从耳后触摸至锁骨，检查左右两侧颈部，注意触摸疼痛与肿块部位。④上、下唇：先翻开下唇，观察唇红部与唇内侧黏膜，用示指与拇指从内向外，从左向右触摸下唇，对上唇做同样检查，触摸是否有肿块，观察是否有创伤。⑤牙龈与颊部：用示指拉开颊部，观察牙龈，并用示指与拇指夹住颊部，进行触摸。⑥舌与口底：伸出舌，观察舌的颜色与质地，用消毒纱布包

住舌尖部，然后把舌拉向左或右，观察舌的边缘部位。用示指与拇指触摸舌体，注意是否有异常肿块。检查口底需用舌舔上腭部，以观察颜色与形态的变化，然后用示指触摸口底。⑦上腭部：对上腭部检查有时需用牙刷柄压住舌，头略后仰，观察软腭与硬腭的颜色与形态。

政策和措施制订 ①控烟、限酒须有政策和法规的保障。卫生行政部门协同其他部门制订控烟、限酒的政策，如增加烟草与烈性酒的税收，禁止烟草广告与促销活动，印制"吸烟与饮酒是口腔癌危险因素"的忠告式广告，烟盒前后应印有"吸烟有害健康"的忠告，其面积应占烟盒面积的 30%～50%。2003 年 3 月 1 日世界卫生组织通过《烟草控制框架公约》对以上条例都有较具体的规定。2003 年 5 月 21 日，世界卫生大会呼吁所有国家尽可能开展广泛的国际合作，控制烟草流行。中国于 2003 年 11 月 10 日正式签署《烟草控制框架公约》。2005 年 8 月 28 日，全国人大常委会表决批准了该公约并于 2006 年 1 月 9 日生效。2011 年 5 月 1 日《公共场所卫生管理条例实施细则》正式实施，细则指出室内公共场所禁止吸烟，室外公共场所设置的吸烟区不得位于行人必经通道上；公共场所不得设置自动售烟机；公共场所经营者应当开展吸烟危害健康的宣传，并配备专（兼）职人员对吸烟者进行劝阻。②防止环境污染：无论工作环境还是生活环境都应注意污染问题，特别强调公共场所禁止吸烟。应注意核辐射的污染。③做好口腔癌的预防工作，将会大大降低其发病率和死亡率。

（台保军 张 爽）

yáběnzhì mǐngǎn yùfáng

牙本质敏感预防（dentin hypersensitivity prevention）

牙本质敏感指暴露的牙本质对外界刺激产生的短而尖锐的疼痛，这种疼痛不能归因为其他任何形式的牙缺陷或疾病，典型的刺激包括温度刺激、吹气刺激、机械性刺激、渗透压刺激和化学刺激。

有关牙本质敏感在人群中的患病率研究结果存在着较大的差异，从4%～74%不等，中国牙本质敏感的患病率为29.7%，这可能是由于各个研究纳入的调查样本不同和选择的调查方法的差异造成的。牙本质敏感好发于上颌前磨牙，其次是上颌第一磨牙，切牙的牙本质敏感的发生率最低；女性患病率稍高于男性；牙本质敏感与年龄的关系尚不明确，随着增龄性的牙龈萎缩和牙釉质、牙骨质的磨损及磨耗，牙本质敏感的患病率可能上升，但随着年龄的增长，牙本质的渗透性和神经的敏感性逐渐降低，牙本质敏感的患病率可能下降。

危险因素　①牙本质暴露往往是磨损、磨耗、酸蚀及应力作用下釉质内碎的综合结果。异常的咬合状况可导致磨牙症，被认为是牙体磨损的重要危险因素。②使用合格的牙刷和牙膏、采用正确的方法刷牙不会对牙造成磨损。但牙膏对暴露的牙本质可能会有磨损作用，主要是牙膏含较粗摩擦剂。粗摩擦剂的牙膏刷牙一旦与酸联合作用，即引起牙本质小管开放。因此，应尽量避免进食酸性食物和饮料后即刻刷牙，以减少酸性食物与刷牙磨损的协同作用。③酸蚀作用也是导致牙本质小管口暴露的重要原因。外源性酸主要是酸性食物和饮料（包括水果、果汁和红酒等），这些物质中含酸，能够去除牙本质小管表面的玷污层，使牙本质小管开放。内源性酸来源于胃、食管反流，由此引起的牙本质敏感主要发生在牙的腭侧面。④牙龈退缩是牙本质敏感最重要的危险因素。牙龈退缩后，暴露的牙骨质很薄且易被磨损，导致牙本质更快、更广泛地暴露。多种因素可导致牙龈退缩，如使用不合格的牙刷、刷牙用力过大、牙龈自身损伤、牙周疾病及牙周疾病的不当治疗等。

诊断　牙本质敏感患者通常在寒冷（最常见的触发因素）、机械性、吹气、化学刺激或渗透压变化下出现短暂而尖锐的疼痛。

临床检查一般采用冷空气喷吹、温度刺激、探针接触等方法，但这些方法常常不能再现所有的牙本质敏感，因此临床上还采用患者在治疗前后对疼痛的感受作为辅助诊断依据。

预防　预防牙本质敏感首先必须改变或去除危险因素。对公众的建议：①建立餐后漱口的习惯。②减少酸性食物和饮料的摄入。③进食酸性食物和饮料后，不要即刻刷牙，1小时后再刷牙。④选择合格的牙刷、采用正确的刷牙方法，避免刷牙时用力过大。⑤有牙周疾病、磨牙症、牙过度磨耗等相关疾病的患者应及时诊治。⑥有内源性酸来源的患者，建议治疗全身疾病。对口腔专业医生的建议：①牙周治疗时避免过度刮治和根面平整。②洁治时避免对暴露的牙本质过度抛光。③谨慎使用牙漂白产品。④减少口腔器械与材料对牙或牙龈的不良刺激。

治疗　分为家庭护理和专业干预。

家庭护理　主要是使用抗敏感牙膏或漱口水。使用抗敏感牙膏刷牙是缓解牙本质敏感的首选方法，患者每天使用两次，使用时间持续4～8周，能在很大程度上缓解牙本质敏感。以手指涂布抗敏感牙膏于患牙处也有效。如果患者不能使用牙膏，可使用含抗敏感成分的漱口水。抗敏感牙膏中有效的抗敏感成分包括钾盐、氟化亚锡、钙复合物、生物活性玻璃、乙酸锶等。

专业干预　如家庭护理2～4周症状未缓解，可以进行专业干预。包括以下方法。①局部药物脱敏治疗：可选用与家庭护理产品活性成分相近的脱敏剂、树脂及粘结剂、生物玻璃和硅酸盐水门汀等药物进行治疗。②激光治疗：GaAlAs激光、Nd:YAG激光、Er:YAG激光等能有效缓解牙本质敏感。③其他：当上述治疗2～4周症状尚未缓解，可考虑采用树脂充填、牙髓治疗或冠修复等方法消除症状。同时开展牙本质敏感预防的定期复查。

（台保军　张爽）

yá wàishāng yùfáng

牙外伤预防（traumatic dental injury prevention）

牙外伤指牙受急剧创伤，特别是打击或撞击所引起的牙体硬组织、牙髓或牙周组织发生急性损伤的疾病。这些损伤可单独发生在一种组织，也可同时涉及多种组织。

牙外伤发生的高峰年龄为6～13岁。根据2015年全国口腔健康流行病学调查，有16.4%的城市青少年和21.5%的乡村青少年自称在过去一年内有牙外伤经历。

牙外伤的损伤类型、受累牙的牙位、数目以及严重程度因年龄和产生损伤的原因不同而有所差异。恒牙牙外伤最常见的类型是牙釉质折断或牙釉质和牙本质折断却未造成牙髓暴露的简单冠折；乳牙牙外伤最常见的类型是半脱位，这可能与乳牙牙周支持组织弹性较高，牙在外力的作用下更易脱位而非折断有关。任何类型的牙外伤，最好发的牙位是上颌中切牙，其次是上颌侧切牙或下颌中切牙。大部分人只有单颗牙受累，两侧牙外伤的发生率没有明显的差别。

危险因素 导致牙外伤的原因有很多，任何程度的机械外力直接或间接作用于牙都可造成牙体硬组织或牙周组织的损伤。现代社会，随着人们参加各种休闲活动及体育运动的机会增多、频繁使用交通工具及各种暴力活动等造成牙外伤越来越普遍。①摔倒、碰撞：摔倒、碰撞以及物体撞击到牙是发生牙外伤最常见的原因。对于学龄前及学龄期儿童，牙外伤最常发生于家中及附近的地区。②交通意外伤害：包括行走时被交通工具撞伤，或骑自行车、驾驶汽车时发生意外，造成牙及颌面部的复合伤。15 岁以下儿童由于骑自行车引起的面部外伤中有 31% 伴有牙外伤。戴头盔骑车虽可降低面部及颅脑损伤风险，但仍然有较高的牙外伤风险，因为头盔不能很好地保护面下部和下颌。③运动损伤：体育运动是发生牙外伤的主要原因之一。它受下列因素影响：运动的类型、运动场地、运动员的年龄和性别、运动的规模、体育竞赛的水平、防护用具的使用、是否有教练和牙科医生等提供指导。美国资料显示，33% 的牙外伤与运动有关。④暴力：暴力常导致上颌和面部的损伤。⑤行为因素：喜欢冒险的儿童往往更易发生牙外伤。那些平常好动、多动的儿童与其他

儿童相比，发生牙外伤的风险更高。还有很多人经常把牙当成工具，从而造成牙的损伤，如咬发卡、咬螺丝钉、用牙开启啤酒瓶盖或汽水瓶盖等。除了上述常见的牙外伤外，还有医源性牙外伤和口腔内的穿孔装饰品对牙的损伤等。

预防 牙由于其解剖因素，加之没有任何防护，极易造成外伤。牙外伤的发病率明显高于颌面部的其他组织和器官。由于受伤者绝大多数为青少年，影响咀嚼、语言等多种功能和形象，如不及时、有效地救治将会遗留严重的生理和心理的问题。因此，提高公众对牙外伤的认知水平显得十分重要。

增强保健意识 ①预防牙外伤，首先要提高公众，特别是学校师生、家长对牙外伤的认知水平，增强防护意识。应加强学校教育，加强牙外伤危害性的宣传，培养学生的防伤观念，提高自我保护意识。②运动中应掌握动作要领，遵守一定的运动规则和规律，有条件的地方应积极采取防护措施。③教育学生避免暴力行为，遵守交通规则，以减少牙外伤的发生。④教师、家长和校医院医生应了解牙外伤急诊处理的基本常识，以利于牙外伤后的应急处理等。

加强环境安全 ①玩耍是孩子的天性，为了减少孩子的牙外伤，学龄前儿童家中尽量布置一个安全的玩耍区域，清除可能造成创伤的坚硬物品，放置缓冲性强的物品，如垫子、枕头等。②在易发生牙外伤的地点，如学校、道路、运动、游戏场所，尽可能进行草坪建设，或其他软化地面的方法，如在硬地面、楼梯、走廊铺设塑胶，尽量减少不规则

的小台阶或意外的障碍物，以减少或避免儿童牙外伤或身体其他部位的伤害。③应建立安全的娱乐场所和人性化的生活交通设施如专用的活动场所。④加强对学生上学专用校车的管理，避免拥挤；公交汽车上应设置专用扶手。⑤盲人行走的专用盲道应加强建设和管理等。⑥政府有关部门在改善交通道路和机动车质量的基础上，应加强道路管理，对雨雪后的道路应及时清理。⑦应提高全民法律意识，严格遵守交通法规，严禁酒后驾车，以减少创伤的发生。

使用运动护齿器 青少年在激烈、对抗性较强的体育运动和游戏中，口腔颌面部受伤的概率很高，易形成运动性牙外伤，最易受累的牙是上颌中切牙。身体接触类运动项目受伤的风险高于非接触类项目。美国牙科学会和国际运动牙科学会联合建议参与有身体冲撞的剧烈运动（如足球、篮球、滑冰等）时，运动员须使用运动护齿器；参与打击类运动项目（如拳击、空手道等）时，在训练和比赛中始终配戴运动护齿器（见运动护齿器）。

错𬌗畸形矫正 唇关闭不全和深覆盖与牙外伤密切相关。唇部对前牙有一定的保护作用，不管前牙覆盖情况如何，唇关闭不全的儿童更易发生前牙的外伤。5 岁以下前牙开𬌗的儿童与其他同龄人相比，发生牙外伤的风险增大了两倍；覆盖超过 3.5mm 的儿童与覆盖正常的儿童相比，其发生牙外伤的风险明显增大。同时伴有唇关闭不全和深覆盖的儿童，牙外伤的发生率更高；且与深覆盖相比，唇关闭不全更易发生牙外伤。对于患有唇关闭不全和深覆盖等错𬌗畸形的儿童应该及早

进行相关的矫治，防止牙外伤的发生。

全脱位牙外伤应急处理 即刻再植被认为是治疗全脱位牙外伤最好的方法。外伤后的就诊时间、患牙保存方法、保存的溶液、处理方法等决定了牙根表面牙周膜细胞的活力，直接影响了再植牙的预后。乳牙全脱位外伤一般不予再植，只需清理伤口、止血和预防感染。

全脱位牙外伤脱位后，最好在 5 分钟内再植入牙槽窝，并采取适当的固定措施，这种牙的预后最好。如因各种因素无法即刻再植，应马上将牙保存于湿性环境中尽快就医。湿性环境保存有很多方法，如唾液、生理盐水、牛奶、蜂胶、椰汁、组织培养液等，最简便的湿性环境是口腔中的唾液。如有父母在身边，可将脱落的牙含于父母亲的口腔中并尽快就诊。

（台保军 张 爽）

yá suānshízhèng yùfáng

牙酸蚀症预防 （dental erosion prevention） 牙酸蚀症是在无细菌参与的情况下，由于接触牙面的酸或其螯合物的化学侵蚀作用而引起的慢性的、病理性牙体硬组织丧失的疾病。

20 世纪，牙酸蚀症主要指职业性牙酸蚀病，随着经济的发展和劳动条件的改善，这种职业病已明显减少。现饮食习惯导致的牙酸蚀症患病率不断上升，由饮食中的酸，尤其是碳酸类饮料引起的牙酸蚀症已引起了人们的重视。在许多国家，牙酸蚀症已成为一个新的口腔健康问题。牙酸蚀症患病率从 20% 到 71% 不等，且呈上升趋势。中国 3~5 岁儿童牙酸蚀症患病率较低，但随着年龄增长，牙酸蚀症的患病率明显升高。

危险因素 确切病因尚未明确。研究认为，它是一种多因素的疾病，是化学、生物、行为等多种因素相互影响、相互作用的结果。来自体内、体外的酸作用于易感的牙是引起酸蚀症的最基本原因。即使接触酸的情况相同，人们的患病情况仍有差别，生活方式、口腔卫生习惯及唾液的缓冲能力等均会影响牙酸蚀症的发生和发展。

化学因素 主要指接触牙的酸性物质，包括内源性酸和外源性酸。

内源性酸 体内的酸进入口腔，最常见的原因是由于患有某些疾病使胃内容物进入口腔，胃酸长时间定期作用于牙体硬组织发生酸蚀症。①胃食管反流性疾病，如持续性反酸、慢性呕吐等。②受神经、心理影响的胃肠紊乱，如神经性呕吐、神经性厌食症、神经性贪食症等。③其他，如体内代谢及内分泌紊乱、长期酗酒、一些药物副作用等。

外源性的酸 ①饮食因素：在牙酸蚀症的发病中占重要地位，牙酸蚀症的发生、发展不仅与各类酸性水果（柑橘类水果、苹果等）、果汁（柠檬汁、橘子汁等）、各种碳酸类饮料（可乐、酸性饮料等）的摄入有关，且与这些食物和饮料的摄入时间、频率及方式等关系密切。研究发现，酸性饮料、食物的酸蚀力，除 pH 值外，也受其本身缓冲能力、钙螯合的能力和所含钙、磷、氟等矿物质离子浓度等因素的影响。②药物因素：一些 pH 值较低的药物也可引起牙酸蚀症。如维生素 C 片剂、补铁剂、阿司匹林和一些治疗哮喘的药物。③环境因素：暴露于酸性工作环境中的人易患

牙酸蚀症，它的患病率及严重程度与接触酸的时间、是否采取保护措施有关。随着工作条件的改善，这类牙酸蚀症已很少见。

生物因素 唾液的缓冲能力、获得性膜、牙的结构和矿化程度、牙和软组织的位置关系等生物因素，都与牙酸蚀症的发生、发展有关。

行为因素 ①生活方式：碳酸饮料的摄入可使牙酸蚀症的发病率也在逐年上升。②口腔卫生习惯：研究表明，牙酸蚀症的严重程度与夜间饮用酸性饮料后是否漱口、刷牙明显相关。

预防 ①加强口腔健康教育：普及牙酸蚀症的基本知识，树立自我保健的意识。②治疗可引起牙酸蚀症的疾病：积极治疗如胃肠功能紊乱等引起的慢性呕吐、持续反酸；治疗受神经、心理因素影响的胃肠功能紊乱；治疗内分泌紊乱等其他疾病。③减少饮食中酸对牙的侵蚀：减少酸性食物和饮料的摄入量及摄入频率，可用吸管饮用，让饮料少接触牙；可在饮料中加入钙、磷离子，增加其饱和度，从而改变酸性饮料本身的性质，减弱其酸蚀性；对一些 pH 值较低的药物则应尽量避免嚼服，如果不能避免应及时漱口。④避免酸性环境中与酸的接触：努力改善工作环境，消除空气中的酸雾，尽量避免暴露于酸性环境中，必要时需戴防酸口罩。⑤增强牙对酸的抵抗力：咀嚼无糖口香糖，促进唾液分泌，发挥唾液的缓冲作用，预防牙酸蚀症发生；对于患有系统性疾病，需要长期服药而导致口干的患者，应尽早与相关的临床医师联系，考虑调整用药或采取其他保护措施；平时使用含氟牙膏刷牙和含氟漱口水漱口，增强牙对酸的抵

抗力。⑥改变不良的饮食习惯及口腔卫生习惯：酸性饮食的摄入最好安排在就餐期间，此时唾液的流量大，缓冲能力强。不要安排在两餐之间，尤其不应在晚上睡觉前；餐后喝牛奶能在一定程度上中和食物中的酸。摄入酸性饮食后不要马上刷牙，可使用含氟漱口水漱口、咀嚼无糖口香糖等方法促进唾液分泌从而发挥唾液的缓冲作用；刷牙时宜用含氟浓度高而摩擦剂强度低的牙膏刷牙；选用刷毛软硬适度，对牙磨损较小的牙刷，采用正确的刷牙方法及合适的力度刷牙均能预防牙酸蚀症。

（台保军　张　爽）

cuòhé jīxíng yùfáng
错𬌗畸形预防
（orthodontics prevention）　错𬌗畸形指在儿童生长发育过程中由于先天因素或后天因素，导致牙颌、颅面间关系不调而引起的各种畸形。1997年，世界卫生组织根据错𬌗畸形不同类型，推荐采用牙美观指数，一般用于12岁以上年龄组作为流行病学调查的记分标准。由于制订的调查标准不同，错𬌗畸形的患病率报道差异较大。2000年调查资料显示，中国人群错𬌗畸形的患病率为67.82%，其中乳牙列、混合牙列和恒牙列错𬌗畸形患病率分别是51.84%、71.21%和72.97%。

危险因素　包括先天因素和后天因素。

先天因素　从受孕后直到胎儿出生前，任何可以引起胎儿牙发育异常的因素。先天因素不一定具有遗传性，但是遗传因素都是先天性的。

后天因素　出生以后可能导致错𬌗畸形的各种因素。包括疾病、乳牙期及替牙期局部障碍和口腔不良习惯等因素。主要包括以下几个方面。

不良口腔习惯　研究显示，因不良口腔习惯造成的错𬌗畸形约占各类错𬌗畸形的1/4。错𬌗畸形的发生及其程度与不良习惯的作用频率、持续时间和强度等因素有关。了解不良习惯形成的原因，有助于及时破除不良习惯，防止畸形的发生、阻断错𬌗畸形的进一步发展。口腔不良习惯包括吮指习惯、唇习惯、舌习惯、偏侧咀嚼习惯、咬物习惯和睡眠习惯等。①吮指习惯：一般认为，儿童在2岁或3岁前有吮指习惯可视为正常的生理活动，这种习惯通常在4~6岁以后逐渐减少而自行消失。若在此之后，吮指习惯还继续存在并具有一定强度会导致明显的错𬌗畸形。吮指习惯造成错𬌗畸形的严重程度与吮指习惯持续的时间关系更大，与施加在牙上的力量大小关系较小。如果儿童每次吮指的力量都非常大，但每次持续的时间都非常短，所造成的畸形程度不会很严重；相反，如果儿童每次吮吸的持续时间都超过6个小时以上，或者在睡觉时整个晚上手指都放置在牙之间，就将造成程度更严重的畸形。②舌习惯：儿童在乳恒牙替换时，经常用舌尖舔松动的乳牙、乳牙残根或初萌的恒牙，如果该习惯只是在较短时间内存在，则不会造成明显的错𬌗畸形；但如果该习惯作用时间较长，就形成了吐舌习惯。由吮指及口呼吸等习惯造成了局部开𬌗之后，也很容易继发舌习惯；患慢性扁桃体炎、慢性咽喉炎等疾病的儿童，为了使呼吸道通畅，常将舌向前伸，促进舌的功能活动，也易引发吐舌习惯。③唇习惯：多发生在6~15岁，常由于儿童情绪不好，出现咬唇动作，日久即形成咬唇习惯，女孩较多见。唇习惯可单独存在，也可伴有吮指习惯。唇习惯中包括有咬下唇习惯、咬上唇习惯和覆盖下唇习惯。咬下唇时，下唇处于上前牙舌侧和下前牙唇侧，增加了对上前牙唇向的压力及对下前牙舌向的压力，使上前牙唇向倾斜、前突并出现牙间隙；对下前牙的舌向压力会造成下牙弓及下颌向前发育障碍，形成下前牙区的拥挤、前牙深覆𬌗、下颌后缩、开唇露齿等畸形。咬上唇习惯其形成错𬌗畸形的机制与咬下唇者相反，可形成前牙开𬌗、上前牙舌向倾斜、下颌前突及近中错𬌗等畸形。覆盖下唇是由于不良口腔习惯或其他因素，造成前牙深覆盖，则下唇自然处于上下前牙之间，而被上前牙覆盖，这种不正常的现象称为覆盖下唇或称为继发性下唇卷缩，下唇的压力可加重上前牙唇侧移位，并加重下颌远中错𬌗畸形的发展。④偏侧咀嚼习惯：儿童常因一侧后牙有严重龋坏不能咬合，或有乳磨牙、恒磨牙的早失，或有严重的牙错位而没有咬合关系等，无法用该侧进行正常咀嚼，只能用健侧咀嚼食物，久之就形成偏侧咀嚼习惯。咀嚼侧由于有正常的咀嚼功能活动，对牙颌发育具有正常的功能刺激，发育正常甚至发育过度，而失用侧咀嚼功能低下、发育不足，故下颌向失用侧偏斜。⑤咬物习惯：多见咬铅笔和啃指甲等其他异物和吮吸橡皮奶头等。咬物固定在牙弓的某一部位，常形成局部的小开𬌗畸形。⑥睡眠习惯：儿童睡眠时，经常用手、肘或拳头枕在一侧的脸下，有时用手托一侧腮部读书或思考问题，使面部局部长期受压，影响面部的对称发育，导致牙、颌、面畸形。⑦长期进软性食物习惯：随着食品的精细加工，软性食物与错𬌗畸形的关系已经被证实。在生长发育过程中长期食用软性食物，口颌系统缺乏足够的功能刺激，上下颌骨发育不足，增加了牙列拥挤、牙错位畸形的发生。

口腔功能异常 口周咀嚼肌在行使其正常功能的同时带来功能性刺激，对牙、颌骨、颅面的正常发育起重要的促进作用。异常的口颌系统功能，将影响颌面部的正常生长发育，引起牙、颌骨、颅面畸形。①吮吸功能：人工喂养者可因奶瓶位置以及喂养时姿势不正确，如躺着喂养等，或橡皮奶嘴大小不适等因素，使婴儿下颌前伸不足或前伸过度，造成下颌远中错位、后缩或下颌前突畸形。②呼吸功能异常：慢性鼻炎、鼻窦炎、鼻甲肥大、鼻中隔充血、腺样体肥大及鼻肿瘤等，使鼻腔部分或全部阻塞，影响正常的鼻呼吸，迫使以口呼吸代替鼻呼吸，常可引起颌、𬌗、面的发育畸形。③异常吞咽：面部表情肌一般不参与吞咽活动，在吞咽动作前或吞咽过程中，觉察到儿童面部表情肌的变化，则提示吞咽活动可能发生异常。

其他疾病 ①肌功能异常：肌肉的过度收缩犹如损伤后所形成的瘢痕组织一样限制生长，这种情况在斜颈患者体现得最明显，而斜颈的症状是源于一侧颈部肌肉，尤其是胸锁乳突肌的强直性收缩，结果使头部歪斜，生长受限导致面部不对称。②外伤：颌骨外伤等引起髁突生长发育异常，进而引起颜面的畸形。③各种急、慢性疾病以及口颌系统的疾病：口呼吸、慢性鼻甲肥厚、佝偻病等会导致颜面和牙列的发育受到

影响。④龋：是引起错𬌗畸形的重要因素之一，龋易造成乳牙早失、牙弓长度变短、恒牙萌出受阻、牙列出现拥挤等。乳磨牙早失会引起咀嚼功能低下，颌骨长期得不到足够咀嚼力的生理性刺激，颌骨以及面部的咀嚼肌群发育不足，出现颜面的发育畸形，以及反𬌗等咬合关系的紊乱。恒牙早失会引起颜面及牙列发育的畸形。

预防 包括以下方面。

妊娠期预防 母体营养不足对胎儿生长发育影响极大，可产生各种颌面部畸形。要合理地选择和调配食物，保证营养充足。孕妇若有疾病，应及时诊治。妊娠期间母体要避免大量放射线的深部照射，同时要防止孕期和临产前的外伤等。

婴儿期预防 ①提倡母乳喂养。因为婴儿吮吸母乳时下颌适当的前伸运动，可将出生时下颌的远中位置调整到中性位置，同时吮吸时婴儿的舌部运动，能促进舌肌的发育。母体在哺乳期要注意营养，尤其是钙质的补充，有利于婴儿颌骨、全身骨骼及牙的生长发育。②人工哺乳时应注意婴儿的姿势、奶瓶的位置、人工奶头的开口和穿孔的大小。婴儿半坐位，奶瓶不宜压迫上颌或下颌，橡皮奶头只能靠近舌尖1/3处，奶头除末端开孔外，在周围开些小孔，奶瓶的流速只能是间断滴下，使吮吸时口内压力均匀，充分发挥吮吸的作用，有利于咀嚼器官的正常发育。平时要避免婴儿啼哭或睡眠时吮吸橡皮奶头的习惯，以免导致下颌前伸或开𬌗。③婴儿期还应注意睡眠姿势，不可长期偏向一侧，以免一侧颌面长期受压形成颜面不对称。

儿童期预防 ①积极开展宣

传教育工作，使儿童、家长和老师知道哪些动作对牙和面部的发育有利，哪些动作对牙和面部的发育不利；了解基本的预防知识，提高其对早期预防错𬌗畸形的认识；纠正不良习惯，如吮指习惯、唇习惯、舌习惯、偏侧咀嚼习惯、咬物习惯和睡眠习惯等。②儿童的食物应有一定的硬度，以充分发挥咀嚼功能，促进牙颌系统正常发育。③早期预防龋病，定期检查，及时充填治疗，恢复乳牙外形，以免破坏邻接关系，致使邻牙倾斜移位，同时避免因严重龋或外伤导致的乳牙早失，保持乳牙列的健康完整，以利咀嚼系统发挥正常的功能。④采用功能性矫治器，及早纠正乳牙反𬌗。

替牙期早期干预 ①乳牙早失：临床检查发现乳牙提前脱落，X线片显示后继恒牙牙根尚未发育或仅形成不到1/2者，牙冠𬌗面有较厚的骨质覆盖，缺牙间隙已缩小或有缩小趋势，即可诊断为乳牙早失，此时应用缺隙保持器保持失牙间隙和正常牙弓长度，以便后继恒牙萌出时有足够的位置。②恒牙早失：如在替牙期一般也应考虑采用间隙保持器保留间隙，待恒牙期做义齿修复。如果条件许可，可考虑用正畸方法移动邻牙替代缺失的恒牙，但需要制订全面的正畸矫治计划，在关闭缺牙间隙的同时应恢复良好的咬合关系。③乳牙滞留：临床检查乳牙逾期未脱，而后继恒牙已开始萌出且萌出位置多不正常。通过X线检查，在确定有相应恒牙胚存在时，尽早地拔除滞留的乳牙，以便于恒牙萌出调整。如恒牙牙根已基本形成，缺乏自行萌出的可能时，应根据患者的上下颌情况全面考虑后，再决定是否进行正畸牵引助萌。④恒牙早

萌：恒牙早萌是乳恒牙替换期间恒牙牙根刚开始形成或尚未形成时就已萌出，早萌牙易受外伤或感染而脱落。临床上可用阻萌器阻止早萌牙萌出。阻萌器是在丝圈式缺隙保持器上加焊一根阻萌丝，阻萌丝阻挡在早萌恒牙的殆面。定期拍摄 X 线牙片，观察牙根发育情况，当牙根已形成 1/2 以上时，可拆除阻萌器让其自然萌出。⑤恒牙萌出顺序异常：恒牙萌出的顺序对正常建殆有很大的影响，正常的恒牙萌出顺序有利于利用替牙间隙使上下颌磨牙调整到中性关系，建立良好的尖窝锁结。乳牙根吸收异常、乳牙滞留、乳牙根与牙槽骨粘连、乳牙冠的不良充填、恒牙胚的牙囊未被吸收等均可引起乳恒牙替换时间紊乱，临床上应注意消除这些因素，必要时采取保持牙弓长度、保持个别牙位置及简单矫治器调整牙位置等方式，防止和矫正恒牙萌出顺序异常导致的错殆畸形。⑥上唇系带附着异常：异常的上唇系带为粗大的、无弹力的纤维带，位于上中切牙之间与腭乳头相连，深嵌入腭中缝。此时，由于唇的功能活动妨碍了上中切牙靠拢，从而形成上中切牙间隙。可用固定矫治器矫正关闭中切牙间隙，待间隙关闭后，采用外科系带矫正术矫正异常附着的唇系带及切除多余纤维组织，以保持间隙关闭后的效果。如果间隙关闭前进行切除手术，由于切牙间瘢痕形成，反而影响间隙的关闭。

(台保军 张 爽)

zìwǒ kǒuqiāng bǎojiàn

自我口腔保健 (oral self-care)

人类为保持口腔清洁和预防口腔疾病而自我实施的方法。研究表明，在专业保健、社会保健、自我保健三类卫生保健中，自我保健是最有潜力、最有前景的卫生保健领域。自我口腔保健包括口腔保健用品与口腔保健方法。自我口腔保健用品包括漱口剂、牙刷、牙膏等，自我口腔保健方法包括漱口与刷牙。

(李 刚)

kǒuqiāng bǎojiàn yòngpǐn

口腔保健用品 (oral care products)

用于清洁口腔和预防口腔疾病的用品。1893 年，世界上第一支管装牙膏在美国问世，1922 年中国生产出第一支管装牙膏。口腔护理用品除了传统的漱口水、牙刷、牙粉、牙签外，相继出现了电动牙刷、牙线、口香糖、牙美白剂、牙间刷、义齿清洁片、舌刮器、冲牙器、菌斑显示剂、护齿器、磨牙棒等多种类的口腔护理用品。

(李 刚 陈敏珊)

shùkǒujì

漱口剂 (mouthrinse)

用于漱口时清洁口腔的制剂。

种类 为了辅助预防和治疗口腔某些疾病，常用加入某些药物的溶液作为漱口剂，如利用 0.2%～0.01%氟化钠含漱液漱口防龋；利用 1/1000 利凡诺尔液、1/2500 氯己定液、1/5000 呋喃西林液、0.05% 的西吡氯铵抑菌、杀菌、消炎；利用 3% 硼酸溶液、复方硼砂溶液、1% 过氧化氢液清洁、防腐、除臭等；利用 1/1000 柠檬液增加唾液的分泌等；利用 0.5%普鲁卡因液含漱镇痛。

应用 ①漱口的时间：通常为饭后漱口，可清除食物碎屑、清新口气，每次含漱 2～4 口即可。口腔黏膜溃疡，或牙周洁治和牙周手术前后，用药物漱口液含漱 1 分钟，每小时含漱 1～2 次，每次连续含漱药物漱口液 1～2 口即可。②漱口液的每次用量：漱口的效果与漱口剂用量、含漱力量、鼓漱的次数有关。一般应根据各人口腔大小含入适当量的漱口液，用力鼓漱，才能有效地清除口腔内的食物残渣或异物，达到含漱的目的。

注意问题 利用加有药物的漱口剂含漱是有一定治疗效果的，药物漱口剂一般应用于牙周洁治后和牙周手术后、住院患者口腔组织出现并发症，但要注意不要将含洗必泰和抗生素漱口剂作为日常用品，不能作为长期漱口的漱口剂，当口腔组织的并发症痊愈后就应停止使用，以免引起口腔内正常菌群失调和产生药物耐受。用含茶多酚等的漱口剂长期漱口对口腔组织无损害。

(李 刚)

yáshuā

牙刷 (toothbrush)

在手柄式刷子上添加牙膏，可反复刷洗牙的清洁用品。

简史 古代曾有以嫩枝或小木片揉刷牙的做法，西方传统清洁牙的方法是用一块碎布揉刷牙。1985 年，在成都市指挥街清理唐代灰坑时，发现骨质牙刷柄 4 把。其中一把长 17.8cm，头部略宽，最宽处 1.1cm，但较薄，厚仅 0.2cm，中后部逐渐缩窄，同时增厚，约 0.5 cm×0.4cm；其前端植毛部共有 12 个植毛孔，纵行两排，每排六孔，孔径 0.3cm，孔与孔之间距离相等，其植毛孔上下相通，与现代略异。这一发现标志一千多年前中国就已经有植毛牙刷了。1938 年美国推出以合成纤维（多数是尼龙）代替动物鬃毛的牙刷。

设计 牙刷包括手动牙刷和电动牙刷。针对不同年龄和口腔具体情况的人群，牙刷的设计有各种各样，如儿童和成年人使用的牙刷大小不同；牙周组织的健康状况不同，使用的牙刷刷毛的软硬程度要有一定区别。

根据刷头形状、刷毛排列的不同，牙刷又可分为通用型与特异型两大类。①通用型牙刷以直柄为宜，刷毛软硬适度，排列平齐，毛束排列不宜过多，一般为10～12束长、3～4束宽，各束之间要有一定间距。②特异型牙刷是为了适应口腔的特殊情况和特殊目的而设计的，特异型牙刷除刷头形状、刷毛的排列形式各有不同（平面形、波浪形、半球形、中凹形）外，刷柄的设计也不尽相同。市场上特异型牙刷越来越多，作为普通人家用口腔护理工具，越来越受到欢迎。

刷头的设计　传统的牙刷刷头是长圆形或长方形，新型的刷头设计成多种样式，如钻石形、菱形、小长方形、小圆形等。刷头的形状和大小应设计成便于刷头进入口腔内难刷部位。刷头底座设计成了弧形，刷毛镶植在弧形刷头凸起的表面。刷头周边的高低样式采用人体工程学设计，不仅贴合牙的自然形状，而且可深入牙缝，这样在刷牙时就不会错过任何部位。

刷毛的设计　①刷毛的硬度由刷毛的种类和类型、刷毛的直径和长度、毛束的多少和植毛孔径的大小、每束刷毛的数目和弹性来决定。刷毛太硬容易造成牙龈损伤；刷毛太软又会影响刷牙的效率；中、软毛牙刷柔韧易弯曲，并能进入龈缘以下和牙间隙清除牙菌斑。也有的牙刷采用刷毛局部处理来减低刷毛的硬度，并保持刷牙效率，如刷毛末端逐渐变细。②刷毛的排列：有的牙刷采用末端分叉的刷毛，增加刷

毛末端与牙面的接触面积，如末端动力刷毛（刷头末端长于其他刷毛的一簇或一组刷毛），用来清洁后牙的远中或大的牙缝；通过双股纤维扭在一起的刷毛也可增加刷毛侧面的摩擦力；新型异型孔牙刷是一种将普通植毛圆孔改为菱形孔、正方形孔、扇形孔的新型牙刷；交叉型斜向相交刷毛能够深入并清洁牙邻间隙，清洁难刷部位，达到全面清洁效果。③刷毛表面的处理：为了增强清洁功效，有的牙刷在刷毛表面也增加了各种处理，如通过在刷毛表面增加纹理或微结构来增加刷毛侧面的摩擦性；还有的牙刷在刷毛中加入特殊成分，以期待达到抑菌的特殊功效。

刷柄的设计　①刷柄应有足够的硬度、强度、能负担刷牙时所用的力量，并不易弯曲与折断，防潮，不吸收水分，容易干燥。②刷柄应有适当的长度与宽度，还要符合人体工程学特点，便于握持，不易滑脱或转动。③在牙刷刷柄握持接触部位运用软胶材料，增加与手的摩擦力，使之不易滑脱和转动。④刷柄整个的形状设计，尤其颈部的角度设计也很大程度上考虑人体工程学原理，使之更容易深入口腔，全面清洁。

选择　影响个人选择牙刷的因素包括一个人用牙刷去除所有牙面的菌斑而又不损伤口腔中软硬组织结构的能力，手的灵巧性以及按刷牙操作程序进行的意愿和能力，牙龈与牙周的健康状况与解剖轮廓特点，牙错位与拥挤程度，个人爱好，推荐和指导的刷牙方法。

儿童选择牙刷的基本原则：①刷头小。②刷毛硬度为中度或软毛。③刷柄易把握。④适合儿童生长发育的不同时期的阶段牙

刷。半岁至2岁：乳牙萌出阶段，基本是父母给孩子刷牙，可以从指套型牙刷开始，再用宽柄软毛的儿童牙刷，刷头周围最好是软胶的。2～4岁：乳牙阶段，儿童开始学着自己刷牙，因此设计要能够引起孩子的刷牙兴趣并适合儿童握持、不滑的卡通牙刷柄，同时选择小头软毛的牙刷。5～7岁的儿童开始萌出第一恒磨牙，所以应该使用末端刷毛长的牙刷，这样更有利于清洁萌出过程中的第一恒磨牙。8岁以上的儿童进入混合牙列时期，口腔清洁难度加大，可选择交叉刷毛和有末端动力刷毛的特殊设计。

已经掌握正确刷牙方法并养成良好刷牙习惯的一般人可根据自己的喜好有较大选择余地。一般人可选择中毛或软毛，刷毛末端充分磨圆的牙刷，这样的牙刷在保证清洁力的同时对牙、牙龈更加柔和，在刷牙过程中不易造成伤害。

对于不能掌握正确刷牙法方法和刷牙时间不足的人，过度追求小头软毛牙刷可能反而不利于牙菌斑的清除；喜欢采用横刷法的人，应选择更高效和特殊设计的牙刷，如交叉刷毛的牙刷或合适的电动牙刷；可配合使用计时器、菌斑显色剂等工具或推荐使用带有智能向导的电动牙刷。

对于舌面粗糙的人可选择带有舌苔清洁器的牙刷，则能帮助清除舌苔，可减轻和预防口臭。还有很多特异型的牙刷，是针对口腔内的特殊解剖情况或修复体而设计的，如正畸牙刷、牙缝刷和义齿刷，可以根据具体情况选用几种牙刷组合使用，以期最大限度地帮助控制牙菌斑，维护口腔健康或延长修复体的使用寿命。

保管与更换　①刷牙后，牙

刷毛间往往粘有口腔中的食物残渣，同时，也有许多细菌附着在上面。因此，要用清水多次冲洗牙刷，并将刷毛上的水分甩干，置于通风处充分干燥。②牙刷应每人一把以防止交叉感染。③对于集体生活的儿童，应该有专人负责儿童牙刷的清洁工作。④尼龙牙刷不可浸泡在沸水中，更不能用煮沸法消毒，因为刷毛受高热易弯曲变形。⑤牙刷用旧后刷毛卷曲不仅失去清洁作用且会擦伤牙龈，应及时更换；牙刷依靠刷毛末端与牙面接触产生剪切力来清除牙菌斑，但临床试验结果表明，正常使用三个月后，刷毛的机械强度会有一定程度的降低，这样的刷毛在正常刷牙压力下就容易弯曲，使得刷牙时刷毛的弯曲部分而非刷毛末端接触牙面，清洁效率会因此下降。

（李　刚　陈敏珊）

diàndòng yáshuā

电动牙刷（electric toothbrush）

采用电动原理清洁牙的牙刷。电动牙刷普遍采用干电池或充电电池驱动，使用方便。

20 世纪 60 年代，电动牙刷开始进入美国市场，因为当时的电动牙刷只是单纯的模仿手动刷牙的前后运动方式，研究显示初期设计的电动牙刷并不比手动牙刷更有效，有时甚至不如手动牙刷有效，所以一度出现过电动牙刷只适合残疾人以及手的灵活性受限的人。但现在的电动牙刷适用于所有使用手动牙刷达不到理想清洁效果的人。20 世纪 80 年代以后，电动牙刷在运动形式和运动频率上都进行了不断的改进，出现了单向转动、相对转动、左右摆动和钟摆式旋转或左右旋转等运动形式。也有的将几种运动形式相结合，如钟摆式旋转加上脉冲式震动，形成三维运动形式。电动牙刷的运动频率也得到了大幅度地提高，先进的充电型电动牙刷已达到每分钟几千次的转动和几万次的震动。并且电动牙刷也越来越智能化，如通过内部的芯片连同无线传输技术实现多种刷牙模式的转换、刷牙时间和刷牙压力等的提醒。

临床试验证实了电动牙刷优于手动牙刷的功效，采用钟摆式旋转或左右转动的电动牙刷比手动牙刷在去除牙菌斑和减轻牙龈炎方面更有效。使用电动牙刷不会比使用手动牙刷造成更大的损伤。应该鼓励所有使用手动牙刷无法达到理想刷牙效果的人选用电动牙刷来提高刷牙效率，保证口腔清洁效果，提高其他临床治疗的远期效果。

使用方法　①安装刷头，将刷头紧紧套入牙刷轴，直至刷头与金属轴扣合。②将牙膏垂直对准刷毛中缝挤入适量牙膏。③刷牙时，将刷头由最薄的门牙套入。让牙夹在刷毛的中间适度用力来回拉动，待牙膏起泡后，打开电动开关，刷头震动后适度用力，从门牙开始向后牙来回移动牙刷，清洁所有牙。

注意事项　①一般来说，使用电动牙刷刷牙每次只需两分钟即可起到彻底清洁作用。②为了避免泡沫飞溅，在牙刷从嘴里取出前请关闭牙刷电源。③每次刷牙后，将刷头放入水中，打开电动开关，轻轻晃动几下，再轻敲刷头，就可洗净残留在刷毛上的异物和牙膏。

（李　刚）

zhèngjī yáshuā

正畸牙刷（orthodontic toothbrush）

专门为佩戴口腔矫正器的患者设计的牙刷。它能有效清洁牙、矫正器托槽及钢丝上的牙菌斑。现在市场上有专门为正畸患者制作的正畸牙刷。①凹型正畸牙刷：从样式上分为 V 形、U 形。凹型正畸牙刷中又分为磨尖丝的正畸牙刷和磨圆丝的正畸牙刷。②凹凸正畸牙刷：由两把牙刷组成，一个为凹型牙刷，一个凸型牙刷，两把牙刷凹凸配合，在清洁矫正器里外的食物残渣比单支凹型效果更好。正畸牙刷在整个矫正过程中起到非常重要的作用。

使用方法　柔和清洁矫正器，让 V 形刷毛能深入在弓丝和牙面之间的间隙，水平颤动并轻压来回刷。依次移动牙刷到邻近的牙（右上，左上，右下，左下），每颗牙刷 10 秒钟左右，重复同样的动作。牙邻面与矫正器有残留物的，需要再次重复以上步骤深度洁齿。

注意事项　用力轻柔。漱口后对着镜子，仔细检查牙和矫正器是否清洁。

（李　刚）

yájiān shuā

牙间刷（interdental brush）

用于清洁牙邻面间隙的牙刷。

牙间刷状似小型的试管刷，为单束毛刷，有多种大小不同的形态和型号，较小型的牙间刷一般会插上手柄，以便于握持使用（图）。牙间隙刷分刷毛和持柄两部分。刷毛插在持柄上，可更换。持柄和刷毛的形状大小不等，刷毛有瓶刷式和锥形的单撮毛式。牙间刷的刷头为金属丝，其四周附带有柔软的刷毛。

主要用途　①用于清除刷牙难以达到的邻面间隙牙菌斑。如清除邻面菌斑与食物残渣、矫正器、固定修复体、种植牙、牙周夹板、缺隙保持器。②其他常规牙刷难以达到的部位，如前磨牙邻面凹陷处。③不论牙线或牙刷都无法清洁的部位，可选用形态适当的牙间刷清除根分叉、最后磨牙远中面等部位的牙菌斑。④当牙排列齐时，口腔内有复杂的修复体或牙龈萎缩、根分叉暴露时，可用特制的牙间刷清除邻间污垢，其效果优于牙线。特别对去除颈部和根面上附着的牙菌斑比牙线和牙签更有效，使用起来比牙线方便。

使用方法 ①选择合适的牙间刷。②慢慢将牙间刷插入牙缝，注意动作一定要轻柔。如果牙缝太小塞不下牙刷，切忌强行塞入，以免造成牙龈出血。③轻轻地前后移动牙间刷，并用刷毛轻轻刮出食物残渣及牙垢。④慢慢拔出牙间刷，并用清水漱口（图）。

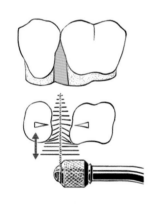

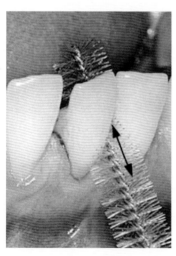

图 牙间刷牙间隙清洁法

注意事项 全部的牙刷完后使用牙间刷，矫正器与牙缝之间的缝隙，矫正器与矫正线之间或矫正器与矫正器之间的缝隙都要清洁干净。

（李 刚）

yìchǐ shuā
义齿刷（denture brush）
清洁义齿的牙刷。刷头分为宽面刷头和锥形刷头，分别可用于义齿不同位置的清洁。其操作简便，牢固的尼龙结构能更有效地清洁活动义齿的表面。可用于佩戴活动义齿的人群。

使用方法 戴活动义齿，饭后一定及时将义齿取下来刷净，每天至少用义齿刷刷两次。

注意事项 与自然牙相比，义齿是由较为柔软的丙烯酸树脂材料制成的，其表面很容易附着牙菌斑，当有刮痕时，义齿缝隙里更易藏细菌。而牙膏含有研磨成分，因此长期使用牙膏刷义齿，会在义齿表面形成刮痕，从而增加细菌感染和牙菌斑蓄积，最终可能导致义齿性口炎。

（李 刚）

yáxiàn
牙线（dental floss）
用尼龙线、丝线或涤纶线等制成的有助于牙邻面间隙或牙龈乳头处清洁的工具。牙线特别对平的或凸的牙面最合适。牙线有含蜡或不含蜡，也有含香料或含氟牙线。含蜡牙线一般用来去除牙间隙的食物残渣和软垢，但不易去净牙菌斑。不含蜡牙线上有细小纤维与牙面接触，有利于去除牙菌斑。也有研究表明，含蜡和不含蜡牙线在去除牙菌斑方面没有显著性差异。牙线的作用与刷牙等同，在欧美各国被广泛使用。研究表明使用牙线可更好地清除牙间隙内的食物残渣和邻面牙菌斑，值得提倡使用。

使用方法 截取约45cm长的牙线（约与手臂同长）。牙线的一端缠绕在一手的中指第二指节，约两三圈，可固定牙线即可。然后在距离约25cm的地方，再将牙线缠绕在另一手的中指第二指节上，同样地缠绕两三圈。如此一手松一圈，一手再绕一圈，便可轮流使用干净的区段。把牙线带进牙缝，并沿牙滑进牙与牙龈交接的缝内，遇到自然的阻力为止。然后将牙线绷紧牙的面，并做上下运动刮牙的面。

注意事项 ①牙周病患者使用牙线之前，应首先进行龈上洁治和根面平整，如磨光邻面的充填体悬突，使之与牙的解剖外形一致，以免钩住牙线使牙线磨损而易拉断。②使用时应注意，若龈乳头无退缩、插入有困难时，不要勉强进入，以免损伤牙龈。③牙线大多是一次性的，不可重复使用，因为使用过的牙线上面的污垢、细菌不能用普通的方式（水冲等）进行清洁，重复使用牙线有百害而无一利。

（李 刚）

yáqiān
牙签（toothpick）
用木材或塑料等制成的、有助于牙间隙清洁的工具。适用于牙龈退缩、根面暴露、邻面间隙较大的部位。常用牙签有木质牙签和塑料牙签。①木质牙签要有足够的硬度和韧性，避免折断；表面要光滑，没有毛刺，以免刺伤牙龈；横断面以扁圆形或三角形为佳。②塑料牙签则根据牙间隙和龈乳头的解剖形态，设计成匕首形，尖端和刀口圆钝且薄，易于进入牙间隙。

使用方法 将牙签沿着牙面慢慢地置入龈沟底部，再向舌侧轻轻推出食物残渣，动作一定要轻柔。

注意事项 顺着每个牙缝的两个牙面慢慢滑动，用力不可过快、过猛，以免损伤牙周组织。

（李 刚）

diàndòng chōngyáqì

电动冲牙器（electric tooth cleaning apparatus） 通过高压水流清洁口腔的工具。

作用 ①冲牙器可帮助去除牙间隙部位的食物残渣和软垢，如大的邻间隙、正畸患者的弓丝与托槽间、大型固定修复体的组织面等。②可通过高压水流进入龈下，帮助阻断龈下牙菌斑的定植与繁殖。③有的冲牙器带有专门的进气孔，使冲出的水柱中富含微气泡，对邻间隙和牙周袋等位置的厌氧菌起到抑制作用。④冲牙器通过泵体对水加压，产生直线型或螺旋形的高压水柱。设计精巧的喷嘴可以使这种高压脉冲水柱毫无障碍地冲刷到口腔任何部位，包括牙刷、牙线、牙签不易达到的牙缝和牙龈深处。在用餐后，只要冲洗1~3分钟，就可以把牙缝里的食物残渣、碎屑冲洗干净。⑤冲牙器的高压脉冲水流产生的冲击是一种柔性的刺激，这样的水流可能还有按摩牙龈的作用。

使用方法 要使冲牙器充分发挥护牙作用，最好是每次吃完饭后都能拿它冲一遍牙，养成另一种"漱口"习惯。

注意事项 一般来说，冲牙器使用清水就行，也可以加入漱口液或者镇痛消炎药，有针对性地强化一些效果。

（李 刚）

shéguāqì

舌刮器（tongue scraper） 用来清洁舌背表面碎屑和软垢的工具。舌头上含有丰富的神经和血管，舌背表面有味觉细胞组成的味蕾，有助于辨别酸、甜、苦、辣、咸的味道。舌苔是舌乳头代谢过程中脱落的角化上皮，混杂着一些食物残渣、唾液等。舌苔会随着说话、吞咽等不断地脱落、更新。

使用方法 在刷完牙后使用舌刮器轻轻地刮洗舌背舌苔，可以达到清洁口腔的目的。

注意事项 刮洗舌背时伸出舌头，使舌刮器能清洁至最远点；用舌刮器轻刮舌面；向前拖拽舌刮器到舌尖处，重复以达到更好的效果。切记不能用硬板类、锐利的东西使劲刮舌苔。

（李 刚）

yágāo

牙膏（toothpaste） 由抹在牙刷上，用于清洁牙的制剂。日常生活中常用的清洁牙的用品。最早的牙膏是古埃及人发明的，在唐代时期人们常用天麻、藁本、细辛、沉香、寒水石等中药研粉擦齿。18世纪，英国开始工业化生产牙粉。1893年维也纳人塞格发明了牙膏并将牙膏装入软管中，从此牙膏逐渐取代牙粉。市场上出现的牙膏大致可以分为普通牙膏、功效牙膏两大类。

（李 刚 陈敏珊）

pǔtōng yágāo

普通牙膏（ordinary toothpaste） 由摩擦剂、保湿剂、增稠剂、发泡剂、芳香剂、水等混合组成的用于清洁牙的牙膏。普通牙膏的优劣在于各种成分的选择及其质量，其对各种成分的配制及配方也很有讲究（表）。

刷牙时作为刷牙的辅助剂，牙膏的作用可分为物理作用、化学作用、生物学作用等。①物理作用：指牙膏的摩擦剂在牙刷的配合下，机械地刷除牙表面附着物如食物残渣、牙菌斑和牙垢。②化学作用：是洗涤剂在刷牙过程中发泡、乳化、吸附牙面及口腔内污垢，使黏附物产生溶解、分解、中和等作用而达到清洁牙的目的。③生物学作用：主要是抑菌作用，口腔内存在很多细菌，其中不少是致病细菌或条件致病菌，通过牙膏中有效组分，可以抑制口腔细菌或菌斑的生长、抑制牙菌斑的形成，从而维护口腔卫生。

（李 刚）

gōngxiào yágāo

功效牙膏（functional toothpaste） 在普通牙膏中加入具有特殊功能和效果的活性成分，有预防或辅助治疗功效的牙膏。

主要功效为防龋、抑制牙菌斑、抗菌、抗牙本质敏感、减轻牙龈有关问题、消除或减轻口臭、除渍增白等。但是这些有特殊活性功效成分的药物或化学制剂都应该是安全和无明显副作用的。

牙膏中除加入有明显防龋效果的氟化物外，其他加入的药物或化学制剂有氯己定、可溶性焦磷酸盐、柠檬酸钠、氯化锶、硝酸钾、氟化亚锡、氯化亚锡等，研究证明它们都具有各自的预防价值。牙膏中加入某种单味中草药，如黄芩、厚朴等，也有一定的预防效果。

目前，含氟牙膏和含有其他活性成分的功效牙膏已在世界范围内广泛应用，几乎取代了普通牙膏。但要注意，长期应用功效牙膏也不应该影响到口腔微生物的生态平衡，不使微生物产生抗药性，不使酵母菌落过度生长，不使外源性微生物定植于口腔内。

（李 刚）

kàng yáběnzhì mǐngǎn yágāo

抗牙本质敏感牙膏（anti-sensitive dentin toothpaste） 具有抗牙本质敏感症状作用的牙膏。

表　普通牙膏的基本成分和作用

结构成分	代表性原料	百分比（%）	主要功能
摩擦剂	天然碳酸钙、磷酸氢钙、不溶性偏磷酸钠、焦磷酸钙、氢氧化铝、二氧化硅、轻质碳酸钙等	25~60	与牙刷配合，通过摩擦作用使牙面光洁，有助于清除牙菌斑及外源性色素沉着。摩擦剂要有一定的摩擦作用，但又不损伤牙面及牙周组织。摩擦剂应有适当的硬度和摩擦值、颗粒细度均匀、外观洁白、无异味、口感舒适、安全无毒、溶解度小和化学性质稳定，不与牙膏中的其他组分发生化学反应。国标规定牙膏摩擦值为 2~12mg
保湿剂	甘油、山梨醇、丙二醇、聚乙二醇等	20~60	保持膏体的水分，防止水分的蒸发，使管口处的牙膏不易干结，易于挤出；保持膏体的流变性，便于机械加工；降低牙膏的冰点
表面活性剂	十二醇硫酸钠、月桂醇聚醚硫酸酯钠盐、月桂酰肌氨酸钠、蔗糖脂肪酸酯等	0.5~2	降低表面张力，增进洁净效果，浸松牙面附着物，使残屑乳化和悬浮，发泡利于除去食物残屑，抑菌作用
增稠剂	羧甲基纤维素、羟乙基纤维素、硅酸镁铝	2	可以使牙膏具有适当的黏度和稠度，稳定膏体，避免水分同固相成分分层
芳香剂	薄荷、薄荷油、l-香芹酮、丁子香酚、冬青油等	1.5	改善口感和味道，减轻口臭，口腔留下愉快、清新、凉快感觉
味觉改良剂	焦磷、糖精、甘草酸盐、三氯蔗糖、阿斯巴甜、甜菊糖等	0.1~0.2	用于掩盖牙膏某些成分的不良口味，赋予牙膏令人愉快的口味
防腐剂	苯甲酸钠、尼泊金甲酯、异氢氧安息香、对羟基苯甲酸酯类	0.1~0.5	防止膏体变质、膏体硬化，有抑菌作用，增加牙膏稳定性
着色剂	食用色素	适量	赋色
缓蚀剂	硅酸钠、磷酸氢钠	适量	防止对铝牙膏管腐蚀作用
水	蒸馏水、去离子水	15~50	作为溶媒、介质，有溶解作用

市场上的抗牙本质敏感牙膏主要通过两种机制作用。①作用于神经细胞外部，通过去极化抑制神经疼痛信号传导，从而减轻外部刺激带来的痛觉。以可溶性钾盐为主，如硝酸钾和氯化钾。大多数含钾牙膏都被要求标识：除非医师建议，否则不要连续使用超过 4 周。这是因为钾离子会使痛觉神经麻木，可能会延误其他口腔问题的发现和治疗。②通过堵塞暴露的牙本质小管口阻隔外界刺激而减轻牙本质敏感。常见的有氟化亚锡或其他亚锡盐类、乙酸锶、磷硅酸钙钠和精氨酸。这类牙膏在刷牙时能在暴露的牙本质表面形成沉淀物封闭开放的牙本质小管，阻隔外界冷、热、酸、甜的刺激，从而减轻或预防牙敏感。同时，形成的保护层有一定的耐酸性，可以避免日常酸性饮料导致的牙敏感复发。

（李　刚）

yìjūn yágāo

抑菌牙膏（anti-bacterial toothpaste）　具有抑制牙菌斑和减轻牙龈炎症作用的牙膏。

预防牙周炎的牙膏中配入的药效成分可以抑制牙菌斑、消炎、促收敛、抗纤维蛋白溶酶、促进血液循环等。中国利用资源丰富的中草药（如两面针、草珊瑚、千里光、田七、三七、连翘、芦丁、杜仲等）制成了种类繁多的药物牙膏。

（李　刚）

zēngbái yágāo

增白牙膏（whitening toothpaste）　具有牙表面增白作用的牙膏。牙着色通常分为外源性着色和内源性着色。外源性着色主要来源于日常饮食或吸烟带来的颜色，茶、咖啡、红酒等饮料里的有色化合物如单宁酸和多元酚等聚合物，香烟、浆果里的深色素都会吸附在牙釉质表面，遮盖了牙釉质并降低其透明度而使牙染色。内源性着色是有色物质沉积在釉质下的牙本质上，使牙外观发黄，有时还包括其他不良色泽。内源性着色主要来源于四环素和饮水中的过量氟。

增白牙膏主要通过摩擦剂和化学制剂发挥美白作用，以去除外源性色素为主。摩擦剂在刷牙时通过摩擦作用能有效去除牙外源性着色，从而清洁、洁白牙，一些增白牙膏中增加了摩擦剂的含量或摩擦系数。许多化学制剂被用来去除外源性着色，如表面活性剂、化学螯合剂和酶类，它们的有效性已经被证实。目前大量使用的是磷酸钙表面活性构建物包括焦磷酸盐和多聚磷酸盐，焦磷酸盐和多聚磷酸盐与牙面和牙石中的磷酸钙盐有较强的亲和力，在吸附的同时，促进牙面原有的含色素成分的膜蛋白解除吸附作用，从而分解、软化色斑，美白牙。多聚磷酸盐与牙面的亲和力更强，安全、有效性更高。针对内源性色素，主要使用的是过氧化物成分，如过氧化氢或过氧化脲等。增白牙膏需要在临床医生的指导下使用。

如果本来牙颜色并不发黑发黄，使用增白牙膏还有一定的保持和促进作用；若是牙表面有明显的色斑，或者因烟、茶致牙较黄者，用增白牙膏效果不明显。

(李 刚)

fáng kǒuchòu yágāo

防口臭牙膏（prevent bad breath toothpaste） 具有减少和消除口臭作用的牙膏。

依靠牙膏解决或缓解口臭问题，使口气持久清新，主要有以下方法：①在牙膏中添加杀菌剂，如柠檬酸锌。②加入高品质具有适度凉感的香精，提高牙膏的清新能力，让刷牙者体验到清洁、清爽、舒爽和愉悦的感觉。③铜叶绿酸钠预防口臭作用机制不太清楚，但效果已得到了确认。此外，还有很多生药浸液也具有预防口臭的效果。④牙膏中加入的除臭剂有收敛性防臭剂和杀菌性除臭剂。

但牙膏只能防治口腔不卫生所引起的口臭。

(李 刚)

fáng yáshí yágāo

防牙石牙膏（anti-dental calculus toothpaste） 具有抑制和减缓牙石形成作用的牙膏。牙石是由附着于牙上的牙菌斑等有机物遇到唾液中的钙沉积而形成的。

在牙膏中添加某些抑制药物或特殊添加剂，如焦磷酸盐可以通过干扰不定形磷酸钙向羟基磷灰石的转化，从而阻止钙化的形成。焦磷酸盐在口腔被细菌磷酸酶分解时加入氟化物作为抗酶剂，从而使焦磷酸盐有足够浓度抑制晶体和牙石形成。

(李 刚)

zìwǒ kǒuqiāng bǎojiàn fāngfǎ

自我口腔保健方法（method of oral self-care） 个人促进口腔健康，预防口腔疾病采取的措施。自我口腔保健是个人为其本人或其家庭利益采取的大量有利于口腔健康的行为，诸如早晚刷牙、饭后漱口，定期去医院口腔健康检查等。

(李 刚)

shùkǒu

漱口（rinse） 用液体含漱口腔和喉的自我口腔保健方法。为了辅助预防和控制口腔疾病，也可以加入某些药物的溶液作为漱口剂的组成成分。

作用 ①清洁：漱口能清除食物残渣和部分松动的软垢，以及口腔内容易借助含漱力量而被清除的污物和异味，使口气保持清新，感觉舒适。②防龋：如含氟漱口液，每天或每周使用一次，能够减少儿童龋和老年人根龋的发生。对于龋高危人群确实有效果。③抑菌：以下活性成分用于漱口液中可以减少口腔病原微生

物的数量，如精油、三氯生、茶多酚及丁香酚等，有减少牙菌斑、减轻牙龈炎的作用。④镇痛：如含 0.5% 普鲁卡因的漱口液对于口腔溃疡等引发的疼痛有镇痛作用。

方法 漱口时将少量漱口液含入口内，紧闭嘴唇，上下牙稍微张开，使液体通过牙间隙区轻轻加压，然后鼓动两颊及唇部，使溶液能在口腔内充分地接触牙面、牙龈及黏膜表面，同时运动舌，使漱口液能自由地接触牙面与牙间隙区。利用水力前后左右反复几次冲洗滞留在口腔各处的碎屑和食物残渣，然后将漱口液吐出。

(李 刚)

shuāyá

刷牙（tooth brushing） 使用牙刷去除牙菌斑、软垢和食物残渣，保持口腔清洁的自我口腔保健方法。刷牙的目的在于清除牙面和牙间隙的菌斑、软垢与食物残屑，减少口腔细菌和其他有害物质，防止牙石的形成。但是，如果刷牙方法不适当，不但达不到刷牙的目的，反会引起各种不良后果。不适当的方法引起的软组织损伤，最常见的是牙龈组织的萎缩，引起牙体硬组织的损伤多为磨损及颈部楔状缺损，并由此而引起牙颈部敏感。

手动牙刷的刷牙方法很多，每一种方法都有它一定的特点，然而，没有一种刷牙方法能适合于所有的人。任何一种好的刷牙方法应简单易学，去除菌斑效果好，不损伤牙体和牙周组织。

人们能否正确地掌握刷牙方法，首先取决于他们的态度和认识水平，其次在很大程度上取决于手的技能。虽然每个人刷牙的动作有巧拙之分，但只要认真练习并给予适当指导，一般人都能

做到正确有效地使用牙刷去除菌斑。儿童处于发育阶段，手的灵巧性受限，因此刷牙缺乏灵活性，难以掌握复杂的刷牙技巧，应首先传授比较简单的刷牙方法。至于伤残人，由于生活自理能力差，可能需要应用特殊设计的牙刷方便握持，或使用电动牙刷。

方法 刷牙的方法很多，每个人的刷牙方法也不尽相同，刷牙时多是几种刷牙方法结合使用。如果把各种刷牙方法的动作加以分解，就可以看出，大多数方法中都包括有旋转、拂刷与颤动3种基本动作。这些基本动作有助于使牙刷刷毛能到达每个牙面或牙龈部位，以轻柔的压力振动牙菌斑使其从牙面松脱，然后通过拂刷与擦洗达到清除牙菌斑的作用。因此，只要经过适当的训练，这些刷牙方法一般都可以收到较好的效果。

水平颤动拂刷法 水平颤动主要是去除牙颈部及龈沟内的菌斑，拂刷主要是清除唇（颊）舌（腭）面的菌斑。操作要领如图1：①将刷头放置于牙颈部，刷毛指向牙根方向（上颌牙向上，下颌牙向下），与牙长轴大约呈45°，轻微加压，使刷毛部分进入牙龈沟内，部分置于牙龈上。②从后牙颊侧以2~3颗牙为一组开始刷牙，用短距离水平颤动的动作在同一个部位数次往返，然后将牙刷向牙冠方向转动，拂刷颊面。刷完第一个部位之后，将牙刷移至下一组2~3颗牙的位置重新放置，注意与前一部位保持有重叠的区域，继续刷下一部位，按顺序刷完上下牙的唇（颊）面。③用同样的方法刷后牙舌（腭）侧。④刷上前牙舌面时，将刷头竖放在牙面上，使前部刷毛接触龈缘，自上而下拂刷。刷下前牙

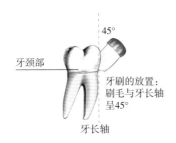

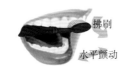

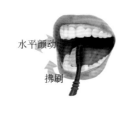

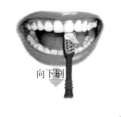

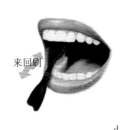

图1 水平颤动拂刷法（改良巴斯刷牙法）

注：a. 刷上下牙外侧面。按牙排列顺序，从后向前先水平颤动，再拂刷。b. 刷上下后牙的内侧面。按牙排列顺序，从后向前先水平颤动，再拂刷。c. 刷上下前牙的内侧面。d. 刷咬合面

舌面时，自下而上拂刷。⑤刷咬合面时，刷毛指向咬合面，稍用力做前后短距离来回刷。

圆弧刷牙法 最易为年幼儿童学习理解和掌握（图2）。刷牙要领：在闭口的情况下，牙刷进入颊间隙，刷毛轻度接触上颌最后磨牙的牙龈区，用较快、较宽的圆弧动作，很少的压力从上颌牙龈拖拉至下颌牙龈。前牙切缘对切缘接触，做连续的圆弧形颤动，舌侧面与腭侧面需往返颤动，由上颌牙弓到下颌牙弓。应选择刷毛软、单丝直径细的牙刷。缺点：邻面的清洁效果差，使用硬毛牙刷时容易刺伤龈缘。

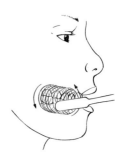

图2 圆弧刷牙法

注意事项 ①刷牙顺序：为保证刷牙时不遗漏某些部位，建议按照一定的顺序刷牙做到面面刷到。每次牙刷放置的设定位置一般占1~3颗牙面的距离，每个部位至少刷5~10次，然后移至下一个邻牙刷牙位置，两个刷牙位置之间均应有重叠，下颌牙唇颊侧一般约9个刷牙位，舌侧为11个。②刷牙时间：有临床研究显示，人们感觉自己刷牙的时间通常比他们实际的刷牙时间长。根据多个调查结果，普通人群平均每次刷牙的时间是30~60秒。

而临床研究也显示，人们在刷牙的初始两分钟内，牙菌斑去除量超过80%，两分钟后刷牙效率明显降低。所以，普通人群建议每次刷牙时间至少为2分钟。③刷牙次数：刷牙清除牙菌斑数小时后，菌斑可以在清洁的牙面上重新附着，不断形成，特别是夜间入睡后，唾液分泌减少，口腔自洁作用差，细菌更易生长。研究表明，无论采用何种牙膏刷牙，在采用已经习惯的刷牙方法刷牙之后8小时，牙面残留的菌斑均已重新恢复到刷牙前的水平。说明刷牙8小时之后需要再次刷牙。菌斑不受干扰的时间越长，菌斑致病的可能性就越大。因此，每天至少要刷牙两次，晚上睡前刷牙更重要。④难刷部位：刷牙时，有些部位常被忽视，如上下颌最后一颗牙的远中面和邻近无牙区的牙面、上颌牙的腭面和下颌牙的舌面、排列不齐的牙、异位萌出的牙等。这些部位容易被忽视或牙刷难以达到，在刷牙时都应给予特殊的关照，需要补充一些刷牙动作或需要用牙线或牙间刷加以补充。⑤口腔清洁应包括舌面，清洁舌面可减少口腔食物残渣与微生物数量，延迟菌斑形成与总菌斑沉积，有助于整个口腔清洁。可用牙刷刷洗清洁舌面，也可用刮舌板。

(李 刚)

tèshū rénqún kǒuqiāng bǎojiàn

特殊人群口腔保健（oral care of special group）

在口腔保健服务过程中，对婴儿期、幼儿期、学龄前儿童、老年人及妊娠期妇女、残疾人等人群采取的措施。每个人一生都会经历不同的生命时期，处于不同生命时期的人，其口腔都会处于一个特殊的状态，从年幼到年长，无论正常人或残疾人，都有各自不同的全身和口腔健康方面的特点和问题，口腔的健康状况和患病特点不同，自我口腔保健能力和对口腔保健的需求也各不相同。因此，口腔保健须适合不同人群的需求，针对他们的年龄特点、生理特点及特定的口腔状况制订出的口腔保健计划才有可能获得成功。

妊娠期妇女口腔保健 妊娠期是妇女一生中的重要阶段，也是维护口腔健康的重要时期。妊娠期妇女口腔保健有着双重的意义，其不仅关系到孕妇自身的健康，还与胎儿的生长发育相关。妊娠期口腔疾病产生的疼痛和不适，轻者会影响孕妇进食，导致营养失调，重者口腔炎症会扩散全身波及胎儿，引起早产或难产，甚至导致胎儿畸形。妊娠期妇女口腔保健应把重点放在一级预防上，尤其强调孕前的口腔健康教育、口腔健康检查和妊娠期间的口腔健康维护。

目的 ①使孕妇了解有关妊娠期口腔疾病的危害及预防的基本知识。②使孕妇了解儿童的牙与口腔生长发育的基本知识。③使孕妇了解营养与胎儿牙生长发育的关系及重要性。

常见口腔问题 由于妊娠期妇女体内激素水平的改变，以及口腔环境、饮食习惯及口腔卫生行为方面的改变，妊娠期妇女患口腔疾病的风险相应增高。随着妊娠时间的延长，患龋病与牙龈炎的概率均增加。妊娠期妇女易发生的口腔问题主要如下。

龋病 妊娠期妇女易发生龋病主要与口腔卫生状况不良有关。造成妊娠期妇女口腔卫生不良的原因：①妊娠性呕吐使唾液的pH值下降，釉质脱矿，增加了龋病的易感性。②妊娠期摄取饮食的次数和数量增加，易造成口腔卫生不良。③妊娠期体质下降、活动减少、生活不便而易放松口腔卫生的维护。④妊娠早期与后期，由于存在早产和流产的危险，给口腔疾病的治疗带来不便，使口腔疾病加重。因此，妊娠期妇女是龋病的高风险人群。

妊娠期龈炎 妊娠期妇女患有牙周病可导致婴儿早产或出生时低体重。妊娠过程本身不是引起牙龈炎的直接原因，而是由于孕激素水平升高，雌激素水平下降，导致牙龈毛细血管扩张、淤血、炎症细胞和体液的渗出，牙龈组织对口腔细菌的敏感性增加，加重了原有的牙龈炎症，一般最先于妊娠的第2个月出现并在后3个月达到高峰。此外，由于激素水平变化引起的内分泌功能紊乱，加上口腔内原有的局部刺激存在，如牙石、软垢、残根、残冠等，一些妊娠期妇女容易在妊娠期间发生妊娠期龈炎，某些部位的牙龈还可出现瘤样增生，表现为牙龈呈蘑菇样外形、基底成蒂状、触之较易出血，称为妊娠性牙龈瘤。妊娠期龈炎不是所有的妊娠期妇女都发生，口腔卫生状况良好、没有局部刺激因素的存在，一般不引起牙龈的炎症。

内容和方法 ①育龄妇女在计划怀孕前应主动接受口腔健康教育和口腔健康检查。口腔健康检查的目的是及时发现并处理口腔内的疾病或隐患，确保口腔处于健康状态，避免在妊娠期间发生口腔急症，给治疗带来不便。②妊娠期妇女对卫生知识更加关注、更感兴趣，乐于接受有关的健康信息。此期不仅要接受自身的口腔健康教育与指导，提高自我口腔保健能力，还应接受有关胎儿口腔及牙发育、婴幼儿口腔保健知识的学习。如学习正确的婴幼儿喂养方式和哺乳姿势，掌握清洁婴幼儿口腔与牙的方法与体位，了解乳牙的生长发育、萌出时间、萌出时可能遇到的问题及婴幼儿早期龋的危害等。常用的口腔健康教育方法有社区讲座、图书阅览、社区医生面对面的健康咨询、播放口腔宣传片、免费发放孕期口腔健康知识手册等。③妊娠期妇女应认真进行每日的口腔清洁维护，方法包括采用机械性和化学性菌斑控制方法。如每次进食后的漱口，早晚有效的刷牙，使用牙线清除邻面的食物残渣和牙菌斑。要重点做好妊娠期龈炎的防治，除认真刷牙外，必要时可配合使用有抗菌作用的漱口水，以保持口腔环境的清洁。④妊娠期的营养对儿童口腔及牙的健康影响很大。①妊娠初期（1~3个月）：20颗乳牙开始生长发育，形成乳牙胚基质，因此妊娠初期应当摄取足够的优质蛋白质、钙、磷和维生素D等，以保证乳牙的正常发育和矿化。②妊娠中期（4~6个月）：第一恒磨牙牙胚在胚胎第4个月开始形成，且这一时期大部分乳牙处于硬组织矿化中，必须充分保证钙、磷无机物及与钙代谢有关的维生素A、维生素D的摄取，以确保牙的正常矿化。③妊娠后期（7~9个月）：包括围产期（自孕期28周至出生后1周），乳牙继续发育矿化，也有部分恒牙胚形成，应继续保证充足的蛋白质、无机盐和维生素等必需营养物质。④妊娠期妇女最好不用或少用药物，用药也应在医生指导下使用。许多药物能通过胎盘屏障进入胎儿体内，导致胎儿畸形。妊娠12周内是药物致畸最敏感的时期。妊娠初期，应防止风疹之类的病毒感染，防止可能造成的唇裂或腭裂等畸形的发生。妊娠期嗜好烟酒将增加胎儿畸形危险，同时应减少咖啡因的摄入量。⑤在妊娠早期和晚期接受复杂口腔治疗，会因为紧张和疼痛增加胎儿流产或早产的风险。妊娠期前3个月，口腔治疗一般仅限于处理急症，避免X线照射；妊娠4~6个月是治疗口腔疾病的适宜时期，这个阶段母体处于较稳定的时期，若有未处理或正在治疗中的口腔疾病，应抓紧时间进行治疗，但也应注意在保护措施下拍照X线片，不要直接照射盆腔和腹部；妊娠期后3个月则应尽可能避免口腔治疗，如果发现有口腔疾病，应以保守治疗为主，不可接受拔牙及长时间复杂的根管治疗等创伤性治疗，以免引起早产。急症需治疗时，应选择不含肾上腺素等收缩血管的药物进行局部麻醉。

婴儿期口腔保健 婴儿期是乳牙继续矿化，陆续萌出的阶段。同时，恒牙胚正处于形成和矿化时期。

常见口腔问题 ①鹅口疮：是由白念珠菌感染引起的真菌性口炎。新生儿和6个月以内的婴儿多见，尤其是出生1周以后的早产儿。②出生牙：俗称"马牙"。指从出生到生后30天萌出的牙。

内容和方法 ①母婴之间变异链球菌的传播主要发生于婴儿乳牙萌出阶段。因此，清除牙菌斑应从第一颗乳牙萌出开始。②保持口腔清洁包括牙面和口腔软组织。牙萌出前应建立每日为婴儿清洁口腔的习惯，在哺乳后或晚上睡前由母亲或保育员用手指缠上清洁纱布或用乳胶指套擦洗牙龈和腭部，清除黏附的食物残渣，按摩牙床，并使婴儿逐渐适应每日的口腔护理。牙萌出时，可使用硅胶制成的牙训练器，清洁消毒后让婴儿放在口中咀嚼，锻炼颌骨和牙床。婴儿6个月左右第一颗乳牙萌出时，用手指缠上纱布或使用指套牙刷，蘸清水轻轻擦（刷）洗牙面，清除食物残渣及牙菌斑。③避免致龋菌早期定植：致龋微生物（变异链球菌）由母亲传播到婴幼儿口腔中的平均年龄是19~31个月，医学上称为感染窗口期。研究证明，婴儿口腔内的菌落与父母口腔内的菌落相似。口腔中的唾液是细菌传播的载体，父母可通过亲吻、用自己的筷子喂孩子、把食物嚼碎喂孩子、把食物放到自己口中试温度等方式把口腔中的致龋菌传播给婴儿。变异链球菌在口腔中定植、生长、繁殖越早，儿童将来患龋的危险性就越大。④预防早期婴幼儿龋：早期婴幼儿龋是发生在婴幼儿期的与饮食密切相关的多因素作用下的慢性感染性疾病。婴儿期常用奶瓶盛含糖的牛奶、果汁等喂养，尤其人工喂养睡前含奶瓶习惯，长期可导致上前牙龋坏。应提倡母乳喂养，定时哺乳，避免随意哺乳。⑤关注口腔颌面部生长发育：注意喂养姿势，无论是母乳喂养还是人工喂养，都应采取正确的喂养姿势。喂奶经常偏于一侧，则该侧面部受压，唇、颊活动受限，长期可导致面部双侧发育不对称。人工喂养时，奶瓶不能紧压下颌，亦不能将奶瓶过高抬起，致下颌过分前伸，造成下颌前突畸形。⑥儿童的第一次口腔检查应在第一颗乳牙萌出后6个月内，请医生帮助判断儿童乳牙萌出情况并评估其患龋病的风险，提供有针对性的口腔卫生指导并建立婴儿的口腔健康档案。

幼儿期口腔保健 幼儿期口腔颌面部生长发育迅速，经历了乳牙萌出期和乳牙列完成期。完整健康的乳牙列能够发挥正常的咀嚼功能，保障恒牙和颌面部骨骼的正常生长发育；完整的乳牙列有利于儿童的准确发音和维持儿童健康的心理状态。婴幼儿口腔健康是一生健康的基石，在生命早期如何建立良好的口腔卫生行为习惯是父母的责任，应帮助父母充分认识到婴幼儿口腔健康的重要性。

常见口腔问题 ①乳牙龋：自幼儿期就可发生，随着年龄的增长呈快速上升趋势，严重者可引发牙髓炎、根尖周炎，影响恒牙的发育和萌出。②乳牙错𬌗畸形：儿童吮指、吐舌、咬下唇、口呼吸等不良习惯，易造成上颌前突、牙弓狭窄、开𬌗等错𬌗畸形。③乳牙外伤：多发生于1.5~2.5岁的幼儿。幼儿期是发生乳牙外伤的高峰年龄阶段。前牙多见，一般是由跌倒引起，牙出现松动、折断和脱落。

内容和方法 ①养成良好口腔清洁习惯：儿童在2岁以后趋向于自己刷牙，喜欢模仿，但这时儿童手的灵活性比较差，仅靠儿童自己是不能彻底地清除牙菌斑的。父母应选择适合儿童年龄的牙刷，最好是刷头小、刷毛软、刷毛末端经过磨圆的儿童阶段牙刷，早晚帮助儿童刷牙，使儿童逐渐习惯和适应口腔清洁过程。养成良好的口腔清洁习惯，这点对儿童日后口腔健康行为的建立很重要。儿童刷牙时可使用牙膏，但一定要控制牙膏的用量，每次用"豌豆"大小的量，以减少儿童吞咽牙膏的量。不建议3岁以下的儿童使用含氟牙膏刷牙，3岁及3岁以上儿童可使用儿童含氟牙膏刷牙。在儿童牙排列紧密、牙邻面有食物嵌塞时，建议使用牙线，并由家长帮助儿童清除嵌塞的食物残渣。②培养良好的饮食习惯：幼儿消化吸收能力差，供给的食物应碎、软、细、烂、新鲜、清洁，并在饮食中适当地增加一些粗糙的、富有纤维的食物，目的在于使牙面能得到较好的摩擦，起到促进牙面清洁的作用。要注意培养和建立儿童良好的咀嚼习惯，切忌食物在口腔中长时间滞留不吞咽。尽量不在睡前吃糖和甜点心，进食后应立即漱口。1岁以上应停止使用奶瓶喂养，避免夜间哺乳，餐间零食最好选择低致龋性的食物。就龋病的危险性来说，致龋性食物总的摄入量远没有每日摄入的次数以及食物在口腔中存留的时间带来的危险性大。③适量补充氟化物：由于人乳或牛奶中仅含极微量的氟，因此住在低氟地区和龋易感性高的儿童应适量补充氟。局部使用氟化物的方法主要有含氟涂料。全身用氟可使用氟片和氟滴剂。④定期检查和治疗乳牙龋：儿童1岁以后应每半年进行一次常规的口腔检查。检查有无龋齿、牙龈及口腔软组织健康状况、牙列和咬合情况以及牙发育情况等，并建立幼儿口腔健康档案。对患有早期龋的儿童应尽早进行充填治疗。在儿童口腔健康检查时，口腔医生还应对家长提供适当的口腔保健咨询服务，讲解并示范如何进行口腔及牙的清洁和护理。定期口腔检查的另一个好处是使幼儿能逐渐熟悉和适应牙科环境，与医护人员近距离的接触沟通，避免和减少日后牙科就诊时的恐惧心理。⑤预防乳牙外伤：家长及保育人员应加强对儿童活动时的监护，防止意外跌倒造成的乳牙外伤。由于乳牙牙根较粗短、骨组织较疏松，一般外伤后不易发生牙根折断，常表现为牙松动、疼痛，有时从牙龈沟溢血。如乳牙嵌入牙槽窝内，需通过拍摄X线片，观察乳牙根尖的恒牙胚发育，再视情况决定处理办法。

学龄前儿童口腔保健 学龄前期是儿童乳牙患龋的高峰期。该阶段乳恒牙开始替换，牙弓不断生长发育，出现牙间隙，易造成食物嵌塞，引发邻面龋。乳磨牙大面积龋坏还会影响咀嚼和食物营养的摄入，不利于儿童的生长发育。严重龋坏导致的乳牙缺失，可影响继承恒牙的萌出，出现早萌、迟萌或异位萌出，造成错𬌗畸形。全国第四次口腔健康流行病学调查结果显示，中国5岁儿童乳牙龋病患病率为71.9%。

常见口腔问题 ①乳牙错𬌗畸形：3岁以上儿童如果长期有吮指、吐舌、咬下唇、口呼吸等不良习惯，容易造成上颌前突、牙弓狭窄、牙列拥挤和开𬌗。乳牙期及替牙期的局部障碍，同样是造成错𬌗畸形的常见因素。乳牙早失是因龋病等原因致乳牙过早缺失，导致咀嚼功能下降，颌骨由于长期得不到足够咀嚼力的生理刺激而造成发育不足，导致恒牙错位萌出。乳牙滞留占据了恒牙的萌出位置，导致恒牙错位萌出或埋伏阻生。②第一恒磨牙龋坏：第一恒磨牙，又称"六龄齿"，是儿童6岁左右萌出的恒磨牙。因其萌出较早，尚未发育成熟，牙体硬组织较薄，矿化程度低，溶解度高，渗透性强，加之𬌗面的窝沟较深，食物残渣及牙菌斑不易清洁，极易发生龋病。有调查显示，全国12岁儿童第一恒磨牙𬌗面窝沟龋的患龋率高达

65%。如果因龋坏造成第一恒磨牙早失，长期可使邻牙移位，咬合关系异常，形成错𬌗畸形。

内容和方法 ①养成良好的口腔卫生习惯：3～6岁儿童，由于年纪小，注意力集中时间短，儿童无法自主完成口腔清洁。口腔医生应指导父母学会如何帮助儿童刷牙，选用适合儿童年龄阶段的牙刷。此时口腔保健的目的是培养儿童养成良好的口腔卫生习惯。父母在家庭中应起到示范作用，最好与儿童一起做到早晚刷牙、餐后漱口。有条件时，家长应每日帮助儿童认真、彻底地刷牙一次（最好是晚上）。②及时治疗乳牙龋：乳牙的龋坏会给儿童的局部和全身带来许多不良影响。局部的影响主要表现为咀嚼功能的下降和邻牙的倾斜移位，继承恒牙的异位萌出；全身影响主要为当乳牙龋严重时，感染引起的全身性疾病，如急性牙髓炎发展成急性蜂窝织炎，造成急性败血症；慢性根尖周炎形成感染病灶，引起全身免疫性疾病，如肾炎、血小板减少性紫癜、风湿病及蛛网膜炎等。完整健康的乳牙列能够发挥正常的咀嚼功能，可保障恒牙和颌面部骨骼的正常生长发育，有利于儿童的准确发音，引导恒牙的正常萌出。乳牙龋早期治疗时间短、儿童痛苦小、治疗效果好。③认真保护好第一恒磨牙：恒牙是人一生中的主要咀嚼器官，应终生保持牙列的完整和健康。尤其是第一恒磨牙在牙颌系统中占有非常重要的位置，是上下𬌗关系的主要支柱，并承担最大的咀嚼功能。由于第一恒磨牙解剖生理结构特点，在萌出后2～4年非常容易发生龋坏，是儿童恒牙列中发生龋坏和因龋丧失最多的一颗牙。许多家长对6

岁左右第一恒磨牙的萌出缺乏应有常识、关注不够，甚至不知道已经萌出，未能采取积极主动的保健措施，而使第一恒磨牙龋病高发，并贻误了最佳的治疗时期。龋坏如不及时治疗则会进一步发展成牙髓炎、根尖炎，甚至因龋丧失。因此，应特别关注第一恒磨牙的健康，在完全萌出后的6个月内进行窝沟封闭是保护它的最佳方法。④戒除口腔不良习惯：3岁以上的儿童仍有吮指、咬下唇、吐舌、口呼吸、偏侧咀嚼等不良习惯，如果不能通过劝导方法戒除，应及时到医院就诊通过矫治帮助其尽早戒除。对有龋病儿童应及早治疗，避免单侧咀嚼。对有口呼吸习惯的儿童应检查其上呼吸道是否通畅，治疗扁桃体肿大、腺样体肥大、鼻甲肥厚等，以保证呼吸道的通畅，纠正口呼吸。⑤积极防治错𬌗畸形：前牙反𬌗和开𬌗的原因多由不良喂养方式和吮指等不良习惯造成，也可因多颗乳磨牙过早缺失，迫使儿童用前牙咀嚼、下颌逐渐前伸移位造成。针对原因预防，首先应建立良好的咀嚼习惯，积极治疗乳牙龋，恢复咀嚼功能，防止因咀嚼功能下降、颌骨发育不充分导致错𬌗畸形；其次应破除口腔不良习惯，防止因吮指、咬唇、口呼吸、夜磨牙等造成错𬌗畸形；同时还应提高家长对错𬌗畸形的认识。

学龄前期儿童大部分已入幼儿园。幼儿园担负着儿童保健、教育两项任务。幼儿园口腔保健工作应包括以下方面：①做好幼教老师的培训工作，通过举办培训班使他们掌握口腔保健的基本知识和基本技能，如乳牙的生长发育、龋病的早期诊断及预防方法、正确的刷牙方法等。②做好

儿童口腔保健工作，幼儿园儿童集中，适宜开展群体预防保健，幼教老师应与专业口腔医生配合，组织儿童定期（最好每半年一次）进行口腔检查，并接受专业人员实施的局部用氟防龋措施。③培养儿童良好的口腔卫生习惯及饮食习惯，教会儿童正确的刷牙方法与餐后漱口方法，少吃零食、甜食，睡前不吃零食。④与家长密切配合、及时沟通、共同关注和促进儿童的口腔健康。

学校学生口腔保健 包括学龄期（6～12岁）和青少年期（12～18岁）学生的口腔保健。学龄期和青少年期是中小学生在校读书的年龄阶段。学校口腔卫生保健是学校公共卫生的一项重要工作内容。学生主要通过以学校为基础的口腔保健项目来获得口腔保健的信息，包括对各种口腔疾病的预防和治疗措施等。学校口腔保健的优势在于，学生在校期间相对集中，便于组织和管理，并有完善的教育体系可供口腔健康教育项目的实施。学龄儿童是长身体、长知识的重要时期，也是牙颌系统的快速生长期，经历了乳牙列、混合牙列和年轻恒牙列三个牙列阶段。学龄儿童是口腔健康观念和行为的形成期，也是接受新知识、树立新观念、培养终生口腔卫生好习惯的最佳时期，做好学龄儿童的口腔保健，会对一生的口腔健康起到积极的作用。学校口腔保健的具体内容如下：

定期口腔健康检查 定期进行口腔健康检查，每年至少1次，应定为常规，并建立"学生口腔保健卡片"和口腔健康现状信息管理。定期的口腔健康检查可以做到早发现、早治疗，防止病损的扩大，对龋病与牙周疾病均起

到一定的预防作用。

提供牙科医疗服务 在口腔健康检查的基础上，有组织、有计划地及时治疗，提供牙科医疗服务，只检查不治疗就失去检查的意义，在学校进行治疗工作有一定困难，需要政府与社会的大力支持。

预防龋病 小学时期应重视预防第一恒磨牙龋坏，因为第一恒磨牙在牙颌系统中占有异常重要的位置，是上下颌关系的主要指标与支柱，并承担最大的咀嚼功能。一旦缺失，既破坏咬合平衡，也降低咀嚼功能。由于第一恒磨牙解剖生理结构的特点，在萌出后 2～4 年，龋病发生非常明显，是儿童恒牙列中发生龋病和丧失最多的一颗牙。故学龄期儿童第一恒磨牙的预防保健是十分重要的。除采用全身用氟和局部用氟的方法外，还应注意使用窝沟封闭的方法预防第一恒磨牙和第二恒磨牙的窝沟龋；并进行恒磨牙萌出过程中的刷牙指导。恒磨牙萌出过程中尚未达到𬌗平面时低于近中相邻的牙，形成阶梯状，刷牙时应注意牙刷的倾斜，或使用特种单束、3～5 束的牙刷，刷恒磨牙𬌗面，以达到清除各牙面菌斑的目的。

预防牙龈炎 特别中学时期，更应有效地刷牙与使用牙线、定期口腔保健，清除牙石与牙菌斑，以便保持牙龈组织的健康。

开展口腔健康教育 学校应该承担起对学生进行口腔健康教育的责任，组织和开展一些促进学生口腔健康的活动，使学生在得到口腔健康知识的同时建立起口腔健康的观念。通过不断提高学生自我口腔保健的能力，对不正确的口腔行为进行早期干预，预防口腔疾病的发生，为保持终生的口腔健康打下牢固的基础。教育部（1994 年）提出明确要求，在中小学校健康教育教材中增加口腔卫生内容，向学生传授龋病与牙周疾病的危害和预防知识，采取干预措施，培养学生良好口腔卫生习惯。教育的目标是提高学生的龋病防治知识水平，通过丰富多彩的教学形式使学生掌握基本的口腔卫生知识和技能。内容包括：①口腔卫生知识，如口腔与牙的结构和功能、龋病和牙周病的发生、临床表现及危害等。②口腔保健意识，如常见口腔疾病的预防、定期检查与早期治疗等。③口腔保健行为，如正确刷牙、漱口方法，如何选择牙刷和牙膏，及早纠正不良习惯（偏侧咀嚼、口呼吸、咬手指、吐舌等）。④其他，如窝沟封闭与氟化物的使用可以最大限度地预防龋病的发生；预防牙周病要一生中不断地清除牙菌斑；定期口腔检查是保持口腔健康的前提；吸烟和饮酒是口腔癌、牙周炎的主要危险因素等。方法包括：①设立实习课程，如自我观察牙龈颜色与形态、牙菌斑附着部位、刷牙前后牙菌斑清除的效果比较、牙刷的选择，牙线的正确使用方法。②采用课堂书本知识讲授外，还可通过各种形式如图书、讲座等宣教。

老年人口腔保健 1980 年联合国确定 60 岁为人口进入老年阶段的分界线，并规定 60 岁以上老年人占总人口 10% 以上的国家称为老年型国家。中国 1999 年就进入了老龄社会。2018 年国家统计局公布经济数据显示，全国 60 岁及以上老年人口达 2.4949 亿，占总人口比例 17.9%。

目标 保留更多功能牙，维持正常口腔功能状态或通过最低限度的修复，尽可能康复口腔功能。预防的重点除一级、二级预防外，各级政府、卫生部门和口腔医务人员还应更加关注和加强三级预防措施，以提高老年人生活质量，实现牙龄与寿龄的一致。

常见口腔问题 老年人随着年龄增长伴随器官功能减退、基础代谢降低等，口腔相关的各种组织、器官也发生了明显增龄性改变，这些改变使得老年人口腔疾病的发病及预防具有特殊性。

牙龈退缩和根面龋 全国第四次口腔健康流行病学调查显示，全国 65～74 岁老年人患龋率为 95.6%，龋均为 8.69，根面龋的患病率为 61.9%。老年人由于牙龈萎缩、牙间隙增大，易发生水平型食物嵌塞。牙龈萎缩造成牙根暴露，牙颈部和根面极易发生龋坏并可伴发牙本质敏感。老年人由于唾液分泌量减少，自洁作用差，可加重根面龋的进程。

牙列缺损和缺失 缺失牙是老年人常见的口腔问题。龋病与牙周病是造成老年人牙缺失的主要原因。随着年龄的增长，老年人失牙数增多。当失牙数占全口牙的 1/4 以上时就会影响口腔的正常功能，尤其是咀嚼功能，进而影响食物的消化与吸收。长期多数牙缺失还会严重影响老年人的身心健康和生活质量。调查显示，全国 65～74 岁老年人有牙缺失的为 81.7%，义齿修复率仅为 52.3%，其中尚有 13.9% 的义齿为非正规义齿修复体。

牙磨耗和楔状缺损 与不正确的刷牙方法、咀嚼硬性食物及年龄的增长等诸多因素相关。①磨耗导致牙本质外露，使牙遇冷、热、酸、甜等刺激敏感或疼痛。②重度磨耗还可致牙髓外露，形成牙髓炎，治疗不及时可导致根尖周炎。③过高、过锐的牙尖或牙颈部过薄时，易造成牙隐裂甚至牙折。④牙锐利边缘又可刺激、损伤舌或颊黏膜，成为引起白斑的因素之一。⑤因重度磨耗使牙的咬合面变平，导致咀嚼效率减弱，如加大力量咀嚼食物，会加重牙周组织的负担。另外，磨耗严重还可使牙与牙之间失去正常的接触关系，出现食物嵌塞，进而引发邻面龋。⑥牙严重磨耗变短时，可使人的面部下三分之一的高度降低，不仅鼻唇沟加深，出现苍老面容，还会出现颞下颌关节区域疼痛等功能紊乱症状。

口腔黏膜病和口腔癌 老年人是口腔黏膜病高发的人群。全国第四次口腔健康流行病学调查显示，65～74 岁老年人口腔黏膜异常检出率为 6455/10 万。老年人的口腔黏膜疾病主要包括几种类型：①因增龄性改变而出现的口腔灼痛、干燥、味觉异常为特征的口腔灼痛综合征等疾病。②因牙磨损、脱落、牙残留的尖锐边缘、不良修复体等刺激因素，反复刺激黏膜出现的创伤性溃疡、白斑等。③因糖尿病、高血压等全身性疾病以及治疗这些疾病的药物而影响口腔的结构及功能，伴发口腔真菌感染等。④与义齿有关的口腔黏膜念珠菌感染可表现为萎缩性的，也可是增生性的，为义齿覆盖区域黏膜下红色斑块，多与患者的口腔与义齿卫生状况差有关。⑤口腔癌好发年龄是40～70 岁，男性居多。由于口腔颌面部解剖结构复杂，口腔癌治疗后副作用大，外形缺损率高，故造成严重心理、交流和进食障碍，降低了老年人的生活质量。

内容和方法 ①提高自我口腔保健能力：要不断提高老年人自身的口腔保健意识，帮助老年人树立正确的口腔健康观念，消除"人老掉牙"的旧观念。人老掉牙不是必然规律，大多是由于长期患有龋病、牙周病等口腔疾病造成的。只要预防和及时治疗口腔疾病，养成良好的口腔卫生习惯，掌握科学的口腔保健方法，就可终生拥有一副健康的牙。家庭、社会与专业人员应共同关注老年人的口腔健康，针对老年人的心理变化特点、口腔保健需求及普遍存在的口腔健康问题，有组织、有计划地利用各种大众宣传媒介，采取多种形式，在社区开展口腔健康宣传教育活动和口腔卫生指导。②注重个人口腔卫生：根据老年人生理特点及牙、牙周组织的特殊状态，尤其应加强个人的口腔卫生清洁措施。在每日常规早晚刷牙、饭后漱口的基础上，更加注重对牙邻面间隙的清洁。老年人要选择适合自己的保健牙刷：刷头不宜过大，刷毛软而有弹性，刷柄较扁而宽，容易握持。可选用含氟牙膏，帮助预防根面龋；针对牙及牙周组织的健康状况也可选择抗敏感、抑菌抗炎的牙膏交替使用。除每天早晚刷牙外，每餐后要用清水漱口。老年人由于牙缝较宽、牙稀松、牙根暴露，应使用间隙刷、牙线和牙签清除存留在邻面及牙根面的食物残渣及牙菌斑，有条件时可选用冲牙器。③定期进行口腔检查：目的在于及早发现疾病。检查的内容包括龋病（尤其是根面龋）、牙周病、口腔黏膜病等。口腔内残留的牙根，如经常肿痛应尽早拔除，牙过度磨耗形成的锐利牙尖等要及时磨除和调𬌗，以防对口腔软组织及颞下颌关节造成损伤。口腔检查最好半年一次，一般至少也应 1 年检查一次，发现问题及时治疗处理。

④及时修复缺失牙：牙或牙列缺失可造成咀嚼困难、食物嵌塞、对颌牙伸长、邻牙倾斜等问题。前牙缺失还会影响发音及面部形态。全口牙丧失后，将严重影响咀嚼功能，增加胃肠系统的负担，导致全身营养障碍。因此，不论失牙多少，都应及时进行义齿修复，以减轻余牙的咀嚼负担，恢复口腔的基本功能。修复缺失牙一般在拔牙 2～3 个月后进行，但也视个人全身健康情况而定。要注意保护已修复的义齿，尤其是活动义齿，每餐后应摘下，使用有效的、专门为义齿设计的义齿清洁片、粉、液浸泡义齿。久戴义齿常有不适，甚至引起口腔组织红肿、疼痛、溃疡，要定期由医生检查，及时处理或更换义齿，保持义齿处于功能状态。

残疾人口腔保健 残疾人作为一个特殊的社会群体，他们像正常人一样，有着提高生活质量的需求，而牙与口腔健康是残疾人最基本的生存与生活需求之一。对口腔健康的重视程度低、口腔疾病的患病率高、口腔保健及治疗率低、对口腔预防保健与治疗的需求大是这个群体的共性。残疾儿童应成为口腔保健的重点人群之一，是口腔医务人员重点服务对象。

常见口腔问题 残疾人的口腔健康问题往往严重而又复杂，也很少引起关注。如偏瘫、脑瘫及各类截瘫的患者由于自主生活能力的降低甚至丧失，基本的口腔卫生状况得不到保证。残疾患者口腔疾病临床表现有如下特点：①由于自我表达能力受到一定的限制，致使病情不能及时发现，延误了治疗的最佳时机。②与健全人相比，有些临床体征不典型，客观的检查测试得不出满意的确诊佐证。因此，对残疾患者的口腔检查、鉴别诊断要更耐心，询问了解病情要更全面和细致。

根据残疾的类型、残疾年龄和残障程度，残疾人的口腔问题可有不同，但主要表现为龋病和牙周病。常见多颗牙发生龋坏，由于得不到及时的治疗，炎症扩散，引起牙髓炎和根尖病变。因不能及时进行有效的口腔清洁，牙面堆积大量软垢和菌斑，牙龈炎症明显。口腔疾病也对营养的摄入及全身健康带来影响。

内容和方法 残疾人的口腔疾病与非残疾人一样是可以预防和控制的，因为两者病因基本相同，所不同的是残疾人缺乏自我口腔保健能力，口腔健康维护就更需要亲属、护理人员的帮助，家庭、医疗机构、社会的共同配合和努力。残疾人伤残的类型、自理生活能力的大小、文化素质和生活习性的差别决定了他们口腔疾病的预防效果。

残疾儿童的刷牙 帮助残疾儿童刷牙，应根据具体情况，选择一种容易操作的舒适体位和姿势。如果必须控制患儿的手或身体活动时，帮助者可用双腿来协助完成。刷牙时可让儿童的头稍向后仰起，按正常人的刷牙方法和顺序进行。可让残疾儿童躺在帮助者的腿上进行操作，头部躺在帮助者的肘部，如果无法控制其活动，则需要两个人面对面，一人抱住儿童，另一人帮助刷牙；帮助者也可坐在矮椅子上，残疾儿童坐在地板上，让其背部靠着帮助者，用膝盖支持其头和肩部，然后开始操作；对于张嘴困难的残疾儿童，可用纱布缠住几块压舌板放在上下牙列之间，以便于帮助者进行操作；对于刷牙清洁不到的牙面，应考虑使用牙线，也可借助菌斑显示剂来检查刷牙的效果。

口腔保健用品的选择 ①改良牙刷是将市售牙刷的刷柄改装后，使其容易握持。如在牙刷柄安装一条较宽的弹力带或尼龙带，或者用海绵、橡皮包裹加厚，使其容易握住牙刷柄，如有特殊需要可因人而异去设计。②使用电动牙刷可减轻残疾人刷牙时的疲劳，适用于手的灵活性受限，能够抓住牙刷柄并能把牙刷放入口内的残疾人。电动牙刷的刷柄也可以改装，以便适合于残疾人的需要。使用时应注意防止有可能会伤害口腔软组织。③冲牙器利用水流的作用把滞留在口腔内的大块食物碎屑冲走，是重症残疾人日常清洁口腔的一种辅助装置。④部分残疾人也可以使用牙线、牙间隙刷来清洁牙的邻面，或由帮助者协助使用。⑤牙线夹操作比较方便，使用时将其放入两牙之间紧贴一侧牙面做前后拉动，再向𬌗方拉出，反复多次，以清除邻面的食物残渣及牙菌斑。

口腔保健服务 ①在可能的条件下，应选择局部用氟方法，如使用含氟牙膏刷牙、含氟漱口水漱口。或由专业人员定期使用局部涂氟措施，如含氟涂料、含氟凝胶与含氟泡沫等均可起到防龋作用。对于残疾儿童来讲，窝沟封闭显得更为重要，在磨牙完全萌出后要尽早进行窝沟封闭。②残疾人的自我控制能力差，应严格限制摄入糖与甜食，只在一日三餐时食用。其他时间内补充的膳食，尽可能减少糖和精制碳水化合物的含量。甜度大、黏性大的食物要避免摄取，多喝水，少饮用碳酸饮料。③口腔专业人员应定期为残疾人进行口腔检查，提供洁治、局部用氟等适当的保健措施。至少应每半年到1年检查1次，发现问题及时处理。

（李 刚 郭 静）

kǒuqiāng gōnggòng wèishēngxué

口腔公共卫生学（public health dentistry） 研究口腔疾病在人群中的发展和分布特征，通过有组织的社会努力，控制影响口腔健康的因素，预防口腔疾病，从而促进口腔健康的口腔预防医学与公共卫生学相结合的专业学科。口腔公共卫生针对影响口腔健康的因素，其重点是在社区水平上采取行动，采取最有效的手段，预防和治疗口腔疾病，促进全人口的健康。

20世纪40年代开始，密歇根大学首次开设了口腔公共卫生研究生课程，培训口腔公共卫生专家。1950年建立了美国口腔公共卫生委员会，旨在促进全民的口腔健康。50年代开始，世界卫生组织建立了口腔卫生项目，以保持和促进全球人口达到可以接受的口腔健康水平的目标。80年代以来，世界卫生组织的主要工作是开展口腔公共卫生并帮助发展中国家培训人员、建立机构、开展项目，统称为国际合作口腔卫生发展项目。1982年在泰国清迈成立世界卫生组织地区口腔卫生保健中心，开展社区口腔保健模式的试点，尝试采用模拟操作培训基层口腔保健人员。1983年和1989年世界卫生大会的决议案中，把口腔卫生保健纳入初级卫生保健途径，作为其中一个组成部分，成为普遍的策略。1999年讨论了2020年全球口腔健康目标，总目标涉及两个方面，一个是减少口腔颌面部疾病对全身健康和社会心理发展的影响，强调这些疾病与状态对全人口的负担；另一个是减少系统性疾病的口腔颌面表征对个人与社会的影响，利用这些表征对系统性疾病早期做出诊断、预防和有效处理。

口腔公共卫生学涉及公众的口腔健康教育，研究和应用研究中的发现，群体口腔保健的项目管理，通过一种社区途径预防与控制口腔疾病。

（李　刚）

kǒuqiāng jiànkāng cùjìn

口腔健康促进（oral health promotion）

为改善环境使之适合于保护口腔健康或使行为有利于口腔健康所采取的各种行政干预、经济支持和组织保证等措施。是健康促进的组成部分。

组成　由口腔健康教育、口腔健康保护、口腔疾病预防三部分组成。每个组成部分在个体、群体和社区口腔健康促进中都具有重要作用，三者相互联系和相互促进。①口腔健康教育：是口腔健康促进的核心组成部分，是一个过程而不是一个结果，与一级、二级、三级预防均有关。②口腔健康保护：包括司法和财政控制、其他法规和政策，目的在于促进健康和预防疾病。它的使命是减少人们受到环境危害、不安全或不健康行为危害的可能性。口腔健康保护为人们的口腔健康选择提供了保证。③口腔疾病预防：在口腔健康促进中起着重要作用。口腔健康促进应以口腔疾病的一级预防为基础。一级预防是在疾病发生前所进行的预防工作，以便阻止疾病的发生。这也是口腔健康促进的主要任务。

口腔健康促进主要涉及预防、生活方式、预防性政策、决策者教育、健康教育、健康保护、政策支持7个领域。口腔健康促进是从组织上、经济上创造条件，并保证群体或个体得到适宜的口

腔疾病预防措施。实施有效的口腔预防措施必须以口腔健康教育为基础，口腔健康教育是口腔健康促进中必不可少的一部分，可以增加人们的健康知识，理解并实践相关的口腔预防措施。卫生行政领导在口腔健康促进中起着决定性的作用，各级医务人员则主要在有效的预防方法和口腔健康行为指导方面起主导作用，两者在实际工作中相辅相成，相互促进，缺一不可。

途径　遵循口腔预防医学的三大途径。①全民途径：在社区中开展口腔健康促进活动时，选择一种预防措施使得该社区所有人群都能从中获益。如自来水氟化防龋，龋病是一种影响大多数人的疾病，通过调整自来水中氟的浓度达到适宜水平改变社区人们生活的环境，使社区中每个人能从自来水氟化项目中获得预防龋病的益处。②共同危险因素控制途径：许多不利于健康的因素，如不健康的饮食习惯、卫生习惯、吸烟、酗酒以及压力等不仅是口腔健康的危险因素，也是其他慢性病的危险因素，因此，需要口腔专业人员与全体医务人员一起通过采取控制和改变这些共同危险因素的方法，促进人们的口腔健康和全身健康。③高危人群途径：人群中每个个体发生龋病的危险性是不同的，龋病的高危人群对整个人群的口腔健康影响较大，因此，在开展口腔健康促进活动时，选择针对龋病高危人群的预防措施和方法，预防和控制高危人群的龋病，从而提高整个人群的口腔健康状况。如对有深窝沟的适龄儿童开展窝沟封闭预防龋齿。

任务　①制订危险因素预防政策，包括对相关的科学研究给

予更多的支持，加强口腔信息监测系统建设，改善各地网络信息连通渠道。②制订有效的、有相关部门承诺的政策，预防有上升趋势的口腔健康高危因素。③加强国际国内和各级部门间的合作，增强控制口腔危险因素的能力，提高公众对口腔健康的认知程度和口腔疾病预防意识。④在口腔健康促进行动中协调政府、社会团体和个人的行动。⑤组织社区口腔健康促进示范项目，尤其关注社会弱势群体。

步骤　口腔健康促进一般是以包括一系列活动的项目方式开展的，而任何口腔健康教育与口腔健康促进项目或规划都包括计划、实施和评价三个相关步骤。

计划　①确立口腔健康目标。口腔健康目标一般包括改进健康状况的目标，减少危险因素的目标，改进服务与防护的目标和提高公众及专业人员认识的目标，如患龋率、含氟牙膏使用率、口腔知识知晓率等。因为口腔健康目标是计划、管理和决策的基础，是各类卫生医务人员共同努力的方向，是各方人员协同一致达到预期效果的动力，同时也是我们对有限的资源进行合理分配的依据与最终评价成效的标准。因此一些国家和地区根据自己的情况并参考全球口腔健康目标，制订本国和本地区的口腔健康目标。口腔健康目标应包括特定人群、具体指向、可衡量的尺度和实现目标的预期时间。②计划的基本模式：口腔健康促进的计划可遵循教育诊断评价中倾向、强化及促成因素-教育/环境发展中政策、法规及组织因素模式进行。

实施　口腔健康促进的实施是按照计划中制订的口腔健康目

标，通过采取有效的方法和措施，获得预期的结果。包括制订实施的日程、组建实施的机构、培训实施的人员、配备实施所需要的设备和材料、控制实施的质量。2003年，世界卫生组织就全球口腔卫生的健康促进优先行动提出以下内容：①口腔健康与氟化物应用：世界卫生组织支持在发展中国家广泛应用含氟牙膏，特别希望为社会弱势群体提供价格低廉的含氟牙膏。②口腔健康与饮食营养：提供营养咨询；提高母乳喂养健康促进行动；提倡减少饮用含糖软饮料；提倡健康饮食，预防口腔癌的发生。③口腔健康与烟草：制订远离烟草计划；采取戒烟控烟措施。④校园口腔健康与健康促进：强化国家、教育和卫生部门的职能作用，开展学校口腔卫生项目；研究和提高学校口腔卫生项目水平。⑤儿童和老年人的口腔健康：作为特殊人群和弱势群体，控制危险因素和提供口腔保健是关键。⑥口腔卫生体系建设：包括人力、物力和财力的投入，社区卫生中心的建设，口腔卫生信息网络的建立。全国儿童口腔疾病综合干预项目也是实施项目之一。

评价 口腔健康促进的评价包括对其三个组成部分的评价：①口腔疾病预防的效果评价，观察口腔健康状况的变化。②对口腔健康教育效果的评价。③口腔健康保护的评价，即对健康投入、卫生工作方针、政策的变化的评价。评价通常分为过程评价、影响评价与结果评价。①过程评价：是评价项目实施的过程，它提出参与者对健康促进干预的理解与反应，确定支持或阻止这些活动的因素。因此，过程评价是评估可接受性的一种方法，也可以评估一项口腔健康促进的适合性与平等性。过程评价应用一套定性的或者"软性"方法，如个别访谈、日记、观察与文件内容分析。②影响评价：在项目中是最后的步骤。如一个学校口腔健康促进项目可以包括最后对项目的评价，可以邀请学生介绍确定项目开始后他们是怎样改变的，以及项目将怎样影响他们未来的行为。因为容易进行，影响评价是最普遍的选择。③结果评价：是对项目所涉及的长期作用的评价，比较项目前后与健康有关的行为变化，还可以比较项目组与对照组人群的知信行、口腔健康状况及影响因素的变化。结果评价较为复杂，实行比较困难，花费也较多。

（台保军 张 爽）

kǒuqiāng jiànkāng jiàoyù

口腔健康教育（oral health education） 通过有效的口腔保健知识和技术的传播，鼓励人们建立正确的口腔健康意识，提高自我保健能力，主动采取有利于口腔健康的行为，避免和减少暴露于危险因素，预防口腔疾病，促进口腔健康的措施。它是口腔预防项目的重要组成部分，是口腔公共卫生工作的基础，是推行口腔预防措施、实现自我口腔保健、建设精神文明所必需的。

任务 ①提高社会人群口腔预防保健的知识水平，破除不卫生、不文明的旧观念，建立口腔健康行为，不断提高生活质量，促进全民族的口腔健康。②深化口腔健康教育内容，扩大教育面。③增加卫生、医疗人员的口腔预防知识，强化口腔健康教育意识，提高口腔健康教育的能力。④引起社会各方人员对口腔健康问题的关注，为寻求口腔预防保健资源做准备。⑤争取各级行政领导支持，以便合理分配有限的资源，制订方针、政策，推动防治方案顺利进行。⑥传递最新的科学信息，积极参加新的口腔保健措施的应用与推广。

方法 ①大众传媒：通过网络、报纸、杂志、电视、电影、广播、微博、微信、街头展板与宣传橱窗等传播口腔健康信息，反复强化公众已有的口腔卫生知识，干预不健康的行为。大众传媒的优点是覆盖面大，能较快地吸引公众注意力，使之集中到有待解决的口腔健康问题上来。全国爱牙日活动中，通过发挥大众传播媒介的作用，不同宣传主题的口腔健康教育活动都取得了良好效果。②社区活动：城市街道、农村乡镇和社会团体与单位（企业、学校、机关）的有组织活动，使人们提高对口腔健康的认识，强化口腔健康服务资源的利用。通常是进行口腔健康调查，了解对口腔健康的需求，为制订计划打下基础，在制订计划过程中有意识地对不同层次的人进行教育，以增强目标人群对实施教育计划的责任感。③小型讨论会：包括社区座谈会、专家研讨会、专题讨论会、听取群众意见会等。参加者除口腔专业人员、决策者之外，应广泛吸收不同阶层的群众。如果要推广某项口腔保健的新技术，应组织讨论此项目的可行性、推广价值、成本效益、公众接受的可能性及科学性等，这种会议要注意吸收不同观点的专业人员与新闻媒介参加，如在学校开展某项口腔保健项目，应该请校长、教师、家长与学生代表共同参加讨论。各种小型讨论会既是健康教育的方式，也是调查研究的方式。④个别交谈：口腔专业人员就口腔健康问题与预防保健问题与就诊患者、单位领导、儿童家长、社区保健人员等进行交谈、讨论。由于此方式是双向的信息交流，交谈针对性强，讨论比较深入，效果好。

要求　①在进行口腔健康教育活动时，应重视教育信息的科学性和准确性。教育信息应严谨，并能体现最新科学研究成果。特别是大众传媒在传播口腔健康信息时应慎重，防止不准确的信息误传。②口腔健康教育材料的设计要有趣味性、通俗性与艺术性。如儿童牙保健知识的材料应配有图片、拼音、儿歌、动画和游戏。口腔健康教育信息也应成为易于被公众接受的科学知识。③口腔健康教育应适合当地文化、教育、经济发展状况与人群口腔健康状况，使口腔健康教育做到切实可行和有针对性。

步骤　包括以下方面。

计划　计划是为了保证目标的实现，因此要全面、严谨，应考虑以下步骤。

确定与口腔健康有关的问题　①调查有关的社会问题，如个人收入、教育水平等。②分析流行病学调查资料和病案材料，如发病率、患病率、有关口腔健康问题的分布和范围。③确定有关的文化背景和社会行为问题，如目标人群的一般状况资料，自我保健措施有关疾病的知识及对其态度与实践等。④确定口腔健康教育的问题。⑤确定有关口腔健康的管理问题。

制订口腔健康教育目标　在问题确定之后，制订可以达到和可以测量的口腔健康教育目标，并通过共同努力来达到它。

确定实现目标的策略　①进一步明确教育目标。②通过选择恰当的方法推动教育活动。③确

定教学技术、教学行为及需要的详细资料。④教育者与受教育者共同参与实践。

实施　①提供学习机会，学会如何确定和分析口腔健康相关问题。当几个口腔健康问题同时存在时，帮助人们学会如何确定重点。②推荐可供选择的解决办法。③使口腔健康信息容易达到社区的每个人，为健康与口腔健康教育提供时间与空间，为各年龄组或特殊人群特别是高危人群准备口腔健康教育手册或讲稿。④强调进行有效交流的重要性，教育者与被教育者的双向交流比单向交流效果更好。⑤把目标变成简单的、可以理解、可以实现的和可以接受的口号，在社区能监督执行。⑥模拟或示范个人与家庭口腔保健的适宜技术。⑦在口腔卫生保健项目中建立与其他相关单位的合作。⑧在口腔健康教育项目中监督口腔健康教育内容取得的效果，建立个人与社区参与监督过程的标准与方法。⑨为各年龄组或特殊人群，特别是高危人群准备口腔健康教育手册或讲稿。⑩口腔健康教育项目应该是社区卫生发展项目的一部分。⑪随访与复查。

评价　评价是口腔健康教育的一部分，是了解教育信息是否得到有效传递，是否被受教育者接收和理解并采取了某些行动，是对教育结果的一个价值判断。

内容　口腔健康教育评价的内容包括：口腔健康教育目标达到的程度，项目的计划与内容是否合理有效以及项目的投入与效益。具体如下：①口腔健康意识的变化：口腔健康意识是人们对有关口腔健康问题的一种思维、感觉和心理上的综合反应，一般体现在发现口腔健康问题后的反

应，如对口腔医疗保健的需求、对口腔健康教育信息的需求等方面的变化。②口腔健康知识的变化：口腔健康知识是促进行为改变不可缺少的因素，是对口腔健康信息学习的过程，而知识是行为的基础与动力。可采取问卷调查的方法来了解目标人群掌握知识的程度。③对口腔健康问题所持态度的变化：常用语义区分量表法，选一对反义词来判断，多用"喜欢、不喜欢""热爱、不热爱""相信、不相信"。这种方法可以对口腔健康教育项目、预防措施、口腔健康教育者的工作等做出评价、观察群体态度的变化。④口腔健康行为的变化：坚信口腔健康科学知识的人，无疑会促进健康行为的形成。但知而不行的现象也普遍存在，说明从知到行之间有着十分复杂的心理变化，受着多种因素的影响，实际体现了人们价值观的自相矛盾。帮助受教育者认识这种情况，促进愿望与行为一致是一项重要的健康教育任务，也是健康教育的难点所在。观察行为的变化，一般多采用选择式、填空式、答题式的问卷进行调查，设计问卷时应注意准确性，以免统计分析时造成困难，问卷调查的抽样方法均应遵照流行病学调查原则，如果目标人群文化水平低，可采取个别访问式调查，然后由调查员代笔。

时间　在口腔健康教育之前了解个人与社区的口腔健康需要与兴趣，收集、分析、整理行为流行病学的基线资料。在教育期间，了解项目进展情况，获取反馈信息，适当调整现行项目。在教育之后评价教育的效果，重新发展和改进教育项目。

方法　对教育的评价可通过

书面测试、自我评价、个别交流来实行，在对收集的资料进行统计学分析后，做出总结报告，最后得出结论。

（台保军　张　爽）

ài yá rì

爱牙日 （love teeth day）

1989年卫生部、教育部等联合签署确定每年的9月20日为全国"爱牙日"。爱牙日的宗旨是通过爱牙日活动，广泛动员社会力量，在群众中进行口腔疾病预防知识的普及教育，增强口腔健康观念和自我口腔保健意识，建立口腔保健行为，从而提高全民的口腔健康水平。

爱牙日活动的永久主题是"爱牙健齿强身"，每年还有不同的主题宣传口号。1989年：人人刷牙，早晚刷牙，正确刷牙，用保健牙刷和含氟牙膏刷牙。1990年：爱牙健齿强身。1991年：爱护牙齿从小做起。1992年：爱护牙齿，从小做起，从我做起。1993年：天天刷牙，定期检查。1994年：健康的生活需要口腔卫生。1995年：适量用氟，预防龋齿。1996年：少吃含糖食品，有益口腔健康。1997年：爱牙健齿强身，预防龋病、牙周疾病，健康的牙齿伴你一生。1998年：健康的牙齿，美好的微笑。1999年：老年人的口腔保健。2000年：善待牙齿。2001年：吸烟与口腔健康。2002年：预防牙周疾病，维护口腔健康。2003年：有效刷牙，预防牙周疾病。2004年：口腔健康与生命质量。2005年：关注孕妇口腔健康。2006年：婴幼儿口腔保健。2007年：面向西部，面向儿童。2008年：中老年人口腔健康。2009年：维护口腔健康，提高生命质量。2010年：窝沟封闭，保护孩子。2011年：健康口

腔，幸福家庭，副主题：呵护孩子，防止龋齿。2012年：健康口腔，幸福家庭，副主题：关爱自己，保护牙周。2013年：健康口腔，幸福家庭，副主题：关爱老人，修复失牙。2014年：健康每一天，从爱牙开始。2015年：定期口腔检查，远离口腔疾病。2016年：口腔健康、全身健康，副主题：乳牙健康、快乐成长；口腔健康成就幸福生活；妈妈远离牙病，孕育健康宝宝；健康牙齿，一生相伴。2017年：口腔健康、全身健康，副主题：使用含氟牙膏，龋病远离我；科学有效刷牙每一天。2018年：口腔健康、全身健康，副主题：护健康口腔、助健康体魄、享健康生活。2019年：口腔健康、全身健康，副主题：刷牙漱口用牙线，洁牙护龈促健康。

（台保军　张　爽）

quánguó értóng kǒuqiāng jíbìng zōnghé gānyù xiàngmù

全国儿童口腔疾病综合干预项目 （comprehensive intervention project of children's oral disease in central and western China）

为改善儿童口腔健康状况，提高儿童口腔健康水平，由国家卫生部、财政部从2008年起设立了中国中西部儿童口腔疾病综合干预项目，支持在项目地区建立儿童口腔卫生工作机制，开展对适龄儿童进行口腔健康教育，并对他们进行口腔健康检查和窝沟封闭，对基层口腔卫生专业人员进行培训，建立一支基层口腔保健的队伍。2014年项目覆盖到全国31个省（区、市）和新疆生产建设兵团，并更名为全国儿童口腔疾病综合干预项目。

制订计划　根据财政部、卫生部对项目的要求和工作规范，

确定了各级卫生行政部门为项目领导机构，中华口腔医学会为项目管理机构，专家组为技术指导和监督机构。各级卫生行政部门制订本辖区年度项目计划或实施方案，明确年度项目工作目标、任务内容、机构分工、预期成果、考核评价方法与时间安排。

实施　①选择有资质的医疗机构承担项目。②确定适龄儿童为服务对象。③对专业人员进行培训。④对公众、管理人员、学校教师、家长和儿童宣传发动，进行健康教育。⑤对适龄儿童进行口腔健康检查和窝沟封闭防龋措施。

督导与评估　卫生部组织对各省项目执行情况进行督导，各省卫生行政部门分别对项目承担的医疗机构进行督导，督导组由卫生行政部门、项目管理人员和专家组成；卫生部组织制订项目效果评估指标和实施方案，适时对全国的项目实施效果进行评估，各省卫生行政部门确定本辖区项目考核评估指标和方案，进行检查评估，并将结果报卫生部。

（台保军　张　爽）

shèhuì kǒuqiāng yīxué

社会口腔医学 （community dentistry）

研究社会环境、社会因素与人群口腔健康的关系及其相互制约、相互作用规律的专业。它是预防口腔医学发展与深化的新阶段，反映了现在口腔医学高度分化与高度综合的必然结果，因而成为整个口腔医学现代化的重要标志。口腔医学社会化，把口腔卫生保健事业纳入整个社会发展总体系统内，为制订社会口腔卫生保健发展总体规划、目标、策略、措施与方法及更新观念提出理论依据。

社会口腔医学最早出现于20

世纪 50 年代的美国，其提出了用社会措施，如饮水加氟控制龋病。20 世纪 50 年代以来，大量事实也说明口腔疾病与社会因素的关系密切。

社会口腔医学以一定范围的社区和卫生系统为对象，以口腔健康问题为中心，做出适时的"社会诊断"，制订相应的对策，选择或发展相应的社会干预措施。其研究对象与着眼点是从事人群口腔健康状况的研究，重视影响口腔疾病的社会因素，从预防着手，包括治疗、修复与康复；改善社会口腔卫生状况，提高全民口腔健康水平。研究社会政治、经济、文化、社会福利、行为习惯、生活方式、科学技术、卫生系统的组织机构和卫生保健体制等对人群口腔健康与疾病的影响及其相互作用。

社会口腔医学侧重横向研究影响人群口腔健康的社会因素，以社区为单位，以人群群体为对象进行口腔卫生状况及其改善的策略研究和社区口腔保健模式试点研究；为国家和地方决策、管理与技术实施部门提供社会口腔医学咨询与技术服务。

（李　刚）

kǒuqiāng wèishēng jīngjìxué
口腔卫生经济学（oral health economics）　研究口腔卫生服务、口腔健康与社会经济发展之间的相互制约关系、口腔卫生领域内的经济关系和经济资源的合理使用，以揭示口腔卫生领域内经济规律发生作用的范围、形式和特点的专业。口腔卫生经济学的产生和发展与社会的政治、经济、人口、卫生等方面具有密切的联系。

1968 年，牙科经济学杂志开始创刊，主要讨论牙科诊所建设、患者处理、工作队伍建设、牙科服务市场及收入管理方面的内容，主要目的是帮助牙科医生进行更有效的、更令人满意的和更加有回报的口腔卫生工作。

口腔卫生范畴的经济学研究可以归为以下几点。①口腔卫生规划：口腔卫生人力资源和口腔卫生服务的发展规划中应有长期规划、中期规划和区域口腔卫生规划。区域口腔卫生是政府对口腔卫生服务进行宏观调控，合理配置口腔卫生人力资源实现健康公平的重要手段。在口腔卫生人力资源的数量、结构、层次与布局的规划中都应考虑口腔卫生服务的需求。应当把口腔卫生服务体制改革，与医疗保障制度及整个社会保障体系建设有机结合起来。探索适合该国实际需求的口腔卫生保健组织管理方法，使其趋向合理化、系统化，达到既控制口腔疾病，又不浪费物力和人力资源的目的。②需求需要现状：建议有关部门在国家卫生服务调查中将口腔卫生人力资源和口腔卫生服务作为一项重要内容，通过现场调查和了解不同类型地区的居民口腔医疗需求与需要现状、居民口腔保健需求与需要现状等有关参数，对口腔医疗保障制度改革、口腔医疗保健费用、口腔卫生服务资源及其利用效率等方面内容进行深入、系统的调查分析。为进一步制订国家未来口腔卫生事业改革与发展规划，深化口腔卫生改革，提供政策性依据。③强化法制监督：市场经济条件下必须加强政府的宏观调控能力。政府以后要从办医院逐步转向管卫生、强化法制监督上来。优化口腔卫生资源配置，各部门和各行政主体都要从全局利益出发，服从统一口腔卫生服务规划。引

进激励机制，鼓励和提倡口腔卫生人力向需求量大而口腔卫生人力分布少的区域或机构流动，改变口腔卫生人力布局不合理状况。④多渠道筹措资金：争取其他各界对口腔卫生服务的支持，由于国家财力有限，投资到口腔卫生服务的经费有限，必须发挥国家、集体和群众的积极性，采取多渠道、多方式筹措资金，以保证口腔卫生服务的绝对增长和大众口腔健康水平的提高。⑤适宜卫生人力：指保证卫生服务拥有正确的各种类型、数量合理、经过适宜培训、具有合理技能、在适宜的部门工作，其费用是国家、地区、单位和个人承担得起的卫生工作者，使他们合理组合，最大限度地发挥每一个人和每一个群体的积极性，以便向人群提供有效的、方便的、群众乐于接受的卫生服务。解决口腔卫生人力失衡的问题，重在加强对口腔卫生人力的组织管理。

口腔卫生经济学运用经济学的原理和方法来阐述发生在口腔健康保健领域内的规律。①实证经济学（描述性）研究：运用经验观察及描述性方法，说明和分析过去、现在和将来的各种口腔卫生经济活动和规律。②规范经济学（解释性）研究：研究各种口腔卫生规范、标准并做出分析、解释和判断；③评价性经济学研究：包括口腔卫生项目与技术最小成本分析、成本效果分析、成本效益分析和成本效用分析。④定量模型研究：在研究方法上由定性描述研究转向定量模型研究，为了配合正在进行的国家卫生体制改革，一是要开展口腔卫生人力资源与口腔卫生服务的微观研究，探讨口腔卫生人力资源与口腔卫生服务变动的内部机制，

二是要扩大口腔卫生人力资源与口腔卫生服务的宏观研究，将口腔卫生人力资源与口腔卫生服务纳入整个社会经济发展大系统中考察其变动的因素。

（李　刚　杨丕山）

kǒuqiāng wèishēng fúwù shìchǎng

口腔卫生服务市场（oral health service market）　按照商品交换的原则，由口腔卫生服务的生产者提供给口腔卫生服务消费者的商品交换关系的总和。

分类　口腔卫生服务领域的相关市场分为口腔医疗资金市场、口腔卫生人力市场、口腔设备和材料市场、口腔护理用品市场。

口腔医疗资金市场　在经济体制转轨过程中，国家预算与口腔医疗机构的实际资金需求之间的差距逐渐拉大。为了获得资金，口腔医疗机构已开始利用贷款、外资、股份制等方式筹集资金。口腔医疗服务资金市场正在形成。相比较中国对中外合资医院，外方股份比例不超过70%的规定，对口腔医疗机构的开放程度更高。外资医疗机构挟资金、技术、管理、服务、营销的优势加大对中国口腔医疗市场的投入力度。

口腔卫生人力市场　在社会主义市场经济体制下，口腔卫生人力市场发生了变化。①医学院校招生权的下放，口腔卫生人力的供给不再完全服从于国家的计划。②口腔卫生服务管理权的下放和私有制口腔医疗机构的发展，使口腔卫生人力的需求逐步脱离国家的控制。③口腔医师的收入（年终奖金、基本工资、提成工资）逐步成为调节人力供求的手段和人力市场供求的信号。④在中国已形成由高等口腔医学院（系）、技术学院口腔医学专业、卫生学校口腔医学专业、牙科公

司技术培训等口腔卫生人力产出市场。⑤中国大部分口腔医学人才倾向到发展速度比较快的大城市就业，口腔医疗资源也过分集中于上述区域，造成东西部发展不均衡。如果按照国际公认的合适比率，即每4000人拥有1名口腔医生来计算，中国现有13.9亿人口，应有34.75万名口腔医生。但截至2017年，中国大陆注册口腔执业医师数量仅为17.15万名，存在很大缺口。而且，中国口腔卫生人力结构单一，仅有口腔医生、技师和护士，缺乏口腔治疗师、口腔修复工艺师、牙医助理等适合口腔医疗服务的专业人力结构体制。因此，中国的口腔卫生人力市场还有巨大的发展空间。

口腔设备和材料市场　市场机制已成为调节口腔医疗设备和材料市场供求的基本手段。口腔器械不断更新改造，产品力求稳定、耐久、安全、多功能、高速度和小型化，在结构上也向着组合式方向发展，使之达到功能齐全、设计合理、便于操作和维修、缩短治疗时间、减轻患者痛苦和降低医生劳动强度的目的，口腔医疗设备正发展步入数字化潮流。这些新技术、新产品的推广应用，对口腔医疗服务带来极大的促进。中国口腔医疗设备市场增长比较稳定，口腔医疗器械发展较快，但行业利润微薄；而口腔医疗耗材市场不但增长快速，且行业利润率较高。

口腔护理用品市场　口腔护理用品包括牙膏、牙刷、牙线、漱口水等。其中，牙膏和牙刷是中国口腔护理用品的主流产品，占到97%以上的市场份额。随着居民消费结构升级以及口腔健康意识的增强，口腔护理产品日渐丰富和多样化，消费者选择口腔

护理产品的标准已不再停留在符合卫生、安全标准的层面上，"功效""高端""天然"等概念逐渐成为消费热点。

调查方法　通过一定的科学方法对市场了解和把握，在调查活动中收集、整理、分析口腔医疗市场信息，了解口腔医疗市场特征，评估口腔医疗市场现况，掌握口腔卫生服务市场发展变化的规律和趋势，为口腔卫生服务市场预测和决策提供可靠的数据和资料，从而帮助口腔卫生服务确立正确的发展战略。

原则　①准确性原则：即调查资料必须准确、真实地反映口腔医疗市场的客观实际。②时效性原则：进行口腔医疗市场调查要充分利用有限的时间，尽可能在较短的时间里搜集最多的所需资料和信息，避免调查工作的拖延。③全面性原则：要依据口腔医疗市场调查目的，全面系统地收集有关信息资料。④经济性原则：要选择适当的调查方法，争取用较少的耗费获取更多、效果更好的资料。

方法　①观察法：由调查人员根据调查研究的对象，利用眼睛、耳朵等感官以直接观察的方式对其进行考察并搜集资料，如市场调查人员到社区居民中去观察口腔健康状况。②访问法：调查人员与被访问者自由交谈的访问。它可以根据调查的内容，进行广泛的交流。集体访问是通过集体座谈的方式听取被访问者的想法，收集信息资料。③问卷法：通过设计调查问卷，让被调查者填写调查表的方式，获得所调查对象的信息，问答卷采用最广，如市场调查人员到社区居民中问卷调查口腔健康观念和牙科就诊行为。

内容　涉及口腔医疗服务活动的整个过程。①市场环境的调查：主要包括经济环境、政治环境、社会文化环境、科学环境和自然地理环境等。具体的调查内容可以是市场的购买力水平、经济结构、国家的方针、政策和法律法规、风俗习惯等各种影响市场营销的因素。②市场需求调查：主要包括口腔医疗需求调查、社区居民收入调查、口腔医疗价格调查、口腔保健行为调查，包括消费者为什么就诊、就诊频率、就诊时间、就诊方式、就诊习惯、就诊后的满意度评价等。③市场竞争情况调查：主要包括对竞争口腔医疗机构的调查和分析，了解同类口腔医疗机构的技术、价格等方面的情况。

（李　刚　杨丕山）

kǒuqiāng jiànkāng zōnghé píngjià zhǐshù

口腔健康综合评价指数

（general assessment index of oral health）　反映个体和群体口腔健康状况，便于评价服务区域居民口腔健康现状和口腔保健水平，能够将口腔健康状况进行明确分级的方法。影响口腔健康的主要疾病是龋病、牙周疾病、牙列缺损和缺失、错𬌗畸形，在设计此指数过程中，所有这些影响口腔健康的主要疾病都要考虑在内。口腔健康综合评价指数记分标准设计见表。口腔健康综合评价指数能对龋病、牙周疾病、牙列缺损和缺失、错𬌗畸形总体情况进行真实反映。

2004年统计结果表明中国发展地区家庭成员口腔健康综合评价指数最高为3.04，中等地区和发达地区家庭成员口腔健康综合评价指数分别为2.36和2.37，表明中国发展地区家庭成员口腔健康状况较差。

口腔健康综合评价指数是从0到9的分级，其中0级表示口腔健康，不需要任何口腔保健措施，9级则为人体牙生理结构与功能完全丧失，是口腔医疗措施的最高限度。分级表内一方面分级绝对值越大，表示人体牙生理结构破坏与功能丧失越严重，口腔健康状况越差，另一方面所需口腔医疗措施也就越复杂，治疗时与治疗后的不适感也会增加，口腔医疗花费也随之增长。口腔健康综合评价指数为患者口腔健康状况诊断分级提供了基础，也可用来保存口腔流行病学记录。

（李　刚　杨丕山）

yákē fúwù jiàgé zhǐshù

牙科服务价格指数

（price index of dental service）　反映某一种或一组口腔医疗服务项目价格变动的特定价格参数。是根据某一种或一组口腔医疗服务项目价格平均计算而得的。由于在某一种或一组口腔医疗服务项目的价格很少会与其他商品的价格成比例的同增同减，因此，牙科服务价格指数只反映某一种或一组口腔医疗服务项目平均价格变动。牙科服务价格指数的权重是相对固定的，在其计算过程权重进行

表　口腔健康综合评价指数记分标准设计

记分标准	龋病	牙周疾病	牙颌畸形	牙列缺损和缺失	医疗措施
0	牙无龋	牙周健康	牙颌整齐	牙列完整	不需任何措施
1	一个牙浅龋	龈上牙石覆盖牙面不超过1/3，或牙龈轻度出血	在切牙部分有一个部位间隙		需要充填，轻度需要洁治、正畸
2	多个牙浅龋，或一个牙深龋	龈上牙石覆盖牙面1/3～1/2，或有散在的龈下牙石、或牙龈重度出血	在切牙部分有一个部位拥挤		需要窝沟封闭，需要洁治
3	多个牙深龋，或一个牙残冠	龈上牙石超过牙面的2/3或龈下牙石连续而厚，或牙周袋深度为4～5mm	在切牙部分有2个部位空隙		需要牙髓治疗、根管治疗、牙周刮治，需要正畸
4	多个牙残冠，或一个牙残根	个别牙周袋深度>6mm	在切牙部分有2个部位拥挤		需要牙冠修复
5	多个牙残根	部分牙周袋深度>6mm	在切牙部分有多个部位拥挤	个别牙缺失	必须正畸，需要拔牙，需要一个单元的修复体
6		多个牙周袋深度>6mm		部分牙缺失	需要多个单元的修复体
7				多个部分牙缺失	需要一个或更多修复体的联合
8				半口牙列缺失	需要更多修复体的联合
9				全口牙列缺失	全口托牙

处理是牙科服务价格指数理论形成的标志。不同的口腔医疗服务项目有不同的权重，表示其在牙科服务价格指数中的重要性。在一般价格指数的计算中，通常采用购销量加权算术平均法，具有较强的代表性。

根据2003年中国家庭健康询问调查中不同类型地区家庭成员最近一次就诊口腔科的主要原因，牙缺损和牙痛以根管治疗为主，牙松动以拔除为主，牙龈出血以洁牙为主，缺牙以固定修复为主。按不同类型地区家庭成员最近一次就诊口腔科的主要原因构成比作为权重，选择根管治疗、拔牙、洁牙、固定修复为口腔医疗服务项目价格的代表，根据权重标准值计算牙科服务价格指数基期水平。结果表明中国2003年牙科服务价格指数基期水平为146.01。

(李　刚　杨玉山)

kǒuqiāng wèishēng rénlì zīyuán

口腔卫生人力资源 （dental manpower resource）

接受过口腔卫生专业培训，能够根据人们的口腔卫生需要提供口腔卫生服务的人员。口腔卫生人力的数量、质量以及合理配置与否，对口腔卫生服务的发展有着重要的意义，而对口腔卫生人力现状清晰透彻的了解，则是进行口腔卫生人力资源规划的基础。如何通过政府人力资源部门和相关组织在充分了解当地口腔医疗市场和人力资源的特点后，制订科学、合理的管理方法，合成一个高质高效的口腔卫生服务体系，以满足当今口腔卫生人力资源管理的需要，满足对口腔卫生人力资源培训、技术发展、不断上升的口腔卫生需求的需要，是口腔卫生决策中的重点。

类型　口腔卫生人力大体上可分为口腔医师、牙科护士、牙科助手、牙科技师和技士、工勤人员。

口腔医师　是口腔卫生人力的主体，是完成口腔医疗保健任务的基本力量。其技术职称为：主任医师、副主任医师、主治（主管）医师、医师、医士等。中国卫生法规规定口腔医疗机构至少要有一名取得执业口腔医师资格、从事临床工作5年以上的口腔医师。

牙科护士　是完成口腔医疗保健任务的辅助力量。其技术职称为：主任护师、副主任护师、主管护师、护师、护士、护理员等。大型口腔医疗机构的牙科护士可以分为牙科管理护士、牙科助手护士、牙科巡回护士。小型口腔医疗机构的牙科护士则身兼数职。

牙科助手　是代劳口腔医师一些非专业事务或各种诊疗辅助工作的人员，可使口腔医师更有效率、更专心致力于专业领域的人员。负责口腔诊所的日常行政、公务及营销工作，对内部工作效率与诊所形象大有帮助。

牙科技师　是义齿制作技术人员，一个高质量义齿的完成离不开牙科技师或口腔技工的精心制作。其技术职称为：主任技师、副主任技师、主管技师、技师、技士等。

管理　①对口腔卫生人力资源进行量的管理，就是根据人力和物力及其变化，对人力进行恰当的培训、组织和协调，使二者经常保持最佳比例和有机的结合，使人和物都充分发挥出最佳效应。②对口腔卫生人力资源质的管理。主要是指采用现代化的科学方法，对人的思想、心理和行为进行有效的管理，充分发挥人的主观能动性，以达到口腔卫生工作目标。

口腔卫生人力职业规划　进行职业规划主要是帮助人们了解自己的职业价值观、职业兴趣、职业能力，确立自己的职业目标，以及如何进行职业准备。口腔医学职业发展是一个循序渐进的漫长过程，常需要数十年的培养和努力。

口腔医疗机构人力管理　具体说来，现代人力管理主要包括以下一些具体内容和工作任务：①制订人力资源计划。②人力资源成本会计工作。③岗位分析和工作设计。④人力资源的招聘与选拔。⑤雇佣管理与劳资关系。⑥入职教育、培训和发展。⑦工作绩效考核。⑧帮助员工制订职业生涯发展。⑨工资报酬与福利保障设计。⑩保管档案。

国家口腔卫生人力管理　是国家对口腔卫生人力规划、调控、激励的过程。国家口腔卫生人力管理要围绕医疗卫生改革、发展的目标和重点。①卫生规划：口腔卫生人力资源的发展规划中应有区域口腔卫生规划。区域口腔卫生规划是政府对口腔卫生服务进行宏观调控，合理配置口腔卫生人力资源、实现健康公平的重要手段。在口腔卫生人力资源的数量、结构、层次与布局的规划中都应考虑口腔卫生服务的需求。②宏观调控：解决口腔卫生人力失衡的问题，重在加强对口腔卫生人力的组织管理。在不断完善中国口腔卫生人力管理的过程中，形成中国的口腔卫生人力组织管理形式。③激励机制：引进激励机制，鼓励和提倡口腔卫生人力向需求量大而口腔卫生人力分布少的区域或机构流动，改变口腔卫生人力布局不合理状况。确保全体人民公平地享有初级口腔卫生保健，口腔卫生服务系统应提供资源公平、负担得起、适宜有效的口腔卫生服务，以改善个人和社区的口腔健康状况。

（李　刚　杨丕山）

kǒuqiāng wèishēng rénlì zhǐshù

口腔卫生人力指数 （dental manpower index）

国家之间或地区之间口腔卫生人力资源衡量和比较的指标。可以将各种口腔卫生人力结合起来综合分析，评价口腔卫生人力中的成绩和存在问题。口腔卫生人力指数是一个直接反映一个地区口腔卫生资源、口腔卫生需求、口腔卫生服务，甚至国民经济和居民生活水平的重要指标。

口腔卫生人力指数
= 1×牙科医师+1×口腔医师+0.5×牙科助手+0.25×牙科卫生士+0.5×牙科临床技工+0.25×牙科护士+……

国家或地区人口（10万人）口腔卫生人力指数
=（1×牙科医师+1×口腔医师+0.5×牙科助手+0.25×牙科卫生士+0.5×牙科临床技工+……）÷国家或地区人口数（10万人）

（李　刚　杨丕山）

kǒuqiāng yīliáo bǎoxiǎn zhìdù

口腔医疗保险制度（dental insurance system）

国家或地区按照保险原则为解决居民防治口腔疾病问题而筹集、分配和使用口腔医疗保险基金的制度。它是居民口腔医疗保健事业的有效筹资机制，是构成社会保险制度的一种比较进步的制度，也是目前世界上应用相当普遍的一种口腔卫生费用管理模式。

从发达国家的经验及保险模式看，口腔医疗保险主要由私人商业保险和国家社会保险组成，其中涵盖了大多数的口腔诊疗项目（正畸、贵金属修复、种植等另行设定了保险条款），同时也建立了相关的口腔医疗责任保险。口腔医疗保险是否应该纳入基本医疗保险范围，鉴于社会经济发展水平、口腔医疗的特殊性及其与全身健康的相关性，不同国家存在着较大的差异。

口腔疾病是一种常见病和多发病，对人类的健康危害很大，在一些发达国家早已被不同模式的医疗保险纳入了报销范畴，尤其是以美国为代表的口腔医疗商业保险模式、以瑞典为代表的公共牙科保健模式及日本为代表的齿科全民健保模式最为典型。中国目前社保中包含基本的口腔医疗保健，但更高端的口腔医疗服务必须通过商业保险来补充和完善。如何以社保为基础，以商业保险为补充，发展中国口腔医疗保险是完善医疗保障体系的一项内容。

（李　刚　杨丕山）

shèqū kǒuqiāng wèishēng fúwù

社区口腔卫生服务 （community oral health service）

以社区人群的口腔健康状况改善与提高为目标，依托社区卫生服务体系，为社区居民提供的最基本口腔卫生保健服务。是社区卫生服务的组成部分。

任务 ①通过对不同的服务人群采取口腔健康教育和健康促进、口腔疾病预防、口腔保健和健康管理及口腔疾病的早期发现、诊断、治疗和康复等措施，提高人口素质和人群口腔健康水平、延长健康寿命、改善生活质量。②社区口腔卫生服务是以社区为范围，以需求为导向，以社区居民为对象，以解决社区主要口腔卫生问题、满足社区基本口腔卫生服务需求为目的，为社区居民提供适宜的口腔疾病预防技术，以满足社区居民日益增长的口腔卫生服务需求。③通过社区口腔健康教育与促进，使社区每一个人和家庭养成良好的口腔卫生习惯和健康行为。紧密结合社区服务和社区建设，创建具有包括口腔健康的健康人群、健康环境的健康社区。④保证区域卫生规划的实施、保证医疗卫生体制改革和城镇职工基本医疗保险制度改革的实施。⑤完善社区口腔卫生服务机构的功能。

基本原则 ①坚持为社区居民服务的宗旨，依据社区人群对口腔卫生的实际需求，正确处理社会效益和经济效益的关系，并应把社会效益放在首位。②坚持政府领导，各部门协同，社会广泛参与，多方集资，公有制为主导的原则。③坚持预防为主，防治结合的方针，提供综合性口腔卫生服务，促进社区居民口腔健康。④坚持以区域卫生规划为指导，引进竞争机制，合理配置和充分利用现有的口腔卫生资源；努力提高口腔卫生服务的可及性，做到低成本、广覆盖、高效益、方便群众。⑤坚持社区口腔卫生服务与社区发展相结合，保证社区口腔卫生服务可持续发展。⑥坚持因地制宜，分类指导，以点带面，逐步完善的工作方针。

内容 包括以下方面。

社区口腔健康教育 针对人群中存在的主要危险因素，开展多种形式的口腔健康教育，并将其融入社区口腔卫生服务的各项工作中，促使社区居民建立和形成有利于口腔健康的行为和生活方式，促进和维护社区居民的口腔健康。社区口腔健康教育内容包括：①针对社区存在的主要口腔健康问题，明确社区口腔健康教育的重点对象、主要内容及适宜方法，制订社区口腔健康教育工作计划并组织实施。②针对影响社区人群口腔健康的主要危险因素，开展以社区为基础的多种形式的口腔健康教育与健康促进活动，指导社区居民纠正不利于口腔健康的行为和生活方式。③协助有关部门动员全社会参与，建立社区口腔健康教育展示室或活动室，配合开展其他专题的口腔健康教育和宣传等活动，尤其要发挥新闻媒体的作用。④开展包括知识、信念、行为改善和口腔健康水平在内的效果评价。

社区口腔预防　①社区口腔预防要以"预防为主"的思想为指导，坚持三级预防策略，并以一级预防为主、防治结合为原则。注重公共卫生与个体口腔疾病预防相结合，因地制宜，结合社区特点开展预防工作。②要以口腔医生为骨干，与公共卫生医师、社区护士等社区卫生团队人员相互配合协作，共同完成口腔疾病预防工作。③社区口腔疾病预防和治疗适宜技术主要包括局部使用氟化物、窝沟封闭、预防性树脂充填、非创伤性修复治疗、洁牙等。④选择社区口腔疾病具体预防措施应遵循的原则：针对人群中广泛存在并对口腔健康构成威胁的危险因素；有明确的技术界定和使用范围；能够测量并能取得口腔健康改善的效果；能明确降低已知危险因素的暴露；当地有实施该措施的条件；简便易行，群众能够接受；符合卫生经济学评价。

社区口腔医疗　社区口腔医疗是由社区口腔医生为社区居民提供的基本口腔医疗服务。社区口腔医疗提供的是以门诊为主要形式的基本口腔医疗服务。①提供口腔常见病、多发病的基本诊疗服务。②社区卫生服务中心和服务站与大型综合医院口腔科、口腔专科医院之间建立双向转诊服务机制，保证患者得到连续的口腔医疗服务，实现双向转诊和会诊。③提供电话预约、家庭出诊、特需服务等服务内容，为居民建立口腔健康档案，掌握居民及家庭的口腔健康背景资料。④为特殊者或特需者提供口腔专项服务。社区口腔医疗工作中，应特别强调使用口腔疾病防治适宜技术，以适应群众需要，减轻社区居民经济负担。

社区口腔保健　保护居民口腔健康是社区口腔卫生服务的重要目的。社区口腔保健是在充分发掘利用社区资源、突出社区特点、满足社区卫生要求的基础上，将个体的口腔卫生需求和口腔健康问题同他们所生活的家庭、社区和社会联系起来去认识、分析和处理。通过社区口腔保健可以增强人们的口腔保健意识，提高人群的自我口腔保健能力，纠正不良的口腔卫生习惯和行为生活方式，提高社区人群的口腔健康，达到预防口腔疾病、促进口腔健康的目的。社区口腔保健主要包括孕妇口腔保健、婴幼儿口腔保健、学龄儿童口腔保健、老年人口腔保健和特殊人群口腔保健。

社区口腔康复　主要是针对社区中的患者、老年人、残疾人等特定人群。内容包括了解社区特定人群的口腔卫生保健和康复需求，指导他们提高自我口腔保健能力，提供口腔预防诊疗服务、洁治、牙列缺失与缺损的修复以及功能康复和咨询服务等。

社区口腔卫生信息管理　制订社区口腔卫生服务信息的收集、整理、统计、分析和报告制度，建立和建设社区口腔卫生服务数据库，分析和定期编辑口腔健康监测报告的资料等。

（李　刚）

xúnzhèng kǒuqiāng yīxué

循证口腔医学（evidence based dentistry，EBD）　口腔临床医务人员在防治口腔疾病的医疗活动中，针对患者的局部及全身情况，自觉地、审慎地、公正地应用相关的最佳科学证据指导实践，与自己的临床经验结合，根据患者治疗需要和喜好做出最佳诊断、治疗的临床决策。又称循证牙医学。最佳科学证据，从临床研究的角度来说，首先是指综合若干同类随机对照试验做出的系统评价或荟萃分析的结论，其次可以采用单个临床随机对照试验做出的结论。临床经验是指在长期认真、严谨的工作过程中积累的，适应于本地区、本单位具体情况的最佳经验，对于有长期工作经历的医务人员来说，可以是个人的经验；对于年轻的医生来说，应该是指上级医师的经验，特别是多个医师会诊结论反映的集体经验。患者对治疗的需求和喜好是指患者在充分了解病情和多个备选方案利弊的情况下，根据个人身体素质和疾病状况、家庭经济和社会支持状况以及对预后的期望做出的理智的判断。

最佳证据并不是随手可得的，具有寻找文献、评价文献的能力者，才有可能及时得到必需的最佳证据。循证口腔医学不会提供菜谱式的治疗计划，而是要根据患者的具体情况和治疗需求去寻找所有的特别是新近出现的证据，做出最优治疗决策。因此首先要求口腔医务人员尽力去寻找最佳证据，在繁重的临床实践中不断总结、提炼自己的临床经验，仔细了解和评估患者具体状况和治疗意愿，并将所有这些完美地融合。口腔临床实践已经并将继续证明，在疾病的预防、诊断、治疗、预后判断等方面，只有遵循循证口腔医学原则和途径，有限的资源才能得到充分利用，并取得最佳效益。

将循证口腔医学实践与传统口腔医疗实践做比较，两者都需要有良好的临床技术和经验，并尊重患者的意愿。但是，在证据的使用方面却明显不同。循证口腔医学强调系统和全面地搜索同种疾病同种疗法的所有研究结果，在对这些研究结果进行严格评价的基础上得出更为可靠的证据，在这种证据的基础上结合临床经验和患者意愿进行个体化临床决策；这种决策必定是若干可供选择的方案中最易施行而且能带来最佳预期效益的。而传统口腔医疗实践的证据基础薄弱，多系唾手可得、然而可能存在较多偏倚，缺乏严格透明评价的证据，将这种证据用于临床必定加大诊断、治疗失败的风险，带来恶劣预后然而价格不菲结局的风险。

循证口腔医学实践包括提出综合证据和应用证据两个方面。提出综合证据的研究者是从口腔临床医务工作者及临床科研人员中产生的先行者，他们根据口腔临床实践中存在的问题，从国内外文献的海洋中去收集、分析、评价和综合单项研究的结果，进行系统评价或荟萃分析，为口腔临床医生提供最佳证据。应用者是从事口腔临床工作的人员，包括医疗管理者和卫生政策的决策者，他们将循证口腔医学的最佳证据应用到各种决策中。循证口腔医学的证据提供者是从应用者中产生的，而这些综合证据提供者通过证据的整合工作可成为更为出色的应用者。

循证口腔医学证据的临床应用就是知识转化为实践的过程，同样应遵循一定的方法、步骤，医师需要拥有良好的医疗技术和临床经验，还应同时考虑患者的意愿和价值观念，才能做出适宜的临床决策。实践循证口腔医学包括4个步骤。第一步："聚焦"临床相关问题。第二步：利用现有的检索手段查全、查准文献。第三步：评价证据。第四步：整合最佳证据于临床实践。

口腔疾病负荷 从群体角度对口腔疾病发病情况及其严重程度的测量和描述。准确测定口腔疾病负荷，不仅便于与全身其他各种疾病负荷相比较，作为政府制定全面卫生政策的参考，也便于对各种口腔疾病的严重性做比较，有利于确定口腔疾病防治的重点。对特定时点、特定人群、特定地区口腔疾病负荷的准确评价和再评价，也是筛选最佳防治措施的必要手段。

对口腔疾病负荷的准确评价，不仅需要具备精湛的专业知识，制定明确的诊断标准，应用先进、可靠且方便易用的诊断器械和设施，还需要具有临床流行病学、生物统计学、卫生经济学和社会医学知识，善于从群体的角度、社会的角度、生命质量及卫生经济的角度准确评价口腔疾病负荷，确切评价口腔疾病对个人身体健康生命质量和社会及经济造成的影响。在各种临床科研环节中，测量疾病负荷是口腔临床科研的起点，又是评估各种防治措施效应的终点。

中国口腔疾病负荷的调查研究，尚有不少空白及值得深入之处：①大规模中国口腔健康流行病学抽样调查主要研究疾病包括最常见的龋齿、牙周病、失牙，口腔卫生一般状况及口腔卫生认知情况、口腔治疗需求等。但有很多重要的口腔疾病尚未包括进来，或者不是其调查的重点，如各种口腔黏膜病、错𬌗畸形、唾液腺疾病、颞下颌关节紊乱病、口面疼痛、面部感觉与运动神经功能异常等。②即使是全国性调查，也不可能覆盖各种特殊人群，只有了解中国社会构成的各种人群口腔情况，才能准确了解中国口腔疾病负荷的全貌。如全国调查中未包括的年龄段、交通不发达的地区、少数民族、流动的打工者和他们的家属及生理、心理残障者等。③群体调查使用的测量方法、诊断技术等需要吸纳新的技术进展成果。如龋齿调查中使用的指标 DMFT（S），主要靠视觉及探诊检查，可能漏掉轻微病变；对牙周情况的检查如未包括全部牙，未能使用更精细的菌斑指数、出血指数等，可能低估牙周疾病的严重性，现有指标不能预测牙周病的进展性，若有新的更好的方法辅助检查，更精细地确定龋病及牙周病进展情况，将会进一步提高检查的可靠性。④未充分利用各种可采用的病历资料。口腔临床医生在为患者采取治疗措施之前，一般都进行了认真的检查。如果这些检查的结果认真而详细地记录在案，并且采取措施很好地保存这些记录，日积月累的大数据，必将为全方位准确描述疾病负荷做出更大的贡献。

口腔医学证据等级 证据的等级分类是类似于金字塔形的证据质量或其真实性的分级系统，

最高等级的证据是论证强度最高的，也是最难得的，数量最少；最低一级的证据是论证强度最低的，然而又是最易得到，因而最常见的。

在口腔医学证据等级的分类中推荐三种分类方法，即牛津大学循证医学中心证据等级协作组提出的分类方法、Cochrane 系统评价中应用的证据等级分类方法及证据质量与推荐强度分级系统 GRADE。

口腔医学证据查找 以问题为导向寻找证据，熟悉各种常用检索工具，善于将临床及科研问题转化为可以检索的问题，然后通过以下 4 种基本途径去寻找相应的证据，每种途径都有其各自的优缺点。①询问其他医务人员：询问有丰富临床经验的高年资医务人员简便迅捷，可以在最短的时间内获得答案，其答案往往符合具体的医疗环境和条件，更具实用性。特别是在诊断疑难疾病及紧急处理患者危重情况时，要尊重上级医师的诊断，认真执行其医疗方案，这样做对患者的救治是最有利的。询问的专家未必掌握这一问题所有方面的最佳证据，但是可以在事后通过其他多种途径寻找最佳证据，并对临床处理中有违最佳证据的环节进行修改和补充，在实践中观察其效果。②查阅教科书或有关专著：教科书一般是由本专业领域有专长的专家主编和撰写的，反映接近出版时间的该专业的理论和实践进展，汇集了经过临床大量实践证明有效的证据，具有重要参考价值；专著则比教科书包含有更多的专业进展信息，但受作者个人的观点影响更大。查阅上述书籍时，要留意出版的时间，因为出版时间早的书籍其部分内容可能过时或错误。③电子检索：可以通过电子数据库或互联网查找研究文章、综述、系统评价等。④手工查找重要的专业杂志。

找到证据后应对证据进行评估，系统地考虑它的效度、信度、与自己工作的相关性，然后结合实际加以运用，并且对后效进行评估。

应用 简单举例如下。

口腔卫生技术评估 指对口腔卫生技术的技术特性、安全性、有效性、经济学特性和社会适应性进行系统全面的评价。为各层次决策者提供合理选择卫生技术的科学信息和决策依据，对口腔医疗卫生技术的开发、推广、应用与淘汰实行政策干预，从而合理配置资源，提高有限资源的利用质量和效率。口腔卫生技术评估在发达国家开展较早，特别是某些存在争议的口腔卫生技术的应用，已有较多评估报道，如汞合金充填安全性评估。

在进行口腔卫生技术评估时，首先要明确评估的项目是什么，进一步具体确定所要评估的问题，明确评估的任务。然后要广泛收集相关证据，特别是系统评价和荟萃分析数据、随机对照试验、队列研究及病例对照研究的数据，如果缺乏上述数据，一般的综述、序列病例报告及专家意见等也是很好的证据来源。在对纳入证据质量严格评价的基础上对数据进行综合，形成评价结论和建议，还要对卫生技术评估在临床中的应用进行监督和评估。

口腔卫生系统评价 针对口腔具体临床问题（如某一疾病的诊断、治疗），系统、全面地收集全世界已发表的相关临床研究结果，并尽可能查询和收集未发表的相关研究结果，采用严格的纳入和排除标准汇集相关文献，对其设计、实施、统计分析、结果报告及解释中存在的偏倚进行严格评价，对符合质量标准的研究结果采用荟萃分析的方法定量合成，得出综合结论。该结论比其中任何一个单个研究的结果都更为精确和可靠，属于高质量研究证据。自系统评价出现以来，在口腔医疗领域临床及口腔公共卫生决策方面已发挥重要作用。

系统评价的基本步骤如下：①界定一个研究问题。②确定研究纳入和排除标准。③搜索有关文献。④严格评价每项研究并提取数据。⑤异质性分析及荟萃分析。⑥敏感分析及必要时的亚组 Meta 分析。⑦报告研究结果及其在临床和科研方面的应用前景。

(史宗道 李 刚)

kǒuqiāng yīliáo jīgòu guǎn lǐ

口腔医疗机构管理（stomatologic medical institution） 口腔医疗机构指依法定程序设立的专门从事口腔颌面部疾病诊断、治疗、预防、康复和健康教育等活动的各类卫生机构。设置口腔医疗机构，依据《医疗机构管理条例》和《医疗机构管理条例实施细则》有关规定，申请办理执业登记手续，经各级卫生行政主管部门审核、取得《医疗机构执业许可证》后，方可从事口腔疾病诊断、治疗活动。《医疗机构基本标准（试行）》是口腔医疗机构执业必须达到的最低标准，是卫生行政部门核发《医疗机构执业许可证》的依据。

分类 口腔医院、口腔门诊部是口腔医疗机构的主要形式，此外还包括口腔诊所、口腔病防治院（所）。其中口腔医院、口腔病防治院属于口腔专科医院。此外，综合性医院、中西医结合医院、儿童医院、整形外科医院、综合门诊部可以依法设置口腔科室。凡以"口腔医院"命名的口腔医疗机构，住院床位总数应在20张以上。

按所有制形式可大致分为全民所有制、集体所有制、股份制和私有制4种类型口腔医疗机构。①全民所有制：是包括中央地方各级卫生部门、国有工矿企业、军队系统、国有事业单位或某些社会团体使用国有资产举办的医疗机构。②集体所有制：是集体经济兴办或医师自愿联合组成发展的医疗机构。③股份制：是多方投资入股或全民医疗机构改建、混合参股组成的股份经营医疗机构，也包括股份合作制口腔医疗机构。④私有制：包括个体医疗机构、私人医院和外资机构。全民所有制是公立医疗机构，是政府办的非营利性医疗机构；集体所有制、私有制和部分股份制是民营医疗机构，又称社会医疗机构，是非政府办的营利性或非营利性医疗机构。

口腔医院　依法定程序设立的，以口腔颌面部疾病的患者或特定人群为业务对象，通过备有一定数量的病床、医务人员和必要设备，经过医务人员集体协作，以达到对住院或门诊患者实施诊疗、护理与防病工作的医疗机构。归属于专科医院。口腔医院按医疗技术水平和服务层次，可划分为二级口腔医院、三级口腔医院。中国不设一级口腔医院。

口腔医院设置必须符合1994年卫生部颁布的《医疗机构基本标准（试行）》，二、三级口腔医院基本标准不同。

二级口腔医院标准　①牙科治疗椅20~59台，住院床位总数15~49张。②科室设置：临床科室至少设有口腔内科、口腔颌面外科和口腔修复科、口腔预防保健组、口腔急诊室；医技科室至少设有药剂科、检验科、放射科、消毒供应室、病案室。③人员：每牙椅（床）至少配备1.03名卫生技术人员；至少有2名具有副主任医师以上职称的医师；各专业科室（组）至少有1名医师；医生与护理人员的比例不低于1:1.5；修复医师与技工的比例为1:1。④房屋：每牙科治疗椅建筑面积不少于30m²；诊室每牙科治疗椅使用面积不少于6m²；每床建筑面积不少于45m²；病房每床净使用面积不少于6m²。⑤设备：基本设备、病房每床单元设备和门诊每牙椅单元设备必须符合二级口腔医院基本标准，且有与开展的诊疗科目相应的其他设备。⑥制订各项制度、人员岗位责任制，有国家制订或认可的医疗护理技术操作规程，并成册可用。⑦注册资金到位，数额由各省、自治区、直辖市卫生行政部门确定。

三级口腔医院标准　①牙科治疗椅60台以上，住院床位总数50张以上。②科室设置：临床科室至少设有口腔内科、口腔颌面外科、口腔修复科、口腔正畸科、口腔预防保健科、口腔急诊室；医技科室至少设有药剂科、检验科、放射科、病理科、消毒供应室、病案室、营养室。③人员：每牙椅（床）至少配备1.03名卫生技术人员；医师与护士的比例不低于1:1.5；各专业科室主任应具有副主任医师以上职称；临床营养师1人；修复医师与技工的比例为1:1；工程技术人员（技师、助理工程师以上职称的人员）占卫生技术人员总数的比例不低于1%。④房屋：每牙科治疗椅建筑面积不少于40m²；诊室每牙科治疗椅净使用面积不少于6m²；每床建筑面积不少于60m²。病房每床净使用面积不少于6m²。⑤设备：基本设备、病房每床单元设备和门诊每牙椅单元设备必须符合三级口腔医院基本标准，且有与开展的诊疗科目相应的其他设备。⑥制订各项规章制度、人员岗位责任制，有国家制订或认可的医疗护理技术操作规程，并成册可用。⑦注册资金到位，数额由各省、自治区、直辖市卫生行政部门确定。

口腔门诊部　以开展口腔颌面部疾病的医疗、护理、预防、康复等门诊临床医疗活动为主的场所。可以是医院的组成部分，或作为医院分支机构的医疗事业单位，也可以是依法定程序设立的社会医疗机构。主要提供对各种口腔疾病进行检查、诊断、治疗、手术及康复等医疗服务。

口腔门诊部设置必须符合1994年卫生部颁布的《医疗机构基本标准（试行）》：①至少设有牙科治疗椅4台。②科室设置：不设分科。能开展口腔内科、口腔外科和口腔修复科的大部分诊治工作，有条件的可分设专业组（室）。有专人负责药剂、化验（检验中心有统一安排的可不要求）、放射、消毒供应等工作。③人员：每牙科治疗椅至少配备1.03名卫生技术人员；至少有2名口腔科医师，其中1名具有主治医师以上职称；牙科治疗椅超过4台的，每增设4台牙椅，至少增加1名口腔科医师；医生与护理人员的比例不低于1:1。④房屋：每牙科治疗椅建筑面积不少于30m²；诊室每牙科治疗椅净使用面积不少于6m²。⑤设备：基本设备、每牙椅单元设备必须符合口腔门诊部基本标准，且有与开展的诊疗科目相应的其他设备。⑥制订各项规章制度、人员岗位责任制，有国家制订或认可的医疗护理技术操作规程，并成册可用。⑦注册资金到位，数额由各省、自治区、直辖市卫生行政部门确定。

口腔诊所 以开展口腔疾病的医疗、护理、预防等门诊临床医疗活动为主的医疗机构。泛指规模较口腔医院、口腔门诊部小的口腔医疗场所。以私人开业的诊治口腔常见疾病的诊所为多，大多属于社会医疗机构。

口腔诊所设置必须符合1994年卫生部颁布的《医疗机构基本标准（试行）》：①至少设有牙科治疗椅1台。②科室设置：能开展口腔内科、口腔外科和口腔修复科的部分诊治工作。③人员：设一台牙科治疗椅，人员配备不少于2人；设2台牙科治疗椅，人员配备不少于3人；设3台牙科治疗椅，人员配备不少于5人；至少有1名已取得医师资格后从事5年以上临床工作的口腔科医师。④房屋：每牙科治疗椅建筑面积不少于25m²；诊室每牙科治疗椅净使用面积不少于6m²。⑤设备：基本设备、每牙椅单元设备必须符合口腔诊所基本标准，有与开展的诊疗科目相应的设备。⑥制订各项规章制度、人员岗位责任制，有国家制订或认可的医疗护理技术操作规程，并成册可用。⑦注册资金到位，数额由各省、自治区、直辖市卫生行政部门确定。

口腔病防治所 对口腔常见病、多发病进行医疗、护理和专业预防为主的医疗机构。机构除提供口腔医疗保健服务之外，还坚持"预防为主，防治结合"的方针，通过建立覆盖居民的口腔健康教育、健康促进活动和口腔公共卫生服务体系，承担政府对公民口腔疾病预防、监控职责，着力改善和提高公民口腔健康保健水平。一般属于医疗事业机构，分为一级、二级和三级口腔病防治所。

口腔病防治所设置必须符合1994年卫生部颁布的《医疗机构基本标准（试行）》，一、二、三级口腔病防治所基本标准不同。

一级口腔病防治所 ①牙科治疗椅4~14台。②科室设置：不要求设立分科，能开展口腔内科、口腔外科、口腔修复科部分诊治和预防保健工作，并有专人负责药剂、化验（检验中心有统一安排的可不做要求）、放射、消毒供应等工作。③人员：每牙科治疗椅至少配备1.03名卫生技术员；至少有2名口腔科医师，其中1名具有主治医师以上职称；牙科治疗椅超过4台的，每增设4台牙椅，至少增加1名口腔科医师；医生与护理人员的比例不低于1:1。④房屋：每牙科治疗椅建筑面积不少于30m²；诊室每牙科治疗椅净使用面积不少于6m²。⑤设备：基本设备、每牙椅单元设备必须符合一级口腔病防治所基本标准，有与开展的诊疗科目相应的其他设备。⑥制订各项规章制度、人员岗位责任制，有国家制订或认可的医疗护理技术操作规程，并成册可用。⑦注册资金到位，数额由各省、自治区、直辖市卫生行政部门确定。

二级口腔病防治所 ①牙科治疗椅15~59台。②科室设置：临床科室至少设有口腔内科、口腔外科和口腔修复科、预防保健科；医技科室至少设有药剂科、检验科、放射科、消毒供应室、病案室。③人员：每牙科治疗椅应配备1.03名卫生技术人员；至少有1名具有副主任医师以上职称的口腔科医师和1名任职三年以上的具有主治医师职称的口腔科医师，或者有2名具有副主任医师以上职称的口腔科医师；各专业科室（组）至少有1名口腔科医师；医生与护理人员的比例不低于1:1.3；修复医师与技工人员的比例不低于1:1。④房屋：每牙科治疗椅建筑面积不少于30m²；诊室每牙科治疗椅净使用面积不少于6m²。⑤设备：基本设备、每牙椅单元设备必须符合二级口腔病防治所基本标准，有与开展的诊疗科目相应的其他设备。⑥制订各项规章制度、人员岗位责任制，有国家制订或认可的医疗护理技术操作规程，并成册可用。⑦注册资金到位，数额由各省、自治区、直辖市卫生行政部门确定。

三级口腔病防治所 ①至少设牙科治疗椅60台。②科室设置：临床科室至少设有口腔内科、口腔外科和口腔修复科、口腔正畸科、口腔预防保健科；医技科室至少设有药剂科、检验科、放射科、病理科、消毒供应室、病案室。③人员：每牙科治疗椅至少应配备1.03名卫生技术人员；各专业科室主任应是具有副主任医师以上职称的口腔科医师；医师与护士的比例不低于1:1.3；修复医师与技工人员的比例1:1。④房屋：每牙科治疗椅建筑面积不少于40m²；诊室每牙科治疗椅净使用面积不少于6m²。⑤设备：基本设备、每牙椅单元设备必须符合三级口腔病防治所基本标准，有与开展的诊疗科目相应的其他设备。⑥制订各项规章制度、人员岗位责任制，有国家制定或认可的医疗护理技术操作规程，并成册可用。⑦注册资金到位，数额由各省、自治区、直辖市卫生行政部门确定。

管理 依据国家《医疗机构管理条例》和《医疗机构管理条例实施细则》，接受上级卫生主管部门的监管，实施现代医院管理制度。

管理组织 口腔医院为达到更好地为患者提供医疗、保健、预防服务，将所必需的住院、门急诊、科研、教学等方面的管理活动加以组合分类，科学设置岗位，明确岗位职责，健全规章制度，从而实现医院组织的管理职能，发挥医院组织的总体功能。

口腔医院组织体系一般为直线职能制组织结构，以直线为基础，在各级行政负责人之下设置相应的职能部门，分别从事专业管理。口腔医院主要构成部门一般可分为诊疗部门、辅助诊疗部门、护理部门、机关职能部门与后勤保障部门。诊疗部门通常包括门诊、急诊和住院诊疗部门；护理部门通常包括住院、门急诊、保健、理疗康复护理；机关职能部门通常一类是党群部门如党办、组织科、团委、工会、宣传科、纪委等，另一类是行政部门如院办、医务科、人事科、财务科、设备科、防保科、医院感染管理科、信息科、监察审计室等；后勤保障部门通常包括总务科、基建科、膳食科等。大型口腔医院由于承担医学教学、科研工作，通常还设有科研、教学部门。不同规模口腔医院根据具体情况还常内设医疗护理质量管理、学术管理、药事管理、病案管理、用血管理、医疗设备管理、精神文明建设、医学伦理、医学教育等各类专门委员会，作为辅助决策

组织。公立医院必须坚持党委领导下的院长负责制。

临床科室组织体系为直线制组织结构，科主任领导下若干科副主任分工负责制，科护士长领导下护士长分工负责制。口腔医院通常实行院科两级管理的领导体制。

管理职能 计划、组织、决策、协调和控制是口腔医院主要管理职能。计划指口腔医院管理目标的确定及实现目标的途径和方法；组织指建立有效、连续性工作系统所采取的行动过程；决策指医院经营管理活动中做出的合理科学的决定；协调指多部门、多学科间的协作和配合；控制指依据条件和信息反馈，保证医院管理工作按既定目标推进。

管理内容 口腔医院管理主要包括组织管理、人力资源管理、医疗管理、医院预防保健与社区卫生服务管理、护理管理、医院质量管理、医疗安全管理、医院感染管理、医院科教管理、医院信息管理、病案管理和统计、医院药事管理、医院财务管理、医院建筑管理、医院设备管理、医院物资管理、医院后勤支持管理、医院党群管理、医院对外宣传和交流管理、医院精神文明建设和医院发展规划管理。

功能 口腔医院的功能、任务和定位明确，规模适宜，要符合区域卫生规划和医疗机构设置规划的定位和要求。口腔医院功能主要包括医疗、教育、科研、预防和社区卫生保健服务。

医疗 为口腔医院的主要功能和中心任务。诊疗、护理两大业务是医疗工作的主体，并和医技及其他辅助科室协作配合形成医疗整体。口腔医院医疗一般分为门诊医疗、住院医疗、康复医

疗和急救医疗。三级口腔医院有承担服务区域内口腔急危重症和疑难复杂疾病诊疗的设施设备、技术梯队与处置能力，可提供24小时急诊诊疗服务。三级口腔医院临床科室二级诊疗科目至少应设置12个（牙体牙髓病专业、牙周病专业、口腔黏膜病专业、儿童口腔专业、口腔颌面外科专业、口腔修复专业、口腔正畸专业、口腔种植专业、口腔麻醉专业、口腔颌面医学影像专业、口腔病理专业、预防口腔专业），人员梯队与诊疗技术能力符合规定并满足临床诊疗需要；口腔重点科室专业技术水平与质量处于全国或本省（区、市）前列。医技科室服务能够满足临床科室需要，项目设置、人员梯队与技术能力达到省级卫生行政部门规定的三级标准；口腔修复工艺专业技术水平与质量处于全国或本省（区、市）前列。

教育 口腔临床医学是实践医学，口腔医院还应承担一定的教学任务。按医学教育的对象可以分为医学院校学生临床教育与毕业实习、毕业后继续教育、继续医学教育、研究生教育、住院医师规范化培训和专科医师培训教育。

科研 是促进口腔医学发展的重要手段，是保证学科建设和发展、培养口腔医学人才的必要措施，是衡量口腔医院医疗水平、学术水平高低的重要标志。口腔医院科研工作包括提高医疗技术水平和医疗质量、促进人民健康的口腔科学研究，学科建设和人才培养，国内外学术交流和口腔医学科研成果转化。

预防和社区卫生保健服务 为了提高人民的口腔健康水平，口腔医院还要承担预防保健服务

工作。包括扩大口腔预防保健服务、指导基层口腔医疗服务、开展口腔健康咨询、门诊口腔检查、疾病普查、口腔流行病学调查、口腔卫生宣教等业务。

口腔医院主要功能为医疗，同时要担负教育培训医务人员及其他人员，开展科学研究、预防和社会医疗服务。功能定位体现口腔医院治病防治、保障人民健康，贯彻党和国家的卫生工作方针政策，遵守政府法令和为社会主义现代化建设服务的社会公益属性。为完成这些功能，口腔医院本身必须持续加强管理与建设。

规模设置 主要包括床位、椅位编设、人员编制和科室设置。

床位编设 口腔医院病床编设应遵循合理布局、适应社会需求、服从医院等级、效益与动态管理和保证重点反映特色的五大原则，要适应当地卫生行政主管部门对医疗卫生发展规划的总体要求，满足本地区人群对口腔医疗保健服务的基本需求，报当地卫生行政主管部门审批后才可设置。从社会住院服务的需要量或需求量出发来编配医院病床是常用的方法。依据《医疗机构基本标准（试行）》，二级口腔医院住院床位总数为 15~49 张，三级口腔医院住院床位总数为 50 张以上。

椅位编设 牙科治疗椅位又称口腔综合治疗台，是用于牙科治疗最基本的医学设备。牙科治疗椅位的设置，主要是依据服务人群的口腔门诊服务的需求量，根据医院本身的建筑条件，同时考虑口腔医院的功能定位、医院等级和医院建设规划，由上级卫生行政部门审定。依据《医疗机构基本标准（试行）》，二级口腔医院牙科治疗椅为 20~59 台，三级口腔医院牙科治疗椅为 60 台以上。

人员编制 口腔医院人员编制应遵循功能任务定位、结构合理、低投入高产出、动态发展的四大原则。口腔医院各类人员的编制是在已确定的医院组织编制原则的指导下，综合考虑口腔医院的性质、规模、装备、专科特点、医疗工作量等影响医院编制的院内外因素，通过工时测定或国家标准来确定人员的编制总额和比例。口腔医院一般是以病床数、牙科治疗椅位数比例标准来核定编制总数。

科室设置 要符合口腔医疗机构基本标准，口腔医院至少设有口腔内科、口腔颌面外科和口腔修复科、口腔预防保健组、口腔急诊室。三级口腔医院临床科室二级诊疗科目至少应设置 12 个（牙体牙髓病专业、牙周病专业、口腔黏膜病专业、儿童口腔专业、口腔颌面外科专业、口腔修复专业、口腔正畸专业、口腔种植专业、口腔麻醉专业、口腔颌面医学影像专业、口腔病理专业、预防口腔专业），人员梯队与诊疗技术能力符合规定并满足临床诊疗需要。

口腔医院规模设置是医院组织管理的重要组成部分，目的是使口腔医院定位明确、结构合理、规模适宜，符合区域卫生规划和医疗机构设置规划的定位和要求，保证医院顺利完成各项功能任务，有效制约医院盲目扩大规模，防止卫生资源浪费现象发生。

管理制度 口腔医院管理制度是依据卫生部 2010 年 9 月发布的《医院工作制度与人员岗位职责》，结合各口腔医院实际，进行制订、修订和完善而成，要求制度管理可操作性、有据可循。同时建立健全现代医院管理制度。

主要分为医院工作制度、人员岗位职责和医疗核心制度。

医院工作制度 主要包括医院管理工作制度、临床部门工作制度、护理工作制度、医院感染工作制度、药事部门工作制度、医技科室工作制度、财务部门工作制度、内部审计工作制度。

人员岗位职责 主要包括管理工作人员职责、医疗工作人员职责、护理工作人员职责、药学工作人员职责、医技工作人员职责、财务工作人员职责。

医疗核心制度 是确保医院医疗护理质量，规范诊疗行为，杜绝医疗事故发生的重点规范制度，也是医务人员正常医疗活动中必须遵守的工作规则。医疗核心制度概念的提出来源于卫生部 2008 年发布的《医院管理评价标准（2008 版）》。包括首诊负责制度、三级医师查房制度、疑难病例讨论制度、会诊制度、危重患者抢救制度、手术分级管理制度、术前讨论制度、查对制度、死亡病例讨论制度、临床交接班制度、分级护理制度、新技术准入制度、病历书写规范及病历管理制度、临床用血审核制度、医患沟通制度，总共 15 项医疗核心制度。

口腔医院制度管理可以提高医院管理水平，促进医院管理系统化、科学化、制度化、规范化建设。

(吴正一)

kǒuqiāng yīyuàn rénlì zīyuán guǎnlǐ

口腔医院人力资源管理

（manpower resource management of stomatological hospital）

口腔医院根据国家人事工作政策、卫生行政部门规范、制度和有关规定，根据现代管理理论、原理和方法，运用计划、组织、指挥、协调、控制等手段对其所属工作人员的编制、招聘、录用、聘任、任免、调配、晋升、选拔、培训、奖惩、工资薪酬、福利、退休和人才梯队建设等一系列工作实现组织既定目标的过程。人事管理是人力资源管理工作中的一项重要职能。

管理组织　人事管理是一项系统工程，组织体系一般为直线参谋型组织结构，即在院长或分管院长领导下，设置人力资源管理处（科），规模较大医院还可下设人事科、师资培训科和薪酬福利科。并建立专家委员会制度，定期与相关职能部门、临床科室负责人联合组织招聘、调配和晋升等工作。口腔医院要建立健全以聘用管理、岗位管理、职称管理和收入分配管理为主要内容的人事管理制度，建立卫生专业技术人员资质的认定、聘用、考核、评价管理体系。

管理职能　①人力资源规划：包括组织机构、岗位设置和编制、供需分析、预算编制与执行、人力资源发展战略计划。②人力资源配置与管理：包括招聘、录用、聘任、晋升、调配、离职等。③人力资源培训：包括培训项目调查、需求评估、员工教育、项目管理。④人力资源绩效管理：包括绩效考核与分配。⑤人力资源薪酬福利管理：包括薪酬体系、福利和其他薪酬问题。⑥劳资关系管理：包括劳动合同与劳动争议处理、重大突发事件处理、和谐劳动关系、工作压力管理与员工援助。

管理内容　主要包括以下几个方面。

岗位设置　根据口腔医院服务功能要求，按服务功能分类，确定需要设立的部门（科室），按各部门（科室）的学科构成与管理职能要求分类，设立岗位，并明确岗位的人员数量与结构要求、岗位责任制，建立各级各类人员的管理制度，确保医院工作有效开展。岗位设置要坚持"按需设岗、因事设岗和结构合理"原则。

人员配备　根据口腔医院各工作岗位的人员要求，招聘、选拔、录用、晋升、调配、任用适当人选的过程。口腔医师需依法取得口腔执业医师或口腔执业助理医师资格。人员配备要坚持"因事设人、责权利统一、合理流动、人尽其才"原则。在事业单位中，员工劳动人事关系分为在编人员和非在编人员，都采用聘任制。前者具有国家（人事部门）正式编制的工作人员，其基本工资和地方性补助由财政拨款，后者是事业单位自行聘用的，不由财政拨款。编外人员又有人事代理、劳务派遣、临时工等形式。按照用工法则，凡是聘任员工都要坚持"同工同酬、多劳多得"原则。口腔医院实行职称评定和专业技术职务聘任制度。

人员培训　是对口腔医院各类人员的教育和培养。要坚持"全员培训和重点提高相结合，按需施教、讲究实效，目前需要和长远需求相结合"原则。培训内容包括政治理论、专业知识与技能、科学文化知识。培训方法按工作岗位分为不脱产培训、脱产培训和半脱产培训，按培训时间分为长期培训、中期培训和短期培训，按培训形式分为学历教育、学位教育、岗位培训、专业证书制度。

人员考核　对口腔医院各类人员的工作表现、业务理论水平与技术能力等方面定期的综合评价，为人员选拔任用、岗位流动、奖惩提供绩效考核依据。考核方法可分为定性考核与定量考核，并建立个人业务技术档案。口腔医院内部绩效考核要与分配制度改革、绩效工资改革相结合。

人员奖惩　对口腔医院各类人员的报酬、资格认可、职称评定、聘任、晋升等管理。医院应该建立基于绩效考核的合理的分配制度、奖惩制度和有效激励与约束机制，保障工作人员的权益，鼓励人才的成长。

劳动人事统计和人事档案管理　收集、整理和统计本单位卫生技术人员的技术档案，建立健全技术档案制度。

（吴正一）

kǒuqiāng yīyuàn yīliáo guǎnlǐ
口腔医院医疗管理　（medical management of stomatological hospital）　口腔医院对医疗活动全过程、医院业务科室进行以医疗质量、医疗安全及医院感染为核心的组织、计划、协调和控制，以达到最佳医疗服务效能，以及全面提高医疗质量、保障医疗安全的过程。是完成口腔医院任务的主要手段，影响整个医院管理水平的中心环节。

管理组织　院长是医院依法执业和医疗质量安全的第一责任人。在分管领导下，通常设置门急诊管理部门、住院管理部门、医院感染管理部门、医疗质量控制管理部门、病案管理与信息统计部门，相对应职能部门一般为门急诊管理处（门急诊办公室）、医务处（科）、医院感染科、医疗质控办、病案信息统计科（病史室）等。并建立各类医院管理委员会，对医疗质量、药品采购、药事管理、病案质量、医院感染、临床输血、医学伦理等专项工作进行跨部门开展研讨、协商和决策工作。

管理职能 主要包括制订医疗管理计划、合理组织医疗技术力量、制订各项医疗规章制度、做好医疗活动协调与督办、检查评估医疗效果。

管理内容 按管理职能分类主要包括门诊管理、急诊管理、医院感染管理、医疗质量管理、病案质量管理和医疗信息统计。按医疗活动分类主要包括院外社会医疗服务管理（出院后随访、人群口腔健康检查、口腔疾病普查普治、社区健康医疗等）和院内医疗全过程管理（门诊、急诊、住院、康复管理）。

(吴正一)

kǒuqiāng yīyuàn mén-jízhěn guǎnlǐ

口腔医院门急诊管理 （clinic and emergency medical management of stomatological hospital） 口腔医院对门急诊接受诊疗的口腔患者，运用组织、协调、控制等手段，提供优质安全的医疗服务的过程。门急诊是口腔医院诊疗活动第一线，门诊任务是对口腔颌面部疾病患者提供直接诊断、治疗、预防保健和康复服务，急诊任务是对口腔颌面部急危重症患者提供24小时急诊诊疗和抢救服务，以及留察疑难和未脱离危险期的口腔患者。

管理组织 口腔医院临床科室门诊设置按二级诊疗科目划分，其中口腔颌面外科门诊与病房相呼应。除了按科室划分开设常规门诊外，根据不同需要层次，还可开设专科门诊、专病门诊、整合门诊、专家门诊及特需门诊，部分大型三级口腔医院还设有多学科联合门诊，并承担医学教育、临床科研及口腔干部保健任务。按照卫生部《医疗机构基本标准

（试行）》，口腔医院必须在门诊部内设有口腔急诊室（急救室），可提供24小时急诊诊疗和急救服务，有条件可以设口腔急诊科。门急诊组织管理体制通常为医疗业务副院长领导下的门急诊管理部门（门急诊管理处或办公室）主任负责制，负责门诊、急诊工作。也有部分口腔医院的门急诊管理工作作为医务科管理工作的一部分。口腔门急诊工作人员接受门急诊管理部门负责人和所在临床科室主任的双重领导。门急诊管理部门主要负责检查、督促、联系、组织、协调和解决日常门急诊工作，医护人员工作安排由各临床科室负责，实行科主任或分管门急诊工作的科副主任领导下的门诊组组长或医疗干事负责制。口腔门诊部设总护士长总管门诊护理工作。

管理职能 ①口腔医院门诊管理主要职能包括改善就医环境，优化服务流程，方便患者就诊；合理设置门诊科室及开放时间，提供预约诊疗服务；组织和配备必要的技术力量，负责组织患者会诊、收入院或转院治疗；制订和执行各项医疗规章制度，确保医疗质量和医疗安全；开展口腔门诊专业技术指导、临床研究和信息统计，加强门诊医师教育与培训；承担负责地区内基层医疗单位转诊患者会诊，组织好出诊和访视，开展口腔医疗保健咨询和业务技术指导；承担责任地区范围内或上级卫生行政部门分配的口腔健康检查任务；协助临床科室妥善处理好医疗纠纷。②口腔医院急诊管理主要职能包括组织协调好各类口腔颌面部急性病、慢性病急性发作和口腔颌面部外伤的诊疗工作；组织协调好门诊急危重患者和公共突发事件批量

伤员的抢救工作，提高抢救质量；加强口腔急诊专业医师的教育与培训；开展口腔急救医学的研究和统计工作；协助临床科室妥善处理好医疗纠纷。

管理内容 口腔医院门诊工作特点是患者集中且流量大、就诊环节多而复杂、病种病情复杂，且要合理控制医疗费用和保证医疗质量；急诊工作特点是时间性特别强、随机因素多、病种涉及面广及病情复杂多变、责任重要求高、医疗纠纷多。因此，门诊管理和急诊管理侧重点不同。

口腔医院门诊管理 体现"以患者为中心"服务理念。①完善预检挂号分诊，合理分流患者。②完善候诊秩序，有条件可推行分时段预约就诊。③提高就诊医疗水平，规范处方管理，合理检查，合理用药，合理治疗，提供便捷的医技科室检查、检验、取药及门诊治疗服务。④完善诊间预约，留院观察或入院流程合理。⑤提供口腔医疗保健咨询。⑥优化门诊环境，探索一站式付费和"先诊疗后付费"模式，提供便民利民服务，提高窗口服务满意度。⑦进行口腔修复工艺质量管理与持续改进。

口腔医院急诊管理 院前急救与院内急救相衔接，提高抢救成功率。①完善口腔急诊科室的设置布局，急诊与急救分布合理，医务工作人员、急救设备、仪器和药械配备合理。②制订急诊规章制度及各种口腔急症和突发急危重患者的规范性抢救预案。③完善多学科抢救的协调机制，落实急诊首诊科室负责制，畅通"绿色通道"。④组织协调好急危重患者留院观察和脱危险期患者的转院治疗。

(吴正一)

kǒuqiāng yīyuàn zhùyuàn zhěnliáo guǎnlǐ

口腔医院住院诊疗管理

（ward management of stomatological hospital） 口腔医院对入院接受诊疗的患者，运用组织、协调、控制等手段，实行以病房管理为中心，以三级医生（主任医师、主治医师、住院医师）负责制为基础，提供良好的医疗服务的过程。包括对住院诊疗组织结构的设计、医疗质量的监控、医务人员实施诊疗活动行为规范、诊疗技术的应用管理、规划，提高住院诊疗整体质量安全水平目标管理等。

管理组织 包括住院诊疗组织体系和住院诊疗管理组织体系。

住院诊疗组织体系 对入院患者实施诊疗活动、发挥诊疗功能的业务组织结构。口腔医院住院诊疗组织通常由联络组织、中心组织、支持组织组成。联络组织的工作由住院处完成，负责门、急诊与住院诊疗的联系，办理患者出入院、安排调整病床、住院经济核算及协调入院前准备等；中心组织由收治患者开展诊疗活动的病房组织及医技科室所组成；支持组织为保障住院诊疗活动正常进行提供药品、器械、设备、后勤生活供应等辅助部门。

病房是住院诊疗运行的中心，由病房单元组成：每个病房单元一般设 30~50 张病床，下设若干个由主任/副主任医师为主、主治医师为负责的医疗小组；每个病房单元为一个护理单元，设 1 名护士长，下设若干护理小组；规模较大科室，可以有 2~4 个病房单元，科内设 1 名科护士长，1 名住院总医生。病房实行科主任、科护士长领导下的副主任医师、主治医师、护士长分工负责制。

住院诊疗管理组织体系 对入院患者诊疗活动进行系统管理的组织结构。口腔医院住院诊疗管理组织通常为医疗业务副院长领导下的医务管理部门（医务处或医务科）负责住院诊疗管理工作。按照部门职能分工，部分口腔医院的医务处（科）还下设医疗服务质量监控办公室、医院感染管理办公室、物价管理办公室、基本医疗保险办公室等。医院还建立以医务部门牵头的跨部门的医院管理委员会，如医疗护理质量管理委员会、病案管理委员会、药事管理委员会、医院感染管理委员会、医疗用血管理委员会等。

管理职能 ①为住院患者提供及时的、连续的、系统的、规范的、优质的、安全的诊疗服务。②关注医疗质量、医疗安全，合理组织医疗技术力量、制订各项医疗规章制度，并以有效的管理手段和方法，提高医疗质量，保障医疗安全，改善医疗服务。③为住院患者提供良好的诊疗条件和环境，包括为患者创造安静、舒适、整洁、安全的住院环境，提供各种生活照料及其相应的优质护理服务，使患者保持良好的心理状态，积极接受和配合各种诊疗。④为医务人员和医学生、进修医生、住院规培生提供规范的临床实践场所。⑤为开展临床科研或药物临床试验提供重要基地。⑥做好病案质量管理和医疗质量信息的统计与分析。⑦推进规范诊疗和单病种费用控制等适度医疗和诊疗最优化。⑧承担突发公共事件的紧急医疗救援任务和配合突发公共卫生事件防控工作。⑨妥善处理好医疗纠纷，化解医患矛盾。⑩政府公立口腔医院做好区域医疗联合体或协作服务和对口医疗支援工作。

管理内容 ①入、出、转院管理：强调服从医嘱。②检诊管理：包括采集病史、体格检查、常规检查、专科检查、特殊或辅助检查。③查房和医嘱管理：严格实行三级医师查房制度，查房包括晨间查房、午后查房、夜间查房、急危重患者查房和教学查房，医嘱包括长期医嘱、临时医嘱和备用医嘱。④会诊和病例讨论管理：会诊方式包括科内会诊、科间会诊、全院会诊、院外会诊、急诊会诊和院内外大会诊等，病例讨论分为疑难病例讨论、术前病例讨论、出院病例讨论、死亡病例讨论等。⑤治疗管理：按方式包括药物治疗、手术治疗、物理治疗、化学治疗、生物治疗、放射治疗、心理治疗等，按诊疗活动包括病房诊疗、围手术期、手术麻醉、护理、重症监护、急危重患者抢救、医疗安全（不良）事件、危急值、患者评估、医疗技术、手术（有创操作）分级、医院感染控制、营养等管理。⑥病历书写管理：实行三级监督检查评审制度。⑦值班与交接班管理。⑧出院随访管理。

（吴正一）

kǒuqiāng yīyuàn gǎnrǎn guǎnlǐ

口腔医院感染管理

（infection management of stomatological hospital） 口腔医院运用计划、组织、协调、控制等手段，通过建立监测、管理、控制和治疗的医院感染防治管理体系，降低口腔医院感染发生率，保护患者与医院工作人员不受感染的过程。

卫生部于 1990 年将医院感染定义为患者在入院时不存在，也不处于潜伏期而在医院内发生的感染，同时也包括在医院内感染而在出院后才发病的患者。口腔医院感染管理对象是一切在医院活动过的人群，包括住院患者及探视和陪护人员、门诊患者、医院职工，主要为住院患者。医院感染按其病原微生物来源，分为内源性医院感染（患者遭受本身固有细菌侵袭而发生的感染）和外源性医院感染（患者遭受医院内非本人自身存在各种病原微生物侵袭而发生的感染）；按感染发生部位可分为下呼吸道、切口、泌尿道、胃肠道、血液、皮肤和软组织、生殖器、中枢神经系统、心血管系统、眼耳鼻喉咽、口腔和全身 12 类感染；按病原微生物可分为细菌、真菌、病毒、支原体、立克次体、衣原体、螺旋体、放线菌等感染。

管理组织　口腔医院感染管理组织、医院感染控制活动必须符合《医院感染管理办法》《口腔诊疗器械消毒技术操作规范》等规章要求，并与医院功能和任务及临床工作相匹配。卫生部于 1988 年颁布《关于建立健全医院感染管理组织的暂定办法》做了具体规定。300 张病床以上医院设立医院感染管理委员会，300 张病床以下医院设医院感染管理小组。医院感染管理委员会（小组）主任由院长或主管业务副院长担任。在医院感染管理委员会（小组）领导下，医院必须设立医院感染管理科，设专职人员，负责全院医院感染专职监控。临床科室医院感染管理小组由科主任、监控医生、监控护士或护士长组成，负责科室医院感染监控。

口腔医院要建立全院消毒供应中心，门诊设立器械处理区。口腔门诊的医院感染控制工作符合卫生部有关医院感染相关法律规范和《医疗机构口腔诊疗器械消毒技术操作规范》的要求。消毒工作符合《医院消毒技术规范》《医院消毒供应中心清洗消毒及灭菌技术操作规范》《医院消毒供应中心清洗消毒及灭菌效果监测标准》的要求。隔离工作符合《医院隔离技术规范》的要求。医务人员能够获得并正确使用符合国家标准的消毒与防护用品。重点部门、重点部位的管理符合要求。

管理职能　①医院感染管理制度的建立，包括医院感染管理制度、消毒隔离制度、抗生素合理应用制度等。②医院感染监测，依据卫生部发布《医院感染管理规范（试行）》对医院感染监测内容规定为全院医院感染发生率的监测、医院感染各科室发病率监测、医院感染高危科室和高危人群的监测、医院感染危险因素的监测、漏报率的监测、医院感染暴发流行的监测和其他监测，定期通报医院感染监测结果，采用监控指标管理，控制并降低医院感染风险。③医院感染与护理管理，控制传染源，保护易感人群，控制感染传播途径，主要是做好消毒隔离及各种灭菌措施。④开展医院感染防控知识的培训与教育。⑤医院废物管理。⑥多重耐药菌医院感染控制管理，实施监管与改进活动，应用感染管理信息与指标，指导临床合理使用抗菌药物。⑦执行手卫生规范，实施依从性监管与改进活动。⑧医院感染控制，方法主要是消毒、隔离、净化，对媒介因素、易感人群等采取相应措施，控制重点科室和重点环节，降低医院感染发生率。

管理内容　①制订全院和科室医院感染控制规划及管理制度，健全监督体系。②定期对医院环境污染、消毒药械使用情况和可疑病例、可能存在感染环节进行监测、调查、收集、分析资料，提出意见按要求上报。③协调各科室间医院感染各项工作，对医院感染散发病例按要求登记报告，对发生医院感染暴发流行或重大事件，应立即组织流行病学调查并逐级上报卫生防疫机构控制感染。④定期汇总医院各种临床标本的细菌培养及药敏试验结果，监督反馈临床抗生素使用情况。⑤开展包括手卫生等医院感染知识和技术的在职教育、培训和专题研究。⑥严格监督执行无菌技术操作，有针对性进行目标监测，降低医院感染发病率。

（吴正一）

kǒuqiāng yīyuàn yàoshì guǎnlǐ

口腔医院药事管理（pharmacy management of stomatological hospital）　对口腔医院药学实践计划、组织机构、人员配置、业务活动，运用计划、组织、协调、控制等手段的过程。口腔医院药事的职能机构是药学部（药剂科）。

管理组织　口腔医院药事管理工作和药学部门设置以及人员配备符合国家相关法律、法规及规章制度的要求。按卫生部颁布《医院药剂管理办法》规定，县级以上医院要设立药事管理委员会。一般由 5~11 人组成，主任委员由院长或业务副院长担任，副主委 2 名，分别由药学部（科）主任和医务处（科）主任担任，委员由有关业务行政和主要临床科室专家担任。药事委员会在审评药品、合理用药、药物评价等问题上廉洁奉公，以科学态度，本着对患者、对医院负责精神，公正、公平、客观行使权利。药学部（科）是药事管理委员会常设机构。被国务院食品药品监督管理部门会同国务院卫生行政部门认定的药品临床试验基地的医院，还设有药物临床试验机构办公室。

口腔医院药学部（药剂科）可根据医院规模下设调剂科、制剂科、药品科（药库）、药品质检科、临床药学研究室、临床药理研究室等部门。

管理职能 ①贯彻执行《药品管理法》，建立与完善医院药事管理组织，健全规章制度。②加强药剂管理，制订医院基本药品目录，检查审定各科用药计划，规范采购、储存、调剂，有效控制药品质量，保障药品供应，定期发布医院药物信息通讯。③执行《处方管理办法》，开展处方点评，促进合理用药，指导临床医师、药师按照《国家基本药物临床应用指南》和《国家基本药物处方集》，优先合理使用基本药物，建立相应的监督考评机制。④指导临床医师、药师、护理人员按照《抗菌药物临床应用指导原则》等要求，合理使用抗菌药物，建立监督机制。⑤健全毒、麻、精神及放射性等药品和危险类药品制剂的使用和管理。⑥重点开展临床药学、药理工作。建立药物安全性监测管理制度，观察用药过程，监测用药效果，按照规定报告药物不良反应，并将不良反应记录在病历中。配备临床药师，参与临床药物治疗，提供用药咨询服务，促进合理用药。⑦配制临床常用而疗效确切的标准制剂及临床需要而市场上无供应或供应不足或不能满足患者需要的药品制剂。⑧紧密结合临床，开展新制剂、新剂型、药代动力学等研发、科研和药品临床试验工作。⑨定期通报医院药物安全性与抗菌药物耐药性监测的结果。

管理内容 ①药库业务管理：主要包括计划采购管理、库房管理、供应管理、药品经济管理、质量管理和新药管理等。②药品调剂业务管理：主要包括处方药和非处方药管理、处方管理、病房调剂室（中心药房）发药管理、临床静脉输液配药中心管理。③制剂业务管理：主要为配制制剂的软硬件条件管理、申请配制制剂程序管理和制剂加工工艺和质量管理。④临床药学业务管理：主要包括建立患者药历档案、参加临床药学指导工作、协助临床医师处理急症和药物中毒急救工作、开展药物浓度监测、制订患者个体化给药方案、开展药物安全性监测、建立药物信息资料、提供药事咨询服务和新药临床试验工作。

（吴正一）

kǒuqiāng yīyuàn bìng'àn yǔ yīyuàn tǒngjì guǎnlǐ

口腔医院病案与医院统计管理（record and statistical management of stomatological hospital）

对门诊和住院病案收集、整理、分类、编目、缩微、保存、供应、存储、随访等病案技术和病案质量，以及病案计算机应用和有关信息统计工作运用计划、组织、协调、控制等手段的过程。病历（案）是医务人员客观、完整、连续记录患者疾病诊疗过程的文件。口腔医院病案管理要符合《中华人民共和国侵权责任法》《医疗事故处理条例》《病历书写基本规范》和《医疗机构病历管理规定》等有关法规、规范。

管理组织 病案管理工作面向全院，是医院内部独立工作的专技部门。在现代医院管理体系中，病案管理属于医院信息管理范畴，因此是在医院信息中心（信息科）下设病案室。配备合格的病案编码员，定期接受专业培训。同时，口腔医院可成立医院病案管理委员会，由业务院长领导，各临床科主任或高年资医师、医务科主任、护理部主任、信息中心主任、病案室主任等组成，作为院长和医务部门领导病案工作的参谋、咨询、组织。

根据卫生部《全国卫生统计制度的规定》，医院应设立独立的综合统计信息科（室），300张床位以下医院配备专职统计人员2~3人，300~500张床位设3~4人，500~800张床位设4~5人，800~1000张床位设5~6人，1000张床位以上设7人。

管理职能 包括以下方面。

病案室职能 ①负责病案管理规章制度的制订及监督执行。②负责全部门诊和住院病案资料的统一管理，保护病案及信息的安全，严格执行借阅、复印或复制病历资料制度。③检查病案质量，定期提供病案质量评估报告。④采用卫生部发布的疾病分类与手术操作分类对出院病案进行分类编码，建立科学的病案库管理体系，包括病案编号及示踪系统、出院病案信息的查询系统。⑤与医务部门和信息部门共同推进结构化电子病历，电子病历符合《电子病历基本规范》。

统计室职能 ①执行国家规定的统计工作制度，建立健全口腔医院各部门的统计工作制度，检查指导各部门统计登记工作。②及时收集、整理原始统计资料，准确、全面反映统计信息，协调各部门统计工作。③管理统计资料，按规定期限向医院领导、职能部门和上级卫生行政部门汇编各种统计报表资料，实行统计服务和统计监督。

管理内容 主要包括病案的业务管理、病案的质量管理和医院统计管理。病案业务管理包括病案形成（包括建立、书写、收集、整理和归档）、保管（包括编号、存放）和供应利用（病案编码与索引）；病案质量管理包括提高病案书写质量和开展病案管理质量评价；医院统计管理包括医疗业务统计、人员统计、固定资产统计、物资统计、医疗费用和经济收益统计、科教等其他统计，工作程序一般分为统计资料的收集、整理和分析。

（吴正一）

kǒuqiāng yīyuàn línchuáng shūxuè guǎnlǐ

口腔医院临床输血管理 （clinical blood transfusion management of stomatological hospital）

口腔医院依据《中华人民共和国献血法》《医疗机构临床用血管理办法（试行）》和《临床输血技术规范》等有关法律和规范，对临床用血的组织体系、临床用血全程、血液质量、临床输血技术等规范性，运用计划、组织、协调、控制等手段的过程。目的是推进临床科学合理用血，保护血液资源，保障临床用血安全和医疗质量。

管理组织 按卫生部《医疗机构临床用血管理办法》规定，二级以上医院应当设立临床用血管理委员会，负责本机构临床合理用血管理工作。主任委员由院长或者分管医疗副院长担任，成员由医务部门、输血科、麻醉科、开展输血治疗的主要临床科室、护理部门、手术室等部门负责人组成。医务、输血部门共同负责临床合理用血日常管理工作。其他医疗机构应当设立临床用血管理工作组。口腔医院应当根据有关规定和临床用血需求设置输血科或者血库，不具备条件设置的应当安排专（兼）职人员负责临床用血工作，确保具备为临床提供24小时服务的能力，以满足临床需要，杜绝非法自采、自供血液行为。

管理职能 ①落实国家有关法律和规范，完善临床用血的组织管理和制度管理。②加强临床用血过程管理，严格掌握输血适应证，促进临床安全、有效、科学用血。③开展血液全程管理，制订合理的用血计划和安全储血量，落实临床用血申请制度、申请审核制度，履行用血报批手续，执行输血前核对制度，做好血液入库、贮存和发放管理，协调临床用血。④开展血液质量管理监控，制订、实施控制输血严重危害（输血传染疾病、输血不良反应、输注无效）的方案，严格执行输血技术操作规范。⑤落实输血相容性检测的管理制度，做好相容性检测实验质量管理，确保输血安全。⑥建立麻醉科与输血科的有效沟通，积极开展自体输血，严格掌握术中输血适应证，合理、安全输血。

管理内容 ①建立临床用血质量管理体系，制订临床用血储备计划，根据血站供血的预警信息和医院的血液库存情况协调临床用血。②落实临床用血申请、登记制度，履行用血报批手续，执行输血前核对和输血相关免疫血液学检测制度，做好血液预订、入库、储存、发放工作。③开展输血质量全程监控，制订、实施控制输血感染的方案，严格执行输血技术操作规范。④输血前向患者及其家属告知输血的目的和风险，并签署输血治疗同意书。⑤推进自体输血等血液保护及输血新技术。⑥临床用血前评估和用血后效果评价，做好输血相关资料及输血病历管控。⑦科主任与具备资质的质量控制人员组成的质量与安全管理团队，定期评价输血质量与安全。⑧参与特殊输血治疗病例的会诊，为临床合理用血提供咨询；参与临床用血不良事件的调查；根据临床治疗需要，参与开展血液或细胞免疫治疗相关技术。

（吴正一）

kǒuqiāng yīyuàn shèhuì yīliáo bǎoxiǎn guǎnlǐ

口腔医院社会医疗保险管理 （social medical insurance management of stomatological hospital）

口腔医院贯彻执行国家和地方的社会医疗保险制度，配合政府的社会医疗保险经办机构，运用计划、组织、协调、控制等手段，对参保患者医疗费用的审核、控制、结算实行综合服务的过程。社会医疗保险是国家和社会根据一定的法律法规，为向保障范围内的劳动者提供患病时基本医疗需求保障而建立的社会保险制度。中国的社会医疗保险由基本医疗保险和大额医疗救助、企业补充医疗保险和个人补充医疗保险构成。其中，基本医疗保险主要包括城镇职工基本医疗保险、新型农村合作医疗保险、少儿互助医疗保险、城镇居民基本医疗保险、综合社会保险等，大额医疗救助主要是大病医疗保险。

管理组织 分管副院长领导下，设立医院社会医疗保险办公室（简称医保办），作为医院医保管理的独立工作的职能部门，对社会医疗保险经办机构负责。社会医疗保险经办机构归属于各级政府的人力资源和社会保障部门。

管理职能 主要包括日常管理职能、行政职能和服务职能。

日常管理职能 ①认真贯彻执行医疗保险政策、制度、规定，制订医院医保管理制度，并督查医院工作人员执行情况。②对医保患者的就医、转诊、转院、药品的使用、诊疗等按医疗保险管理办法执行。③对医保患者医疗费进行审核，定期抽查病历，对医保费用使用合理情况进行审核，对存在问题反馈及处理。④特殊病种费用管理。

行政职能 ①分析医保管理情况，提供相关统计数据和合理建议。②与各级社会医保经办机构及托管单位联系，落实具体管理要求，接受考核。③协助医院财务部门做好医院与社保部门间医疗费用的统计结算。④在医疗保险调整政策时，会同药剂科、物价管理科和信息科，及时进行信息程序修改，确保参保人权益。

服务职能 ①医保患者出入院登记和病种、险种判别。②特殊病种费用管理。③社会医疗保险政策宣传、咨询、答疑，处理医保方面投诉。④为临床科室做好服务工作。

管理内容 主要包括政策执行、费用审核、清算办理、医疗支持。医疗保险费用结算模式种类包括按服务项目付费制、人头付费制、服务单元付费制、按病种付费制、总额预付费制等。结算程序上包括普通结算、特殊结算、急诊结算、异地人员结算、转诊转院结算。公立口腔医院主要对口腔医保报销范围与比例进行管理，口腔商业医疗保险较少。口腔基本医疗保险的对象和病种，因各地社会经济发展水平和基本医疗保险政策不同而有所区别。

（吴正一）

kǒuqiāng yīyuàn yīliáo zhìliàng guǎnlǐ
口腔医院医疗质量管理
（medical quality management of stomatological hospital） 在口腔医院系统中全面实行质量管理，

按照医疗质量形成的规律，运用计划、组织、协调、控制等手段，以保证和提高医疗质量达到预定目标的过程。医院医疗服务的质量是医院管理的核心内容。医疗质量，从狭义角度，主要是指医疗服务的及时性、有效性和安全性，又称诊疗质量；从广义角度，它不仅涵盖诊疗质量的内容，还强调患者的满意度、医疗工作效率、医疗技术经济效果以及医疗的连续性和系统性，又称医疗服务质量。

管理组织 口腔医院内部医疗质量与安全统一管理，分为责任体系和组织体系。口腔医院医疗质量与安全管理接受各级卫生行政部门的监管。

医疗质量安全管理责任体系 分为医院、科室两级质量安全管理责任体系，院长为医院质量与安全管理第一责任人，负责制订医院质量与患者安全管理方案，定期专题研究医院质量和安全管理工作，科主任全面负责科室质量管理工作，履行科室质量与安全管理第一责任人的管理职责。

医疗质量安全管理组织体系 一般分为两层，即医院质量管理委员会、科室和部门质量管理小组。口腔医院需设立医院质量管理委员会，由技术专家和院、部门领导组成，由医院院长担任主委，下设医疗质量控制管理部门（质量管理科或质控办），或挂靠在医务处（科）。医院质量管理委员会组织体系包括医院质量与安全管理委员会、医疗质量与安全管理委员会、伦理委员会、药事管理与药物治疗学委员会、医院感染管理委员会、病案管理委员会、输血管理委员会、护理质量管理委员会等。定期研究医疗质量管理等相关问题，记录质量

管理活动过程，为院长决策提供支持。科室和部门质量管理小组由科室和部门主任领导，专人负责质量管理。

管理职能 主要包括以下两方面。

医疗质量持续改进 强调质量第一，以患者为中心，按照PDCA循环理论，在系统内开展连续的医疗服务改善活动，使医疗服务质量满足患者的期望。

医疗质量评价 对医疗服务的可得性、易得性、适宜性、可支付性、满意性和有效性的结构、过程和结果评价，也可以理解为对医疗活动的基础、环节和终末质量评价及反馈。结构评价反映提供医疗服务的基础、规模和潜在能力；过程评价反映组织系统全部医疗活动和辅助医疗活动的全员、全部门和全过程；结果评价反映医疗行为的结果。

管理内容 按医疗服务内容，主要包括医疗质量管理、医疗技术管理、临床路径和单病种质量管理、口腔门诊管理、住院诊疗管理、手术治疗管理、麻醉管理、急诊管理、感染性疾病管理、药事和药物使用管理、临床检验管理、病理管理、医学影像管理、修复工艺质量管理、输血管理、医院感染管理、临床营养管理、其他特殊诊疗管理、病历（病案）管理等持续改进与评价。按管理目标，主要包括医院标准化管理、医疗评价、病种质量目标管理、医疗缺陷控制管理、患者满意度评价管理和医疗服务流程再造管理等。

（吴正一）

kǒuqiāng yīyuàn yīliáo ānquán guǎnlǐ
口腔医院医疗安全管理
（medical safety management of stomatological hospital） 在口腔医院系统中为保证患者医疗安全，

运用计划、组织、协调、控制等手段，对患者诊疗过程中不安全因素进行有效控制的过程。《医疗事故处理条例》界定的医疗安全指"医疗机构在实施医疗活动过程中，患者不发生法律和规定规章制度允许范围以外的心理、机体或功能上的损害、障碍、缺陷或死亡等情况"。换言之，患者在诊疗过程中，医疗机构由于医疗质量管理体系不健全、管理不善、责任心不强、技术过失、医疗设备问题或医疗行为过失等单一或众多原因引起的医疗缺陷，给患者造成允许范围以外的生理、机体或功能上的损害、障碍、缺陷或死亡，属于医疗不安全。

影响医疗安全的主要因素有医源性因素（主要指医务人员言行不当给患者造成不安全感和不安全结果）、医疗技术、药源性因素、设备器材管理因素等。

管理组织 口腔医院内部医疗质量与安全统一管理，分为责任体系和组织体系。口腔医院医疗质量与安全管理接受各级卫生行政部门的监管。院长为医院质量与安全管理第一责任人。

管理职能 主要包括临床诊疗全过程安全管理、医疗安全（不良）事件的监测、报告与处理、医疗安全防范、医疗质量应急管理和医疗事故、医疗纠纷的处理及防范。

医疗安全（不良）事件是指临床诊疗活动中，因医疗行为而非疾病本身造成患者的损害或虽未造成损害但导致患者延期出院等不良诊疗行为，包括诊断、治疗护理的失误及相关的设施、设备引起的损害，内容涵盖医疗、护理、医院感染管理、医疗器械管理和医院运行、行政后勤管理等。卫生部将医疗（不良）不良事件分为：一类为警告事件，二类为不良后果事件，三类是未造成后果的事件，四是隐患事件。口腔医院要建立主动报告医疗安全（不良）事件的制度与工作流程。

管理内容 包括患者安全、医疗质量应急管理、医疗事故/医疗纠纷处理与防范。

患者安全 ①保护患者合法权益。②投诉管理。③患者身份识别和查对制度。④确立手术/治疗牙位安全核查制度，防止手术患者、手术部位/治疗牙位及术式发生错误。⑤特殊药物的管理，提高用药安全。⑥临床"危急值"报告制度。⑦防范与减少患者跌倒、坠床等意外事件发生。⑧防范与减少患者压疮发生。⑨医疗安全（不良）事件与隐患缺陷的报告处理。⑩患者参与医疗安全。

医疗质量应急管理 ①医院突发公共卫生事件应急管理。②医疗风险差错、事故防范及应急管理。③批量突发意外伤害事件抢救应急管理。④急危重症患者处理应急管理。⑤重大疫情防治应急管理。⑥院内火灾或突发意外事件应急医疗救治。⑦医院感染暴发应急管理。⑧放射事故和核事故的应急管理。

医疗事故/医疗纠纷处理与防范 ①医疗投诉的受理、处理。②医疗事故的认定（司法鉴定或技术鉴定）。③医疗纠纷的医患双方协商、第三方调解和司法途径。2002年，国务院颁布实施《医疗事故处理条例》，规定医疗事故的认定由社会学术团体（医学会）担任。

(吴正一)

kǒuqiāng yīyuàn hùlǐ guǎnlǐ

口腔医院护理管理 （nursing management of stomatological hospital） 口腔医院为了提高人们的健康水平，系统地利用护士的潜在能力和相关人员或设备、环境及社会活动，运用计划、组织、协调、控制等手段，为患者提供个人卫生照顾和帮助的过程。提高护理质量和工作效率是护理管理主要目的。口腔医院护士系指按《中华人民共和国护士管理办法》取得《中华人民共和国护士执业证书》并经过注册的护理专业技术人员。

管理组织 口腔医院执行三级（医院-科室-病区或门诊）护理管理组织体系，须逐步建立护理垂直管理体系。根据1986年《卫生部关于加强护理工作领导理顺管理体制的意见》的规定，县和县以上医院都要设立护理部，须有一名副院长分管护理工作或配备专职的护理副院长。300张床以上或病床不足300张，但医、教、研任务繁重的专科医院，须设立护理部主任1名，副主任1~2名，实行院长领导下的护理部主任、科护士长、护士长三级负责制；其他300张床以下的县和县以上医院由总护士长、护士长两级负责。口腔医院护理管理的组织体系主要包括护理管理组织、护士职级分工以及护士岗位能级管理。

护理管理组织 ①护理部主任或总护士长由院长聘任，根据医院规模和任务大小，可设1~2名副主任或护理干事，协助护理部主任工作。②100张床位或三个护理单元以上大科，以及任务繁重的手术室、急诊科、门诊部可设科护士长，接受护理部主任领导和科主任业务指导。③病房护理管理实行科护士长领导下护士长负责制。

护士职级分工 根据国家卫生健康委有关规定，护理人员按照主任护师、副主任护师、主管护师、护师、护士和护理员等不同职级分工。配膳员、卫生员分别由营养部和后勤部门领导，其在病房的业务工作，接受护士长的管理和指导。

护士岗位能级管理 为深入推进优质护理服务，各口腔医院结合医院实际，实施护士岗位能级划分，对护士进行分层级管理。

管理职能 从工作实施角度，主要包括护理行政管理、护理业务管理和护理科教管理。

护理行政管理 包括组织管理、人力资源管理、物资资源管理、经济管理。根据国务院《中华人民共和国护士条例》规定医疗卫生机构配备护士的数量不得低于国务院卫生主管部门规定的护士配备标准。护理管理岗位和临床护理岗位护士应占全院护士总数的95%以上。合理调整临床护士队伍学历结构。

护理业务管理 ①护理技术管理：主要包括基础护理技术、专科护理技术、康复患者护理、护理新业务、新技术和医院感染预防与控制的管理。②护理质量控制：主要包括责任制整体护理、护理缺陷控制和护理质量的管理模式、评价标准及体系。

2010年全国卫生系统开展优质护理服务。"优质护理服务"是指以患者为中心，强化基础护理，全面落实护理责任制，深化护理专业内涵，整体提升护理服务水平。内涵主要包括：要满足患者基本生活的需要，要保证患者的安全，要保持患者躯体的舒适，协助平衡患者的心理，取得患者家庭和社会的协调和支持，用优质护理的质量来提升患者与社会的满意度。

护理科教管理 ①护理教育：包括上岗前教育、岗位培训、学历培养和特殊岗位的专技培训。②临床教学：主要是护生临床实习教育。③口腔护理科研：主要包括口腔护理、口腔医院护理管理、社区口腔卫生护理的研究。

管理内容 主要包括护理管理组织体系建立完善、护理人力资源管理、临床护理质量管理与改进、护理安全管理、口腔门诊临床护理管理、特殊护理单元质量管理与监测（手术室、消毒供应中心、麻醉复苏室、重症监护室）。口腔科护理配合医师工作实行四手操作，设立口腔器械处理区，严格执行预防院内交叉感染是口腔门诊临床护理管理重要内容之一。

（吴正一）

kǒuqiāng yīxué jiàoyù guǎnlǐ

口腔医学教育管理 （education management of stomatology）

对按社会需求有目的、有计划、有组织地培养口腔医药卫生专门人才的教育活动，运用计划、组织、协调、控制等手段的过程。口腔医学专业教育依据教育层次分为中等医学职业技术教育、高等医学教育；依据教育学历分为口腔医学中专、大专、本科、研究生的学历教育和各种培养、进修、研修、课程班等非学历教育培养；从教育阶段分为医学院校的在校教育、毕业后教育和继续医学教育；从教育渠道分为普通高校教育和成人高校教育。

医院是医学院校直属单位的，有责任承担口腔医学教学任务，设立口腔医学院（系），称为高校附属口腔医院。附属口腔专科医院与口腔医学院（系）内设的组织机构统一；医院是医学院校非直属单位的，也可承担口腔医学教学任务，称为教学医院或实习医院。前者承担从课程到实践多阶段教育，后者只承担临床实习任务。

管理组织 在医院分管教学副院长的领导下，下设科教处（科）、学生处（科），对各具有教学任务的教研室进行管理。部分口腔医院分别设立了教育处（科）、科研处（科），前者负责在校教育，后者负责毕业后教育和继续医学教育。医院（学院）建立学生工作指导委员会或医学教育专家委员会制度，加强教学工作和教育质量的监督和评估。

师资、学生和教学管理人员是口腔医学教育管理队伍建设的三大核心群体。按照国家有关规定，为保障医学临床教学质量，举办医学教育的高等学校应使医学类专业在校生数与附属医院和教学医院床位数之比达到1∶1，毕业实习生生均实际管理病床不少于6张。

管理职能 主要包括教学条件的建设、专业学科和课程建设、教材的建设、教学队伍的建设、学生队伍的建设、实践教育（实验室教学和临床见、实习）、教学管理的建设与评估、学位教育管理、住院医师规范化培养、专科医师规范化培养、医院中级以上职称卫生技术人员的再教育、外来进修人员的培训等。

根据2009年教育部、卫生部《关于加强医学教育工作提高医学教育质量的若干意见》规定，主要任务包括加强思想政治建设、提高教学质量、加强德育和职业素质培养、保障医学教育教学工作运行、加强医学生实践能力培养、加强师资队伍建设、实施教学质量认证、创新教学管理、促进毕业后与继续医学教育工作、科学调控医学教育的发展规模与层次结构、加强学科专业设置管理、积极为农村培养适宜卫生人才、加强社区卫生人才培养。

管理内容 按医学教育阶段不同，管理内容不同。

医学院校的在校教育 主要包括教学条件配置和优化、师资队伍建设、临床教学计划实施、教学内容与课程体系改革、临床教研室工作管理、专业教学管理、临床见、实习生管理、教学评价管理。

毕业后教育 可分为研究生教育、住院医师规范化培养和专科医师培养。其中研究生教育又可分为学历教育（硕士、博士研究生教育）和非学历教育，也分为脱产研究生教育（全日制研究生）和非脱产研究生教育（在职攻读研究生学位）；研究生分为学术型和专业型；研究生教育主要包括研究生招生、导师资格遴选和考核、学位课程教育、临床和科研能力训练、学位论文和毕业就业指导等。住院医师和专科医师规范化培养主要包括培养基地的申报、认定和建设管理、临床分阶段培养、培养考核、培养与临床专业学位教育衔接等。

继续医学教育 采取学分制管理方法，分为Ⅰ类学分项目和Ⅱ类学分项目。Ⅰ类学分项目包括国家继续医学教育项目、省级继续医学教育项目和国家卫生健康委员会部属单位、院校及中华口腔医学会举办经国家卫生健康委员会备案的学会级继续医学教育项目，其余为Ⅱ学分项目。医院建立继续医学教育学分登记制度。

（吴正一）

kǒuqiāng yīyuàn kē-yán guǎnlǐ

口腔医院科研管理

（science and technology research management of stomatological hospital） 口腔医院运用计划、组织、协调、控制等手段，有效地利用

人、财、物、信息等要素，使口腔医学领域的科学研究和技术活动发挥最高效益的过程。目的是提高医疗技术水平和医疗质量，增进人民健康，促进学科建设、人才培养和医学科研成果转化，不断发展口腔医学事业，促进国内外学术交流，提高医院的学术地位。

口腔医院科研按任务来源分为纵向科研任务（各级政府主管部门下达课题）、横向科研任务（企、事业单位委托的横向科技合作）、自由选题；按科技活动类型分为基础研究、应用研究和开发研究。

管理组织 包括医院科研的组织结构和科研机构。

组织结构 由医院分管科研副院长领导下，下设科研处（科教处）或科研科（科教科）等业务部门。规模较大口腔医学院，科研处还可下设科研计划科、科技成果科、学科基地科、研究生管理科。根据科技发展需要，医院附设的研究所、研究室、动物实验中心、医学伦理委员会办公室、转化医学办公室、临床研究中心等也可以归属科研处统一管理。医院要建立学术委员会、学位委员会、学术道德委员会、医学伦理委员会和实验动物保护伦理委员会等制度，作为辅助的决策组织。

科研机构 主要包括附设研究所、研究中心研究室（实验室）、研究组。研究所或研究中心是经上级主管单位审批同意建立的大型研究机构，组织管理上单独建制，体制上由院长统一领导；研究室（实验室）是医院附设的小型研究机构，但省部级以上重点实验室需经上级主管单位审批同意建立；研究组是基于某项科

研任务的跨科室、跨部门、跨单位的研究单元。口腔医院开展科研活动，必须确保科研人员、科研基地与场所（科研实验室、动物实验室、科研病房）、实验技术平台及设备、科研经费等这些必要条件。

管理职能 科研处（科教处）主管医院科学技术研究工作和科技创新能力建设发展。主要职能包括：①贯彻执行党和政府关于科技工作的路线、方针、政策。②拟制医院科技工作的发展规划和工作计划，并组织实施和进行科学化管理。③组织科技人员争取国家和地方各类科研项目和人才计划项目。④组织申报各级重点学科、重点实验室、工程中心、研究所。⑤组织申报各级科技成果奖；组织申请专利，加强知识产权管理；并组织力量进行科技开发和成果转化，把科技成果推向社会，为国民经济建设服务。⑥组织力量，积极开展国际合作研究。⑦为在研项目提供全过程管理指导与服务，加强学术道德管理。

管理内容 ①计划管理：目前中国医药卫生科研计划分为国家级、部级、省市级和单位级（校/局/院）4级，对应课题有国家级、部级、省市级、单位和自选课题5种。课题计划管理包括立题管理和实施管理，具体包括选题、申请、立项、实施、总结。②成果管理：包括成果鉴定、成果申报和奖励、专利申请和成果转化。③经费管理：包括经费来源、经费使用和经费审计管理。④学科基地建设管理：包括科研平台建设、资源配置、研究梯队建设、研究主攻方向聚焦与整合、绩效管理等。⑤科技档案：科技文件材料按照任务来源、原始记

录、成果鉴定、成果奖励分类归档管理。⑥学术交流：包括学术大会、报告会、论坛、研讨会、座谈会、学术性讲座、互访、参观、考察、调研及国际性学术交流。⑦学科建设与人才培养：学科建设包括学科建设规划与目标、学科分类指导建设、学科主攻方向聚焦、学科交叉整合、学科梯队建设、各级重点学科申报和学科建设绩效评估管理；人才培养包括人才培养规划和计划、人才培养途径、人才选拔、人才智库管理。

（吴正一）

kǒuqiāng yīyuàn cáiwù guǎnlǐ

口腔医院财务管理

（ financial management of stomatological hospital）　口腔医院根据国家法律法规和相关规章制度，按照财会原则，运用计划、组织、协调、控制等手段，组织医院资产管理和资金运营活动，处理医院与各方面经济关系的过程。是对医院资金的筹集、使用和与之相关的各类资产的价值管理。

管理组织　根据《中华人民共和国会计法》、国务院《总会计师条例》和国家财政部、卫生和计划生育委员会《医院财务制度》规定"医院实行'统一领导，集中管理'的财务管理体制，符合条件的医院应建立总会计师制度。医院的财务活动在主管院长或总会计师领导下，由医院财务部门统一管理"，口腔医院在上级业务主管部门指导下，在医院党委"三重一大"决策制度保证下（重大事项决策、重要干部任免、重要项目安排、大额资金的使用，必须经集体讨论做出决定），由医院院长直接领导，或总会计师（医院行政领导成员）或协管经济的副院长协助院长领导，下设财

务部门，对医院及其分支机构进行财务管理。

医院所属企业作为医院国有资产经营部门，直接对医院负责，并接受上级政府主管部门监管，厘清产权和责任关系。医院审计部门审计室（监察室）对医院内部经济活动审计和内部行政纪律行为监察。

管理职能　①医院财务预算管理。②医院内部会计控制，规范医院财务行为，一般包括现金管理、财务报销、固定资产核算、坏账损失核算和成本核算。③财务会计和财务决算，财务报表分析准确反映医院收支情况。④医院全成本核算，严格成本控制。⑤医院内部绩效和经济分配核算。⑥医院国有资产管理。

管理内容　主要包括医院预算管理、医院资金管理、医院负债管理、医院资产管理、医院收支管理和医院国有资产管理。

医院预算管理　包括医院收支预算编制、申请批准、预算执行控制、预算调整和财务决算，以及协调、编报政府（招标）采购预算工作，参与政府采购预算执行工作。

医院资金管理　包括会计核算工作、经济核算和内部绩效分配核算工作、门急诊与住院收费管理和核算工作、医疗保险的结算工作、基本建设会计核算和财务管理工作、固定资产的财务管理工作、依法申报纳税工作、医院内部财务管理制度和内部财务控制、医院经济活动调研、论证、医院经济合同审核。

医院负债管理　按偿还期长短分为长期负债和短期负债，应保持适宜结构。

医院资产管理　医院资产包括流动资产（包括货币资金、药

品、试剂、卫生材料、库存物资）、固定资产（包括房屋及建筑物、专业设备、一般设备、器械、图书、办公用品等其他固定资产）和无形资产（品牌和技术）。应按其不同性质分别采用不同管理手段加以管理。

医院收支管理　严格物价管理，合理组织收入；医疗收支与药品收支分开管理核算。

医院国有资产管理　包括长期与短期对外投资、所属二级法人单位的财务监管、独立核算非法人单位的财务核算管理。

（吴正一）

kǒuqiāng yīyuàn yīliáo shèbèi guǎnlǐ

口腔医院医疗设备管理

（ medical equipment management of stomatological hospital）　口腔医院围绕医疗仪器设备和诊疗器械，运用计划、组织、协调、控制等手段，开展一系列组织与计划工作的过程。包括规划、计划、论证、选购、建档、安装、调试、验收、使用、维修保养直至报废处置的全过程。医院物资分类除医疗仪器设备和诊疗器械外，还包括药品制剂、房产、低值易耗卫生材料以及机电设备、工具、五金具、家具、被服、床单、办公用品等其他物资。医疗设备管理要符合国家法律、法规及卫生行政部门规章、管理办法、标准的要求，按照法律、法规使用和管理医用含放射源仪器（装置）。

管理组织　在分管院长领导下，医院设置医学装备部、设备处（科）或医学工程部等独立的设备管理部门。按照分工不同，还可下设设备器材科（室）和设备维修科（室）。科主任、工程师与具备资质的质量控制人员组成质量与安全管理团队，落实全面

质量管理与改进制度，定期通报医疗器械临床使用安全与风险管理监测的结果。医院建立以专家为主体的医疗设备管理委员会制度，作为辅助决策组织。

管理职能 ①根据医院发展规划，制订医院医疗设备中长期装备规划，并根据临床需要编制年度采购计划。②组织实施医院器械设备论证、采购、使用、保养、维修、更新、资产处置、计量检查、统计上报等日常管理工作。③按照《大型医用设备配置与使用管理办法》，加强大型医用设备配置管理，优先配置功能适用、技术适宜的医疗设备；相关大型设备的使用人员持证上岗。④医疗设备的经济管理和使用效益评价。⑤提供医疗器械设备使用操作培训、技术支持与咨询服务，以及设备技术革新和科学研究。⑥医疗器械临床使用安全控制与风险管理，特种医疗设备使用安全考核和评估，建立医疗器械临床使用安全事件监测与报告制度。⑦医用高值耗材（包括植入类耗材）和一次性使用无菌器械和低值耗材管理。⑧保障设备完好，对用于急救、生命支持系统仪器设备要始终保持在待用状态，建立全院应急调配机制。

管理内容 主要包括装备管理、使用管理、经济管理和效益评价。

装备管理 主要包括中长期装备规划、年度采购计划、临时申购、常规设备材料的计划管理。大型医用设备配置要符合国家《大型医用设备配置与使用管理办法》。

使用管理 主要包括设备采购、技术验收、技术培训、仓储与供应、维护保养、维修、更新改造、报损报废、调拨转让、计量检查、设备清产核资管理。对于医用高值耗材（包括植入类耗材）和一次性使用无菌器械和低值耗材要加强采购记录、溯源管理、储存、档案管理、销毁记录、不良事件监测与报告的管理。

经济管理和效益评价 ①设备的成本效益核算、分析。②设备使用的社会效益、临床使用效果、应用质量功能开发程序等评价与分析。③设备折旧管理。

(吴正一)

kǒuqiāng yīyuàn hòuqín guǎnlǐ
口腔医院后勤管理 （ logistic management of stomatological hospital） 口腔医院围绕医疗工作中心任务，对医院的能源供给、物资供应、环境卫生、绿化美化、保养维修、房屋修缮、车辆调度、生活服务等工作，运用计划、组织、协调和控制等手段，以保障医院工作正常运行的过程。医院后勤系统又称医院保障运行系统。是医院支持子系统。广义的后勤工作包括总务管理、财务管理、营养膳食管理、建筑及能源管理、医疗设备管理；狭义的后勤工作仅指总务管理。

管理组织 在分管院长领导下设立总务处（科）或后勤管理处（科），具体负责后勤管理工作。依医院规模不同，部分医院总务处下设总务科、基建科、环卫科、膳食科等。为了统一管理，一般总务部门划分工作班组，如设置能源保障班、维修班、电梯班、电话总机班、库房班、环卫班、洗涤班、驾驶班、生活服务部等。有的医院后勤社会化改革实行责任中心制度，直接将医院后勤划分为能源保障中心、设施维护中心、物资供应中心、物业管理中心、餐饮供应中心、后勤服务中心等责任中心，分别承担各自后勤保障功能。也有后勤服务社会化进程较快，后勤管理组织除了一些应急性较强关键部门保留专技人员，其他外包社会后勤服务机构承担，医院只保留一个负责社会服务机构日常管理和联络的办公室。

管理职能 ①提供完善保障服务，坚持"三优先"原则，即优先服务临床一线所需，优先供应急重患者的抢救，优先解决医院发展中的重点问题。具体包括做好卫生材料、办公和生活用品、被服装具等物资的供应；做好供水、电、煤、气、通信和通风保暖工作；办好患者和职工膳食；净化美化绿化环境；维护医院安全；办好医院福利。②主动及时为诊疗护理等工作提供保障服务，及时发现问题，解决问题，防患于未然。③开源节流，减排降耗，提高后勤资源利用率，降低医院服务成本。④建立后勤岗位责任制，加强培训，提高后勤服务及设施的技术性、专业性和科学性，减少差错发生，维护医院安全。

管理内容 ①供水、供电及供热、排水等管理（医院污水的净化与消毒处理）。②制冷及空调管理。③医院被服装具管理。④医用氧气、氮气管理。⑤车辆运输与通信设备管理。⑥太平间管理。⑦医院环境及绿化管理。⑧医院职工生活服务管理（包括职工食堂、职工宿舍等）。⑨总务物资管理。⑩医疗废物和生活垃圾管理。

(吴正一)

kǒuqiāng yīyuàn jiànzhù guǎnlǐ
口腔医院建筑管理 （construction management of stomatological hospital） 口腔医院根据国家相关法律法规和政策，依据医院建筑的设计规范和建设标准，运

用计划、组织、协调、控制等手段，对医院医疗活动有关房屋、设备进行合理规划、设计、布局和使用的过程。口腔医院建筑要符合中国医院协会发布的《绿色医院建筑评价标准》（2011 年）。

管理组织　在分管领导下设立总务处（基建科）或直接设置基建科，具体负责医院基本建设和房屋设备管理。

管理职能　①因地制宜、统筹规划医院建筑，总体规划符合医院建筑功能与卫生学设计要求，医院建筑达到安全、合理、节约、适用、高效原则。②最大限度地节约资源，合理规划、精心设计、确保功能、遵守流程、安全配置各类设施；采取节能、节地、节水、节材等相关措施，最大限度地保护环境和减少污染。③提供安全、高效的使用空间，防止交叉感染、满足医院功能、适应患者休养环境需求、保证医院工作日夜不间断以及与医院设备设施相适应。

管理内容　可分为新建、扩建、改建、修缮有关建筑设备和基础设施。新建除新建医院外，还包括原有医院基础规模很小，而扩建后新增固定资产超过原有三倍以上的新建项目；扩建指在原基础上，扩大其功能和服务能力，增加床位；改建指功能调整完善，基本上不增加建筑面积，一般改建与扩建结合在一起；医院房屋修缮包括小修、中修和大修。医院基建工作严格遵守法规和程序，一般包括提出项目建议书，批准立项后编制可行性研究报告，可行性报告批准后初步设计和编制设计文件及概算，批准后施工设计及水电煤气、排水、绿化、交通、消防、环卫和人防等报批有关部门，招投标工作确定施工和监理队伍，开工建设，竣工验收。建筑设备和基础设施包括采暖、通风、空调、蒸汽供应、吸引与供氧、给水、排水、电梯、防火等。医院建筑要达到国家节能减排要求。

（吴正一）

kǒuqiāng yīyuàn wàishì gōngzuò guǎnlǐ

口腔医院外事工作管理

（hospital foreign affairs management）　医院贯彻执行国家对外方针政策、涉外法规和相关规定，所进行的对外事务、对外活动和对外工作，运用计划、组织、协调、控制等手段的过程。

管理组织　院长是主管医院外事工作的第一责任人，严格贯彻执行中国的对外方针政策、涉外法规以及国家和地方政府关于外事工作规定。在院长领导下设置医院外事工作办公室（可挂靠行政部或院长办公室或党政办公室），设立外事专管员，协助院长负责医院外事工作。

管理职能　①贯彻执行党和政府有关外事工作的方针、政策和法律、法规、规章，结合医院实际，以医院发展战略目标为中心规划外事工作，组织制订并实施医院外事工作管理办法。②抓好外事工作管理，负责因公出国（境）归口管理工作，增强组织纪律和保密观念。③增强国际交往与合作意识，拓展医院对外合作渠道，负责对外交往活动、指导外事接待。④处理和协调院内有关外事、涉外工作和活动，协调涉外安全事务工作。

管理内容　组织出访交流、进修学习，协助办理因公出国人员的护照和申办签证，协助因公人员赴香港、澳门特别行政区的通行证签发及签注工作，进行医院对外邀请管理，接待外国官员、专家、学者来访，组织医院与外国友好单位的交往活动，组织重要国际会议，接待外国学者培训，外国医师及医技人员来华及港、澳医师及医技人员来内地短期行医或执业办理，协助上级主管部门办理与外国驻地领事机构的交往和交涉事宜及有关领事业务，外国记者短期采访活动安排，境外人士来院体检和诊疗接待，对外政策和外事纪律的教育，处理或协助处理其他重要外事、涉外工作、涉外活动和涉外事件。涉台工作由党委统一管理。

（吴正一）

kǒuqiāng yàowù línchuáng shìyàn guǎnlǐ

口腔药物临床试验管理

（good clinical practice management of stomatological hospital）　口腔医院为保证临床试验过程规范，结果科学可靠，保护受试者的权益并保障其安全，按照国家法律法规，参照国际公认原则，运用计划、组织、协调、控制等手段，对口腔药物各期临床试验、各类人体生物利用度或生物等效性试验进行规范化监管的过程。属于药物临床试验管理范畴。

管理组织　承担口腔药物临床试验和口腔医疗器械临床试验的医疗机构，必须是经过国家食品药品监督管理部门会同卫生行政部门认定的药品临床试验基地。其设施和条件必须符合国家相关的管理规定，接受药品监督管理部门的检查、评价、指导和监督管理。口腔药物临床试验申办者在获得国家食品药品监督管理局批准并取得医学伦理委员会批准件后方可按方案组织临床试验。

伦理审查委员会是由人民政府卫生行政部门、高校、医疗机构及医学社会团体建立起来的一种独立、多学科、多部门、成员是兼职的伦理审查和监督机构。但它组成与工作完全独立于上述部门机构和社会团体，不应受任何参与试验者的影响。主要是保护受试者知情同意权、隐私保密权和公正权等合法权利，以及保护受试者受益最大化、风险最低化，并且相对预期利益而言其风险是合理的。

管理职能 包括口腔药物临床试验和口腔医疗器械临床试验两方面。①口腔药物临床试验：旨在保护所有实际的或可能的受试者的尊严、安全和权益，保障研究结果的可信性，促进药物临床试验科学、健康地发展，促进社会公正。②口腔医疗器械临床试验：旨在评价受试产品是否具有预期的安全性和有效性，又分医疗器械临床试用和医疗器械临床验证两大类。

管理内容 包括口腔药物临床试验质量管理和口腔药物临床试验伦理审查管理。前者是口腔药物临床试验全过程的标准规定，包括方案设计、组织实施、监查、稽查、记录、分析总结和报告；后者是对涉及人的生物医学研究项目的伦理审查工作指导原则，包括伦理委员会的组织与管理、伦理审查的申请与受理、伦理委员会的伦理审查、伦理审查的决定与送达、伦理审查后的跟踪审查和审查文件的管理。

制定口腔药物临床试验管理的标准，依据的国际公认原则主要有世界医学会《赫尔辛基宣言》、国际医学科学组织委员会《涉及人的生物医学研究国际伦理准则》及世界卫生组织和人用药物注册技术要求国际协调会议对药品临床试验管理规范的指南；

依据的中国法律法规主要有《中华人民共和国药品管理法》《中华人民共和国药品管理法实施条例》国家食品药品监督管理局《药物临床试验质量管理规范》《医疗器械临床试验规定》和卫生部制定的《涉及人的生物医学研究伦理审查办法（试行）》。

（吴正一）

kǒuqiāng yīyuàn píngshěn

口腔医院评审（stomatological hospital accreditation）

口腔专科医院按照有关要求，根据口腔医疗机构基本标准和口腔医院评审标准，开展自我评价，持续改进医院管理，并接受卫生行政部门据此对医院开展等级评审或综合评价和对医院保障质量、安全条件和措施的指导、评价、检查和监督的过程。口腔医院评审标准是根据《医疗机构管理条例》等卫生管理法律、法规、规章、国家其他有关规定制定的。卫生部组织制定的《三级口腔医院评审标准（2011 年版）》于 2012 年 2 月 9 日颁布。

基本内容 口腔医院评审包括各省级卫生行政部门对本辖区内口腔专科医院的周期性等级评审（复评审）和国家卫生健康委对全国口腔专科医院的不定期重点检查（综合评价）。

评审组织 在卫生行政部门领导下，具体负责医院评审的技术性工作的专门机构。评审组织可以由卫生行政部门组建或是受卫生行政部门委托的适宜第三方机构。国家卫生健康委员会及其医院评审委员会负责全国口腔医院评审的领导、组织、抽验、质量控制及监督管理。各省级卫生行政部门成立医院评审领导小组，负责本辖区的口腔医院评审工作。上级卫生行政部门对下级卫生行

政部门的评审工作进行监督和指导。

评审内容 医院周期性评审包括对医院的书面评价、医疗信息统计评价、现场评价和社会评价等方面的综合评审。

评审标准 卫生部组织制定的《三级口腔医院评审标准（2011 年版）》是各地开展三级口腔医院等级评审工作的主要依据。为进一步解读评审标准，规范评审工作，卫生部还组织编制《三级口腔医院评审标准实施细则（2011 年版）》。细则制定及条款设置，遵循 PDCA 循环原理，分成"C""B""A"三个层次来体现，逐步递增，通过质量管理计划的制订、组织实现、自我评价并不断改进的过程，实现医疗质量和安全的持续改进，促使口腔医院可持续发展。

评审程序 按照 2011 年卫生部印发《医院评审暂行办法》规定，医院评审周期为 4 年，新建医院在取得《医疗机构执业许可证》，执业满 3 年后方可申请首次评审。符合条件医院可以向有评审权的卫生行政部门提出评审申请，提交评审申请材料。医院在提交评审申请材料前，应当开展不少于 6 个月的自评工作。卫生行政部门对医院提交的评审申请材料进行审核后，做出是否受理评审申请的处理意见。卫生行政部门对医院发出评审受理通知后，应当于 5 个工作日内通知评审组织；评审组织接到通知后，应当从医院评审专家库中抽取专家组建评审小组，在规定时间内完成评审工作。

评审结果 分甲等、乙等、不合格三档。甲等、乙等医院，由省级卫生行政部门发给卫生部统一格式的等级证书及标识。结

论为不合格的，卫生行政部门应依法给予或建议其上级主管部门给予医院法定代表人或主要负责人行政处分或纪律处分。

意义 促进口腔医院加强内涵建设，保证医疗安全，持续改进服务质量，提高医院管理水平和服务效率，统筹利用全社会医疗卫生资源，充分发挥医疗体系整体功能，满足人民群众多层次的医疗服务需求。

（吴正一）

kǒuqiāng yīxué xìnxīxué

口腔医学信息学（medical informatics in stomatology）

将信息科学的研究理论及其技术在口腔医学领域应用的专业。是信息科学、口腔医学和口腔卫生学等的交叉领域，是医学信息学的一个子领域。数字技术自出现以来在口腔各学科广泛渗透、融合、应用与发展，逐步促成了口腔医学各分支的信息化，也导致了口腔医学信息科学的产生与发展。口腔医学信息学利用了信息学和医学信息学的研究成果，结合口腔医学、口腔卫生学的相关资源，研究、设计新的口腔医学方法，以达到优化相关各种信息的获取、存储、检索和利用的目的。

口腔医学信息学早期以服务口腔诊疗流程为目的、以医疗流程研究对象，出现了电子病历、诊疗信息收集存储、影像信息收集存储等系统，逐渐发展形成以服务各相关机构管理为目的的口腔门诊和口腔医院管理信息系统、技工加工信息系统、口腔卫生行政管理系统等，未来发展的方向是提升整个口腔行业的知识系统、教育系统，以及面向大众的全民口腔健康信息管理系统等。口腔颌面部三维数据获取、人工智能辅助诊断及辅助治疗、三维数字

化口腔和颌面假体的设计与制造、手术机器人及导航、虚拟教学辅助训练、基于数字化3D打印的个性化组织工程等方面，已经成为口腔医学信息学最为关注的发展前沿。

口腔医学信息学研究的工具与对象不仅包含计算机、程序以及扩展的信息设备，还包括口腔医学理论知识、临床病例、医学专家临床经验、口腔医疗专业术语、口腔生物信息通信系统、口腔数字化医疗设备、材料等。

口腔医学信息学研究的方法：①口腔医学信息的标准化处理、收集、整理、存储、传输。②口腔医学信息与业务流、工作流结合后的诊疗流程改进、决策支持和管理提升。③口腔医学信息的积累、分析、创造产生基于互联网+、大数据、人工智能的新的理论、流程与管理模式。④利用信息学的研究方法研究在口腔医学中的相关应用，但不仅限于信息学，还包含了口腔卫生学、预防口腔医学、数字化口腔医学等相关学科的研究内容和方法。口腔信息学还需要整合管理学、人工智能等学科领域的知识和经验。

（吕培军 王勇 赵一姣 韩亮）

yīyuàn xìnxī biānmǎ

医院信息编码（code of hospital）

为了方便口腔医学信息的存储、检索和使用，在进行信息处理时赋予信息元素以代码的过程。信息学的一个主要的原则就是标准化，而各类信息的分类与编码就是标准化的基础。医学行为以及医学词语的丰富、专业、变化导致了医学信息标准化的困难，同一疾病同一诊疗流程有多个词语表达，如种植体、种植义齿、种植修复体、种植牙几个词即有相同部分

的含义也有不同部分的含义；有的意思可以有多个词语，如"粘膜""黏膜"；还有的词可以一词多义；还存在很多容易混淆的词语与概念，如"粘（zhān）接""黏（nián）结""黏（nián）固"。

信息分类方法 按照一定的逻辑把口腔医学信息分类的过程，是口腔医学信息编码的基础。信息学分类最常见的是树枝状结构分类。其主要方式是线性分类法：层级依次排开，上级类与下级类隶属关系，不交叉不重复，这种分类利于计算机处理和标准化。然而，在近年的医疗信息系统实施中，人们发现口腔医学领域尚缺乏统一的分类标准，如疾病的名称、诊断、医疗处置的类型、修复体的类型等，这些问题都导致了信息化建设中的许多困惑（收费项目准确命名、诊断查询、修复义齿追溯等）。因此，目前常用的分类方法已由原来单一的树状分类法发展出诸如面分类方法、复合类目分类法等。

代码编制 赋予口腔医学信息一定规律性的过程。编码便于计算机识别、存储，每一个编码对象都要处于不同的分类中，有特定的含义、唯一的标识，并按照一定的方式排序。编码的方法有：①顺序编码、分类编码、字母顺序编码、层次编码（树脂状无交叉分类）线性分类，例如ICD-10国际疾病编码、美国ADA的CDC口腔诊疗编码系统等。②根据特征组合码：面状分类，把各特征组合起来编码（不利于求和）。③复合代码：分类+顺序组合，表现形式可以是数字、字母、字母加数字。这些复杂的分类系统和编码系统是口腔医学信息化的基础工作，尚待广大口腔医务工作者和信息研究者进一步

研究开发，目前急需研究的口腔医学编码系统有口腔疾病的分类编码系统（系统应该包含解剖部位、发病原因、病理改变、其他相关因素、功能障碍、诊断名词等要素）、口颌名称编码体系、口腔医学症状编码体系、体征编码体系、口腔疾病编码体系、口腔检查项目编码体系、口腔医学治疗项目编码体系、口腔修复体编码体系等。这些体系的建立是口腔医学信息学发展的基础。

（吕培军　王　勇　赵一姣　韩　亮）

yīyuàn xìnxī xìtǒng

医院信息系统（hospital information system of stomatology, HIS）

利用计算机软硬件技术、网络通信技术等现代化手段，对口腔医院及其所属各部门的人流、物流、财流进行综合管理，对在医疗、诊断活动各阶段产生的数据进行采集、储存、处理、提取、传输、汇总、加工生成各种信息，从而为口腔医院的整体运行提供全面的、自动化的管理及各种服务的信息系统。也称医院信息管理系统。

简史　20世纪60年代初，美国便开始HIS的研究，麻省总医院开发的COSTAR系统是大规模临床患者信息系统的代表。70年代，HIS进入大发展时期，美、日、欧各国纷纷开发自己HIS。美国的HIS产业在80年代已有很大发展，为其医药信息学的形成和发展奠定了基础。日本于70年代初开始HIS的开发，80年代开始在医院进行HIS应用，其特点是以大型机为中心的医院计算机系统，趋势是系统化、网络化和综合化，走自上而下的开发路线。欧洲HIS的发展比美国稍晚，特点是实现了一些区域信息系统，在分布式数据库系统和开放网工

程方面做了大量工作。90年代初，美国、加拿大已经开始出现有鲜明口腔医学特色的软件系统，并逐步发展到功能完善、内容详实的临床信息系统阶段。中国一些医院在80年代中期建立了小型的局域网络，并开发出基于部门管理的小型网络管理系统（如住院管理、药房管理等）。90年代，出现了完整的医院网络管理系统。20世纪，随着医改工作的逐步深入，口腔医院信息化程度得到了迅速提高，HIS在中国进入飞速发展时期，医院从最初的以资金流为核心的医院管理信息系统，转移到以患者为中心的临床信息系统，并逐步被纳入到区域卫生信息化的领域中来。

结构与组成　口腔医院信息系统根据数据流量、流向和处理过程，可划分为5个部分。①临床诊疗部分：主要以患者信息为核心，将整个患者诊疗过程作为主线，包括门诊医生工作站、住院医生工作站、护士工作站、临床检验系统、输血管理系统、医学影像系统、手术室麻醉系统等。②药品管理部分：主要为药品的管理与临床使用，包括药库、药房及发药管理以及合理用药的各种审核及用药咨询与服务。③经济管理部分：处理的是整个医院中各有关部门产生的费用数据，包括门急诊挂号，门急诊划价收费，住院患者入、出、转，住院收费，药品、物资、设备，财务与经济核算等数据。④综合管理与统计分析部分：主要包括病案的统计分析和管理、医疗统计、医疗质控、绩效管理、员工360、院长综合查询与分析、患者咨询服务与预约就诊等，可将医院中的所有数据汇总、分析、综合处理供领导辅助决策使用。⑤外部

接口部分：由于口腔医院信息系统已不是医院内部独立存在的系统，必须考虑与社会上相关系统的互联问题，因此外部接口部分提供了医院信息系统与医疗保险系统、社区医疗系统、远程医疗咨询系统等接口服务。

特征　与传统综合医院信息化相比，口腔医院"大门诊，小病房"的诊疗特点及口腔医学的自身特性决定了口腔医院信息系统鲜明的口腔特色。①门诊诊疗患者多采取预约制，患者就诊管理和随访是信息系统重要工作内容之一。②口腔医院各科室业务既紧密关联又特色鲜明。③口腔门诊常见同一患者不同牙位同时患病，且病症不一、程度不等的情况。④口腔诊疗会产生大量X线影像、面（𬌗）像、三维影像等不同形式的多媒体数据。⑤患者就诊存在就诊单元的模式。⑥口腔信息系统更注重患者医疗信息的收集与处理，注重以示意图的方式直观地展示患者口腔数据，注重与患者的良好信息沟通等。

（吕培军　王　勇　赵一姣　韩　亮）

yīyuàn línchuáng xìnxī xìtǒng

医院临床信息系统（clinical information system, CIS）

以患者信息为中心，以临床医疗服务为基础的，为医院医护人员提供患者的临床医疗信息的收集、存储、处理、提取及数据交换的能力，并提供临床咨询、辅助诊疗、辅助临床决策的面向临床医疗管理的信息系统。CIS属于医院信息系统的核心部分，CIS服务于临床医疗管理，是以患者为中心，以基于医学知识的医疗过程处理为基本管理单元，以医院的医务人员为服务对象，以提高医疗质量、实现医院最大效益为目的。

系统集成整体架构与医院管

理信息系统相同，对高性能服务器、网络及存储设备构成硬件支持平台和数字化图像技术、大型关系型数据库存储技术、数据集成技术等要求更高。系统以患者信息为核心，整个患者诊疗过程为主线，主要包括电子医嘱处理子系统、电子病历子系统、门诊和住院医师工作站子系统、护理信息子系统、临床实验室检查报告子系统、医学影像存档与传输系统、放射信息管理系统、临床合理用药咨询与控制管理系统、手术麻醉管理系统、临床辅助功能性检查科室信息管理子系统、血库管理系统、营养与膳食计划管理子系统、肿瘤放射治疗计划系统。

支持口腔医院医护人员的临床活动，收集和处理患者的临床医疗信息，丰富和积累临床医学知识，提高医护人员的工作效率，为患者提供更多、更快、更好的服务。

（吴正一）

kǒuqiāng yīxué diànzǐ bìnglì

口腔医学电子病历（electronic medical record of stomatology）

在口腔医疗诊疗过程的不同节点实现患者信息的采集、加工、存储、传输，把纸质的病历电子化（计算机化）的病历。传统的口腔纸张病历作为患者信息的载体，集中反映了患者的诊断、治疗过程。口腔医学电子病历是相对于传统纸质病历而言，是把纸质的病历电子化（计算机化），它包括了纸质病历的所有信息。电子病历建设要符合国家卫生信息共享文档规范要求。电子病历包括电子病历系统本身，电子病历与口腔医疗机构医院信息系统的协同，电子病历与口腔影像归档传输系统的协同，电子病历与口腔健康档案的关系等。

口腔医疗诊疗主要是门诊工作，门诊各科室之间又有全科病历、专科病历，口腔门诊诊疗过程中涉及影像检查、转诊、复诊、技工加工、健康维护等相关监测与干预措施，因此病历包含的内容种类很多：首页、初诊建档、初诊记录、初诊检查检验结果、初诊设计、交流沟通结果、开始诊疗过程记录、医嘱、各次复诊记录、加工信息、护理信息等。这些信息产生于各个就诊环节或多个不同的系统中。其中既有数据库方式存储，也有文件方式存储。在计算机内部，要将这些信息按照类别及发生的时间顺序有机地组织为一个整体，需要建立病历的描述结构，或者说电子病历的数据模型，这是电子病历系统的基础。病历数据的采集和使用集中体现于临床医生的日常工作中，电子病历系统必须提供患者信息的采集和阅读手段，为此要设计医生工作站系统。该系统能够辅助医生、辅助人员、护士及时记录诊疗过程，还能够按照角色权限检索病历、阅读病历内容。口腔电子病历是已执行的患者医疗过程的记录，也是将要执行的医疗操作的依据，病历内容具有法律效力，患者信息是患者个人的隐私，因此使用电子病历系统必须要建立一套安全机制。这一机制要覆盖患者信息不同表示形式的各组成部分，要控制到具体的患者。它要实现对信息的使用者进行授权，哪些人对哪些信息可以修改，哪些人对哪些信息可以阅读，同时对一些重要的操作要进行追踪记录。

作为电子病历系统，不仅要实现患者信息的长期保存，而且在发生故障时，患者的信息都不能丢失，在需要时还要能提取出来。以患者为中心的数据归档方法与传统的以各类业务为中心的数据备份方法大不相同。为此，要建立分级存储结构，实现海量存储和实时存取的统一；对过期的病历，实现自动归档；对需要提取的病历，提供恢复联机状态工具；在发生故障后，能将数据恢复到断点状态。

口腔电子病历与医生工作站系统建立密切相关，口腔门诊的医生一般没有自己独立的办公室，电子病历的实施应开发语音传输等椅旁高效的信息录入手段，让医生集中精力于患者的治疗过程。

口腔医学电子病历目前由于各种原因还没有形成广泛的系统应用。从法律上口腔医学电子病历目前还不具备法律效力。因此，在电子病历完全实现之前，电子病历将与纸张病历并存。

（吕培军　王　勇　赵一姣　韩　亮）

yīyuàn fàngshè xìnxī xìtǒng

医院放射信息系统（radiology information system，RIS）　基于口腔医院影像科室工作流程的任务执行过程管理，主要实现医学影像学检验工作流程的计算机网络化控制、管理和医学图文信息的共享，并在此基础上实现远程医疗的信息系统。又称放射科信息管理系统。

RIS系统采取C/S结构，专设科室服务器负责支持放射科业务流程和短期图像数据管理。一方面，放射科科室服务器与放射科所有检查设备和医生工作站等客户端直接连接；另一方面，与医院管理信息系统和医院图像归档与传输系统相连。医院图像归档与传输系统有一台中心影像服务器负责全院的影像集中管理及长期存储。科室服务器不仅向医院管理信息系统返回检查报告内容，而且还通过 DICOM 接口将检查影像文件汇集到中心影像服务器，供全院影像资料在线调阅。RIS 系统按模块划分及功能分为检查登记工作站、技师确认工作站、影像诊断及报告工作站、DICOM 成像设备工作列表服务模块和报告发放工作站。

主要应用于放射科的预约、分诊、检查确认、检查影像诊断报告以及放射科的各项信息统计等管理工作。

(吴正一)

yīxué yǐngxiàng guīdàng chuánshū xìtǒng

医学影像归档传输系统 (picture archiving and communication system，PACS)

在口腔医疗诊疗过程中实现医疗影像的采集、传输、存储、处理、显示及打印等的信息系统。PACS 系统能够将原始的非数字资料转化为数字信息存贮在计算机中，在医疗检查、治疗过程中，PACS 系统可以将数据进行压缩、储存，通过计算机网络传输给远程的医疗专家，实现医疗数据共享与远程专家会诊。

图像采集是 PACS 系统的根本，图像的采集可分为三种类型。①静态图像：如口腔数码摄影照片、口腔内镜照片、口腔 X 线照片（根尖片、曲面断层片、𬌗翼片）等。②动态影像：主要是视频资料。③三维诊断影像：如 CBCT 数据、数字印模、关节及咬合运动轨迹等。口腔数字图像采集与存储一般需要一定的标准格式：口腔影像设备采集的信息一般要经过图像压缩才能便于存储与传输，静态单帧图像一般是 JPG 或 TIF 格式的图片，视频一般有 MOV、MPEG 等格式，三维数据采用 STL 格式数据或 DICOM 格式。

PACS 数据远程传输的对象不仅限于服务的医疗机构，机构之间、基层医生与专家之间也可以实现远程异地会诊，实现医疗信息的快速交换。需要使用计算机支持的协同工作系统和工具，即通过计算机技术的应用来促进群体成员间的医学影像的互联互通。

口腔医学影像归档传输系统的发展方向是网络化口腔 PACS 服务，影像的采集在服务中心获得，把相关信息传输给医疗机构，小型口腔医疗机构不用购置大型影像检查设备，影像信息的存储和应用也不依赖于诊所的硬件，医疗机构只要通过软件实现图像显示、图像处理的过程。

(吕培军 王勇 赵一姣 韩亮)

yìchǐ jiāgōng xìnxī guǎnlǐ xìtǒng

义齿加工信息管理系统 (denture processing information management system)

用于给义齿加工厂管理日常事务的信息系统。义齿加工信息系统一般与义齿制作流程相关。主要用于订单管理、在加工管理、质量绩效管理、材料管理、人员管理、财务管理等。

口腔义齿加工管理系统的基础信息一般是对外的客户管理以及流程单管理，主要内容有：订单登记管理，返工返修订单登记，订单出厂，出厂单打印、保修卡打印，订单照片管理；任意条件的订单查询统计，预出厂查询，产品超期、加急提示，来模加工统计表；产品结算对账单，结算对账明细单，产品收款，产品收款/未收款查询统计；原材料管理，材料入/出库登记，盘点登记，材料入/出库审核，月末结转，材料保管账，部门（班组）/个人领用材料查询统计，材料编码管理；材料付款（未付款）查询统计，材料付款汇总；员工工作量登记，员工/部门（班组）工作量汇总，返工返修统计分析；代理（业务员）登记，客户登记，代理（业务员）和客户的个性价格登记，代理预付款登记，代理预付款往来账管理，操作人员权限管理，软件维护。

口腔义齿加工管理系统的企业管理信息除基本信息外，还包含企业内部的管理信息，可管理生产加工全过程，通过生产工序上的 QC 扫描检查和产品跟踪，随时查到产品生产的当前位置，全程动态反映生产状况，及时发现生产薄弱环节和产品延误，整合企业资源，达到精确加工和敏捷加工，提高管理效率。

随着数字化口腔医学的发展，口腔义齿加工管理信息系统又注入了新的内容。传统的模式加工厂收到的是模型，处理的也是模型。随着临床口内三维扫描仪的普及，加工厂更多的接受的是直接的临床数字信息，其制作方法也由原来的手工流水线制作变为数字设计、数字加工（减法切削或者加法打印）、人工成品、产品检测，基于云技术的多点设计平台以及大型切削、打印中心逐步出现，义齿设计师仅需要几分钟就可以设计出修复体，传输到椅旁的切削设备或者集中的大型切削、打印中心，就可以完成义齿制作。

(吕培军 王勇 赵一姣 韩亮)

yīyuàn shíyànshì xìnxī xìtǒng

医院实验室信息系统 (laboratory information system，LIS)

口腔医院检验科对检验申请、检验结果审核、存储与发送、检验项目计价和对仪器设备质控实现管理的信息系统。

基本系统由实验仪器设备、检验工作站、存储设备和网络通信设备组成。LIS 系统包括检验报告系统、仪器接口采集系统、检验仪器质量控制系统和检验试剂管理系统等。检验报告系统主要由检验申请输入、检验结果数据自动采集或手工录入、检验结果审核、检验报告单生成、检验项目计价管理、质控管理及产生检验科室管理的各种统计报表和工作登记表等功能组成。仪器接口采集系统通过与分析仪器接口，依据 ASTM 标准有关检验仪器的通信协议及数据格式将 LIS 中的检验医嘱信息翻译为仪器可识别指令发送给仪器，同时接收仪器发送出的检验结果，并将结果写入 LIS 系统。仪器质量控制系统负责对仪器运行状态记录，确保实验室结果可靠、可信。检验试剂管理系统负责对实验室消耗成本和对试剂有效使用管理。

临床医学检验自动化管理、实验室仪器质量控制和试剂管理。

（吴正一）

yīyuàn xìnxī jíchéng píngtái

医院信息集成平台 （ hospital Integrated information platform ）

通过网络技术手段，对口腔医院各信息子系统和用户的信息采用统一的标准、规范和编码，实现全系统信息资源的整合，进而可实现系统间的交互协作和数据资源集成共享的信息系统。是现代医院管理信息化建设趋势。口腔医院要积极开展并通过国家医疗健康信息互联互通标准化成熟度等级测评。

标准化是信息集成的基础，主要包含通信协议、产品数据、网络参数、电子文档以及交互图形的标准化等。①数据高速缓存器：是数据集成体系架构的关键。

通过架构分层，在原有基础业务信息系统之上架设数据整合平台和流程整合平台，以开放的接口服务体系将原有紧耦合的信息系统分层解耦合为相对独立的信息子系统。②数据整合平台：技术核心是数据处理解析器、临床数据仓库、运营数据仓库。③流程整合平台：技术核心是以企业服务总线模式建立松耦合 SOA 服务。在客户服务端，通过建立统一用户管理、统一通信和患者主索引系统，支持信息资源的基础服务。

医院管理信息系统、医院临床信息系统的深化拓展，以及电子化临床路径、医院资源计划系统、医院数据挖掘与医疗决策支持系统、医疗物联网、跨区域数据交换等数字化医院建设的拓展与延伸。

（吴正一）

jūmín kǒuqiāng diànzǐ jiànkāng dàng'àn

居民口腔电子健康档案 （ e-lectronic oral health record of residents ） 居民全生命周期口腔健康状况、口腔健康干预情况及口腔诊疗过程的记录。是居民健康信息管理的重要组成部分。与在医疗机构中使用的电子病历不同，口腔电子健康档案主要由政府和个人使用，记录不同时期健康状况、干预措施，也包含电子病历的一部分信息。

建立口腔健康档案需要与区域口腔专科信息管理平台的建立相结合；口腔健康档案的信息采集与医疗机构、体检机构及保健机构有关，与第三方影像服务机构有关；健康档案的存储与政府、民众个人有关；口腔健康档案的应用与政府管理部门、医疗机构、专家、个人都有关。因此口腔健

康档案的建立应该探索区域化的在政府主管部门、专家、医疗机构和大众之间搭建一个数据平台，该数据平台以居民口腔健康档案为核心，调动和充分利用区域内所有口腔医疗资源，完善和持续维护居民口腔健康档案数据库。这个平台的建立既可以动态监控区域居民的口腔健康状况、医疗服务状况等信息，还可以结合项目其他相关研究，为牙病预警、预防、诊治提供动态的基础数据，可为卫生行政部门制订政策提供依据。

口腔健康档案不仅仅是口腔疾病的一个简单的记录和文档，也是反应口腔健康状况和社会保障状况的重要指标。国外的口腔健康档案的建立已经有了完善的体系和实施办法，并且对行业的发展和社会保障体系的建立、完善产生了巨大的推动作用，国外在建立完善的口腔保险制度和口腔法医记录制度时都将口腔健康档案作为重要的文件和证据。

（吕培军　王勇　赵一姣　韩亮）

kǒuqiāng zhěnsuǒ（ménzhěn） guǎnlǐ xìnxī xìtǒng

口腔诊所（门诊）管理信息系统 ［ dental clinic （ outpatient service ） management information system ］ 在口腔门诊或者诊所中综合利用数字化影像采集设备（口腔数字化 X 线机、数码相机、口腔数字化内镜等）、存储设备（软盘、光盘、电脑硬盘等）和传输设备（软盘、光盘、局域网、广域网等），结合信息管理软件系统的小型管理信息系统。口腔门诊的特点是医疗、服务、保健、预防并重，因此诊所管理系统与客户管理、口腔电子健康档案、电子病历、影像管理、财务管理、材料管理、技加工管理等

系统都有信息互通的需求。

在口腔医疗临床工作中采用数字技术采集患者信息和医疗信息（治疗信息、影像信息），经过数据整理按照有序、合理的方式存入数据库，该数据可以进行有效的组合查询，并通过网络在门诊内部以及远程共享，使口腔患者的医疗信息与其社会保障号码相对应，建立口腔健康档案。同时口腔门诊的管理者可以通过数据分析有效地管理自己的门诊，上级行政主管部门和工商税务、保险等部门也可以通过口腔门诊的数据上报系统管理各种口腔门诊。利用互联网开发口腔门诊监督、培训平台使各类口腔医务工作者可以方便、快捷地获得大量的培训信息，也可以接受患者的投诉和对口腔门诊进行有效的监督。

应用层级：第一种是单机使用诊所信息管理系统，主要用于患者就诊信息管理、财务管理、物品管理等；第二种是局域网应用，需要在门诊内部建立局域网，与口腔数字化 X 线机、数码相机、口腔数字化内镜等影像设备连接，安装网络版口腔科信息管理软件，每一个诊疗单元有一个终端，不同的节点录入和采集不同的信息，类似小型化的医院信息管理系统；第三种应用是互联网应用，诊所无需安装软件，所有的服务登录到云平台上，实现患者管理、内部病例讨论、业务流的全网络化管理，让沟通、管理不仅在医疗机构中，还可以随时、随地沟通。

（吕培军　王　勇　赵一姣　韩　亮）
kǒuqiāng wùliú guǎnlǐ xìnxī xìtǒng

口腔物流管理信息系统（logistics management information system of stomatological institution）

在口腔医学设备、器材采购电子商务活动中，利用数字信息手段，实现商务活动的信息系统。在欧美等发达国家有很大的设备、器械、材料分销公司，口腔医疗机构无需有太多的材料库存，在相关服务商的统一采购平台上下单，等待物流送货，甚至供应商根据使用情况提醒采购或直接补充医疗机构的备用货品，这种采购模式好处是医疗机构可以专注于医疗行为，采购为一站式，价格透明。口腔物流信息管理系统往往是设备器材分销商开发，在医疗机构中以客户端或者网络登录的形式使用。

在商务活动中，连接供需双方的一个是信息流，另一个是物流，物流管理信息系统就是围绕这两个环节应用。围绕信息流的应用包括口腔设备器材编码体系、客户管理、客户库存管理、订单管理、支付管理等内容；在物流方面主要是配送管理、退换货管理等。

口腔设备、器械、材料品种多，使用消耗频繁，产品更新换代快，体积小易于运输配送，这些都有利于电子商务的发展，但在应用中需要解决的是编码体系、诚信体系、监管体系、支付、招投标等问题。

（吕培军　王　勇　赵一姣　韩　亮）
kǒuqiāng yīhuàn gōutōng guǎnlǐ xìnxī xìtǒng

口腔医患沟通管理信息系统（dentist-patient communication management system of stomatological institution）

在口腔医疗过程中用各种手段帮助医患之间双向传递疾病信息与诊疗信息，公开医疗信息，解释和演示诊疗过程，进行告知、交流、宣教的信息系统。医患沟通的主要内容是信息交流，信息交流的主要目标是达到医患双方的相互理解，数字信息手段可以帮助医患之间交换信息，提高双方的相互认知，在医疗过程中发挥着重要的作用，并且沟通中同时还可以起到一定的宣教效果。

系统包括医疗机构网站、微信公众号、医院微博、服务反馈管理系统、呼叫中心系统、预约挂号、咨询系统等内容。还可以建立新闻公告、科普宣教、诊疗回访、健康档案等互动交流。可以通过微信、邮件、短信提醒等推送相关信息。

医患沟通信息平台包含医院平台和个人平台两个方面。建立医患沟通信息平台可以实现医院和患者的双向良性互动，患方通过信息平台可以得到医方的健康宣教信息、诊疗信息、医院工作信息等；医方通过信息平台可以得到患方提供的第一手资料，了解患者各种信息，有利于提高医疗服务质量，提升医院管理水平。

未来的口腔医患沟通信系统除了可以进行信息互通、咨询预约之外，还可能实现家庭远程医疗模式。

（吕培军　王　勇　赵一姣　韩　亮）
qūyùxìng kǒuqiāng zōnghé guǎnlǐ xìnxī xìtǒng

区域性口腔综合管理信息系统（regional oral comprehensive management information system）

以提升区域内口腔卫生服务水平和居民口腔健康水平为目标，综合应用口腔信息学研究成果进行的一系列综合举措，以居民口腔健康档案为核心，整合政府、口腔卫生服务机构以及区域数据服务中心的资源的信息系统。

建立一个多层次立体化的口腔疾病防治网络平台，实现高水平团队与基层、技术平台与实体、政府与医疗机构的有效结合，并通过数据库系统和网络平台的运行，实现区域内口腔卫生保健状况的动态监测与报告。

网络数据库建设是"综合模式"的具体体现，同时也是具体实施"综合模式"以及保障其可持续发展的重要手段。①为广大群众提供方便、易学习、易掌握的口腔健康保健知识，促进群众自我保健和预防口腔疾病，引导群众在区域内就近享受口腔保健以及医疗服务。②通过网络手段，对区域内的口腔从业人员（医生、护士、保健宣教人员）进行培训教育，提高他们的服务水平和诊疗能力。③通过信息管理系统提高口腔医疗机构的管理能力和规范性，提高从业人员对口腔疾病，尤其是龋病的预防保健和诊疗的准确率。④通过区域口腔专科信息管理系统，为卫生管理以及疾病防控部门提供区域内发病情况、诊疗情况、医疗资源等基数数据，为管理部门制订政策提供了客观依据。

（吕培军　王勇　赵一姣　韩亮）

kǒuqiāng yīxué shèyǐng

口腔医学摄影（photography in dentistry）

需要采用一定的摄影器材、按照一定的标准进行拍摄，以口腔医学所涵盖的内容（包括面部组织、口周组织、牙、口腔黏膜等）为拍摄物，记录病变的发生、发展、治疗过程、预后及复查等情况，应用于口腔临床医学和口腔科学研究的技术。拍摄的医学影像客观真实，反映口腔临床病例的真实情况。

口腔医学摄影是医学摄影的一个分支。中国的医学摄影起步于 20 世纪 30 年代。医学影像经过几十年的发展已经广泛应用于包括口腔医学在内的各个医学领域，并形成了口腔医学摄影。随着计算机技术的迅猛发展，以及数码相机的普及，医学摄影进入数字摄影时代，并由专业型走向大众化。

口腔医学摄影是口腔临床医学中一种重要的病历资料保存方式，优点是直观、客观。能够帮助临床医师术前分析病例、制订治疗计划、预估治疗效果；利于同患者交流、明确治疗过程、满足患者的需求、避免医疗纠纷；方便同口腔技师传递临床信息，完善病例的完成；便于临床信息的传递，能够作为病历资料与同行间进行临床病例交流、完成病例讨论，进行远程、多学科会诊；可以编辑为标准病例长久保存并应用于临床教学；可以制作成科普读物和宣传网页，方便进行科普宣传，扩大广大群众对于口腔医学的认知度；治疗过程的记录能够作为法律依据举证，为医生提供法律保证。口腔医学摄影应用于口腔医学学科的各个领域，已经逐渐成为口腔医生必备的基本技能之一。

口腔医学摄影主要内容包括了解口腔医学摄影器材和口腔医学影像。

（刘峰　李祎）

kǒuqiāng yīxué shèyǐng qìcái

口腔医学摄影器材（photography device in dentistry）

在临床工作中用于拍摄口腔医学影像的设备。随着数字技术的发展，口腔医学摄影器材也由传统的胶片时代进入数字时代。在临床应用的主要是数码单反相机。随着技术的发展，操作更加简便的单电数码相机已经推向市场。

标准的口腔临床数码摄影器材由机身、微距镜头、微距闪光灯组成。①单反数码相机的感光元件面积仍然是最大的，可以根据不同的拍摄需要选择最适宜的镜头，成像反差大、清晰，相场平直、畸变很小，能够保证拍摄影像的质量。②环形闪光灯通过接环直接安放于镜头前方，环形闪光灯的光线角度与被摄对象几乎垂直，有利于表现牙的表面结构、指导技师进行仿真修复，是目前在临床中应用最广泛、最适宜的闪光灯。双头闪光灯通过接环支架将闪光灯固定于镜头前方的两侧，闪光灯的光线角度与被摄对象基本呈 45°，因此，拍摄出的影像光斑外移到边缘嵴位置，更能突出牙真实的外形特点。但是由于颊部软组织的遮挡，在拍摄后牙影像时会有一侧的光线完全无法进入口腔，造成这些影像无法顺利拍摄。③在胶片相机时代，口腔临床摄影最适合应用的微距镜头是 100mm 焦段。进入数码相机时代后，大部分口腔临床摄影工作者仍然采用 100mm 焦段的微距镜头。

（刘峰　李祎）

kǒuqiāng yīxué shèyǐng fǔzhù qìcái

口腔医学摄影辅助器材（accessory photography device in dentistry）

在拍摄口腔医学影像时使用的牵拉器材和背景等设备。设计了一系列的辅助工具，其目的主要是为了方便口腔医学影像的拍摄。

组成　主要包括人像背景、牵拉器、反光板和口内背景板。①背景板：使用自然的蓝、灰色的人像背景是最值得推荐的，但也可以使用特殊颜色的背景来体现特殊的拍摄效果。②牵拉器：主要有大牵拉器、小牵拉器、指状牵拉器、颊侧牵拉器、𬌗叉等。牵拉器的形状由单一形状逐渐变化，由原来的半弧形逐渐变化为更小巧的指状，方便使用。牵拉器的材料主要为塑料制品，方便调改，成本较低且较易消毒，临床上较常应用。③反光板：主要包括𬌗面反光板、颊侧反光板、舌腭形反光板。最初反光板的材料为玻璃制。但由于玻璃存在双重影像和消毒困难的问题，目前已发展为不锈钢材料。④口内背景板：主要有黑色和灰色两种。

作用 ①人像背景：使用均一的背景去除房间内的杂乱背景，以避免对诊断产生干扰，术前、术后使用统一背景也可以更好地观察术前、术后治疗的变化。②牵拉器：用于牵拉开唇、颊组织，暴露口内软硬组织。大牵拉器能够充分牵拉暴露牙、口腔黏膜等组织，利于拍摄。小拉钩、指状拉钩、𬌗叉等由于体积较小可以在使用背景板、反光板时使用，充分牵拉的同时能够使辅助工具容易放入，减少患者的不适。③反光板：𬌗面反光板用于拍摄上下颌牙弓𬌗面影像，颊侧反光板用于拍摄颊侧咬合影像，舌腭形反光板用于拍摄后牙舌、腭侧影像。④背景板：黑背景板可以屏蔽不需要的口腔组织，避免拍摄背景混乱。灰背景板不影响对颜色的观察，可以减小颜色信息方面的医技交流偏差。

（刘峰 李祎）

kǒuqiāng yīxué shèyǐng yǐngxiàng

口腔医学摄影影像（dental photograqh） 助手使用辅助器材牵拉、暴露患者的口腔内软硬组织，医生使用口腔摄影器材拍摄的一系列口腔软硬组织的照片。用来记录患者的治疗过程，体现医生的设计思想。

口腔数码影像包括很多种，每种影像所能够强调的、重点表现的内容不同，其拍摄方法也不同。为了给初学者以指导，同时也利于国际上的学术交流，美国美容牙医协会制定了一套口腔数码影像的标准，其中包括了 9 种（12 张）基本影像；欧洲美容牙医协会也制定了 24 张基本影像；中华口腔医学会美学专业委员会也于 2016 年制定了 16 张推荐影像。从事美学牙科相关专业的初学者可以首先掌握这些影像的拍摄。在实际拍摄中，受到患者配合和时间的限制，要根据患者具体情况、应用目的选择拍摄。

拍摄中首先应尽量遵照规范方法拍摄标准的影像，在具有一定的拍摄经验后，很多时候也可以根据不同的目的和需要，突破规范，拍摄最能够体现治疗思想的影像。同时，很多时候由于条件所限很难拍摄到非常标准的影像，在日常临床工作中也不必强求，只要能够符合拍摄原则、满足临床工作的需要即可。

口腔数码影像的拍摄者是医生，影像应该体现医生的设计及治疗思想，医生应正确掌握口腔数码摄影的拍摄规范，熟练使用相机和拍摄辅助工具，熟练掌握各种口腔数码影像的拍摄参数及正确的拍摄方法，并指导助手正确准备用物，指导助手正确配合拍摄过程。医生应该根据患者的实际情况决定拍摄的影像，即全面留取资料，又不过分增加患者配合的痛苦。助手也应该具有一定的口腔数码摄影知识，熟悉数码摄影辅助工具的使用方法，手法轻柔，态度坚定，能够帮助医生安抚患者，得到患者配合，配合数码影像的拍摄过程。

拍摄口腔医学影像需要医生、患者、助手三方紧密地配合，以便减少拍摄时间、降低患者的痛苦。①拍摄前准备：和患者交流，营造和谐医疗环境，签署拍摄影像知情同意书；根据病例实际情况，确定需要拍摄哪些数码影像，并且确定拍摄顺序；检查数码相机处在正常工作状态，基本设置正确；准备好所有的拍摄辅助用品，放置在方便取用的位置。②拍摄程序：确定拍摄内容，换算成正确的拍摄比例，调整镜头至该拍摄比例；根据拍摄比例选择适宜的光圈，控制景深；根据拍摄比例和光圈，选择适宜的快门速度及闪光灯强度，控制曝光量；调整患者至适宜拍摄并且舒适的体位；拍摄者和助手到达适宜拍摄的位置；助手有效应用牵拉器、反光镜，清晰暴露视野，保持拍摄区清洁、干燥；拍摄者用眼睛直接、形象化的构图，存在问题时指导助手调整；利用取景器构图，注意布局与视角；应用手动对焦方法，前后调整照相机与被摄物的距离，精确对焦，拍摄；迅速放大、检查拍摄影像的构图、对焦等情况，如有问题马上重新拍摄。

（刘峰 李祎）

kǒuzhōu zhèngmiàn yǐngxiàng

口周正面影像（frontal view of perioral mouth region） 拍摄患者正常休息时口唇组织正面，包括两侧完整的口角，可看见人中，但不包括鼻和下颌的正面影像（图）。该影像是中华口腔医学会

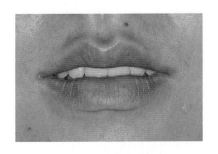

图 口周正面影像

美学专业委员会标准中推荐拍摄影像之一，是美学牙科中一张非常必要的影像。

技术方法 ①拍摄时患者为站立或端坐体位，上颌及口唇放松，口周肌肉应没有紧张的感觉。为了使患者的口唇达到放松，可以让患者发出"Ma"音，也可以让患者轻舔上唇，然后恢复。②拍摄者位于患者正前方直接拍摄，以上中切牙或上中切牙相应区域为中心，两侧口角连线应当基本平分照片。

以 Nikon D300 相机、Nikon AF-S 105mm 定焦微距镜头、Sigma EM-140 Macro 环形闪光灯为例提供拍摄的参考条件：拍摄比例为 1：2.4，光圈 f27，快门速度 1/125，闪光灯强度 M/4。

应用 通过该影像可以观察唇型、前牙对唇的支持情况以及上前牙和下唇干湿线之间的关系；上前牙在口唇休息位时暴露的情况也是非常重要的信息，很多人在这个位置不暴露上前牙，也有一些人上前牙会暴露 1~3mm。

（刘峰 李祎）

zhèngmiàn wēixiào yǐngxiàng
正面微笑影像（frontal smile view） 拍摄患者微笑时包含两侧口角在内的面部区域，包含人中，但不包括鼻和下颌的正面影像（图）。该影像被美国美容牙医协会、欧洲美容牙医协会、中华口腔医学会美学专业委员会标准中推荐的重要的拍摄影像。

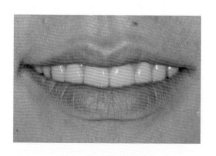

图 正面微笑影像

技术方法 ①拍摄时患者保持站立或端坐体位，头、肩部要正直，相机与水平面平行，以便使影像能够正确地反映出美学平面与水平面的关系。拍摄者应引导患者展示自然的微笑；如果患者不能做到自然微笑，可以让患者发出"E"音，可以达到与微笑相似的效果。患者的面部肌肉应当充分放松。②以中切牙为焦点，标准构图要包含患者的双侧口角和整个唇部，口唇上下包括同等量的皮肤，这种规范构图的影像有利于术前分析。要有足够的景深以使暴露出来的牙都得到清晰地展现，影像的水平中线为上颌牙的切端连线，垂直中线应当是上唇人中；如果患者存在中线不正、𬌗平面倾斜等美学缺陷，都应在影像上客观反映，以利于术前的美学分析和美学设计。

以 Nikon D300 相机、Nikon AF-S 105mm 定焦微距镜头、Sigma EM-140 Macro 环形闪光灯为例提供拍摄的参考条件：拍摄比例为 1：2.4，光圈 f27，快门速度 1/125，闪光灯强度 M/4。

应用 该影像是美学修复中最重要的影像之一。可以观察患者微笑时暴露的牙数量和牙龈情况（主要是上前牙和牙龈的情况，下前牙经常是看不到的），还可观察下唇曲线和上颌切缘曲线间的关系；与口唇静止位相比较，还可以看到嘴唇的运动范围；术前、术后正面微笑影像对比是反映治疗效果最重要的影像之一。

（刘峰 李祎）

cèmiàn wēixiào yǐngxiàng
侧面微笑影像（lateral smile view） 拍摄患者微笑时可见的全部上下唇内的区域，包含人中，但不包括鼻和下颌的侧面影像（图）。

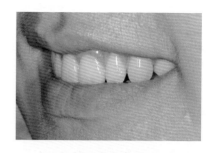

图 侧面微笑影像

技术方法 ①拍摄时患者要保持站立或端坐体位，头、肩部要正直，相机要与水平面平行，标准构图中对侧的中切牙唇面要能够清晰地看到，要隐约可见对侧的尖牙唇面的近中面。②这张影像的对焦中心为拍摄侧的尖牙区域，拍摄范围要包括上下唇组织内的区域，应注意拍摄术前、术后对比照时，拍摄角度尽量要保持一致。当然，在某些特殊情况下对焦、拍摄范围以及拍摄角度，都可以根据患者口腔具体情况、治疗范围和表现重点的不同而有所变化。

以 Nikon D300 相机、Nikon AF-S 105mm 定焦微距镜头、Sigma EM-140 Macro 环形闪光灯为例提供拍摄的参考条件：拍摄比例为 1：2.4，光圈 f27，快门速度 1/125，闪光灯强度 M/4。

应用 该影像是美学牙科治疗中重要的美学分析和展示影像，可以更清楚地记录患者微笑时暴露的牙数量和牙龈情况，同时各牙轴向倾斜度、切缘之间的相互位置关系及切外展隙形态都可以清楚地看到，更有利于对侧切牙、尖牙的形态、排列进行分析，还可以从侧方观察上前牙和下唇之间的关系。

（刘峰 李祎）

正面牙列咬合影像 （frontal view of dentition occlusion）

使用牵拉器械把口唇组织牵拉后拍摄患者咬合时正面牙列，包括全部的牙、牙龈组织和部分口唇组织的影像（图）。是美国美容牙医协会、欧洲美容牙医协会、中华口腔医学会美学专业委员会标准中推荐的主要拍摄影像之一。

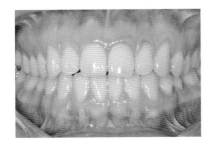

图 正面牙列咬合影像

技术方法 ①拍摄时患者端坐，或者呈45°体位躺在牙科椅上，由助手进行双侧牵拉。牵拉器要尽量拉开嘴唇，同时使嘴唇和颊黏膜完全离开牙。这样最大限度地暴露颊侧间隙，全牙列的牙、软组织才可以最大限度地暴露。②以上中切牙为中心，包含全牙列的牙、软组织，尽量嘴唇要排除在外，还要尽量少暴露牵拉器。影像的水平中线是上颌前牙的切端连线，垂直中线是面部中线。尽管牵拉器会导致软组织有一定变形，但上唇人中仍然可以成为确定面部中线的参考。③医生在患者的正前方进行拍摄，相机要和殆平面平行，要避免倾斜相机或者在垂直方向上有角度（偏上或偏下），以避免产生殆平面的不对称。④使用拉钩牵拉时患者会不自主地向上仰头，很容易造成拍摄者视角过低的问题，拍摄时应嘱患者有意识地稍微低

头，可以很好地保证拍摄视角的平直。助手也要注意控制牵拉器尽量向上提，一方面利于光线进入口腔，避免"哑铃型"的口唇影像拍摄效果，还可以避免患者因牵拉器压迫牙龈组织而抬头造成的拍摄视角变化。

以 Nikon D300 相机、Nikon AF-S 105mm 定焦微距镜头、Sigma EM-140 Macro 环形闪光灯为例提供拍摄的参考条件：拍摄比例为 1:2.4，光圈 f27，快门速度 1/125，闪光灯强度 M/4。

应用 该影像是对牙和软组织的整体印象，各牙的位置、角度及长度之间的关系都能够看到，可以全面展现牙龈曲线、软组织健康程度和存在的美学问题。

（刘峰 李祎）

侧面牙列咬合影像 （lateral view of dentition occlusion）

使用牵拉器、反光板等辅助工具拍摄患者咬合时侧面牙列的，包含一侧全部的后牙颊侧面、牙龈和部分口唇组织的影像（图）。

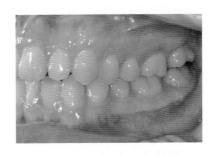

图 侧面牙列咬合影像

技术方法 ①可以使用颊侧拉钩牵拉患侧口唇组织，进行颊侧咬合像的拍摄，患者呈45°坐在牙椅上，使用大拉钩牵拉对侧唇颊组织，不必用力，仅起到支撑口唇的作用，在患侧放置颊侧拉钩，直接构图拍摄。使用颊侧拉

钩对牙龈组织的暴露不如反光板。②可以使用反光板拍摄颊侧咬合影像，正确地放置反光镜可以减小不适感。患者呈45°坐在牙椅上，在患者张口时放入反光镜，然后再转向颊侧，最后让患者进行咬合。反光板尽量深入到远中，以便能将颊黏膜尽量牵拉开，暴露出更多的后牙，要尽量拍摄到第二磨牙的远中，此时必须把颊组织尽量远地向侧面牵拉。③使用患者所能承受的最大面积的反光板，这样可以得到最全面的反射影像。但如果条件不允许，或者没有十分的必要，就不要强求拍摄到第二磨牙远中，否则可能会给患者增加很大痛苦。④同样可以让患者自己牵拉对侧的唇组织，防止嘴唇下沉形成"哑铃型"。此时患者需要做的只是保持对侧唇组织的位置，而不需要用力牵拉。拍照者在用相机构图前，先用眼睛观察反光板进行构图，指导助手调整反光板到最适宜的位置。反光板不能抵住要拍摄的牙的颊面，应尽量向远离牙的方向牵拉，尽量多地暴露牙体组织和牙龈。拍摄者站在拍摄侧的对侧进行拍摄，拍摄反光板内的影像。⑤完整的颊侧咬合影像构图以第二前磨牙为中心，包括整个患侧牙列。注意在拍摄反光板内影像时避免拍摄到真实牙列影像而形成双重影像。非常完整的颊侧咬合影像也许是最难拍摄的口内影像，而且很容易使患者感到不适。

以 Nikon D300 相机、Nikon AF-S 105mm 定焦微距镜头、Sigma EM-140 Macro 环形闪光灯为例提供拍摄的参考条件：拍摄比例为 1:2 至 1:2.4，光圈 f22-f27，快门速度 1/125，闪光灯强度 M/4。

应用 通过该影像，可以清

楚地看到后牙形态、排列及咬合关系。对于牙列缺损患者，还可以观察对颌牙的过长、邻牙的倾斜问题，评价骨吸收等情况。

（刘峰　李祎）

zhèngmiàn yáliè xiǎo kāikǒu yǐngxiàng

正面牙列小开口影像（frontal view of the dentition with anterior open bite）

使用牵拉器械把口唇组织牵拉后拍摄患者轻微小开口时正面牙列，包括全部的牙、牙龈组织和部分口唇组织的影像（图）。是美国美容牙医协会、中华口腔医学会美学专业委员会标准中推荐的拍摄影像之一。

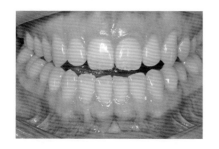

图　正面牙列小开口影像

技术方法　①拍摄时患者端坐，或者呈45°体位躺在牙科椅上，由助手进行双侧牵拉。牵拉器要尽量拉开嘴唇，同时使嘴唇和颊黏膜完全离开牙。这样最大限度地暴露颊侧间隙，全牙列的牙、软组织才可以最大限度地暴露。②上下颌牙仍轻微分离，使上下颌前牙切端都可以看到。一般拍摄正面和左右两侧，正面拍摄时以上中切牙为中心，影像的水平中线是上颌前牙的切端连线，垂直中线是面部中线。相机要和𬌗平面平行，要避免倾斜相机或者在垂直方向上有角度（偏上或偏下），以避免产生𬌗平面的不对称。拍摄侧面影响时以尖牙双尖牙为中心、上牙牙尖连线为水平

平面。

以 Nikon D300 相机、Nikon AF-S 105mm 定焦微距镜头、Sigma EM-140 Macro 环形闪光灯为例提供拍摄的参考条件：拍摄比例为 1 : 2 至 1 : 2.4，光圈 f22- f27，快门速度 1/125，闪光灯强度 M/4。

应用　该影像是观察、评价下颌切牙切端、下尖牙牙尖及下后牙咬合面的良好视图。

（刘峰　李祎）

shàng qián yáliè yǐngxiàng

上前牙列影像（frontal view of the maxillary）

拍摄患者包括全部上颌前牙在内的影像。包括上颌前牙正面和侧面影像（图）。是美国美容牙医协会、欧洲美容牙医协会、中华口腔医学会美学专业委员会标准中推荐拍摄的影像之一。

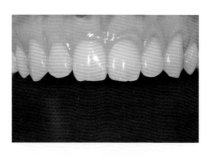

图　上前牙列影像

技术方法　①患者坐在牙椅上、牙椅与地面呈45°。拍摄上颌前牙像时，需要使用牵拉器拉起上颌唇颊组织，使用黑背景板以增加对比度，使牙列的排列、形态得到更清晰的表现。使用黑色背景遮挡不必要的口腔组织，仅暴露出前牙。选用半月牵拉器或指状牵拉器，拍摄上颌前牙时，应向斜上方牵拉口角，患者微张口，放置背景板，可让患者轻轻托住背景板，协助拍摄，这时可

嘱患者尽量低头避免影像的拍摄角度偏向切端。②根据患者口裂的大小及需要拍摄的范围选择背景板大小，不可盲目选择大背景板给患者造成不必要的痛苦。放置背景板时避免其过于垂直拍摄方向，以免背景板反光在影像上形成反光区域。③放置好牵拉器和黑背景板后，拍摄者站在患者的正前方直接拍摄上前牙正面影像，影像以中切牙为中心，以上颌前牙切端连线为水平线，至少包含6颗前牙。随着美学修复范围的扩大，也可拍摄包括双尖牙在内的10颗牙。拍摄侧面影像时让患者头部轻微转向对侧45°或拍摄者站在拍摄侧，将拍摄侧牵拉器尽量向远中牵拉，对侧牵拉器略向中间移动，使拍摄侧的侧切牙、尖牙及第一双尖牙暴露在视野中心。构图以侧切牙唇面为影像中心，前牙切端连线为水平线。

以 Nikon D300 相机、Nikon AF-S 105mm 定焦微距镜头、Sigma EM-140 Macro 环形闪光灯为例提供拍摄的参考条件：拍摄比例为 1 : 2，则设定光圈 f38，快门速度 1/125 ~ 1/180，闪光灯强度 M/4。根据影像用途及拍摄比例，各参数可以有所调整。

应用　上颌前牙正面影像是放大的前牙影像。可以清晰地看到上颌前牙的牙龈情况及牙表面结构、纹理、发育叶、切端透明度、切角形态、边缘嵴形态，还可观察前牙的接触点位置及切外展隙的特点，侧面影像也可以最大限度地放大上颌侧切牙、尖牙的各种细节特征及牙龈状况。

（刘峰　李祎）

xià qián yáliè yǐngxiàng

下前牙列影像（frontal view of the mandible）

拍摄患者包括全部下颌前牙在内的影像（图）。是

美国美容牙医协会、欧洲美容牙医协会、中华口腔医学会美学专业委员会标准中推荐拍摄的影像之一。

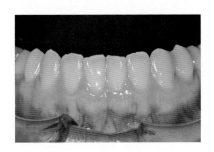

图　下前牙列影像

技术方法　①拍摄时，患者坐在牙椅上，牙椅须与地面呈45°。拍摄下颌前牙像时，需要使用牵拉器牵拉唇颊组织，使用黑背景板遮挡不必要的口腔组织，仅暴露出前牙。选用半月牵拉器或钢丝式牵拉器，拍摄下颌前牙像时，应该先斜下方牵拉口角，使患者微张口，再放置背景板，这时可让患者自行牵拉口角，由助手放置背景板。②根据患者口裂的大小及需要拍摄的范围选择背景板的大小，不可盲目选择大背景板，以免给患者造成不必要的痛苦。这时嘱患者抬头，以避免反光板暴露口底组织。③构图以下颌中切牙为中心，下颌前牙切端连线为水平线，应该包含6~10颗下牙。

以 Nikon D300 相机、Nikon AF-S 105mm 定焦微距镜头、Sigma EM-140 Macro 环形闪光灯为例提供拍摄的参考条件：拍摄比例为1:2，则设定光圈f38，快门速度 1/125 ~ 1/180，闪光灯强度M/4。根据影像用途及拍摄比例，各参数可以有所调整。

应用　下颌前牙正面影像是下前牙的高放大比例影像。可以最清晰、完整地表现下前牙列的现状或修复后的美学效果。

（刘　峰　李　祎）

单颗牙影像（single tooth view）

用来捕捉患者牙细节特征而拍摄单颗牙的影像（图）。

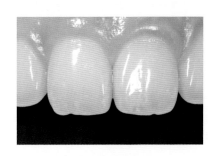

图　单颗牙影像

技术方法　①拍摄前牙单颗牙影像的方法见拍摄上下颌前牙影像的方法，仅须改变相机的参数。拍摄该影像时使用指状拉钩和黑或灰色的背景板。拍摄时注意调整角度，避免背景板的反光，拍摄个别牙像时，可以调整相机的角度，根据需要拍摄不同方向的个别牙影像。根据需要反映的不同美学信息，可以分别选择黑色背景或灰色背景。②拍摄后牙单颗牙影像时使用单个牵拉器和舌腭侧反光板，牵拉器牵拉开拍摄侧口唇组织，然后放置反光板，注意调整角度拍摄单颗牙不同角度的影响。

以 Nikon D300 相机、Nikon AF-S 105mm 定焦微距镜头、Sigma EM-140 Macro 环形闪光灯为例提供拍摄的拍摄条件：比例1:1，光圈f45，快门速度 1/125，闪光灯强度 M/4。

应用　把个别牙最大限度地放大，可以观察该牙的形态、牙体破坏情况、牙周组织健康、根分叉病变等，也可以看到修复体

的舌、腭侧情况。

（刘　峰　李　祎）

上牙弓影像（occlusal maxillary view）　使用反光板、牵拉器等辅助器材拍摄患者全部上颌牙弓的影像。该影像至少包含上颌12颗牙（图）。

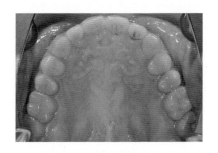

图　上牙弓影像

技术方法　①拍摄上牙弓影像时尽量放低、放平椅位。拍摄者位于患者头后方拍摄。②拍摄牙弓𬌗面影像，需要使用牵拉器牵拉开唇、颊组织，再配合使用反光板，尽量使整个牙弓都能得到反射。可以采用小号的牵拉器或者指状牵拉器，也可以使用经过自己改良的牵拉器。将牵拉器放入口腔、摆好位置后，就可以让患者自己进行牵拉。拍摄上牙弓，则向上向外牵拉。③放置反光板时，需注意反光板后端不要过于接近拍摄侧牙弓的牙，否则很有可能形成最后一颗牙的双重影像。当然也要避免反光板和对颌牙𬌗面摩擦，以免损坏反光板表面。反光板的大小可根据患者牙弓的大小选择。④拍摄这张影像时，拍摄的范围可以稍大些，为后期图像的旋转修改留出足够的空间。

以 Nikon D300 相机、Nikon AF-S 105mm 定焦微距镜头、Sigma EM-140 Macro 环形闪光灯为例

提供拍摄的拍摄条件：比例 1∶3 至 1∶3.5，设定光圈 f22，快门速度 1/125，闪光灯强度 M/4。根据牙弓大小的不同，拍摄比例和其他各参数要作相应调整。

应用　通过上颌牙弓𬌗面影像可以观察牙弓形态、牙排列、切端位置等，是进行美学修复前测量、计算、美学设计的重要影像，同时已经存在的充填体、磨耗情况等也可以看到。也可以完整地观察全部硬腭组织。前牙美学修复的设计中，经常没有必要拍摄完整的上颌牙弓𬌗面影像，而且完整的拍摄也比较困难，因此，可以简化成上颌前牙牙弓𬌗面影像。拍摄比例放大，构图范围减小。

（刘峰 李祎）

xiàyágōng yǐngxiàng

下牙弓影像（occlusal madibular view）

使用反光板、牵拉器等辅助器材拍摄患者全部下颌牙弓的影像。该影像至少包含下颌 12 颗牙，尽量避免拍摄舌体组织（图）。

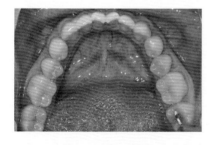

图　下牙弓影像

技术方法　①拍摄时患者 45°坐在牙椅上，拍摄者位于患者前方拍摄。②采用小号的牵拉器或者指状牵拉器，也可以使用经过自己改良的牵拉器使唇、颊组织必须被向外充分牵拉，拍摄下牙弓，则向下向外牵拉。尽量使包括第二磨牙的远中的整个牙弓全部暴露出来，让患者尽量张大嘴，舌卷起或后缩以避免影像中舌体组织对牙的遮挡。反光板尽量靠近对颌牙，反光板不能抵住拍摄侧的后牙的咬合面，这样可以避免出现非反射的牙影像、避免形成双重影像。使用带有手持器的反光镜，可以避免在反光镜边缘出现手指影像。反光板边缘和嘴唇要尽量少进入构图以内。根据患者牙弓的大小选择合适大小的反光板。③拍摄这张影像时拍摄的范围可以稍大些，为后期图像的旋转修改留出足够的空间。

以 Nikon D300 相机、Nikon AF-S 105mm 定焦微距镜头、Sigma EM-140 Macro 环形闪光灯为例提供拍摄的拍摄条件：比例 1∶3 至 1∶3.5，设定光圈 f22，快门速度 1/125，闪光灯强度 M/4。根据牙弓大小的不同，拍摄比例和其他各参数要做相应调整。

应用　通过下颌牙弓𬌗面影像可以观察牙弓形态、牙排列、切端位置等，是进行美学修复前测量、计算、美学设计的重要影像，同时已经存在的充填体、磨耗情况等也可以看到。在前牙美学修复的设计中，可以将拍摄比例放大，构图范围简化成下颌前牙牙弓𬌗面影像。

（刘峰 李祎）

kǒuqiāng ruǎnzǔzhī yǐngxiàng

口腔软组织影像（oral soft tissue view）

拍摄患者口周皮肤组织和口内黏膜组织的影像（图）。口内黏膜包括唇黏膜、颊黏膜、舌黏膜（包括舌背黏膜、舌腹黏膜、舌侧缘黏膜）、口底黏膜、龈颊沟黏膜、上腭黏膜。

技术方法　黏膜影像的拍摄使用牵拉器牵拉口唇组织，采用直接拍摄或使用反光板间接拍摄口腔黏膜组织影像。基本拍摄方法与口腔其他影像的拍摄方法基本一致，在实际拍摄范围应根据每个口腔黏膜病患者的病变范围来确定，而拍摄参数也应与其拍摄范围、拍摄比例相对应。注意在拍摄病变发生发展过程时影像的拍摄条件尽量保持一致，能提供较好的术前、术后对比效果。

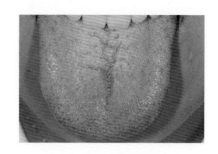

图　口腔软组织影像

以 Nikon D300 相机、Nikon AF-S 105mm 定焦微距镜头、Sigma EM-140 Macro 环形闪光灯为例，拍摄较大范围时可采用 1∶2～1∶3 的拍摄比例，拍摄的范围为 4.5mm×3.2mm；对于较小范围的拍摄，可采用更大的拍摄比例，如 1∶1 的拍摄比例，拍摄范围为 2.3mm×1.6mm。

应用　口腔黏膜影像用于反映口唇黏膜、口腔内黏膜的健康情况及发生的病变、病变发展及预后的过程。

（刘峰 李祎）

kǒuqiāng xiǎnwēi yǐngxiàng

口腔显微影像（micro-oral view）

使用相机和显微镜拍摄患者高度放大的牙体组织的影像。

技术方法　①拍摄时使用口腔科显微器械，在显微器械上安装有自动对焦功能的单反相机机身，在显微镜工作状态下直接拍摄。相机不需安装镜头和闪光灯。②拍摄时使用的灯光为显微镜自带的照明灯光，注意调节灯光的亮度，在低倍放大时选择较暗的灯光，而在高倍放大时可调亮灯光，保证拍摄时足够的照明。③拍摄时在显微镜目镜下调节好拍摄的位置、范围。因为显微镜的景深较小，调节影像为最清晰的状态并放置于视野中间，相机的对焦点也放置于视野的中心，轻轻按下相机快门即可。在拍摄时一定保证显微镜和相机的稳定，少量的偏移既可造成影像模糊。如果使用相机的防抖功能可避免影像拍摄失败。拍摄的范围即为在显微镜目镜视野下的范围。

应用　口腔显微影像主要应用于显微根管治疗过程中，记录重要的治疗步骤，应用于临床病例记录或教学工作。对于某些需要严格控制的病例，还可在修复牙体预备治疗后检查牙体预备的边缘并拍摄照片，更好地保证牙体预备的精确性。

（刘　峰　李　祎）

kǒuqiāng yǐngxiàng tiáozhěng

口腔影像调整　（oral view adjusting）　使用图像处理软件对临床中所拍摄的口腔临床数码影像进行微调的技术。目的是使口腔医学影像更加规范、简洁、重点突出，更好地反映拍摄者的思想、操作技巧等相关信息。

在临床中使用较多的图像处理软件主要有 Photoshop、ACDSee 等。使用方法参照相应软件的使用方法。

口腔医学影像最重要的特征就是科学性、真实性，因此，不能对口腔医学影像做过多的调整。但由于拍摄条件限制，拍摄的影像都存在轻微的偏斜；口腔内背景较混乱需要使用均一的背景使重点突出，减少周围混乱背景的影像。因此，需要对口腔医学影

像进行裁切、旋转、翻转、填充背景等操作。这些操作完全不影响影像的真实性，是口腔医学影像调整经常做的。亮度和对比度调整、色阶调整、曲线调整、曝光调整、色相饱和度调整、色彩平衡调整等也是图像处理软件中常用的功能，不影响影像的真实性，可以根据情况在口腔医学影像中应用。但决不允许对口腔医学影像进行污点清除、局部颜色转变、形态调改、纹理变化等调改，以保证影像的真实性。

（刘　峰　李　祎）

kǒuqiāng yīxué huìtú

口腔医学绘图　（dental drawing）　用手工或使用绘图软件绘制的应用于口腔医学教学、临床的口腔相关软组织解剖、牙解剖、治疗设计、治疗过程等的图画。

医学绘图最常用的方式是手工绘图，绘图的表现形式和手法是多种多样的，但最常用的是近似绘画中"白描"和类似"素描"的方法。采用"白描"的方法绘制的线图具有简练、清晰、主题突出的特点，线图主要在授课过程、病历记录、医技交流等过程中采用，简洁明快。采用类似"素描"的方法绘制的图画具有质感、立体感强、能更好地体现组织的空间感，但需要较高的绘图技巧。

随着计算机技术的发展，各大软件公司开发出一系列绘图软件，如 SmartDraw、CorelDraw12 等，能够方便绘图，保证绘图的精确性和统一性。如在制作一批相似的图画时能够方便制作，节约时间。计算机绘图能够存储为各种图片格式方便修改、保存和交流，方便添加于文字中。但可能受应用软件功能的局限，不像手绘图体现个体差异性。而且关

于计算机绘图在口腔医学领域的应用还没有相关的绘图标准。

无论是手绘图还是计算机绘图都是对口腔组织解剖、牙体组织解剖形象的记录。口腔专业医生、实习生、学生需要对组织形态有深入地了解，因此绘图广泛应用于教师授课、学生学习、临床工作病历记录、手术记录、病历交流、学术交流。

口腔教学绘图　主要包括教学教材中的插图、教师授课过程中在教学课件中应用的绘图或授课过程中手绘的图画、学生在学习过程中绘制的图片或完成作业时绘制的图画。①教材中的插图可以采用手绘的方式绘制，体现个性化。手绘的方式可采用"白描"方式绘制线性图，简洁、突出重点。也可以采用"素描"的方式绘制，能更好地表现组织结构的层次感，图片具有立体感，使教材插图更加真实。对于大量相似的图片或某些基础部分相同的图片，使用计算机绘图软件进行绘制是较好的选择，图片规范、统一、前后一致，也能更好地观察术前、术后的变化。教材中的图片能够提供一个接近真实的形象，为初次接触理论知识的学生提供帮助，更快地理解、记忆所学理论知识，以便于在真正接触真实病例时更快地熟悉，更好地把理论知识与实践工作结合。②教师在授课过程中为了帮助理解所讲解内容的发生发展过程手工绘制图片。这种图片都是线性图，简单易得。它对教师的绘画水平有一定的要求，授课教师需要在讲课前进行一定程度的练习才能完成。教师在授课过程中绘制的图片是一次性的，不能保存，但是却是一种最好的授课方式，最大限度地提供了对知识体系完

整性、连续性的理解。③学生在学习知识的过程中或完成课后作业的过程中绘制的图片，同教师授课时绘制的图片一样都是线性图，简洁，容易理解，并且不需要过多的培训即可完成。学生绘制的图片，能帮助学生更好地理解知识、更好地加强记忆。学生完成作业之后教师对作业的评价也能提供教师授课效果的反馈。

病历记录绘图 ①在临床检查时需要对检查结果进行记录，一般情况下均使用文字描述的方法进行，在某些情况下使用文字描述不能准确地对病历情况进行记载，需要临床医生手工绘制一些图片来完善检查结果。这种图片是用"白描"的方法绘制的线图，只需突出重点即可。目前也有预先制作好的图片或表格，直接在预成图片或表格上进行绘制，简便绘制过程。临床检查中使用的绘图使病历记录完善、形象、直观易懂，方便治疗过程中查看。②在病例治疗的过程中，记录治疗的方法、过程，一般情况下使用文字进行记录，同时也需要图片来辅助记录治疗的过程，记录治疗的特别之处。尤其是进行复杂操作或手术治疗的患者，更需对治疗过程绘图，完善记录过程。操作过程中的绘图是对治疗过程记录的补充，方便复查时针对重点部位的检查、有利于其他医生接诊时更好地了解病情，同时也能作为法律依据，提供医生自我保护的依据。

口腔修复绘图 ①在修复治疗过程中临床医生需手绘一些图片作为医生设计思想的体现，传递给技师，技师按照医师的设计要求进行修复体的制作。这种手绘图有一定的要求，即特定的符号代表特定的修复方式；比如"O"代表全冠修复体、"T"代表桩核修复、斜线范围内为金属铸造部分等。一般还配有文字说明来表明修复的材料、修复的颜色等，还可进行修复特殊要求的说明。一般是绘制在部分预成好的图片上的。②技师在修复体制作过程中也会根据医生的设计要求手绘设计图对制作的修复体进行设计，在手绘图上也会标注文字说明，比如染色的颜色、白垩斑区域等。图没有一定的格式，技师根据需求和习惯进行绘制，类似于设计师手绘的设计图。

手绘图是医生和技师交流的工具，通过手绘图技师能充分了解医生的设计思想和意图，更好地完成修复体。而技师通过接受医生的设计图和其他临床资料把医生的设计思想转化出来，并绘制在一张图画上，按照设计图制作修复体，更加方便，不需要反复查看多种资料。

口腔正畸绘图 在口腔正畸相关治疗中有医生和技师绘制的用于正畸设计、医技交流、正畸矫正器制作的图画。

（刘　峰　李　祎）

jūnshì kǒuqiāng yīxué

军事口腔医学（military dentistry） 运用一般军事医学原理和技术，研究军队人群平时和战时特有的口腔卫生勤务保障，以达到维护部队口腔健康，巩固与增强部队战斗力的专业。它通过口腔卫生勤务的实施，以保障军队人员的口腔健康为目标。军队口腔卫生人力、物力、财力所进行的一切活动必须以为军队服务为明确目的。

简史 口腔疾病对军队的战斗力有着巨大的影响。第二次世界大战以来，世界各国军队将牙医学勤务列入军事医学和卫生勤务的组成之一，逐步建立起军队牙医勤务组织与工作管理规范、程序和制度，根据本国军队的不同需求，科学地编制牙医勤务人员，装备牙医勤务设备，有效地提高了军人口腔健康水平，促进了全身健康，增强了战斗力。1962年，总后卫生部成立了全军口腔颌面专业组，组织全军口腔医学研究工作和学术交流。1992年，总后卫生部又成立了全军牙病防治指导组，组织全军口腔卫生保健研究工作。2013年，国家科技部立项成立军民共建军事口腔医学国家重点实验室，推动国家军事口腔医学项目研究工作。

研究内容 军事口腔医学以口腔医学和军事医学理论为基础，主要研究解决现代战争条件下部队的口腔医学相关问题。①军队牙病防治研究：军队口腔医学服务目标在平时主要是进行常见牙病防治工作与口腔卫生保健工作，特别是龋病、牙周疾病、冠周炎、阻生牙、牙列缺损等疾病，为中国军人的常见病、多发病。军队牙病防治研究的任务包括口腔流行病监测、牙体治疗、牙周治疗、义齿修复、口腔卫生保健等。②口腔颌面创伤与整形外科研究：军队口腔医学服务目标在战时主要是进行口腔颌面创伤与整形的专科救护治疗。军队口腔医学，在口腔颌面创伤与整形外科的救治方面取得了丰富的经验，在火器伤动物模型、弹道创伤实验研究等方面取得了高水平的成果。随着现代化武器的发展，口腔颌面战伤比例有上升趋势。因此必须加强口腔颌面创伤与整形外科研究，进行技术储备。口腔颌面创伤与整形修复研究的任务包括对各种物理、化学、生物武器所致的创伤病理研究与救治方法，颌面部肌肉、血管、神经、骨骼重建及种植体修复等。③口腔卫生勤务管理研究：包括军队口腔卫生勤务管理体系、军队口腔医疗保健工作、军队口腔健康教育、海军和空军口腔卫生勤务、战时与平时口腔卫生勤务、军队口腔健康教育与促进、军队口腔医学科技管理等。④口腔卫生装备研究：口腔卫生装备是军队卫生装备的重要组成部分，包括牙科医疗箱与机动牙科单元。牙科医疗箱指为军人实施一定类型和范围的牙科诊疗与口腔保健，并有专门包装的器材的综合；机动牙科单元主要包括牙科集装箱和牙科诊疗车，前者是在各种集装箱内配有与诊疗功能相适应的牙科设备，后者是装备有成套的牙科诊疗器材固定在专用运输工具上。野战口腔医疗与保障装备是根据部队口腔卫生勤务保障任务和军事环境使用条件，在一般口腔卫生装备的基础上，加以改进和组装配套而成的。由于部队流动性大，机动性强，使用的器材装备受到野战条件的限制。牙科卫生装备形式多种多样，都应以实用为原则，具有任何条件下都不受客观条件的限制而到达预定地点，实现预定目标的可能性，且展收方便，内部设施完善。⑤口腔卫生勤务教学研究：军队口腔卫生勤务的教学目的是使学员获得口腔医学专业军医必需的口腔卫生勤务基本理论与基本技术，增强口腔医学专业军医对中国军队口腔卫生勤务和外国军队牙医勤务现状、军队口腔疾病和颌面创伤流行特点、中国军队口腔卫生勤务保障管理的认识，从而提高口腔医学专业军医开展军队平时口腔预防-医疗-保健一体化服务能力和做好一场高技术条件下局部战争的口腔卫生勤务保障准备，为适应军事环境的口腔卫生勤务保障需要打下基础。

研究方法　①观察性研究：描述性研究军队口腔疾病和颌面创伤流行特点，分析性研究军队口腔疾病和颌面创伤影响因素。②试验性研究：开展常见口腔疾病控制与预防临床试验、军队口腔健康教育干预试验。③理论性研究：建立口腔卫生勤务保障资源与需求模型构造。

（李　刚）

jūnduì kǒuqiāng wèishēng qínwù

军队口腔卫生勤务（military dental services）运用口腔医药技术和口腔卫生资源，探讨军事环境因素对口腔健康、疾病与创伤的影响，并通过口腔卫生勤务组织与管理，以达到预防口腔疾病、康复口腔创伤、促进口腔健康、提高军事劳动力目的的措施。是军队卫生勤务学和军队卫生保健的重要组成部分。

第二次世界大战以来，世界各国军队将牙医勤务列入卫生勤务的组成之一，逐步建立起军队牙医勤务组织与工作管理规范、程序和制度，根据本国军队的不同需求，科学地编制牙医勤务人员，装备牙医勤务设备，有效地提高了军人口腔健康水平，促进了全身健康，增强了战斗力。中国军队在1938年总卫生处门诊部就设立了牙科门诊，开展军队人员牙科勤务保障工作。1950年军队接收了国立中央大学医学院牙科，于1954年在西安建立起第四军医大学口腔医学系。为军队提供了良好的口腔卫生勤务保障服务，促进了军队人员健康素质的提高。

口腔疾病与其他系统性疾病相比具有两个非常明显的特点：①口腔疾病在人群中患病率最高。②口腔疾病对人体健康的损害是缓慢的、渐进的和长期的。口腔疾病，特别是龋病与牙周疾病，绝大多数为慢性疾病，形成口腔病灶，破坏口腔功能，长期缓慢地影响口腔健康与机体健康，而不像全身疾病，如传染病、外伤往往是突发的、致命的，而且，人们往往都能带病工作与训练，所以口腔疾病常常不易引起人们的广泛重视。从军事观点来看，当口腔疾病发展到急性疼痛时，就会产生严重的影响。

军队人员由于执行任务种类多、驻地分散等特点，其口腔卫生服务需求和利用有其自身的特殊性。由于口腔疾病诊疗服务的特点和对战斗力的影响，使军队口腔卫生勤务无论战时或平时均有明显的特殊性。为了改善军事人员的口腔卫生状态，口腔专业医生不仅要治疗牙科急病，而且还要进行预防，这决定了军队设立口腔卫生勤务的必要性。①战时口腔卫生勤务是对口腔颌面战伤伤员进行专科救治与对作战人员的牙科急诊进行处理。随着现代化武器的发展，口腔颌面部战伤的比例上升，战时口腔卫生勤务的作用更加重要。口腔颌面部是人体个性特征与容貌的重要标志区，是人体非致命性损伤的最敏感区，口腔颌面部功能与结构的康复关系着建立"完整人"的概念。随着医学模式的转变，生物-心理-社会医学模式又为口腔颌面战伤的康复赋予新的内容。②平时口腔卫生勤务是对部队人员常见口腔疾病进行医疗、保健、预防一体化保障，由于口腔疾病患病率高，其检查、诊断、治疗、预防、保健融为一体，医疗方法大多为手工外科操作，需要大量人力，这就需要大量培训口腔医学专业人员来开展此项工作。加之口腔医疗操作对口腔医疗装备依赖性强，这就需要加强野战口腔医疗装备研究。又由于口腔疾病往往是慢性的、非致命的，如果病员长距离后送往往后送费用更高，因此，口腔医疗保障必须是近距离的。

（李　刚）

yězhàn kǒuqiāng hémiàn wàikē

野战口腔颌面外科（field oral and maxillofacial surgery）　研究口腔颌面部火器伤、冲击伤、撞击伤等创伤发生机制、临床表现、诊断、治疗与防治的专业。包括口腔颌面部战创伤基础理论研究、战救器材的研究、康复医学工程研究。培养现代战争条件下的口腔颌面部战伤救治人才是加强军事斗争准备、满足口腔卫生勤务保障的重要环节。现代战争中机体损伤涉及甚广，救治包括口腔颌面创伤的急救、颌面部骨折的复位与固定、面部中份创伤的处理、口腔颌面部软组织缺损的修复、颌骨缺损的修复及骨代用材料、口腔颌面部神经损伤的修复、颌面部异物摘除等。

（李　刚）

jīdòng kǒuqiāng yīliáo bùduì

机动口腔医疗部队（mobile dental forces）　直接对军队师旅级和团级部队进行口腔卫生勤务支援的工作机构。根据国际军事口腔医学的变革与发展，军队口腔医疗机构发展的总体趋势是应将口腔医疗保障系统尽可能地设置到连、营、团驻地及基地、海岛、机场、仓库、舰艇上，直接为基层部队一线军人服务。机动口腔医疗部队能提供有效的口腔医疗，防止需要紧急和确定性口腔医疗的军人进行不必要后送。

中国军队 2004 年已研制成功数字化野战口腔医疗车，为军队建立机动口腔医疗部队，开展连、营、团驻地及基地、海岛、机场、仓库、舰艇基层一线军人口腔医疗服务。

作用　调查表明，部队官兵中有 63.3% 的人需各种牙科治疗，特别是基层部队官兵的龋齿充填率明显低于城市驻军官兵龋齿充填率。由于部队官兵患牙病不可能远距离后送医院治疗，当影响口腔功能，需紧急后送治疗时，大多已成为晚期口腔疾病患者，治疗方法亦复杂，治疗效果也有限。但口腔医务人员过度集中于大中城市驻军医院，而师医院和团卫生队口腔卫生人力设置不合理和基层医疗单位缺乏口腔医疗器材，无法在师医院和团卫生队开展部队人员常规的口腔医疗工作。虽然中心医院、驻军医院、野战医院口腔科人员建立了定期到部队巡回口腔医疗制度，各级医院的口腔医师定期到边防、哨所、海岛基层部队开展巡回口腔医疗工作，但口腔医疗保健的工作范围和内容十分有限，无法满足基层官兵口腔医疗保健需求。建立机动口腔医疗部队可直接对师级和团级进行口腔卫生勤务支援，常年深入部队基层进行巡回口腔医疗，深入连、营、团驻地及基地、海岛、机场、仓库、舰艇开展口腔医疗服务工作。

编制配置　机动口腔医疗集装箱具有机动方便、展收迅速、可独立完成各种不同的口腔医疗任务的优势。机动口腔医疗诊疗车适应性强，可成为一个机动牙科诊所。

机动口腔医疗部队应配备二个复杂牙科单元和二个备用简单牙科单元。按营级配编，应配备

队长兼职口腔医师、专职口腔医师、口腔护士、司机兼设备维修，全部工作人员由军队口腔医生每月轮换。队长负责指挥，传达上级命令；口腔医师负责口腔医疗工作；口腔护士负责口腔医疗辅助工作和口腔保健工作。远距离可采用机动口腔医疗装备不动，人员移动的方式换人。

工作任务　开展部队人员口腔健康检查，开展部队人员规范口腔医疗，开展部队人员口腔健康教育，开展部队口腔医务人员培训，开展部队人员常见牙病防治研究。

（李　刚）

zāinàn shìgù kǒuqiāng yīxué fúwù

灾难事故口腔医学服务（professional dental service in disaster accident）　根据世界各国在灾难事故处理中的经验，灾难事故口腔医学服务包括参加现场救护、伤员分类、口腔颌面外科手术、牙保健和紧急治疗、牙鉴定工作。

现场救护　口腔医护人员可以运用救护知识和技能，对各种急症、意外事故、创伤和突发公共卫生事件等施行现场初步紧急救护。①通过及时有效的急救措施，如对心跳呼吸停止的伤员进行心肺复苏，以挽救生命。②在现场对伤员进行对症、医疗支持及相应的特殊治疗与处置，以使病情稳定，为下一步的抢救打下基础。③发生事故特别是重大或灾害事故时，现场急救时正确地对伤员进行冲洗、包扎、复位、固定、搬运及其他相应处理，可以大大降低伤残率。④安定伤员情绪，减轻伤员的痛苦。

伤员分类　伤员分类的目的就是要按伤情的轻重缓急，迅速安排伤员救治的先后次序，以保

证大多数伤员得到必要的救治。分类小组应备有急救包、急救药品、止血带、氧气包等止血、解除窒息等简单器械，还应配有照明灯、担架、分类标志牌等。据国内外大量统计资料显示，地震灾害、建筑物倒塌等伤员以机械性损伤为主，如挤压伤、砸伤和土埋窒息等；其次是完全性饥饿、精神障碍、烧伤等；恐怖袭击、爆炸多以复合伤为主，其次是机械性损伤、烧伤等；特大火灾事故伤员以烟气中毒、烧伤为主，其次是机械性损伤。

法国军队卫生勤务条例规定，在紧急状态下由牙科医生负责伤员分类工作。安排伤员转送、救治的先后顺序：①伤情严重、需要立即施行手术抢救的伤员，如有活动性大出血、开放性气胸、张力性气胸、窒息、呼吸道阻塞者。②需要早期手术的伤员，如四肢开放性骨折、需要立即截肢的大面积四肢伤、腹部穿透伤、颅脑伤、面部烧伤者。③伤情较稳定、可稍后进行手术的伤员，如一般软组织损伤、四肢骨折、烧伤、脊髓损伤、无压迫症状的颅脑损伤等。④伤情较轻、不需要手术治疗的伤员，如小面积浅部烧伤、不需要手术的挫伤、扭伤等。⑤不需要到医疗单位救治的轻伤员。

口腔颌面外科手术 在灾难事故救援过程中，口腔颌面部损伤的抢救应遵循损伤控制性外科理论，积极抢救生命，其次尽早清创缝合，恢复口腔颌面部功能及外观。

牙保健和紧急治疗 在特大灾难事故处理中救灾人员和灾民没有口腔卫生条件，易导致牙龈炎、牙髓炎、根尖周炎等。牙病防治工作包括急性龋齿、牙髓病、急性冠周炎、牙周炎、口腔溃疡的治疗，并提供口腔健康教育和开展口腔健康咨询服务。

牙鉴定 口腔诊所应重视保留口腔患者的检查和治疗资料，建立数据资料库。每个人因年龄、性别、民族、生活区域及饮食习惯的不同，其牙的色泽、形态、大小、排列、牙磨损程度和牙弓的形状也都各有特点。在大型灾难事故中，通过观察遗留牙的生长情况、磨损程度、患龋情况、缺失牙数、所镶义齿和生前牙科治疗的痕迹等，再与其生前的牙科病历记载对照，便可确定死者身份。

(李 刚)

jūnduì kǒuqiāng yīliáo xūyào fēnlèi
军队口腔医疗需要分类 (army dental need classification)
评估军队人员口腔医疗需要，合理安排口腔卫生资源，保障军队人员口腔健康的方法。将军队人员口腔医疗需要共分4类。①口腔健康不需要任何后送口腔医疗的人员。②需要按期后送口腔医疗的人员：中度的牙石；浅龋不发展；牙周疾病小范围的，也不发展；需要正畸；需要预防性治疗的口腔情况；需要口腔修复。③需要及早后送口腔医疗的人员：重度龋齿，重度牙周疾病，慢性牙髓病或根尖周疾病，严重的牙石，慢性口腔感染，需要拔除一只或几只牙。④需要紧急后送口腔医疗的人员：口腔颌面创伤，急性牙髓病或根尖周疾病，急性口腔感染，急性冠周炎。

(李 刚)

yězhàn kǒuqiāng yīliáochē
野战口腔医疗车 (field dental vehicle)
针对军人口腔疾病防治专用于野外和战场的机动医疗设施。欧美军队均装备有各种类型的口腔医疗车，中国于2004年已研制成功数字化野战口腔医疗车。

野战口腔医疗车的研制借助的是现代化的牙科医疗、感染控制、数字管理、影像诊断、污水处理、温度调节、发电动力、GPS定位技术。利用大型口腔医疗车自身的条件达到在野战条件下机动实施口腔医疗保障的目的。

现代化新型的野战数字化口腔医疗车，既能适应部队的编制、体制，又能满足部队基层的实际需要：①对常见口腔疾病能进行治疗，对牙列缺损能进行取模、戴牙等修复，对牙槽外伤能进行清创缝合、牙颌固定等。②能在野战条件下进行工作。③车辆在低级路面上长途行驶对口腔医疗设备无损害。

(李 刚)

jūnrén kǒuqiāng wèishēng bǎojiàn
军人口腔卫生保健 (oral health care of military population)
由于军队任务具有种类多样、环境复杂、驻地分散、人员机动等特点，其军人口腔卫生保健有其自身的特殊性。口腔健康与健康素质和战斗力密切相关。

常见口腔问题 口腔疾病（非战斗减员）对战斗力有显著的影响，口腔疾病与其他系统性疾病相比具有两个非常明显的特点。①口腔疾病在军队人群中患病率最高，中国军队口腔健康调查表明，军队人员龋病患病率为38.61%左右，牙周病患病率为82%左右，冠周炎与阻生齿患病率为22%左右，牙列缺损患病率为11%左右。几乎人人都需要口腔医疗和口腔保健，口腔医疗与口腔保健具有广泛的必要性。②口腔疾病对人体健康的损害是缓慢的、渐进的、长期的。口腔疾病，特别是龋病与牙周疾病，绝大多数为慢性疾病，长期、缓慢地影响口腔健康与机体健康，常常不易引起人们的重视，且人们往往能带病工作、训练。据空军军医大学口腔医学院调查，需要按期后送口腔医疗的人员占总人数的 79.3%，需要及早后送口腔医疗的人员也占总人数的 39.1%。

龋病 龋病是常见病、多发病，世界卫生组织已列其为须重点防治的慢性疾病，仅次于癌症和心血管疾病。中国军队口腔健康调查结果表明，军队人员总人数中患龋率为 38.61%，龋齿均数为 0.92，其中补牙率为 11.3%，补牙均数为 0.19。

牙周疾病 中国军队口腔健康调查结果表明，牙龈炎患病率为 57.8%，牙石检出率为 25.3%，早期牙周病患病率为 4.2%，晚期牙周病患病率为 0.6%，牙周健康区段数为 3.45，牙龈炎平均区段数为 1.82，牙石平均区段为 0.62，说明牙龈炎是常见病和多发病。军人牙周疾病的流行病学特点是发病很普遍，但发病程度并不严重。边防部队的驻地环境多为边远山区及丘陵地带，生活条件较艰苦，饮用水供应不足，多饮用山泉或岩石地下水，水的净化处理又受到限制，致使牙石、牙周病发病率增高。

阻生齿与冠周炎 中国军队口腔健康调查结果表明，第三磨牙阻生率为 22.8%，入伍后有冠周炎病史者为 13.1%，其中年发病率为 6.24%，患病率为 2.9%。引起冠周炎的主要原因是阻生齿，特别是第三磨牙龈盲袋，常滞留食物而潜藏细菌，导致急性、慢性冠周炎。

口腔黏膜溃疡与唇炎 中国军队口腔健康调查结果表明，入伍后有口腔黏膜溃疡病史人员占调查人数的 13.79%，其中年发病率为 4.37%，患病率则为 2.24%；在军事环境下，由于紧张、疲劳、寂寞，以及严寒、酷热、作息时间不规则及不良心理状态而致病。中国军队口腔健康调查表明，入伍后有唇炎病史人员占调查人员的 8.18%，其中年发病率为 5.14%，患病率则为 2.9%；由于军事任务的特殊性，军人常常需在严寒、酷热、缺氧、缺水的地理条件下工作，地理条件也成为唇炎的影响因素。

口腔颌面创伤 军事训练与战争是口腔颌面创伤的主要影响因素，颌面部是人体暴露部分，无论平时或战时都易遭受创伤。颌面部战伤的发生率有逐渐增高的趋势。口腔颌面邻近颅脑、颈部，至少有 25% 的颌面创伤伤员同时有头部或颈部创伤。颌面位于呼吸道，颌面创伤对生命可造成直接威胁。颌面颈部创伤与有无配戴面颈部保护装置有关。

内容与方法 一般可根据不同发病情况、官兵需求程度、医疗人力资源情况，由部队基层医疗单位开展与实施。

征兵体格检查标准 在征兵来源充足时，可提高口腔检查标准，则可减少口腔疾病在军队流行的程度。

军人口腔健康教育 口腔健康教育是军人健康教育的重要组成部分，口腔健康教育可以促进口腔预防措施的实现。①体格检查：目的是全面了解部队人员的健康状况，其中包括口腔健康状况。在实施检查时，对军人进行口腔健康教育，并及时发现早期口腔疾病，指导军人接受治疗。②新兵集训：新兵缺乏军队卫生知识，在集训期间，应对他们进行广泛的口腔健康教育。③门诊住院医疗期间：应该有针对性地对门诊、住院医疗的军人进行口腔健康教育，使军人对自己所患疾病有正确的认识，并掌握预防方法。④推荐口腔健康教育读物：应向他们推荐有关口腔健康知识的科普读物，以丰富他们的口腔健康知识，促使其口腔健康行为的形成。

口腔疾病预防与控制 ①建立机动口腔医疗部队：为快捷抽组、迅速应变、能分能合、灵活机动的卫勤保障创造了条件，开展连、营、团驻地，基地、海岛、机场、仓库、舰艇基层一线军人口腔医疗服务，提升口腔卫勤应急保障的综合效能。②定期口腔健康检查：应对军人进行早期诊断和及时处理，对军人在口腔检查过程中的口腔检查记录的完整性和精确性方面给予高度重视。③推广使用适宜技术：在可能情况下应用防龋涂膜和窝沟封闭等适宜技术。④进行预防性治疗：军人每年至少进行 1 次牙周洁治，以降低牙周疾病发病率。对于龋坏或引起冠周炎的阻生第三磨牙均应拔除，位置不佳的第三磨牙也应预防性拔除，以降低冠周炎发病率。位置正常的第三磨牙可予保留，邻牙缺失后可作为镶复的基牙。⑤及时安排口腔医疗后送：对于行较复杂的牙科治疗、牙科修复治疗和牙槽骨折、口腔颌面外伤的患者应及时安排口腔医疗后送转诊。⑥与地方口腔医疗机构开展双拥创建活动。

（李 刚 轩 昆）

yákē fǎyīxué

牙科法医学（forensic dentistry） 通过合理收集、检测及评价牙科证据而为司法活动提供科学的、具有法律效力的证明资料，应用牙科学的理论与技术研究法医鉴定人身识别的应用学科。又称法医牙科学或法医齿科学。

简史 中国现存的较早的医学文献《内经》已在牙与年龄估计方面进行了详细的描述。公元66年，罗马皇帝根据遇害者一颗中切牙变黑的特征确认被害者为皇后，此案例可能是西方最早的有关法医牙科学的文献记载。法医学家宋慈所撰的《洗冤集录》系统地阐述了法医学的尸体检查方法和各种死亡情况下的检查所见，其中有20多处描述为法医牙科学方面的内容。1453年，参加卡斯基隆战役的约翰·特伯特的鉴定案例，被认为是西方正式报道的第一例牙科鉴定案例。1775年，约瑟夫·沃伦在一次战争中遇害，保罗-李维尔利用当年为其制作的固定桥义齿确定了约瑟夫·沃伦的身份，保罗-李维尔也被认为是美国牙科法医学的创始人。1849年，在美国"韦伯斯特-帕克曼刑事案件"中，法医通过烧焦尸体的残留牙及义齿确认死者身份，这是牙科法医学鉴定结果第一次被法院认可。1897年巴黎慈善展览会发生大火灾，牙科医师奥斯卡-阿莫埃多（Oscar Amoedo）对灾难遇害者身份进行了成功的鉴定。1899年，西方近代法医学开始传入中国。1961年，世界上成立了第一个法医牙医学组织斯堪的纳维亚齿学学会。1969年，美国成立了美国法医牙科学协会。1970年，美国法庭科学学院建立法医牙科学机构。英国沃伦·哈维著《牙科法医学》。1986年，美国牙齿科协编制一套计算机程序对美国公民的牙记录、存档，需要时通过对计算机存档的信息与受检者的牙特征进行对比达到鉴定人身的目的。目前大多数国家拥有法医牙科学的相关机构，并且一些国家已有法医牙科学学位，由牙学院授位，专门培养从事法医牙科学行业的技术人员。

研究对象 ①牙钙化及萌出的年龄变化以及牙形态学上的性别、种族、年龄与饮食习惯所致的差异。此方面的研究可以进行个体的种族、年龄、性别、社会经济地位和疾病的推断。②根据牙科学档案记录和咬痕特征进行个体识别。牙的结构、排列、治疗记录及义齿的位置形态等，使不同个体具有完全相同牙特征的可能性为零，构成牙对个体进行身源认定的基础。牙科法医学研究对象已从牙扩展到整个颅颌面部及毛发系统，更包括了除牙、咬痕鉴别认定以外的颅颌骨认定、颅骨面貌复原、颅像重合、颅颌骨医学影像认定、头发检验等。

研究方法 ①医学研究方法：最主要的是尸体剖验。包括肉眼观察研究和取器官组织检材制作组织切片，显微镜下观察机体器官、组织或细胞的病理改变。为研究超微结构和测定微量金属含量，还可应用电子显微镜观察和微区分析。此外，还可根据需要提取相应检材做化学和生物学检查。其次是临床医学检查，应用临床知识对活体进行诊察，确定活体的生理、病理状态，解决医疗事故中的医疗责任及传染病、中毒等的防治问题等。②应用化学分析方法对毒物进行定性和定量，对排泄物、呕吐物进行毒物检验；用化学反应方法确定是否有血迹、唾液；用生物化学方法检查人体酶型和遗传指纹，以进行个体识别等。③采用免疫血清学鉴别个体和动物的血液、唾液、其他体液斑、分泌物、牙、骨、毛发的种属和血型。④对有关检材进行细菌和病毒检查等。⑤采用动物试验方法进行中毒病理学、机械性损伤、其他物理性损伤、机械性窒息的模拟试验。⑥应用人类学知识对无名尸体进行年龄、性别、种族特征的研究。⑦采用物理仪器测定骨骼、牙的强度，进行损伤模拟试验；采用X线技术进行损伤、身体异物和骨骼、牙年龄的推断；采用气相色谱仪、质谱仪、磁共振技术等对毒物和药物进行定性和定量分析；用光谱分析、电泳技术、显微镜技术进行法医物证的检验等。

与邻近学科的关系 牙科法医学是以口腔医学、法医学为基础，以生物学、物理学、化学等自然科学为基石而发展。牙科法医学的诞生，一方面促进了司法活动的科学化，同时也对立法、行政活动也提供了专业支持；另外牙科法医学丰富了口腔医学的内容，促进了口腔医学的规范发展。

（陈新民）

yákē fǎyīxué gèbié shíbié

牙科法医学个别识别（individual recognition of forensic dentistry） 以同一认定理论为指导原则，通过对牙科法医物证检材的遗传标志做出科学鉴定，依据个体牙科特征来判断前后两次或多次出现的牙科法医物证检材是否同属一个个体的认识过程。是牙科法医学的主要内容和牙科法医物证学的主要任务。牙科法医物证又称牙科法医生物物证，指罪犯或民事行为当事人在实施行为时所涉及和遗留的人体口腔颌面部构成成分检材（如牙、咬痕、骨骼、唾液等）。包括牙鉴定、牙同一认定、牙科法医学合成画像等。

（陈新民）

yá jiàndìng
牙鉴定（dental identification）

通过医学、物理学、化学、生物学等方法对牙的类别、大小、形态、萌出及脱落时间、磨耗及钙化程度等指标进行观察与测量，并结合血型检测、DNA 分型等结果，与嫌疑个体的牙照片、病历记载及血型、DNA 分型进行比对，认定尸体身源或所属个体的年龄、性别、种族、种属等特征的技术。

牙是人体最坚硬的物质，它不受环境温度的影响并具有良好的抗腐蚀能力，因此成为人体中保存时间最久的器官之一。在高度腐败尸体、白骨化无名尸体、火灾和焚烧炭化尸体个人识别中，牙常为重要的法医学物证，现已成为侦查、检察、审判和重大灾难事故中个人识别的重要法医技术。所以牙也被称作人类的第二张"身份证"。

牙的检验在法医人类学中占有相当重要的地位。受遗传、地区、年龄、食物、营养、卫生习惯、疾病、外伤等影响，牙具有一定个体特异性，具有完全相同的牙列是几乎不可能存在的，这给法医学中的牙鉴定奠定了理论基础。现代牙科法医学检验人员在检验尸体或鉴别身份时，已能成功通过牙科学地推断死者或被鉴定人的种族、年龄、性别、职业、社会经济状况等关键信息。①牙的形貌：对牙的形貌观察是从牙的解剖学结构开始的，人的每类牙均有各自的解剖学特征。经专家用电子计算机计算后得出，人类牙完全相同的概率仅为 25 亿分之一。对牙的形貌观察包括牙弓的长度和宽度、牙的排列方式、牙间的间隙大小、牙的尺寸大小、牙冠的形状、牙尖的个数及位置、发育沟的走行、接触面的形状、牙颈的部位、牙根的数目及形态等方面。②牙的萌出与更替：牙的萌出、生长、发育及更替是一个缓慢而有规律的过程。应用 X 线片及牙萌出后的形态学观察，根据牙尖钙化、牙冠形成、乳牙萌出、恒牙萌出推断未成年人年龄。③牙序列：正常人牙由中线向外分别有：中切牙（4）、侧切牙（4）、尖牙（4）、第一前磨牙（4）、第二前磨牙（4）、第一磨牙（4）、第二磨牙（4）、第三磨牙（4）共 32 颗牙。由于多生牙、缺失牙（先天、后天）、结合牙、双生牙及其间距、位置发生变化，使牙序列发生变异。这种变异对牙的咬合、磨耗、咬痕、面型等有不同程度的影响。同时表现极明显的个人特征，为个人识别提供了重要条件。④牙的磨耗程度：牙随着咬合次数的增加逐渐磨平露出牙本质。根据牙釉质磨耗程度及牙本质暴露的多少和大小可推断年龄。⑤牙髓腔的形态学变化：经切片或 X 线片观察，随着人的年龄增长，髓腔体积逐渐缩小；髓角变圆或消失；髓腔顶下降，根管变细，尖孔变小甚至完全消失。这是因为髓腔周围发生继发性牙本质沉积的结果，根据这一变化可推断年龄。⑥牙的显微结构变化：牙在生长过程中其微细结构发生变化。牙髓细胞有脂肪堆积并有矿化结节形成；髓细胞缩小并减少出现网状萎缩；牙髓随着年龄增长有空泡及玻璃样变性和钙化。牙根部骨质随着年龄增长逐渐增厚。⑦牙的人种特征：牙的人种特征最明显的为上颌切牙的铲形门齿。该牙舌面两侧边缘嵴增厚及舌面凹陷而形成的似铲形，蒙古人种（中国人男性 89.6%、女性 94.2%）中最多；黑种人（美国黑人男性 12.5%，女性 11.6%）次之，白种人（美国白人男性 9.0%，女性 7.8%）最少。⑧牙的血清学检验：牙髓中含有大量细胞，应用血清学方法对牙髓组织进行检验，可确定种属及血型，而达到认定的目的。⑨牙的性别鉴定：牙髓组织可做 Y 小体的检验。⑩牙的氨基酸含量：用牙本质中氨基酸的消旋作用推断年龄。⑪牙的 DNA：应用 DNA 技术，取牙铁组织做 DNA 指纹图能达到同一认定的目的。⑫牙病：牙病的种类很多，最常见的是龋病。不同的人龋齿发生的数目、部位、程度等有所不同，诊治情况也很复杂。不同的牙医均有各自的常用治疗方法和技术，这便形成了个人间的差异，在有档可查的情况下，对个人识别非常重要。⑬牙的修补及材料：不同地区或不同医院的牙科医生在牙科手术时所用材料存在差异，修复材料可提供准确的个人特征。同种材料，不同批号和厂家的产品，其物理性状、化学成分及比例等均会有所不同，对认定死者可起重要的作用。⑭牙列缺损及牙列缺失：对缺失或缺损牙要安装义齿代替原牙的功能。对缺失牙的义齿鉴定、缺损的牙种类、修复的状况、缺失的时间等鉴定有助于推断生前的状况。⑮错殆畸形：畸形牙对个人识别、咬痕特征、面貌特点的认定有重要意义。⑯牙痕：可反映出牙整体及个别的特征，牙痕认定有指纹效果。在牙痕处可提取唾液做 DNA 检验。⑰牙档案：牙病档案为利用牙特征及牙痕迹进行牙科法医学鉴定提供了必要条件。牙科法医学检验人员在可根据检验所见同被检者的牙档案进行对比，然后做出鉴定结论。

⑱牙的微量元素：对牙的元素含量分析，有助于推断该人生前生活地域、环境、职业等。牙氟含量与年龄有一定的相关关系。

健康成年人有32颗牙（有些人的第三磨牙萌出较晚，甚至终生不萌出）。每颗牙各有5个功能和形态各不相同的牙冠面，即近中面M、远中面D、颌面O、舌面L和颊面B。这些牙冠面可以组成多种牙排列型。牙科法医学的主要检验目标是：牙的缺损情况、现存牙生长情况（位置、大小、颜色、形态、生长方向、扭转角度、牙冠面夹角）、牙的修复正畸情况（镶补、义齿、义齿套、义齿桥、填充物）、牙的磨损老化程度等。这些特征因人而异，特征越多、越明显，就越有利于鉴定。在检验尸体或鉴别身份时，检验人员应根据检验中的发现，科学地推断死者或被鉴定人的年龄、性别、职业、社会经济状况等，甚至根据牙可推算脸型。牙医法医学的具体鉴定内容包括如下方面。①牙位图填绘：制作检验报告和鉴定书需填绘牙位图，这种图表应采用标准格式，由国家统一印发。为便于记录和描述，还应对牙进行编号标记。国际牙科法医学界采用的牙位标记与中国目前沿用的口腔学临床牙位标记法不同，其标记方法如图所示。对于检验中发现的特征，牙科法医学检验人员要准确地描述其所在牙位及牙冠面，允许使用简写符号叙述。然后建立牙档案。

②年龄判定：根据牙判定年龄其结果是比较准确、可信的。目前通行的方法是：从胚胎到20岁之内以牙发育、萌出情况判定年龄；20岁以后，可综合牙磨耗度、牙周组织情况、髓腔继发牙本质沉积量、根部牙骨质沉积厚度、牙根吸收情况及牙根透明度来判定年龄。③种族、性别判定：根据牙的形态可判定个体的种族，牙科人类学家的研究表明：锹形切牙有最明显的种族差异特征。此外磨牙形态、𬌗关系、颅颌形态也可辅助判定种族。性别判定最可靠的方法是检验牙髓组织的性染色质，另外根据牙大小、发育的差异也可判定性别，下尖牙的性别差异较明显，男性下尖牙比女性的大一些。④经济、地理因素判定：龋齿发生、口腔卫生状况、口腔治疗方法及疗效在一定程度上可说明个体的文化、经济状况，如口腔卫生良好、口腔治疗方法先进、疗效完善的个体一般经济、文化水平较高。地理因素也会在口腔留下印记，特征性色素沉着，如有氟斑牙的个体表明曾在高氟区长期居住过。中国北方盛行牙髓塑化疗法，而外国人的牙一般无塑化治疗痕迹。⑤职业、生活习惯特征判定：吹玻璃工人、木匠的牙口腔组织常留有职业印记；经常叼烟斗的人、长期嗑瓜子的人，其切牙切端多磨耗严重。⑥咬痕鉴定：由于牙形态、𬌗关系及口唇、颊、舌软组织的个体差异，咬痕也具有个

体特异性。⑦义齿鉴定：义齿也能为鉴定提供信息。在北欧、英美等发达国家已制定法律，规定牙医在为患者制作义齿时要在义齿上留有标记，标记可以是患者姓名、社会保险号码或制作年月日等。

种属鉴定 确定牙所属个体的种属，即判定牙是来源于动物还是人类的技术。牙的种属鉴定主要用于杀人焚尸等恶性案件中仅留有残存牙的鉴定。

理论基础 总的来说，动物在由低等到高等的发展过程中，由于生活条件和功能需要，牙具有以下演变特点：由单一同形牙向异形牙演化，由多牙列向双牙列演化，牙根从无到有且由广泛到集中分布于上下颌骨，由端生牙向侧生牙演化，再向槽生牙演化。目前哺乳类动物的牙已发展为异形牙，可分为切牙、尖牙、前磨牙和磨牙。人类牙的退化速度缓慢而不均衡，从能人至直立人以及早期的尼安德特人阶段，牙的退化最为明显，尤其是位于上颌骨中的牙。同时由于食物由粗到细，人类的咀嚼器官及咬合力变小，导致咀嚼肌和颌骨缩小，牙的形态也随之变小，因此，人类和其他哺乳动物的牙形态也存在较大差异。

鉴定方法 包括以下方面。

观察法 在种属鉴定中，可以用肉眼直接观察牙的大小形态、排列形式等。①一般来说，牙的大小与其所属的个体的体型大小

上牙弓

右	1#	2#	3#	4#	5#	6#	7#	8#	9#	10#	11#	12#	13#	14#	15#	16#	左
	32#	31#	30#	29#	28#	27#	26#	25#	24#	23#	22#	21#	20#	19#	18#	17#	

下牙弓

图　国际牙科法医学牙位编号方法

密切相关。人类的牙特别是尖牙没有猿或猴的粗壮，形态、大小上也有差别，同时人类的咀嚼肌和颌骨的形态明显小于后者。②人类为双牙列，一生只换一次牙。即幼年时为乳牙牙列，随着年龄的增加，20颗乳牙逐渐被新萌出的恒牙所替代，形成由28～32颗牙组成的恒牙列。而老鼠等啮齿类动物则为多牙列，一生中可以多次换牙。③人类的牙在遭受龋病、外伤等疾病后，通常留有人工治疗的痕迹。这些痕迹多为人工材料组成的各种充填体和修复体，或者在牙上留有人工制备后的特殊形态，这些牙科修复的痕迹，可以通过观察被直接发现。目前，肉眼观察法是牙种属鉴定的主要方法。

DNA鉴定法 取出牙的牙髓组织或残留的牙周组织，经特殊处理后提取DNA并进行相应比对，也是种属鉴定的重要依据。

但由于不同种属动物的牙在外形上具有明显差异，一般通过肉眼观察即可判断出是否为人类牙，因此生物技术手段在人类牙种属鉴定中应用相对较少。

种族鉴定 根据牙和颌面骨骼的形态、体质特征及遗传形状，确定所属个体的种族来源的技术。种族又称做人种，是在体质形态上具有某些共同遗传特征的人群。目前世界上的人种可分为蒙古人种（即黄色人种）、欧罗巴人种（即白色人种）、尼格罗人种（黑色人种）和澳大利亚人种（棕色人种）。

理论基础 构成面部外形特征的颌面部骨骼和牙在种族鉴定中尤为重要。一般而言，白种人具有正颌面形，唇部突出不明显；而黄种人鼻骨扁平，上牙槽向前倾斜突出较为明显，同时具有短

而宽的下颌和牙弓，相对白种人其门牙和尖牙的曲率更大；黑种人上下牙槽明显前突，颏部不发达，拥有长而窄的下颌和牙弓。

鉴定方法 分为牙的种族鉴定和颌面部骨骼的种族鉴定。

牙的种族鉴定 ①观察法：主要从牙的形态方面鉴定，牙形态的种族特征主要表现在门牙形态、磨牙结节、牙的大小和咬合面沟嵴等方面。铲型切牙（铲形门牙）：门牙形态具有显著的种族特征。上颌切牙的舌面沿牙冠的边缘形成隆起的边缘嵴，而边缘嵴内侧的牙冠舌面平滑，形似铲状，又称为铲形切牙，是黄种人牙具备的典型特征，也是种族差异最明显的特征之一。铲型切牙在黄种人中出现的比例约为90%，而在白种人和黑种人中出现比例极低。是否具有铲型切牙，已经成为划分人种的重要标准。芬兰人表面看起来像白人，但因为具有铲型切牙而被人类学家归类为白色的黄种人。同样生活在亚洲且皮肤黝黑的印度人没有铲型切牙，但具有白人的颅面骨特征，而被归类为黑色的白人。卡拉贝里结节：白种人上颌第一磨牙的舌侧面近牙颈部可见一个釉质结节，即磨牙上的副牙尖。在白种人中的分布频率为35%～50%。此外，在黄种人中下颌磨牙颊侧面牙颈部也有一釉质结节，而这种结节在白种人和黑种人中十分罕见。双尖牙沟嵴和牙尖数量：牙冠咬合面上的沟嵴也存在着明显的种族差异。如黑种人的下颌双尖牙的咬合面上多有3个牙尖，而黄种人的双尖牙仅有颊、舌两个牙尖。牙大小：同样存在种族差异，一般体型高大的人牙相应较大，矮小的人牙相应较小。②测量-统计法：测量中切牙间

距、尖牙间距、第二前磨牙间距、第二磨牙间距、中切牙与尖牙间距、中切牙与第二前磨牙间距和中切牙与第二磨牙间距，计算并建立利用上腭判定种族的系列判别方程。③DNA鉴定法：从牙的牙髓组织或残留的牙周组织可提取DNA，而不同种族往往DNA结构不同。

颌面部骨骼的种族鉴定 主要从颌面部骨骼的形态及遗传形状进行鉴定。①观察法：主要通过肉眼观察颌面部骨骼的形态，根据骨骼各部位的种族差异性特征来初步判定种族的方法，具有简便、迅速的特点，但准确率相对偏低，同时对鉴定人的专业性要求较高。②测量-统计法：即利用骨骼测量仪器对骨骼长、宽、高和角度等进行测量，依据所得数据进行骨骼种族判定的方法，包括均值法和判别函数法等。颅面测量指标经统计学处理后，建立各色人种的种族判定方程，如Giles-Elliot种族判别方程，其中面颅有面宽、上面高和鼻宽三个指标。也可以选取面颅中部的测量指标计算相关指数值（包括颌额指数、颧眶指数和Alpha指数），利用指数值大于或小于临界点来判别种族。在已知的黄种人的面颅种族判定测量中，上面部指标的种族判定效果最好，而上腭区和下颌骨指标的种族判定效果相对较差。

乳恒牙鉴定 通过对牙的外形特征、内部结构、萌出时间、磨耗程度等观察和生物学检测，确定牙是乳牙还是恒牙的技术。

在牙科法医学中，乳牙和恒牙的鉴定相对较易。主要根据乳牙和恒牙的外形、髓腔等特征即可辨别。①乳牙外观看为乳白色，半透明状，牙体相对较小，牙冠

短而宽，各角圆钝，且在近牙颈的 1/3 处特别突出，显得牙颈部收缩明显，冠、根分明；"宽冠窄根"是乳前牙的特征，但上颌乳中切牙为"宽冠宽根"，根尖明显弯向唇侧；咬合面上的牙尖相对较小，上颌第一乳磨牙有两个牙尖，下颌第一乳磨牙有 4 个牙尖，牙根较短，向外张开，范围大于牙冠。牙髓腔相对较大，髓角高，根管较粗大。②恒牙颜色较乳牙略黄，牙体相对较大，牙冠、牙根在长度和直径上明显大于乳牙，下颌第一恒磨牙的咬合面有 5 个牙尖。牙尖斜度一般小于乳牙。

人的牙随着年龄的增长呈现规律性生长，所以还可以根据牙的萌出时间判别乳牙和恒牙。一般来说，正常人在年龄为 6 月到 6 岁时，口内一般仅有乳牙。6~12 岁期间，乳牙逐渐被恒牙替代，口内常常既有乳牙又有恒牙。12 岁换牙完成后，口内一般只有恒牙。当然也有一些发育异常的，出现个别乳牙滞留的情况。

在乳牙牙髓中已发现多功能干细胞的存在，这些细胞经过培养和定向诱导后可以分化为不同的细胞，并形成相应的组织。而恒牙尚未见报道。

性别鉴定 根据颌面骨骼和牙对所属个体进行性别判定的技术。牙在鉴定性别的准确性和有效性等方面优于骨组织。

主要的分子生物学方法有以下几种。①牙釉蛋白鉴定：牙釉质中存在的牙釉蛋白在男性和女性中，蛋白分子量大小和氨基酸序列不同，可用于性别鉴定。②AMEL 基因鉴定：编码女性和男性牙釉蛋白的 AMEL 基因分别位于 X 染色体和 Y 染色体上，两种 AMEL 基因存在一定差异，故 AMEL 基因也可作为判别性别的依据。③DNA 鉴定：单独检测 Y 染色体或同时检测 X、Y 染色体的 DNA 的特异序列已成为性别鉴定的主要方法。在 DNA 检测中，送检组织即使有部分降解，只要能提取到相应的靶 DNA 序列，仍可用 PCR 技术扩增 X、Y 染色体上的同源基因来提高性别鉴定的灵敏度。研究也证实牙中的 DNA 保存的完好性明显大于骨组织，每颗牙（切牙）可提取到约 $2\mu g$ 的 DNA，完全可满足检测需要。但在使用分子生物技术鉴定牙性别时需注意应在煮沸前拔出牙待检，并置于干燥环境中以防止细胞腐败、崩解而失去性别鉴定的条件。

牙科法医学中还可利用下颌骨的形态进行性别鉴定。由于下颌骨的形态上存在着明显的性别差异，可通过对其表面和外形特征进行观察来判定，但这需要鉴定人员有丰富的工作经验。见骨骼识别。

年龄鉴定 根据牙的生长发育规律和增龄性变化规律确定所属个体年龄的技术。

理论基础 牙多种形态特征均具有增龄性变化，因此利用牙进行年龄判断在法医学中得到了广泛应用。对未成年人来说，可根据牙的生长发育来判断，如牙尖钙化、乳牙萌出、恒牙根尖孔形成。而对于成年人则考虑牙发育成熟后的增龄性变化规律，如牙磨耗、继发性牙本质和牙龈退缩程度等。

鉴定方法 使用牙发育规律来判定年龄的方法主要有 X 线片法、釉质中釉柱横纹计数法、牙萌出时间表和牙发育图等。由于出生后环境的改变及疾病等均能在牙釉质上留下印迹，所以釉柱横纹计数法可准确判断儿童年龄。目前国际上常使用曲面断层片技术，借助标准表将下颌 7 个恒牙的发育情况按矿化程度不同分为 A-H 共 8 期，每个发育期对应相应分值，7 个恒牙的分值总和即为牙成熟指数，即可转化为牙龄。也可以根据钙化程度，建立一元和多元的回归方程计算年龄。由于种族等差异的影响，各国学者需要根据具体情况制订出符合该国的量表。此方法仅能用于牙钙化期。

主要通过牙的形态特征和有机物含量变化来大致推算年龄。①牙的磨耗程度：牙增龄性变化中，磨牙的磨耗程度也常作为推算年龄的依据。人类上下颌牙磨耗的形态相近，与年龄的增长具有密切联系。常用的方法有牙磨耗年龄判断的六级分类和九级分类法及统计学方法回归方程等。但由于遗传、性别差异和生活习惯等因素的影响，利用磨耗程度推断年龄存在较大差异，故还应使用其他方法进行进一步的验证。②牙结构变化：继发性牙本质、牙骨质厚度、牙根吸收程度等指标与年龄的关系在进行统计学分析后，也可用于牙龄的判断，在法医学中也具有一定应用价值。③骨缝变化：可利用颅骨腭缝的愈合程度与年龄的关系进行年龄推断。硬腭骨质和骨性突起及骨质吸收孔对年龄较大个体的年龄判断很有帮助。④有机物变化：使用人牙天冬氨酸消旋化速率推断年龄，该法已证实具有良好的准确性，其比值与年龄的相关性为 0.97 以上，误差在 3 年以内。此外，磨牙牙髓中端粒 DNA 长度被认为会随着年龄的增加而逐渐变短，由此可得出端粒 DNA 长度推算年龄的回归方程，可以有效判断年龄。

(陈新民 杨晓江 陈悦 张陶)

yá tóngyī rèndìng
牙同一认定（tooth identification）

通过医学、物理学、化学、生物学等方法对牙的形态特征、萌出和排列、磨耗与钙化、缺损与修复等进行观察与测量，与嫌疑个体的牙照片、病历记载及血型、DNA 分型等进行比对，从而确认所属个体身源的技术。根据牙进行同一认定是牙科法医学的重要研究内容。当遗传学技术等方法无法应用时，牙同一认定显得尤为重要。

理论基础　见牙鉴定的理论基础。据统计，成年人牙列与修复痕迹约有 10^{30} 种排列方法，因此可认为没有完全相同的两副义齿，这也成为牙同一认定的基础。

方法　主要应用对比法，即将生前与死后的照片或牙科记录进行比对，一般采用 X 线片法。若找不到死者生前的牙片，则可根据其他记录进行比对，如病历、牙模型等。牙同一认定步骤一般分为牙的发现和提取、牙碎片的重建和检查、收集生前牙科记录、牙科记录的转换和识别及比对记录和报告等。检查内容常包括牙、牙周组织和解剖结构等的对比。牙片的同一认定常选用离死亡时间最近的牙片进行检验。比对过程大致为获得死者生前牙片、拍摄死后牙片、比较稳定而清晰的指标、解释差异、评价独特性和形成认定结论。比对时应确定比对特征，如牙数、牙排列状态、牙间间隙、充填体、修复体等。

认定结论　1994 年美国牙法医学研究会认为牙的同一认定有 4 种结论。①认定同一：有足够的证据表明同一，没有不可解释的差异。②可能同一：有相同之处，但因生前或死后的牙科记录无法提供足够依据，不足以认定。③证据不足：所获取信息不足以得出认定或排除的结论。④排除：生前与死后牙科记录有明显不同。

局限性　牙同一认定也有一定局限性，一方面随着人们生活水平的提高，牙的保护意识增强后龋坏等原因造成的牙科修复痕迹逐渐减少，限制了牙同一认定的应用。此外，牙片是二维影像，无法完全还原牙的三维特征，同时由于部分修复材料的不透光性，使得牙部分特征无法在牙片上得到体现，也为同一认定带来一定困难。

（陈新民　陈　悦）

yǎohén shíbié
咬痕识别（bite mark recognition）

基于人咬痕自身所固有的生理或行为特征信息进行身份识别的方法。咬痕是某一个体的牙或牙与口腔其他部分一起作用于物体（人体、食物和其他物体），造成该物体在形态学上发生改变而留下的痕迹。咬痕多见于暴力案件和性犯罪案件及虐待儿童案件，在受害人和加害人身上均可发现。咬痕常常是攻击和自卫结果的反映。许多学者认为，咬痕可以作为证据，因为咬痕特征具有明显的个体差异和相对稳定性，许多案件可以根据咬痕鉴定提供的线索和证据去破获或做正确的判决，咬痕的法医学鉴定即同一认定具有重要的实用价值。法医学和痕迹学都涉及咬痕问题。法医学主要研究遗留在人体组织上的咬痕，痕迹学则主要涉及非人体组织上的咬痕。

1874 年，美国防止虐待动物学会报道了第一例儿童虐待案例——玛丽·艾伦案，在此案中首次涉及咬痕作为证据。咬痕在法庭科学中举足轻重的作用引起法医学家的重视。1906 年，英国昆布兰郡巡回法庭通过留在奶酪上的咬痕鉴定给一盗窃犯定了罪。1977 年，美国法庭学术研究会收到"将咬痕作为法庭科学证据来研究"的提议。1978 年，美国一法律杂志发表文章建议成立咬痕鉴定委员会。1980 年，美国法庭学术研究会法医牙科部建立了咬痕的标准。1981 年美国法医牙科学部通过选举建立了发展咬痕鉴定指标委员会；此后世界各地也相继成立了一些咬痕鉴定委员会。

理论基础　包括以下方面。

咬痕形成　咬痕是口腔器官运动综合作用的结果，其作用形式主要包括前牙（上下切牙和尖牙）运动所产生的咬合作用，口唇及呼吸运动所产生的吮吸作用，以及舌运动所产生的挺舌作用。最典型的咬痕形成过程是：先经口唇摄取被咬物，同时下颌下降并向前移，然后上升使下颌前牙处于切位咬住物体，接着咀嚼肌逐渐收缩加大压力，使前牙穿透或切入物体，最后回归正中𬌗位。上下颌前牙咬合滑行运动是咬痕产生的最基本方式。在咬合过程中，下颌牙列不同的运动方式直接影响到咬痕的形态及其严重程度。如下颌向前运动为主时，上下咬痕有明显区别；下颌做向心运动时，上下咬痕模糊不清；下颌以向后运动为主时，上下颌切牙的舌面均能反映在咬痕中，但这种情况较为少见。挺舌吸吮往往同时存在，一般吸吮出现在挺舌之前；挺舌力一般大于吸吮力，但二者均明显小于咬合力。另外，软组织的力学性能、身体各部分的运动状态、姿势和重力的改变均参与咬痕的形成过程。

咬痕特征　包括以下方面。

咬痕的分类　人咬痕的形态根据其咬合部位的不同有所差异，

通常为圆形或椭圆形。①咬痕的损伤性质主要有皮肤的擦伤、撕裂创及皮下出血。擦伤及皮下出血常见于柔嫩而血管丰富的皮肤组织，如脸、睑、大腿内侧等；撕裂创常发生于皮肤相当固定的部位，如头皮、下颌、鼻、耳、面颊等。②据损伤特点将咬痕分为有牙痕与撕裂创但无皮下出血、撕裂创伴擦伤或皮下出血、吸吮状的咬痕、拉扯状的咬痕4种类型。③按病因学将咬痕分为牙压痕、舌压痕、牙刮痕、复合痕4种类型。

咬痕的生理变化　①咬痕的发生发展规律一般为：最初可见到牙压戳在皮肤上留下的凹陷痕，经过3~5分钟咬痕局部肿胀，10~15分钟后肿胀明显，咬后约20分钟牙痕十分模糊，难以辨认；20~60分钟时肿胀达到高峰并持续约5小时，之后肿胀逐渐消失；24小时内仅留下牙痕及吸吮位置出血，咬后24小时左右咬痕消失。尸体上咬痕消失的时间一般为12~24小时。②咬痕的发生发展经过和保留时间受被咬者的年龄、性别、被咬部位及胖瘦等因素有关，也与咬合力量有较大影响，不同部位的皮肤组织其硬度、弯曲度、纹线伸展度等均有很大不同。瘦者身上的咬痕较肥胖者保持时间长；面部的咬痕比臀部的消退快。体位的变化对咬痕的形态改变影响则更明显。

咬痕的解剖分布　被害人身上的咬痕分布情况同案件性质、加害人和被害人当时的体位关系、作案方式都有一定的关系。28%的男性受害者为儿童，多见于儿童虐待案，几乎所有男性儿童会阴部均遭到咬伤；男性成人受害者上肢和后背多见。女性案件中，主要发生部位为胸部、上肢和下肢、面部和颈部、会阴部。女性儿童咬痕多见于面部、下肢和上肢。女性身上咬痕多见于强暴案、性虐待及他杀。同时指出犯罪的类型、罪犯的年龄和性别决定了咬痕的部位。女性遭咬的数目比男性多3倍。

咬痕性状　咬痕是由上下牙的对应咬合、切割、撕扯等机械作用所致，可谓牙的"镜像"。所以，咬痕的性状与牙的个体差异密切相关，受个体牙的大小、形状、排列、距离、牙磨损及病变等影响。此外，尚与牙上的附加成分、咬合力的大小、咬合动作、加害人的精神状态、受害人的抵抗能力、加害人与受害人间的相互体位关系、唇颊与皮肤的接触情况等诸多因素有关，故咬痕的形态多样，轻重程度不一。不同的牙可以形成不同的咬痕，故咬痕可反映出牙的类别和个别特征。①类别特征：是各类牙形成的咬痕形态特征。一般来说，成人的切牙常形成长方形的咬痕，斜形切牙或新近长出的切牙形成线状咬痕；尖牙致三角形咬痕，其三角形尖端朝向牙弓的唇面；双尖牙形成一个或两个三角形的咬痕，其三角形的底边互对，甚至可彼此融合成菱形；磨牙则很少在皮肤上留下痕迹，若有，形成的则是范围较大、间断不规则的咬痕。②咬痕除具有各类牙形成的类别特征外，尚有个别特征。一般上颌切牙较大，下颌切牙较小而紧密，故所形成的咬痕有所不同，据此，可作为识别上下颌牙痕的依据之一。此外，牙的修复体、龋齿、缺牙等均能在咬痕上得到反映。

咬痕分度与分型　依照咬痕的形态以及对人体组织造成的损伤程度，可以把咬痕分为4个度（表1）。除此之外，还可以根据咬伤性质，将咬痕可分成4种类型，见表2。

咬痕提取　既要获取被寻找客体咬痕亦要获取受审查客体咬痕，还要获取咬痕自身所固有的生理或行为特征信息。

照相　照相是最简便、最可靠的提取方法。①咬痕的拍照应在法医和牙医师的指导下进行，以确保相片的完整性和精确性。②一般情况下，咬痕在12~24小时内最为明显，淤斑颜色最深，这时的咬痕最有利于拍照。发现咬痕应尽量保持它的原状，尽快检查，尽快拍摄有解剖标志的、有比例尺的彩色和黑白照片。③拍照应包括概貌和细目照相。概貌照相以反映咬痕与周围组织的关系为目的，说明咬痕在人体上所处的部位，对分析咬痕的形成方式有重要意义；细目照相（特写镜头）是用以突出反映咬痕的细节，以便进一步与嫌疑样本进行检验和比对。细目照相一般应分别拍摄彩色和黑白相片。④照相时应放置比例尺，ABFO NO.2 Scale标准的刻度尺，专门用于拍照时的参照，将其置于咬痕旁以便分析咬痕的各项参数。如果采用计算机比较分析，则可以纠正相片的扭曲误差，其精度可达±0.1mm。⑤可用于咬痕的照相技术：可见光照相术、紫外光照相术及红外线照相术。可见光照相术可将肉眼所见记录下来；紫外光照相则可将皮肤表面的一些肉眼所无法看见的细节（如皮损的刮擦痕等）记录下来；而红外线照相：能够穿透皮肤表面3mm以下，因而可将皮下的损伤记录下来。⑥拍照时可根据需要使用斜光，垂直于咬痕的灯光或者高处的弥散光。但须注意尽量

表 1　咬痕分度表

咬痕度	外部表征	特点
一度	表皮可见轻微牙印，无破损，无擦伤，无出血或淤斑	罕见于刑事案件。牙印快速消退
二度	表皮可见明显牙印，无破损，可有擦划伤，可伴有渗出物，可见皮下血肿或淤斑	常见于刑事案件。牙印逐渐退色，24~48 小时消失
三度	表皮牙印部位有破损，可见创口、表皮组织撕裂，伴中度出血，创口周围皮下血肿，有深色淤斑，有时可见皮瓣外翻，一般无组织缺损	常见于刑事案件。创口需经数日方可痊愈。一般可从咬人者口腔检出被咬者血痕或组织细胞
四度	表皮严重破损，组织缺损，创口部位凹缺，伴大量出血，常见组织撕裂或断离	少见于刑事案件。一般可从咬人者口腔检出被咬者血痕和组织碎片

表 2　咬痕分型表

类型	外部特征	行为特点
A 型（惩罚型）	大多呈一度，少数达二度，属一次性咬伤者居多，分布较单一	行为过程中用力较均匀，力度不大，无加力，部位单一，持续时间短暂
B 型（正常型）	大多呈一度或以下，极少数可达二度。常伴吸吮痕。属多次性咬伤，分布无规则	行为过程中用力均匀，力度中等，无加力。常伴吸吮、舔涂。一般在一个部位及周围重复多次，每次行为持续时间短暂
C 型（异常型）	大多呈二至三度。伴吸吮、扭咬痕。一般属多次性咬伤，分布无规则	行为过程用力不均匀，力度较大，有加力。伴重度吸吮、扭咬，行为多次重复，每次动作持续时间长于 B 型，各咬伤部位有一定间距
D 型（防卫型）	大多达到三至四度，多属一次性咬伤，分布单一	力度很大，有重加力。行为时间长，一般持续至被咬者屈服、让步为止

避免反射光，以免咬痕的信息从相片中丢失。⑦活体和尸体上的咬痕，其颜色和肿胀程度每天都在发生变化，因此有条件的话，至少应连续拍摄 5 天的咬痕相片，而拍照部位与第一次发现咬痕时拍照部位相同，相机的位置、照明也应相同，以便比较，还必须记录拍照日期。⑧考虑到死者或受伤者有可能在对方身上留下咬痕，有必要对死者或受伤者进行牙照相。照相时要求显示牙的个人特征。

唾液收集　唾液洗涤液主要用于测定分泌状态、血型和酶型等。由于咬痕是口腔器官综合作用的结果，一般情况下咬痕周围或多或少会留下唾液的痕迹。因此做咬痕鉴定时尽可能地保留和利用证据，则要求将咬痕周围的唾液做拭子保留。原则上要求这一步操作不会改变或损坏咬痕的

形态，或者在其他记录方式完成之后进行。如果咬痕曾被冲洗，则无须做拭子记录。其收集方法为：取 1cm² 大小的卷烟纸或棉捻，用镊子夹着擦拭，不用手接触，以防汗渍干扰 ABO 血型检验。操作前用蒸馏水将其浸湿，然后由咬痕周边至中心呈同心圆方式擦拭，务必使卷烟纸或棉捻两面都能擦拭到。然后将其放在干净的载玻片上晾干。检材不能潮湿保存，否则唾液里存在的血型分析酶能使唾液内的血型物质受到破坏。

获取咬痕印模　从受害人身上获取咬痕印模是一项相当细致的工作。原则上要求取印模时不破坏咬痕的形态。用来取印模的主要材料为橡胶。对于印模材料的要求为：流动性好、黏滞度低、固化时间短、放热反应小。采集印模的方法：慢慢用注射器将印

模材料均匀注射于咬痕及其周围，施加最小的压力，要求无气泡。其范围超出咬痕边缘 1cm。由于为弹性印模材料，硬固后取下易变形，因此要在印模材料上用一种制作个别托盘的材料做衬垫，其固化后坚硬不会使印模材料变形。个别托盘材料放热时间短，放热少，给受害人带来的痛苦小。脱模后应立即用人造石灌模。

提取粉末　粉末提取法与提取指纹的方法相同。采用少量粉末刷在咬痕部位，然后用宽 10mm 的透明指纹带提取置于玻璃指纹卡上，再将其与嫌疑人的牙和咬痕进行对比。

切取组织标本　为详细对比和保留证据，可将尸体上部分或整块咬痕区切下，固定保存。为防止软组织进一步收缩，可将检材按原始状态固定在木板上，再放入 10% 福尔马林溶液中，也可

以冷冻保存。组织标本的切取应在完成其他所有的收集方法之后进行。

检验鉴定 ①几乎没有两人的指纹相同，从理论上来说也没有两人的咬痕会完全一样。②成年后某些牙的特征，如无人为特殊处理将会保持终生不变，如牙裂隙、歪牙、畸形牙、错位牙、高犬牙及赘生牙等。③个体成年后，口腔的大小形态变化很小，因而可以认为，在较短时期内，咬痕的变化稳定性较好。④研究发现，同一个体咬痕反复出现的一致性，也称再现性很高，这就为咬痕与嫌疑人牙模做比对提供了可能性。

咬痕的现场处理可以放在法医尸检之后进行。被咬的物质可以是人体或食物（如奶酪、苹果、口香糖或糕点），也可以是瓶盖或其他木制品。在进行咬痕现场处理时，首先要确定遗留的损伤痕迹是否为人的咬痕。咬痕情况比较复杂，可以在人体任何部位以不同形式出现，可能因现场光线太暗，尸体腐败，咬痕被血迹、衣服、碎屑等掩盖，或为其他损伤混淆而不易对其加以准确的识别。因此，在现场勘查时应全面、仔细地识别咬痕。在确定是人咬痕之后，就应采取有效措施记录并妥善保存咬痕物证。采取适当方法提取、保存和检验咬痕至关重要，只有这样才能确保咬痕起到证据作用。

咬痕的种属鉴定 人咬痕与动物咬痕主要区别在于牙弓形状和牙排列状况。①动物的吻部一般更为突出，其牙弓比人的牙弓更窄，动物的牙通常更尖，所形成的咬痕较小而深，常为卵圆形、椭圆形、长方形或"V"形，或吮吸痕，其尖牙常可导致组织撕裂创和挫裂创，且伴有较深的创腔。②人的咬痕轮廓呈半圆形，牙弓轮廓更宽，而牙印较宽较浅，外观更钝圆些。对咬痕弧度的大小、牙痕形态及排列状况，牙间的距离加以研究有助于种属区分。有时，遗留在咬痕上的牙和附加成分如食物、草屑等，也可提供线索。若有牙留在咬痕上，可通过牙的类别特征加以识别。

咬痕的比对分析和个人识别 因同一人的牙列在身体不同部位可形成不同性状的咬痕，而多人所致咬痕也有相似之处，故有必要对咬痕加以比对分析，进行个人识别。除对组织上的咬痕加以分析外，更重要的应在法律许可的情况下，检查嫌疑人的咬痕样本与同角度、同比例的咬痕照片进行比对检验。其常用的方法有咬痕特征对照法、重叠法和同心圆定位等。最普通的比对方法，是用透明胶片将嫌疑人牙模型中切牙和尖牙的咬切缘轮廓描绘下来，然后，重叠在咬痕的照片上进行比对。也可用制作的嫌疑人的牙印模直接与咬痕上的牙模进行咬合试验，即根据足够的牙科证据来说明组织上的咬痕与咬痕样本是否系相同的牙留下，据此认定或排除嫌疑人。此外，咬痕上的附加成分和咬痕周围的唇纹在同一认定上也有一定的意义。

咬痕的时间鉴定 关于咬痕的时间鉴定有多种方法可供参考。提取的咬痕组织可以制成切片，显微镜检查有无炎症反应，扫描电镜检查是否出现纤维蛋白，以确定生前伤还是死后伤，以及确定受伤时间与作案时间的关系。此外，根据现场物体，如蛋糕、瓶盖上留下的牙痕，可推断某人到过现场，其陈旧度可大致推出时间。可供时间推断的方法：

①伤痕的颜色变化：随时间变化，伤痕组织颜色变化依次为红、粉红/黑、绿、黄、消失。②组织学鉴定：将组织做成切片，在高倍显微镜下观察，随着时间变化，组织学上可发现酶的化学变化。随着时间改变，依次可出现 ATP 酶、磷酸酶、碱性磷酸酶等。

咬痕的年龄推断 根据咬痕弧度大小，每个牙痕特性，尤其是下颌致伤切牙边缘的情况，推断咬痕的大致牙龄，判断其是成人或儿童所致。①年龄越小，所致咬伤的创缘越窄且清晰；随着年龄的增长，人的下颌切牙咬合面由于受上颌切牙内侧的磨损，会出现斜坡，因此所致创伤面会出现内重外轻的皮下损伤和皮下出血。②尖牙和前磨牙所致伤痕的边缘，年龄越小出现损伤较小、呈点状、边缘分不清楚；随着年龄增长，损伤较大、边缘较轻等。③咬痕在立体显微镜下观察，若发现切牙痕有深浅不等的小凹坑和细条状划痕，应考虑形成该痕迹的切牙缘比较锋利，并有钙化结节未被磨平，故年龄应该在20岁以下；若切牙痕较粗由线变为粗条形，印痕底部平坦，说明切缘磨耗成条形小面，年龄应该在25岁以上。④尖牙仅轻度磨耗时，形成牙痕呈较深的三角形或菱形，30岁以后尖牙痕往往成椭圆形或圆形。

咬痕的面型推断 咬痕上牙弓形态表现为前牙切缘在皮肤上留下的牙印痕之间的连线。按这个连线的形状可判断面形。牙弓形态分为椭圆型、U字型、抛物线型、V字型4型。面形可分为方型、长方型、圆型、椭圆型、卵圆型、尖型、方尖型7种。牙弓形态和中切牙唇面形态及面形均有一定相关关系，据此可互相推断。

加害人与受害人之间体位关系的推断 咬痕多在加害人与受害人的厮打搏斗过程中形成。①应根据咬痕的特征确定咬痕的颌位。一般上颌牙比下颌牙大，上颌牙切缘间距相对较大，排列较松散，形成的咬痕多不连续；下颌牙切缘间距较小，排列较紧密，形成的咬痕多为连续排列。在实际案例中还发现下颌咬痕常比上颌咬痕重，因为咬合时上颌牙相对静止，下颌牙主动向上运动，皮肤所受的压强下颌牙大于上颌牙，故损伤较重。②根据咬痕的分布部位判断二者的体位关系。通常面部和腹部上下方向的咬痕，上列咬痕为上颌牙所留，下列咬痕为下颌牙所留；四肢横行和斜行咬痕，靠外侧为上颌牙所留，靠里侧的为下颌牙所留。

犯罪类型的判定 咬痕在刑事案件中均可见到，一般见于暴力及儿童虐待案，尤多见于性犯罪案件。咬痕位置和性状与犯罪类型相关，通常分布于与犯罪类型一致的特定部位。①在打架斗殴案件中，受害人身上的咬痕多出现在面部、颈部、肩部及上肢等暴露部位，少数也有隔衣咬伤的。②性犯罪案咬痕可以分布在受害人的头和颈周围、乳房周围、前臂、大腿和腹部，受害人为了自卫，有时也会咬伤罪犯。涉及性犯罪的咬痕常常有虐待狂的特征，极似牙紧贴组织长时间吮吸所致，咬痕为吮吸痕或线形辐射状挫伤，此由前牙的切角引起，可较好地反映出牙的特征，其程度则取决于咬合过程中被咬人有无抵抗。③咬痕在受虐儿童中日益多见，虐待者往往是咬者。咬痕已被作为儿童虐待案的一个重要特征。④咬痕既可由他人造成，

也可自身造成。咬痕出现于自身牙不能达到的部位，如头颈、躯干、身的背侧面等，应考虑系他人所致；咬痕罕见于自伤，但常可见于精神病患者以及一些传染病患者，如水痘、淋病、疱疹等患者。

在刑事犯罪案件中，咬痕是经常发现和提取的物证。通过咬痕鉴定，可以得出嫌疑人有罪或无罪的结论。作为犯罪证据而存在的咬痕可分为两类：①罪犯留下的咬痕，称犯罪咬痕。②受害者为抵抗犯罪而留下的咬痕，称防卫咬痕。它们常见于杀人强奸、伤害、流氓、殴斗和虐待案件，极少数可见于抢劫和抢夺案。

对于用什么样的标准来判定咬痕与牙特征是否同一，国际牙科法医学学界存在分歧。一些学者主张借鉴指纹鉴定的方法，规定两份比对样品必须具有一定数量的吻合点才能认定同一；而另一些人反对这种提议。究竟应该有多少个人特征吻合点才能做出同一认定，尚无统一标准，各方都在按照经验和习惯各行其是。但有一点是大家公认的：如果两份比对样品存在任何一个差异，都不能做出同一认定。但咬痕鉴定的价值是不容怀疑的，通过比对鉴定，完全能够以充分确凿的牙特征为依据，得出提取的咬痕与送检的牙印样品是不同一的正确结论。

（陈新民 陈文驰）

yǎohén tóngyī rèndìng

咬痕同一认定（bite mark identification）

为解决两枚咬痕（被寻找客体咬痕和受审查客体咬痕）是否同一个体的牙或牙与口腔其他部分所留而检验，进行身份确定的技术。同一认定指检验客体物是否同一的过程，并非检

验的结果。同一认定的结果可能得到肯定的或者否定的两种结论。肯定结论称为"同一"，否定结论则为"不同一"。现场咬痕不仅有助于推断作案时间、地点、人数、手段及过程等情况，而且更重要的是可以进行人身同一认定，从而为揭露和证实犯罪提供证据。同一认定已从最简单的手工形态学比对发展到数字化分析阶段。

咬痕分析的标准化 美国ABFO牙科法医工作组制订了一套咬痕认定的标准指标。这些指标是动态的，而不是静态的，可以随时发展和补充。咬痕认定分析的指标来源于咬痕的描述、从受害者收集的证据、从嫌疑犯收集的证据。

咬痕的描述 无论是活体或死者，牙医必须记录一些重要的信息。①统计：受害者姓名、案例号、检查日期、参考机构、接触人员、受害者年龄、受害者性别、受害者种族、检查人姓名。②咬痕的定位：描述解剖定位，描述表面形状是平、弯曲还是不规则，描述咬痕下组织（骨、软骨、肌肉、脂肪）特性。③皮肤：相对固定或可动。④形状：描述咬痕的形状，呈圆形、椭圆形、新月形、不规则形。⑤颜色：应当注明咬痕的颜色，如红、粉红等。⑥大小：描述垂直及水平的尺寸。⑦损伤的类型：淤点、皮下出血、磨损、撕裂、切割、撕脱或人工产物。

从受害者获取证据 在收集证据之前必须获得批准。检查之前应注意咬痕是否被冲洗、破坏、分解或位置改变。见咬痕识别的咬痕提取。

从嫌疑犯收集证据 在收集证据之前，牙医师应当获得批准，接到法院的传号，并复印批准函。

从嫌疑犯身上获得牙列证据，包括以下 4 个方面。①牙记录：尽可能按 ABFO 的咬痕分析指标记录牙的相关情况。给牙列进行拍照记录应在法医牙科师的指导下进行。尽可能拍高质量的口外相片（正面及侧面照），口内的相片（正面、侧面、上下牙弓的殆面），以及任何有可能提供有用信息的其他相片（如最大开口位带有标尺的相片）。相片中应放置 ABFO No.2 标尺。除了常规的拍照外，还可以用摄像技术或者数字化影像技术。②临床检查：口外检查应当观察、记录口外软硬组织情况，这些情况有可能影响咬合的形态变化。如面部对称性、肌张力、肌平衡、最大张口度、开口型、闭口型、殆的协调性、面部瘢痕、手术史等；口内检查包括缺失牙及错位牙、龋齿修复牙的情况、牙周情况、牙的动度、以前牙科检查记录表、殆的不协调性、舌的大小功能、咬合的分类。③牙印模：应按照 ABFO 咬痕分析的指标来取，应在法医牙科师的指导下完成。④唾液拭子：适当的条件下应获得疑犯的唾液拭子。

分析方法 包括以下几种。

咬痕的记分识别法 包括大体特征、牙体特征。

大体特征 ①如果在咬痕中可以鉴别的牙在疑犯牙列中也存在，则记 1 分，但这只能说明咬痕可能是疑犯做的，因为他具有这颗必需的牙。②如果牙的数量及分布是明显的，则记 3 分。如疑犯的牙列中有 6，7，10 和 11，缺失 8 和 9，而咬痕中也很清楚地看出，则记 3 分；如果两者不一致则排除疑犯。③如果咬痕的大小同疑犯牙弓大小相似，则记 1 分。如果牙弓大小不同寻常，且又同咬痕匹配，则记 3 分。如疑

犯的牙弓呈狭窄的 V 形，咬痕同其一致，则记 3 分。④牙位：如果牙在疑犯牙列和咬痕中有相同的唇舌位，记 1 分。如果咬痕牙唇舌位特别清楚，记 3 分。如 6 个前牙，除 7 在唇侧 2mm，其他均排列很好同疑犯牙列匹配，5 个整齐牙各记 1 分，而 7 记 3 分，总记分 8 分。⑤如果牙的疑犯牙列和咬痕中有相同的旋转位，记 1 分。如果咬痕牙旋转位特别清楚，记 3 分；如果咬痕牙旋转位不清楚，则不记分。⑥如果牙的疑犯牙列和咬痕中垂直向同殆平面的关系较清楚，记 1 分。如 10 较小，其他前牙正常并接触殆平面且在咬痕中可见，10 几乎无牙印，则记 1 分。⑦如果相邻牙在疑犯牙列和咬痕中有相同的间隙，记 1 分。如果相邻牙在疑犯牙列和咬痕中间隙特别清楚，记 3 分。

牙体特征 只有咬痕上能清楚地反映牙体解剖特征才记分。①咬痕很少能精确记录牙的近远中宽度，如果精确记录且与疑犯相似，则记 3 分。②如果咬痕上有一个或多个前牙的切嵴曲度明显，同样的特征也反映在疑犯牙列中，则记 3 分。③如果两者的唇舌宽度一致或者磨损的切缘一致，记 3 分。④若还有其他匹配的牙体解剖特征，则记 3 分。

形态比对法 基本原理是将咬痕的形态图像与犯罪嫌疑人的牙模制作的形态图像特征比对，从而达到认定或否定的目的。①将犯罪嫌疑人牙切缘上涂油，继而刷上油墨后转印在潮湿的透明胶片上，最后将印有牙模印痕的透明胶片与原大的咬痕照片做形态学的比对；20 世纪 60 年代后有人将油墨改为油脂唇膏涂于牙槽切缘后转印在透明胶片上，或用面团裹住木棍及海绵橡皮模拟

人体组织，制作犯罪嫌疑人牙模的咬合印痕，再制成与原咬痕照片等大的照片进行比对。②同时制作咬痕模和嫌疑人牙模，在咬痕模凹痕周围均涂上黑漆从而使凹痕处光线最强，再在牙模前牙的切缘和咬合面以外部位涂均黑漆，最后进行咬痕模与牙模的照相，利用底片将光线最强处的形态进行重合比对。到了 20 世纪 70 年代初，这种方法得到改进。将嫌疑人牙模的前牙涂上油墨，制作牙唇侧和咬合面的照片与原咬照片同比例放大，最后将上述二张照片放在一张硬纸的相邻部位，描绘其各自的轮廓，找出相符之处。③利用标准图形的圆位法鉴定咬痕。在两张与实物等大的照片上分别进行两牙列的定位，即以犯罪嫌疑人牙模的某一牙为中心画数个同心圆，再以咬痕照片上相应的牙为中心画数个同心圆，在牙位判断准确的前提下，比较各自的相关性。现在许多法医和牙科法医学家在实际咬痕鉴定时常采用在志愿者身上进行牙模实验模拟咬合的方法，后将其牙模痕和原咬痕的照片进行形态特征比对。

计点测量法 日本学者提出利用实验志愿者在筒形环氧树脂载体和石蜡载体上留下的咬痕及其制作的牙槽，分别测量相似比例放大照片上或者实物上牙及牙列的间距、直径和角度共 31 项。用误差率或称变化率公式：误差率 =（牙模计测值 - 咬痕计划测值）/咬痕计测值×100%。用误差率反映咬痕鉴定的可靠程度。他们认为：如果 31 个项目的计测值的平均误差率小于 2%，那么同一性的可能大；如果平均误差率大于 3%，那么否定的可能大。

其他辅助技术 数字化分析

随着计算机图像处理软件以及抓图设备的发展，使得法医牙科医师能够借助这些设备及软件对咬痕进行分析、处理、比较，称为咬痕的数字化分析。电镜扫描技术应用于咬痕的比对，观察不透明固体物质表面上留的牙痕特征。其他包括组织的透照、计算机数字化分析等。

评价 在咬痕检验鉴定中，形态比对法历史最长，但仍沿用至今。一般认为，如果咬痕和牙模比对中有4~5颗牙的形态特征相同，同一认定的可能性较大，误差率为十万分之八以下；如果有8颗牙以上相同，那么几乎可做肯定性的同一认定。值得注意的是，咬痕的否定价值比肯定价值要大得多，如果一些十分特殊的特征如赘生牙、畸形牙等，哪怕仅仅是少数，也有足够的依据作为否定的基础。

（陈新民 陈文驰）

gǔgé shíbié

骨骼识别（bone recognition）

对死者口腔颌面部骨骼结构特征进行分析，研究并解决法律上有关个人识别的方法。具体而言，是从死者口腔中找到尽可能多的信息，包括死者年龄、性别、接受过的各类口腔疾病处理，以及罕见的解剖学特征等，协助完成人类残骸及重大灾难后的鉴定工作、咬痕及虐待案件的评估以及涉及医疗事故的民事案件诉讼等。

理论基础 当人体受各类致死原因或死后多种因素的影响，面颅部骨骼往往是人体保存最好的部分，因此颌面骨骼是最常采用的识别标志之一；且人类面颅部因集聚了众多个体差异较大、有特殊形态特征的骨性解剖结构，因此成为具有潜力和价值的认定识别标志群。

测量仪器 在骨骼识别过程中，需要测量颅面骨的许多指标，如长度、角度、深度、体积、弧度等。由于头颅形状特殊，测量较为困难，因此需要根据实际情况选择合理的骨骼测量仪器，从而获得较为客观、准确的数据，为骨骼识别提供依据。

传统方法测量仪器 采用传统方法进行骨骼测量通常在解剖尸体或颅骨干标本上直接进行，正常成人颅骨测量属于人体测量的一部分，常用的骨骼测量仪器包括卷尺、游标卡尺、直脚规、弯脚规（图1）、测齿规、圆杆直角规、三脚平行规、测腭器、摩里逊定颅器（图2）、附着式量角

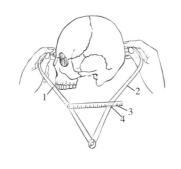

图1 弯角规及其持握方法示意（示颅骨最大长）

注：1. 左弯脚；2. 右弯脚；3. 主尺；4. 尺框

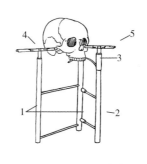

图2 摩里逊定颅器示意

注：1. 固定柱；2. 活动旋柱；3. 套筒上的弹簧片；4. 滑轨；5. 三角形支杆

器、测眶器、测下颌骨器、立方定颅器、水平定位针、马丁描骨器、托颅盘、平行定点仪、持骨器、测骨盘、简易描绘器、缩放仪和校规等。其中卷尺、游标卡尺等可直接通过头骨规定的测量点对头骨进行测量。其余测量工具是由一系列的仪器组装而成，使用时需要进行安装和定位，如附着式量角器，主要由垂直式指针、刻度盘和支承框组成。使用时把支承框套入直角规的固定脚，可测量颅骨的各种角度。头骨结构较为复杂，在测量过程中，测点的准确定位是测量进行的关键。由于传统方法需要人工手动测量，在测点的定位方面存在人工操作的差异性，并且测量所用器械和测量技术也会带来测量误差，因此传统方法在客观性上存在一定局限性。

数字化X线头影测量系统 传统X线头影测量，由于X线平片重叠伪影，不能分辨一些精细结构。采用颌面数字X线片以及配套的数字化头影测量系统可以实现计算机直接对头骨X线片进行测量，避免了传统人工手动测量的局限性，也克服了传统X线片易受投影位置以及投影角度影响的缺陷，减少误差，提高了精确度。此外，由于简化了工作，在大样本的测量和统计处理中也体现出优势。数字化X线头影测量的实现主要依赖于硬件系统以及配套的计算机头影测量软件。国际上知名的计算机头影测量软件主要是QuickCeph系统和Dolphin系统。然而，广泛应用的X线头影测量受二维头影测量的局限，仍然存在很多不足，如放大率计算不够准确、定点误差以及对复杂颅颌面的畸形状况显示不足等。

CT 扫描及三维重建仪　采用 CT 扫描数据进行重建的三维影像精度高，在测量过程中参考平面的确定更加科学，无需借助面弓等定位器械，简化了操作过程，同时也减小了误差，可以避免各结构间的重叠干扰，能够清楚显示颅底、眶颧、鼻筛区等精细解剖结构。依据模型对三维重建结果选定的标志点可以同时在骨组织表面、冠状剖面、矢状剖面、轴状剖面 4 个组织窗准确、直观地显示，做到了真实、准确的三维定位。

三维扫描测量仪　高精度激光三维描仪是由激光发生器、摄像机、图像数字化处理系统和计算机系统等部分构成。依据激光三角法测距原理，可以准确采集到颅面骨每个部分的立体信息。将各点的信息采集完毕后，计算机经过数据转换、三维重构、插值平滑、测量分析等一系列过程后，显示出骨骼立体形态图，可以任意方向旋转和缩放，并按常规给出投影距离以及实际测量结果，还可以按要求给出任意点之间的空间位置差异测量值，为骨骼识别提供依据。三维扫描测量仪具有测量分辨率和精度高、抗干扰能力强、操作简单、高效省时、测量内容丰富、数据易于存储调用等优点。

骨密度仪　在法医学实践中，当现场发现的骨骼残片体积较小时，用解剖学观察无法进行骨骼残片的法医鉴定，需测试骨密度以辅助骨骼残片的个体识别。骨密度仪是测定人体骨矿并获得各项相关数据的医疗检测仪器，测试的结果数据以 T 值为主，还包括 Z 值、骨密度、骨量等数据。骨密度仪以双能 X 线方式测试的结果较准确，是国际卫生组织采用的骨密度金标准。在牙科法医学中，可根据实际情况选择不同的骨密度仪结合骨组织学方法解决所遇到的问题，如鉴定骨骼残渣种属、年龄等。

颅面骨测量方法　颅面骨测量是牙科法医学对颅面骨进行研究的重要方法，其测量结果提供了客观定量的识别依据，对颅面骨进行种族、性别、年龄、身高的判定，以及在颅像重合、颅骨复原面貌方面都有十分重要的意义。颌面定量研究主要是以牙、牙根轮廓形态以及颌面其他骨性解剖结构的特征作为识别指标。随着颌面数字放射影像技术及与之相匹配的软件测量技术的发展，将传统方法与光学、电子学、计算机等测量技术相结合，提高了测量精度以及测量结果的统计分析水平，为颌面各种骨性解剖结构的测量奠定了基础。

传统的测量方法　①在尸体解剖或颅骨干标本上进行，这种测量有某些不足，如测量时下颌面、颈椎不能处于正常生理状态（干标本无关节盆）；需要头颅达到法兰克福平面与水平面平行的要求，才能保证测量工作准确性和可信度；颅面骨凹凸不平，三维测量困难。②传统 X 线头影测量，由于 X 线平片重叠影，不能分辨一些精细结构。③云雾法、光栅法测量颅面骨三维结构，采用将颅面骨正侧位数码照相输入计算机定点测量，由于只输入了正侧位两帧照片，所测线距实际上是颅面客观线距在照片上投影的长度。以上测量均影响了测量的客观性、准确性。

数字化的测量方法　计算机三维测量原理是由于三维影像结构在计算机里是由三维矩阵表达的，任一点的三维坐标是确定的。这样任意两点在三维空间中的相对位置是恒定的，无论影像怎样旋转或缩放，这种相对位置关系如实地反映了颅面骨客观的位置关系。因此测量不需要再确定定位平面，三维测量可以减少对颅底平面的依赖性，可以互为参照，提高测量项目的重复性，可以获得出较为准确、客观的数据。适合于建立不同地区、不同民族颅面骨测量相关数据库，对法医学等相关学科具有重要参考价值。

检验鉴定　包括以下方面。

种族识别　研究表明，骨骼中最具有种族特征的是颅骨，其次是盆骨与股骨。各个民族都有自己的特点，尤以面部特征最为明显；成人颅面骨除受性别影响外，受其他因素影响较小，形态较为恒定，通过颅面骨形态测量可以了解一个民族的基本特征。在民族鉴定的案件中主要依据颅骨特征来进行鉴定。黄种人、白种人和黑种人的人种差异也体现在面部的某些特征上，以下测量指数有助于区分黄种人和白种人颅骨。①黄种人属于中上面型，白种人属于阔上面型。②黄种人属于高眶型，白种人属于中眶型。③黄种人属于中阔鼻型，白种人属于狭鼻型。④黄种人属于阔腭型，白种人属于狭腭型。除以上测量指数外，研究结果表明，角度指标在种族差异性方面也具有重要的研究价值，在形态学观察的基础上，通过使用量角器进行测量、构建不同的角度指标可以精确地反映个体的种族差异性，如面颅左侧眶角、右侧眶角、鼻颌角等角度指标也能够很好地反映颅面形态的种族差异。

性别识别　根据颅骨的性别形态差异判定性别是法医学实践的重要内容。研究证实，人类颅骨判定性别的价值仅次于骨盆。一般来说，颅骨的性别差异表现在额骨、枕骨、颞骨及下颌骨。男性颅骨各径线均较大，厚重而粗壮，肌嵴发达，眉弓发达，眶上缘圆钝，额骨向后倾斜度较大，颧骨高而粗壮，颧弓较粗，乳突和枕外隆均较发达；而女性则反之，颅骨整体较小，光滑而细致，眉弓不发达，眶上缘锐薄，额骨倾斜度较小且直，颧骨低而纤细，颧弓较细弱，乳突和枕外隆突不发达。在面部骨骼性别识别过程中，最常使用的判别指标是下颌骨，下颌骨作为面部的主要组成骨骼，具有抗打击、抗腐蚀性的特点，是一种很理想的识别骨骼材料，尤其是在对仅有颅骨尸块的个体识别中，有着其他颅骨所无法取代的作用。

肉眼观察下颌骨　通过肉眼观察骨骼各部位形状，主要根据下颌骨的粗壮程度及重量、颏部发达情况及下颌角的倾斜度等进行性别判断。整体判断依据：①男性的下颌骨粗大、较厚而重，而女性的较小而弱、骨质较轻。②下颌角为下颌升支后缘与下颌体下缘构成的角度，其性别差异非常明显，一般女性大于男性。③男性表现为下颌体较高、下颌联合处明显、颏部发达近方形、下颌角区粗糙而外翻、下颌支较宽等，女性则与男性相反。运用这些特征可以对性别进行初步的判断。需要注意的是，成人下颌骨存在着性别差异较为明显，根据成人颅骨（含下颌骨），判断性别准确率可达90%；而14岁以下的儿童其下颌骨性别差异则不明显。用肉眼初步观测下颌骨进行性别推断简便迅速、容易实施，适合于野外工作中初步检查以及大批检材的鉴定，但精度和可靠性较差。

仪器测量下颌骨　利用骨骼测量仪器测量下颌角间宽、颏孔间宽、下颌联合高、下颌髁突间宽、喙突间宽、左喙突高等数据，根据所测得的数据进行性别判定。采用测量法进行性别识别主要有均值法、判别函数法和数学变换法。研究结果表明，对下颌骨进行多项指标的测量，并建立多变量性别判别方程，可以提高判别的客观性和准确率。

年龄识别　在牙科法医学中，颅骨上的一些特征同样可以帮助牙科法医学家推断死者的年龄。颅骨骨缝愈合情况也与年龄的关系较密切。新生儿的颅骨尚未发育完全，通常情况下，自出生后2~3个月蝶囟和后囟开始闭合；1岁左右乳突囟闭合；之后前囟闭合。大约18岁时颅底的蝶骨和枕骨底部之间的基底缝开始愈合。因此，从基底缝的融合情况可判断是否是成年人的颅骨。一般颅内骨缝的融合较颅外骨缝的融合时间较早，若将内外骨缝的融合情况综合分析进行判断，可以提高准确性。面部骨骼识别年龄常用的观测指标主要有下颌角角度的变化以及腭缝愈合的情况。①下颌角的年龄变化：研究表明，下颌骨的形态会随着年龄的增长而发生改变。新生儿的下颌骨形态与成年人完全不同，下颌角会随着年龄增长，下颌角度呈现从大→小→大的特征。下颌角角度与年龄变化的关系具体如表所示。②腭缝的年龄变化：腭缝分为切牙缝、腭横缝、腭中缝前部、腭

中缝后部。腭缝随着年龄的增长而逐渐融合。依据腭缝进行年龄推断要整合4个分区的结果进行判断。首先将腭缝4部分融合的情况进行分级，再将腭缝4部分的评分相加，将获得综合评分。根据综合评分查表便可得到推断的年龄。

（陈新民　罗　云　王佳蕾）

lúmiànbù gǔgé tóngyī rèndìng
颅面部骨骼同一认定（craniofacial bone identification）　根据颅面部颌骨及其毗邻结构的生理变异、病理变化和各种治疗情况特征判断被审查客体所属个体身源的技术。随着口腔保健水平的提高及牙科治疗手段的不断进步，牙发生病变的情况逐渐减少。单纯依靠牙病变和治疗特征进行同一认定已不能完全适应新的情况，有必要探寻新的识别指标来解决无牙科治疗者的法医牙科学同一认定。当人体受各类致死原因或死后多种因素的影响后，面颅部骨骼同样是人体保存较好的部分，因此成为具有潜力和价值的同一认定识别标志群。放射影像资料的同一认定经各国学者多年研究，对于存在生前放射影像资料的案例有大量成功的报道。其中颅骨X线摄影因其资料的易获得性及高识别率，研究最多、实践应用较普遍。

理论基础　在人类全身骨骼系统中，颅面部聚集了众多个体差异大、有特异形态特征的骨性解剖结构，为同一认定提供了大量的参考信息。①额窦：额窦为鼻窦中变异最常见者，其完整空

表　下颌角角度与年龄变化的关系

年龄段	出生	乳恒牙交替	恒牙完成	35岁	55岁	70岁
下颌角角度	170°	150°	100°	110°	120°	130°

腔的数目和分布、形态与大小、轮廓、两侧对称性、间隔、部分间隔数目和分布及窦壁骨板厚度等均可存在差异。报道指出没有两个人的额窦是完全一样的。②蝶窦：蝶鞍区位置十分隐蔽，即使在火烧、巨大暴力或者腐败崩解的情况下，也很难受到破坏。垂体窝的形态和体积、斜坡与前颅底平面所构成的角（蝶鞍角）、蝶窦的大小和形状、蝶鞍周边气室的骨质结构、范围与位置等都是独一无二的。③乳突：乳突小房的数目、大小、边缘、分隔以及鼓室盖的弧度等的不同可用以进行同一认定。④颅缝：颅盖由顶骨及额、枕、颞、蝶各骨的部分构成，颅骨间颅缝的形态、走向复杂且不规整，其细节能够永久保存。⑤脑膜中动脉压迹：脑膜中动脉对颅骨内板压迫所形成的脑膜中动脉压迹，侧位上呈条状透亮影，前支较清楚，居冠状缝稍后方，可根据颅骨侧位 X 线片中脑膜中动脉沟的走向进行判断。⑥板障静脉压迹：板障静脉是颅骨松质（板障）内的静脉，在 X 线片上，顶骨常可见板障静脉压迹，呈网状或树枝状透亮影，压迹的走向和分支各不相同且在生长发育过程中变化很少。⑦颅面部骨骼空间结构关系：颅骨 X 线片的某几项头部指标进行测量，综合分析所得全部测量数据进行对比检验，可做出两者同一或者否定的结论，其结果更为定量和客观。

鉴定方法　牙科法医学根据颅面部骨骼进行同一认定主要有 4 种方法。①根据颅骨或其他面部骨骼的骨性特点，分析死者生前的面貌特征和其他特点，进行文字描述。②颅像重合技术是通过对无名颅骨的影像与失踪者生前的照片进行重叠分析，根据重叠照片的解剖学关系是否一致来进行同一认定。即用未知身源的颅骨和失踪人在失踪前的照片，通过影像处理技术使二者的偏转角度、俯仰角度以及焦距相互重叠，查看重叠时能否达到解剖关系上的一致，进而判断颅骨与照片是否为同一人的识别技术。已实现运用计算机技术对测量的数据进行分析和处理，应用三维图像处理技术实现颅像重合技术，具体实现的过程如图 1 所示。颅像重合法在判断时缺乏客观的标准，同一颅骨可能与几个不同人的照片相吻合，因此，该法的否定价值大于肯定价值，做出结论时需要慎重，必须有其他的确证。③将颅骨或其他骸骨的 X 线片与死者生前所拍 X 线片进行比较，确认死者身份。具体可以参照 X 线照片中颅穹隆血管的路径，以及乳突、蝶窦、蝶鞍和额窦轮廓的差异性进行身份识别。④颅骨面貌复原指根据人体头面部软组织以及五官的形态特征与颅骨形态特征之间的相互关系，在颅骨的模型或者影像上，通过雕塑或其他方法重建颅骨生前面貌形象的技术。具体的实现过程如图 2 所示。需要指出的是，该技术复原的结果只能大体相似，不能达到完全相同或一致。

（陈新民　罗　云　王佳蕾）

rénti zǔzhī jiǎnyàn

人体组织检验（human tissue analysis）　通过对人体组织的核 DNA 或线粒体 DNA 分析进行个人身份鉴定的技术。牙科法医学的人体组织检验对象主要是口腔内的组织器官及口腔分泌物，具体包括口腔软组织（唇、口腔黏膜）、硬组织（牙槽骨、牙）及唾液等。

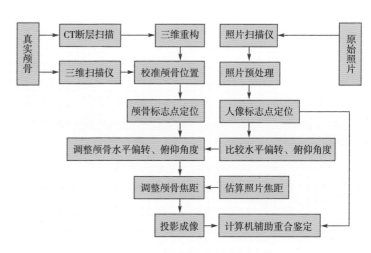

图 1　颅像重合技术实现过程示意

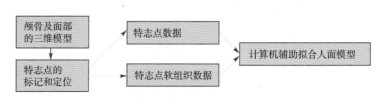

图 2　颅骨面貌复原技术实现过程示意

口腔软组织检验　口腔软组织中比较有意义的特征主要是唇纹和腭皱襞。

唇纹　指唇红上的纹线，它和指纹一样具有个体特异性，且从出生前至整个一生都保持相对稳定，因此具有个人辨认的意义。上下唇红因唾液的关系常保持一定的湿润，且唾液在其表面黏附，当唇红与物体接触时，唾液就可能在接触的物体表面留下唇纹的印迹。①平面上的有色唇纹印迹可以直接肉眼观察；无色唇纹印迹，如玻璃杯表面的唇印要用透光观察。对不透光的光滑物体上的唇纹印迹，如瓷器、油漆物质上的唇印等，需要调整反射光角度进行观察。②使唇纹印迹显现常用的方法包括物理显现法和化学显现法。物理显现法是通过粉刷、喷镀、熏染等方法，使粉末强行附着在有黏性的唇纹纹线上，增大其反差，使之易于观察；化学显现法是用5%硝酸银溶液或5%茚三酮水溶液喷涂在唇纹印迹上，使其与唾液中的有效成分发生化学反应，生成可见物质，使唇纹显现。③唇纹提取方法：包括比例照相（将唇纹印迹进行比例照相予以保存）、胶纸提取（用透明胶纸复印进行提取）、提取实物（提取有唇印的实物）等。④通过对现场唇纹印迹和嫌疑人的唇纹印迹进行对照分析，寻找两种印迹的唇纹基本类型和细节特征方面的相符点和相异点。根据相符点和相异点的性质和数量判断唇纹特征以获得个人辨认的可靠依据。在鉴定时，如发现两个唇纹痕迹的相同点少，相异点多，不能草率地否认其同一性，要慎重考虑两者的形成条件是否相同。如果可能，应多提取同一口型在不同作用力下形成的唇纹的痕迹，反复进行研究。

腭皱襞　位于上腭前部，为自腭中缝前部向两侧略呈辐射状的软组织嵴，形状不规则，前端尚有切牙乳头。一般来说相当稳定，但牙的缺失可能会使其形态发生一些改变。腭皱襞有时可从上颌活动义齿上的组织面上获得，也可从口内照相得到。一些牙医在临床诊疗时运用口内照相记录患者的口内情况，因此有较多的机会留下上腭皱襞形态的资料。

其他　黏膜色素沉着、黏膜病、黏膜着色等也是口腔软组织中要查看的重要方面。

口腔硬组织检验　包括咬痕检验。已白骨化的尸骨，其软组织已经烂尽，甚至不需要脱脂，但须清洗和消毒。将尸骨放在水池中，牙要装在纱布袋内，以3%~5%的洗衣粉和来苏儿混合液浸泡，用软毛刷刷洗，室温晾干，经一二日即可完全干燥，用于检测。如有软组织，则应去除软组织，然后放入容器中，煮沸3~4小时，冷后取出，晾干备用。硬组织的检查包括颌骨和牙。

咬痕检验　咬痕是牙咬后留下的痕迹，提取、保存和检验咬痕在法医鉴定中至关重要。见咬痕识别。

唾液检验　唾液检验是牙科法医学检验中很重要的方式。见唾液唾液斑检验。

（陈新民　高姗姗）

tuòyè tuòyèbān jiǎnyàn

唾液唾液斑检验（saliva and saliva stain analysis）

对唾液及唾液斑进行搜索、发现、检测的技术。对唾液及唾液斑的检验，随着DNA技术在案件中的实际应用而发展。在一些案件中，唾液可能因为人的亲、咬、吸等动作，而黏附在物品或人体上，如现场遗留的烟头、果核、瓜子皮、筷子等均可留有唾液，而唾液中含有大量血型物质及上皮细胞，少量唾液斑可以进行DNA检验，测出血型及性别，并进行个体识别及认定嫌疑人，对案件的侦破可起到一定的作用。因此，对唾液斑的检验就显得尤为重要。

发现唾液斑　发现唾液斑的首要条件是保护。对可疑存在唾液斑的人或物尽可能地不要清洗或是进行其他形式的破坏，在此基础上应尽可能地及时使用物理的方法，搜索发现可疑的唾液斑；而唾液斑在一定波长的光线照射下会产生荧光反应，常用的方法有紫外灯及多波段光源搜索。不过，研究发现使用紫外灯搜索唾液斑，可能会对后期的DNA检验造成不利；而使用可见光范围的多波段光源，目前尚未发现对DNA的检验造成不良影响。需要指出的是，由于其他人体组织液（如精斑），亦可出现类似的荧光反应，故上述方法并不具有特异性，即当发现有荧光反应时也仅仅是可疑为唾液斑。

提取唾液斑　双棉签法被广泛使用，主要步骤如下。

前期准备　①两根未经防腐处理的无菌棉签。②一定量的无菌蒸馏水。

操作　①将第1根棉签的头部伸入蒸馏水中完全浸湿，然后用中等力度将棉签以圆周运动在可疑斑痕区表面滚动擦拭，之后将棉签放置于证据盒内，空气条件下自然干燥至少30分钟。②在完成第1根棉签的过程后10秒内，用第2根棉签以同样的方式进行操作，并在空气条件下自然干燥至少30分钟。③将上述两根棉签放置于同一个证据盒或袋内后，贴上标签直接送到实验室；

或是在零下 20℃ 条件下存放。

应注意：①不要用手直接接触检材，要用镊子或戴手套后才能接触检材。②唾液收集后应立即涂于滤纸或纱布上，在阴凉通风和晾干后再进行包装。现场发现的烟头也要同样处理。③各种检材要分别包装，并加标记，不能混在一起，以免互相沾染血型物质。

唾液 DNA 检验　①常用淀粉消化试验证明是唾液斑，通过唾液斑可以进行血型鉴定。②通过检查唾液中口腔脱落细胞的 X 染色质及 Y 染色质以判定性别。③唾液中含有大量脱落的口腔上皮细胞，也可以通过提取唾液上皮细胞，进行 DAN 分析。对唾液进行 DNA 分析主要选用常染色体 STR 位点，但是由于一般唾液的 DNA 量少，分析时一般采用 PCR 技术以节约检材。

（杨晓江　唐金河　肖荣峰）

kǒuhé xìtǒng yíchuán tèxìng

口颌系统遗传特性 （hereditary property of stomatognathic system）

口颌系统区域遗传物质的结构或功能发生改变，并按一定方式传于后代的特性。口腔系统的遗传特性临床主要表现为牙和颌骨组织的遗传表现：遗传性的牙列拥挤和颌骨退行性变化。口颌系统是包括口腔颌面部各种组织结构如牙、颞下颌关节、咀嚼肌、神经的总称，是一个相互制约又相互协调的功能整体。在中枢神经系统统一指挥下，牙、颞下颌关节、咀嚼肌各司其职，共同完成复杂的功能运动，担负着发音、讲话、表情、咀嚼、吞咽等各种重要功能。在人类的进化过程中，咀嚼器官的退化表现为肌肉居先，颌骨次之，牙最慢。随着人类文明的发展，食物精细

化，咀嚼中对口腔肌肉、颌骨刺激减小，使咀嚼肌肉退化、颌骨缩小，但颌骨的缩小并没有相应地伴随牙变小，进而出现牙列拥挤及面部形貌的改变。

牙列拥挤的遗传性状　就个体而言，牙列拥挤的遗传性状主要表现在 3 个方面。①颌骨的遗传：当父母中有一方的上颌骨宽大而另一方的上颌骨狭窄，则子女往往继承颌骨狭窄的一方；反之则与父亲相似。研究发现小下颌的遗传较为显著，大下颌的遗传趋势较微小。反映了口腔系统在退行性性状的遗传优势。②牙大小的遗传：牙大小的差异主要由基因控制，遗传基因的表达直接影响牙大小。③遗传性的牙列拥挤的表现程度也因种族、性别、年龄而异。高加索族人和蒙古族人随着年龄的增大，牙列拥挤度增加。但黑人并没有类似的增龄性变化，且黑人的牙比高加索人或蒙古人都要大。牙列拥挤具有性别差异，女性比男性更易患牙列拥挤。牙列拥挤度与年龄有关，9 岁时的拥挤度越大，16 岁时的牙弓宽度的减小越少，6 岁时出现的拥挤与 16 岁时拥挤有很高的相关系数。

牙的遗传性疾病　是口颌系统遗传特性的重要表现。

釉质结构异常　常染色体显性牙釉质发育不全是常见型，与定位于 4q2l 的相关 *Enamelin* 基因突变有关；常染色体隐性釉质发育不全，其与位点于 19q13.4 的 *Kallikrein*4 基因突变有关。临床表现：①釉质发育不全表现为釉质发育早期釉质厚度减少，牙冠黄色或褐色、光滑，呈锥形牙。②釉质成熟不全表现为遗传性釉质钙化不全，釉质软、易碎，探针探之可划成沟，牙呈暗褐色；

釉质呈毛玻璃样白垩状，硬度低于正常釉质。

遗传性牙本质发育不全　又称乳光牙本质 II 型。是一种常染色体显性遗传病，其基因定位于人类染色体 4q21，与牙本质唾液酸焦磷酸蛋白基因突变有关，但存在遗传异质性。临床表现：在一家族中连续几代出现，可累及乳牙、恒牙，牙呈乳光色或蓝灰色，釉质正常，但由于釉牙本质连接处结合薄弱，故易磨损和分离而破裂，暴露黄色牙本质，冠呈球形；因之较正常牙短小。X 线表现可见根短而呈圆锥形，早期髓室宽大而成壳状牙，到晚期则髓室变窄或完全阻塞，常伴有釉质发育和钙化不全，牙冠可见透明区。

先天性缺牙　①非综合征型先天牙缺失：多数牙缺失，是常染色体显性遗传病。临床表现为缺牙，以上颌第二双尖牙缺占多数，然后是上颌侧切牙。②综合征型先天牙缺失：少汗型外胚叶发育不全综合症，临床表现为无汗腺和皮脂腺、缺毛、少汗、皮肤干燥、体温升高、鼻背塌陷、前额突出、乳牙或恒牙部分缺失；先天性中胚叶发育不全又称雷氏（Riegar）综合征，为常染色体显性遗传，临床表现为面部宽、下颌前突，上颌发育不良，前牙缺失或部分无牙畸形。

（陈新民　朱卓立　李　斌）

yákē fǎyīxué shēngqián yǔ sǐhòu duìbǐ

牙科法医学生前与死后对比 （comparison of antemortem and postmortem of forensic dentistry）

将死者或是可疑死亡人员的生前及死后的牙及与牙相关检验的信息进行同一性比较的技术。其主要用于单一案件及群体性灾

害事件，二者的基本工作内容相同，但在工作模式上有所不同。在工作内容上，无论是单一案件还是群体性灾害事件，都需要尽可能详尽的死后检验，及尽可能多的死亡或可疑死亡人员的生前材料，以便于进行充足确切的个体识别，这项工作在遇到高度腐败等较难提取到有效DNA检材的情况下更具优势。从工作模式上看，对于群体性灾害事件，则需要将上述工作分成若干部门，包括：生前调查组、死后检验组、X线拍照组、DNA分析组、法医病理组、综合分析比对组等，且各个部门需要配置足够的专业人员及技术设备，并按照一定的工作程序来完成。对个体的肯定性结论的报告出具，需要反复多次经过不同部门及等级的人员核实，才能最终发出。

牙科法医学生前检验 对所有已知死者或可疑死亡人员的生前牙及与牙相关的情况进行记录和分类，对这些信息进行解读并依命名法标注的过程。主要指两个方面：一是针对死者生前情况的调查取证；二是针对活体的检验。在群体性灾害事件中，会组建生前检验部门，包括1名主管和多个小组，每个小组由3名牙医，或由2名牙医和1名助理组成。

对死者生前情况的调查取证主要是为了核实无名尸体的身份，这一般会与失踪人员的信息存在联系，而这部分信息往往是由警方掌握的，故最初的资料搜集是由警方完成的，如需要尽可能完整的疑似失踪人员的牙科资料，包括姓名、性别、住址、身份证号等基础信息；还需现存牙的状况、牙缺失、牙修复、龋齿情况、义齿、根管治疗、牙陈旧损伤以及X线片等情况，涉及儿童的还需要特别注意牙萌出的情况；另外，还需寻找可疑死亡或失踪人员生前有开口笑容的照片，以便与死后检验的照片进行比对。而这部分内容面临着两个比较大的问题：一是由于牙科或是口腔科医生，没有经过法医牙科学的专门训练，所以医生对于患者牙科的记录往往只关注实施治疗的部分，而对于其他有特异性的牙变化不做记录，另外由于某些患者会变换治疗机构，从而使得即使是有牙科记录的患者，其牙科记录也变得不够完整；二是各国牙科医生对牙命名标准的使用不统一，大家依据各自的习惯或是已形成的惯例进行命名，从而对后期的比对工作造成不利影响。

对活体的牙科检验 针对两个对象，一是对受害者的，二是对嫌疑人的；包含的内容主要是损伤，一是牙的损伤情况，二是由牙参与形成的损伤，如咬、吸吮形成的损伤，其中尤其以咬痕较为多见。

牙科法医学死后检验 以牙科知识和技术为基础，利用相关的刑事科学技术手段，对死后所有牙进行检查，并依据命名法进行标注、记录的过程。在群体性灾害事件中，会组建死后检验部门，包括1名主管和多个小组，每个小组由3名牙医，或由2名牙医和1名助理组成。

个体识别 对于无名尸体或难以辨识的尸体（如烧焦尸体、高度腐败尸体等），需要确认尸体身份。对这类尸体的身份确认，比较可靠且常用的方法除了DNA就是牙科对比。在缺少比对样本的情况下，死者牙的检验可对疑似死亡或失踪的人群进行一部分筛查工作，如可通过头颅、面颅骨（包括上、下颌骨）的形态特征对性别进行推断；通过牙的发育特征推测其种族及可能生活的地区、年龄、种族。如根据牙的磨耗程度可以推断其年龄，根据下颌骨的特征推断其性别，根据其牙的治疗情况可推测其生活质量或生存状态等，从而有利于缩小可疑死亡人群个体的范围。另外，对死者牙进行全面的检验，如现存牙、牙缺失、牙修复、龋齿、义齿等情况进行记录，并进行牙科照相及X线拍照，更有助于后期对此类尸体的识别和确认。一般情况下牙很难遭受破坏，故在条件允许的情况下，牙可能成为进行DNA检验的唯一可用的检材。

推断死因及死亡方式 在有些案件中，对牙及与之相关部位的检验，除有助于对致伤方式及工具的推测或推断外，还有助于进行死因及死亡方式的推断。如牙龈的某些特殊改变有助于推断是否为中毒死亡；对于烧焦的尸体，其真牙的毁损程度对于是否有助燃剂存在可以进行推断，以及对燃烧时间进行推测等。

咬痕的辨识 对于尸体上咬痕或可疑咬痕的检验。参见咬痕识别。

（杨晓江 唐金河 肖荣峰）

yákē fǎyīxué X-xiàn yíngguāng jìshù

牙科法医学 X 线荧光技术

（X-ray fluorescence of forensic dentistry） 通过X线放射源可激发各种元素形成特征性X线峰的原理，对牙科材料进行元素检测的技术。

X线荧光技术是一种较好的无损性检验技术，主要用于无机元素的检测。对于法医牙科学来说，X线荧光技术可以快速地检测并识别修补牙的材料，且可以作为传统检测模式的重要补充方式。当发现人体残留物，甚至是遇到人体被焚烧的情况时，其可以快速识别牙修补材料、可疑义齿，并可协助将牙和骨头与其他物质进行区分，即使是用合成树脂类材料进行补牙，其所含无机元素一样可以进行检测。并且，这项技术可以检测到百万分之几的量，因此对于含量较少的元素也有较好的检测效果。

以往的设备要准备多个激发源及探测器，即使是便携式的也使用辐射源作为源发光源。现已被新的便携装置所替代，即用微型 X 线管，并具有以下优点：可对大部分元素进行无损性检测、分析；可对主要元素及微量元素进行精确定量；可快速分析；便携适于野外作业；在群死性事件中，可进行大量数据的无线传输，并应用于比对软件系统。不过，对于便携式设备来说，也有一定的受限条件。它不能对元素周期表中低于磷元素的物质进行检测，比如硅等（如果合成树脂材料中主要是二氧化硅成分）。现牙科材料中加入了更多的重元素便于拍 X 线片进行显示，而这些元素也很容易被 X 线荧光技术检测出来。当然，这种方法对金属或烤瓷镶冠材料也是适用的。总之，X 线荧光技术对法医牙科学来说是很有价值的技术，特别是当传统个体识别方法很难寻找到可靠或有用线索时，这项技术的应用更为突出。

（杨晓江 唐金河 肖荣峰）

yákē fǎyīxué zhàoxiàngshù

牙科法医学照相术 （photography of forensic dentistry）

以刑事照相学为基础，对牙及相关的检材进行光学采集并保存影像的技术。是刑事照相学在牙科法医学的应用，其基本方法及规则与刑事照相学没有根本的区别。

应用 主要解决两方面的问题：①涉及个体识别，主要利用普通照相技术，拍摄前侧开口像及左右侧面像。②涉及犯罪嫌疑人，主要利用普通及特种照相技术拍摄咬痕。

方法 从器材来说，早年都是使用胶片相机进行拍照，现为单反数码相机所替代；从所利用的光线波段来说分为紫外照相、可见光照相、红外照相。可见光波段没有统一标准，大致是400～760nm；小于400nm的称为紫外波段；大于760nm的称为红外波段。法医牙科学照相中应用于咬痕的拍摄技术较多，特别是应用紫外和红外照相，其目的是更好地反映出咬痕特征，从而有利于后期的咬痕比对工作。

照相术的发展 针对紫外及红外照相，已取得了如下进步。①对焦问题：由于紫外及红外照相所使用的波长与可见光不同，而早年进行这两种拍照先要利用可见光进行对焦，然后再进行调焦（尽管之后对镜头进行了改进，但仍存在一定的难度），从而使紫外及红外照相照片常常出现对焦不实的情况。现在专业用紫外或红外数码相机的出现，已能很好地解决这个问题，甚至已经出现全波段数码相机，使用者可以方便地进行选择，并可自动对焦进行拍照。②胶片问题：早年用于拍照的胶片，根据不同的需求要采用不同种类的胶片，对未使用胶片的保存要求很高，对其冲洗要求也有较高的条件限制，从而也使出片质量难以保证。数码相机在感光及照片存储方面已不存在诸多限制条件，且所拍照片可以实时进行观察，出片质量已大大提高。③辅助器材不足问题：以往摄影师主要是依靠三脚架及比例尺等普通器材进行拍照；近年，针对咬痕拍照的相机专业固定架及相应的比例尺已在实际中得到较为广泛应用，从而亦使照片质量得到了进一步地保证。

（杨晓江 唐金河 肖荣峰）

yákē fǎyīxué lúxiàng chónghé

牙科法医学颅像重合 （facial image imposition of forensic dentistry）

将不明身源的牙和颌骨按照一定的要求拍摄成像，将拍摄成的像和嫌疑失踪人生前面下1/3的照片进行影像重叠检验，以重叠时能否达到误差允许范围内解剖学关系上的一致，根据人类口腔颌面解剖投影关系确定的一系列鉴定指标，来确定牙及颌骨与照片是否出自一人，从而达到身份鉴定的技术。它是一项集法医学、口腔解剖生理学、光学、计算机科学和摄影学于一身的高科技刑侦技术。颅像重复认定是利用牙科法医学颅像重合技术对一张失踪人留下的头部照片与一个身源不明的颅骨，进行影像重叠检验，来确定颅骨与照片是否出自一人的过程。

原理 根据法医人类学和口腔解剖生理学的知识，人的颌面部鼻底以下，即面下1/3相貌与人的颌面部解剖形态有着密切的联系，人的牙以及上下颌骨所含的人体特征，特别是牙，比其他任何部位骨骼的人体特征所能提供的信息量更大；根据活体所拍摄的 X 线透视像可见人体面下1/3与牙及颌骨有着某种特定的对应关系，其在一定程度上决定了人的颜面。人颜面下1/3是以上下颌骨为基础和支撑的，人像鼻底以下的轮廓曲线、凹凸变化等整体性特征与颌骨、牙弓的一致性较高，颜面上相应的标志点和标志线都能在颌骨、牙弓上找到与之对应的标志点和标志线。人的颜面与颌骨、牙弓之间所存在的这种由解剖、发育决定的点与点、点与线、线与线的位置对应关系、距离关系，颜面下 1/3 的轮廓、凹凸与颌骨、牙弓起伏的相关关系，颜面与颌骨之间的厚度差异关系，是牙科法医颅像重合的基础。通过对不同性别、不同民族和不同年龄的人的以上关系进行研究，得出一系列的数值，形成数据库作为参考，确定死者所属分类人群后，对其颌骨、牙影与人面像下 1/3 之间的重叠比较，判断两者之间的数值关系是否在数据库该分类人群平均值与标准差共同允许的范围内，如果是在这些数值范围之内，那么判定颅颌面像与嫌疑人像重合，进而得出颌骨或牙指向的生者与嫌疑失踪人是同一个人的结论，反之则得出颅骨所指向的生者与嫌疑失踪人不是同一个人的结论。

方法 包括以下方面。

传统的牙科颅像重合 先通过颅像重合系统对嫌疑死者照片摄像，对颌面部鼻底以下 1/3 面容进行定点划线，计算出照片的偏转角度和仰俯角度，贮存在计算机系统中，再摄颌骨以及牙像，与贮存在计算机系统中照片重合，通过颅像重合仪的操作平台控制，不断调整骨骼和牙的角度，直至完全与照片重合为止。测量颌骨以及牙的偏转角度和仰俯角度，达到可控误差范围内与照片的角度一致，用颅像重合系统对各项指标逐一测量，与计算机系统所提示的正常值相比较。测量结束后统计错项，若小于规定值，可认定该颌骨及牙与照片为同一人。缺点：①需特定的颅骨装置能够自由移动颅骨。②需要与照相技术相结合，多次翻拍，时间长。

③凭经验，以手工选择特征点误差大。④手工计算误差大，计算复杂。

计算机辅助颅像重合 计算机辅助颅像重合应用虚拟颜面解剖方式，实现解剖投影的平面数据指标与重合照片进行自动测量比较的辅助手段，通过对三维颌骨及牙列的平移、旋转、缩放等操作，准确标出被检颌骨、牙与被检照片面下 1/3 的标志点与标志线，检查颌骨、牙列轮廓曲线和照片人像轮廓曲线形态的对应关系。实现计算机辅助的三维颌骨与二维照片结合的颅像重合，可大大缩减颅像重合的时间和代价，提高颅像重合精度。

步骤 包括以下方面。

对人像的处理 ①审查人像的质量：人像必须像实，轮廓清晰，与背景界限明确，五官各部位层次分明，人像必须是正常造型下拍摄的人体正面或侧面半身人头像。②翻拍人像：将人像翻拍至真实人头大小的一半大小即可。③取点定线：在人像照片上选取标志点，根据这些标志点做基础线和摄影的审定线。④确定偏转和仰俯角度：在前一步操作的基础之上进行相关数据的测量，确定人像的偏转角度和仰俯角度。⑤制作人像正负片：根据成像比例和双外眼点间距离，以前面翻拍的为人头大 1/2 尺寸的带有审定线的正片制作人像的正片和负片，正片供拍摄颅骨像之前进行重合用。

对颅骨的处理 ①整复颅骨：主要是对颅骨进行清洗、消毒处理和对破损的颅骨进行填补修复。②标志颅骨：就是在颅骨上面取点做线，选取标志点，画出标志线。③调整偏转和仰俯角度。将照相机与颅骨的距离调整为 1m，

测量并调整颅骨的水平偏转角度和仰俯角度，使其和审定的人像的水平偏转角度和仰俯角度一致，误差限定在 ±30° 以内。④重合检验。⑤制作重合照片。

标准 颅像重复认定共有 8 条标志线、24 个标志点、7 条轮廓曲线、13 个软组织厚度共 52 个指标。在对结果的认定中，全部指标符合认定标准，则为同一人；两个或两个以上指标与认定标准不符合，则非同一人；有一项指标与认定标准不符合，则进行复核检验。

存在的争议 ①在牙医法医学颅像重合的长期运用之中，有的学者认为颌骨、牙弓像与人像下 1/3 即使重合也不能单独认定不明身源的颅骨就是疑为失踪者的颅骨，要做出肯定的认定还必须结合整个头颅其余部分颅像重合结果及案件其他证据；有的学者则认为当颅骨像与人像能重合时不能认定不明身源的颅骨就是疑为失踪者的，而两者不能重合时才能肯定不明身源的颅骨不是疑为失踪者的颅骨。②由于早期颅像重合的关键技术问题如颅骨像与人像的拍摄角度问题、拍摄物距问题以及如何将人像放大至真实人头大小问题没能有效地加以解决，故学者对其可信性存在疑问。为了有效地解决这些问题，学者们对颅像重合的指标标准进行了性别差、民族差和年龄差的研究，在进行人像重合时严格按照重合标准进行，能确保颅像重合的准确性和可靠性，避免出现假重合，提高颅像重合的准确性。③对牙科法医学颅像重合认定同一性和可信度是长期争论的焦点。持赞同态度的学者认为，通过大量实际测量，没有发现各种尺寸完全相同的颌骨、牙及其排列方

式，而仅发现相似的颅骨、牙、牙列、牙弓。因此，完全可以根据牙科法医学颅像重合来进行同一性认定，如果不能重合或有假重合现象，应该首先质疑操作是否产生了误差或其他一些人为因素造成的。持否定态度的学者认为，目前尚无科学的证据能够证明一个人的颅骨、牙弓绝不会和另一个人的照片重合，因而不能排除一个颅骨和两个以上照片重合的可能性。而且，即使不明身份的颅骨与失踪人头像能够重合，也只能说明有很大的可能性该颅骨属于此失踪人，但并不能得出完全确定的结论，因为现在还没有绝对可靠的解剖标志来证明其可靠性，因此认为牙科法医学颅像重合的否定价值大于肯定价值，做肯定结论时，必须十分慎重。④牙科法医学颅像重合结果的可信度和同一性问题的争议多来自个体颅面定点软组织厚度难以准确估计，要解决这个问题首要的是建立起以性别、年龄、人种、地域等为分类的软组织厚度数据库，然后要根据残存颅骨正确划分死者所属类别。

颅骨上残存的牙可以为软组织厚度数据库的建立提供大量信息。①男女牙大小、形态、排列方式的常见差异为性别鉴定提供参考。②不同牙萌出情况、是否有牙胚埋伏、牙面磨耗程度提示死者所属年龄段。③根据牙面磨耗形态推断死者生前咬合习惯，而咬合习惯对颞下颌关节发育、咀嚼肌肉肥大程度、下颌偏正位情况都有很大影响，这又在很大程度上影响人的外貌，尤其是面下 1/3 面型。④同一地区因为饮食习惯及生活习惯的相似性，使牙釉质、牙本质钙化程度、含氟量等相似，故而可以为遗骸的地区、民族归属提供参考。

（陈新民 王琪 李波）

yákē fǎyīxué héchéng huàxiàng

牙科法医学合成画像（image synthesis of forensic dentistry）

应用计算机三维技术，基于残存的颌骨、牙，合成死者生前画像，或以咬痕为基础，合成造成咬痕个体牙列画像的技术。该技术以法医学、人类学、口腔解剖生理学中的颌骨与面貌相互关系规律为科学依据，广泛应用于刑侦、考古等领域。

以残存颌骨、牙为蓝本合成死者生前外貌图像 全过程包括硬组织重建及添加软组织。①获取三维数字化头颅硬组织图像，可以直接通过三维坐标测量仪或三维扫描仪直接扫描颌骨及牙，然后在计算机中重建三维数字化图像；也可以利用超声、磁共振及 CT 等医疗检测设备，由其得出的二维断层扫描图像重建三维头颅图像。②数字化三维头颅建模成功后，在数字化颅骨上添加软组织。软组织的添加是该技术的关键及难点所在，因为软组织厚度会根据不同年龄、性别、种族、地区而不同。因此需要首先建立以年龄、性别、种族、地区为区别的软组织厚度数据库，然后根据死者遗骨推断其所属类别，从数据库中提取数据确定其面部各点软组织厚度。

以咬痕合成造成咬痕者牙列的三维图像 以咬痕的个体差异性及相对稳定性为基础，从咬痕中分析获得的信息，通过计算机合成牙列图像，以用于咬痕对比鉴定。实现牙列图像合成的第一步是咬痕图像采集，一般采用三维立体表面扫描仪扫描咬痕，获得的数据直接输入三维立体计算机程序。利用工程测量软件可以分析。通常使用的图像参数包括牙弓形状、牙弓宽度、牙弓高度、牙切嵴宽度、牙切嵴厚度、牙切嵴曲度、牙切嵴面积、牙间隙、旋转度、对称性、角度邻牙成角、唇舌位、牙超出正常排列的前后位、磨耗度及非正常牙体解剖。运用这些数据足以在较小误差内合成三维牙列画像。

（陈新民 王琪）

yákē fǎyīxué lúgǔ miànmào fùyuán

牙科法医学颅骨面貌复原（facial reconstruction of forensic dentistry）

以颅骨的形状特征为基础，以特定人群面部软组织统计厚度为依据，根据某个未知面貌的人类颅骨特征和颅面的形态统计知识来推断出该颅骨的原有面貌，而后采用其他人造材料或者方法根据颅骨展现出来的特征，适当补充颅骨之上的软组织，从而达到面貌复原目的的技术。根据人类学对于面部软组织和颅骨的研究结果表明，颅骨对人的五官及面部软组织的形态、位置和结构起着很明显的制约作用，世界上不存在完全相同的两个人类颅骨。

简史 1877 年，解剖学家提出了颅骨复原面貌的设想。世界上第一次成功的颅骨面貌复原是在 1895 年，解剖学教授和雕塑家通过颅骨复原确认著名音乐家巴赫的遗骸，到了 20 世纪二三十年代，继基于解剖学的雕刻法颅面复原后，人们开始用泥塑面貌法取代了雕刻复原法。1927 年，苏联法医学专家用在工作中搜集的大量的尸体的头颅上软组织厚度数据，在考古工作中应用这些软组织厚度数据，为帖木儿复原相貌。20 世纪 30 年代苏联人类学家出版《从头骨复原面貌的原理》，对此技术的发展起到很大的推动作用。1946年，有学者对该方法进行了改进，除了使用面部特征点处的平均软组织厚度信息，还加入待复原颅骨性别、死亡年龄等人类学信息。20世纪70年代，颅骨面貌复原的研究对象已由尸体变为活体，人们考虑到各人类种族之间、不同性别和年龄人群的面部特征的差异，开始种族软组织厚度信息的测量，测量方法由针刺法发展到超声、CT乃至磁共振扫描，使其精确性得到显著的提升。

应用 在颅骨面貌复原的应用中，有些是纯学术的，如历史人物身份判定与面貌复原、动画制作等，在古人类学最显著的应用是著名古人面貌复原；而有些则是用于特殊的目的，如刑事侦查、遗骨认领等；在医学领域中，基于颅骨的面部复原主要应用于面部整形手术和心理研究等领域。

不同的用途对于基于颅骨的人脸建模系统的要求是不同的，流程也不尽相同，但对于真实感和可靠性的要求是共通的。在生理结构上，人的颅面部由硬组织（颅骨）及软组织（肌肉和皮肤，包括皮下组织和表面毛发）组成。人类颅骨的特征和外在软组织的特征具有相关性主要表现在两个方面：①颅骨决定了人脸的基本特征，软组织是覆盖在颅骨刚性组织上的可塑性组织，其基本特征由颅骨决定。②从面部局部特征角度来看，面部的局部特征和颅骨的特征并不是一一对应的关系，大多数特征受到颅骨多个位置的影响。

方法 包括以下两种。

传统颅骨面貌复原 采用的方法主要分为二维复原和三维复原。二维复原使用颅骨正面照片或者临摹图作为基础，由有经验的人类学家、艺术家或者法医人员描绘出死者生前的面貌；三维复原主要采用的方法是在颅骨的模型之上设置若干的具有高度的标志点，然受用黏土代替软组织在标志点之间采用塑形的方法对人脸进行复原，除此之外还有人采用侧位颅像法和颅像形态图法。然而不论使用二维复原方法还是三维复原方法进行人脸复原都存在一些共同的问题：①传统的方法都是非常耗时的工作，比如采用黏土塑形的方法复原一个人的面貌需要消耗近一个月的时间。②在这几种方法中，除了标志点的高度和定位有实际的数据支持之外，其余部分的复原都是根据复原者的个人经验进行的，过多的人为因素影响了复原的准确性和可靠性。③人类面部的软组织和形态依据人的种族和生活环境不同又有分别，采用这些方法进行复原，每次只能得到该颅骨针对某一个人种的大概相貌，在颅骨所属人种不完全确定的情况下，有时需要同时生成针对该颅骨的多个复原人脸。④采用上述方法复原的人脸在后期修改较困难。

计算机辅助颅骨面貌复原 使用计算机技术进行辅助颅骨面貌复原，主要是利用计算机三维数据可视化技术和人机交互技术，解决传统复原方法存在的人为因素对于复原结果的影响、效率低下以及结果单一等问题。根据复原思想的不同，大致可以将基于计算机的颅骨面貌复原方法划分为3类：仍然利用软组织厚度数据作为颅骨和面貌的量化联系，但采用计算机图形学的方法来代替手工复原中的泥塑过程；采用计算机模板变形的办法；基于统计模型的复原方法。计算机辅助面貌复原的研究所采用的步骤：①利用人类学和相关历史学的知识，对需要面貌重建颅骨进行分析，初步判定颅骨的人种、性别和年龄，以及根据颅骨的特殊特征来判定待复原人脸的独特性。②将待复原的颅骨遗存进行数字化，采用基于颅骨的人脸建模技术对颅骨所对应的面貌进行复原；为了提高复原过程得到的人脸模型的真实性，还需要获取人脸的材质数据，并将它附加在人脸模型上。获取人脸纹理信息最直接的方式是使用3D数字激光扫描仪，但是得到的纹理图像的分辨率不是很高，并且和特定模型的相关度高，较难为复原得到的人脸模型采用。另一种方法是从人脸的照片中获取关于人脸的纹理图像，这种方法首先得到一系列人脸部的照片，然后从中恢复视点参数，最后依据已构造的面部，模型计算出面部模型上每个顶点在纹理图像中的颜色信息。③面貌复原、五官修饰、纹理修饰（肤色、皱纹、毛发等）。相比手工复原，计算机复原方法具有很大的优势：①短的复原周期，可以大大节省复原所需的时间，而且还可以按照年龄、性别、胖瘦等进行多次复原，以求取得最相似结果。②优秀的可视化能力，复原出面貌结果后，可以通过计算机方便地添加肤色、皱纹甚至是人脸表情动画等手工复原所不能及的处理。③更具客观性，手工复原结果很难摆脱操作人员的主观猜测，计算机则完全根据客观数据进行处理。

（陈新民 朱卓立 李 斌）

yákē fǎyīxué kǒu fùyuán

牙科法医学口复原 （ mouth reconstruction of forensic dentistry） 将发现的尸体与推断的特定人的生前的照片进行对照，参考前者的皮肤厚度、颌骨、牙列特点，制作或恢复口唇的技术。

口主要由内部的牙、舌头和外部表面的上、下嘴唇构成。嘴唇由口轮匝肌组成，覆盖于颌骨和牙之上。上、下唇由于人类语言的高度发达，逐渐演变而变得十分灵活。

口的形态分类 口的形态由牙的大小、形态、排列的角度和上下牙的咬合关系决定。法医将上下牙的咬合关系形式分为5型。①剪刀型：最为多见。咬合的上门牙略盖住下面的牙。同时上唇也略突出于下唇。②夹子型：咬合的上下门牙完全对合。下唇常略突出于上唇。③屋顶型：咬合的上门牙明显突出，因而上唇也明显向前突出于下唇，嘴唇在自然状态下略开。④墙檐型：上下唇均向前突出，不能完全闭合。⑤阶梯型：俗称"地包天"，下唇明显突出上唇。由于牙咬合关系非常容易观察到，法医能根据具体情况对口进行复原。除此之外，同一个人在不同年龄段的嘴唇形态也是不同的。年轻时，由于颌骨和牙的支撑嘴唇看上去丰满而突起。随着年龄增长牙逐渐脱落，颌骨逐渐萎缩，嘴唇也跟着向内翻卷，外形变得松弛无力。复原过后，可根据嘴唇形态判断死者年龄。

理论基础 在对口进行复原时已掌握了不少特征性与规律性的依据，其中有些得到数量化分析，包括：口角的宽度与两瞳孔间距相似或与上颌第一前磨牙之间距离等宽；口唇中点即口裂线在男性低于上颌中切牙的1/4，在女性则为1/3；上唇中点位于上颌中切牙的上1/4处，下唇中点位于下颌中切牙的3/4以下等。这些特征性和规律性的依据为口复原提供一定的理论基础。

应用 ①基于颅骨的口复原在古人类学最显著的应用是著名古人面貌复原。②用于无名尸骨身份鉴别、刑事侦破领域。对于无名尸骨身份的鉴别，通过口复原可了解死者的年龄、性别及颌面部大体形态。③在医学美容领域主要应用于面部整形手术，为手术制订详细的手术方案，减少手术风险。

（陈新民 彭真真 李科）

yákē fǎyīxué fǔzhù ruǎnjiàn

牙科法医学辅助软件 （accessory software of forensic dentistry） 辅助进行牙科法医学鉴定时所需要使用的软件。可使鉴定过程更加方便、高效。

计算机辅助尸检鉴定系统 是美国陆军研究所在牙科研究时便于快速识别人类遗骸时开发的，国际失踪人口调查委员会特别针对牙信息资料部分，对系统软件进行了改进，增加了牙影像比部分，提高了整个系统的使用效率及价值。个体识别计算机辅助尸检鉴定系统的原理是运用二进制法，分别对牙位、牙特征设计代码，并将牙档案转化成这些代码录入电脑，自动对比各记录代码的差异以进行个体识别。

WinID 系统 WinID 使用 MS Access 数据库和 Windows 平台来输入和存储生前和死后的记录信息，它为每一种情况分配一个唯一的编号，也不允许数字重复。WinID 是用来识别身份不明的遗体，是确认失踪人员身份不明的遗体牙科计算机系统。WinID 利用牙和人体特征来排列可能的匹配，还提供了大规模的数据过滤和数据排序功能。

DEXIS 数字化放射成像系统 已被用于大规模灾害情况。DEXIS 软件也可以捕获和存储照片图像，该系统从有线传感器捕获放射线照相图像，并存储这些图像以供查看。

（陈新民 罗云 黄艳）

yùndòng kǒuqiāng yīxué

运动口腔医学 （sport dentistry） 研究体育运动对口腔颌面部生理、病理的影响，运动与口腔损伤及口腔疾病关系，口腔颌面部运动性损伤的防护、治疗与预防的运动医学与口腔医学的交叉领域。

简史 孙思邈《备急千金要方》描述了颞下颌关节脱位的复位方法，这种方法在外伤性颞下颌关节脱位的治疗中现在仍在使用。古代战争中使用的头盔、盾牌以及防护面具，也为现代体育运动中头盔和面具的设计提供了雏形。

运动口腔医学最早产生的原因是在运动中口腔颌面部软硬组织容易受到损伤，有时会严重影响运动员的健康，于是口腔颌面外科医师制作了一些设备予以防护。1890 年最早的运动防护用品运动护齿器出现，当时被称为"口腔盾"。随后，对于运动护齿器的要求越来越高，出现了专门研究运动与口腔颌面部损伤防护的医生群体。运动护齿器的研究又引发了运动口腔医学的材料学研究和生物力学研究。

1932 年美国奥运会，人们发现口腔疾病在奥运会期间是对运动员影响第二大的疾病，为了解决口腔疾病对赛事的影响，奥委会逐渐开始在奥运村中设立口腔医疗服务，参与服务的口腔医生要求对运动项目的损伤特点、竞技特点和赛事特点有所了解。其他各项专业运动委员会也开始注重大型体育赛事的口腔医疗服务，运动口腔医学就从单纯的研究运动性口腔颌面部损伤，扩展到研究大型体育赛事的口腔医疗服务和研究口腔疾病对运动员健康和运动的影响。

英国运动与锻炼医学会、美国运动医学会都有运动口腔医学专业委员会。美国运动口腔医学会成立于1983年，有口腔医生、理疗师、运动训练师、教练员、口腔技工和口腔宣教人员及运动护齿器的制作设备和材料的研究人员参加。

研究内容 运动口腔医学与全身性的运动医学息息相关，但在继承运动医学的诸多特点之外，运动口腔医学还有其特殊性。①口腔颌面部组织在体育运动中并不直接参与运动，但却因为位置暴露，易在运动中受到冲击而受伤。因此，如何减少运动中的口腔颌面部损伤就成为运动口腔医学研究的重点。②关于运动口腔医学的基础研究主要集中在力学研究上，重点研究牙、颌面部软组织及骨组织的力学特性，以及口腔颌面部防护器具的力学性能。③运动性口腔颌面部损伤、口腔颌面部运动防护器材制作与材料、大型体育赛事口腔颌面部疾病控制、群众体育项目运动性口腔颌面部损伤也是研究内容。

研究方法 包括以下方面。

生物力学研究 生物力学在运动口腔医学方面的研究主要集中在运动创伤相关研究方面。运动创伤相关研究包括对正常口腔颌面部组织的研究，如牙、牙槽骨、面部软组织等，由于运动创伤中以牙损伤为主，故牙的力学特征成为研究的重点，而颞下颌关节是面部唯一能动的关节，整体功能的生物力学研究也很多。口腔生物力学主要有实验生物力学与理论生物力学研究两个研究途径。①实验生物力学：实验生物力学有诸多局限之处，但其地位仍是不可撼动。生物力学最重要的步骤之一是测定生物组织的力学性质，确定本构关系，而确定生物组织的力学性质和本构关系方程需要从实体组织上测量得出，这是理论生物医学用计算机和数学方法不可完成的，也是理论生物医学的数据基础。②理论生物力学研究：有限元分析法广泛应用于包括牙外伤、颌骨骨折等多种创伤研究中。牙损伤可表现为直接损伤、间接损伤。临床研究表明，直接损伤多发生在前牙区，而间接损伤多发生在牙弓后端，常导致前磨牙及磨牙折裂。在相对应的三维有限元研究中，直接损伤的应力集中区位于前牙，而间接损伤的应力集中区则处于磨牙区，与临床观察高度一致。在颌骨三维有限元模拟撞击实验中发现，除撞击着力区以外，在骨缝连接处和骨关节处，应力波传导出现改变和中断，从而会造成损伤。应力波在骨组织传导过程中，骨结构的横截面积陡然减小的区域出现应力集中，也是容易出现损伤的部位。软组织能够吸收一部分应力，撞击点处主要为压应力和剪应力。

材料力学研究 研究材料在各种外力作用下产生的应变、应力、强度、刚度、稳定和导致各种材料破坏的极限。运动护齿器是应用最广的防护器具，因此，针对运动护齿器的材料力学研究是最多的。最广泛使用的运动护齿器材料为乙烯-醋酸乙烯共聚物及聚氯乙烯，同时还有硅胶等其他材料。防护面罩的材料及设计纷繁复杂，材料从普通聚氯乙烯塑料到金属等多种材料，而且由于不同运动种类的防护需求不同，不同运动的防护面罩设计也截然不同。

牙面 pH 研究 高糖分的运动饮料大量饮用会降低口腔内 pH 值，增加牙表面脱矿的风险。运动员常常在饮用运动饮料后马上佩戴运动护齿器，或者戴着运动护齿器直接饮用运动饮料，这也会降低牙面 pH 值，增加牙表面脱矿的风险。不同种类运动护齿器的封闭效果作用不同，定制式护齿套运动护齿器密合作用性好，能减少运动饮料渗透到牙表面，从一定程度上减轻了牙脱矿的可能；而热塑性运动护齿器和市售简易运动护齿器则没有防止运动饮料接触牙面的作用。

（杨晓江　杨　征）

yùndòngxìng kǒuqiāng hémiànbù sǔnshāng

运动性口腔颌面部损伤

（sport injury of oral and maxillofacial region） 在运动中由于肢体接触、运动器械打击、场地接触造成的口腔颌面部伤害。运动性口腔颌面部损伤与运动项目的特点有关，研究此类损伤需要结合运动项目进行。研究运动性口腔颌面部损伤的特点和分类，可指导对不同运动项目运动性口腔颌面部损伤特点风险的分析和评估，指导如何安排在不同运动项目的场地准备不同口腔颌面部损伤救治的医生种类，指导如何在比赛前后排除各种口腔颌面部病理性损伤因素的计划实施。

分类 按损伤部位分为牙体损伤、口腔颌面部软组织损伤、颌骨损伤、颞下颌关节损伤；按损伤原因分为运动中肢体接触性损伤、运动器械打击性损伤、场地接触性损伤和运动中口腔颌面部组织病理性损伤。第一种分类方法是口腔医学中外伤的分类方法，有利于指导专科口腔医生对外伤的诊断和治疗，但与运动特点联系不紧密，而且口腔颌面部运动性损伤多是多部位的联合损伤。在运动口腔医学的讨论中多使用第二种分类方法。

肢体接触性损伤 在运动中，由于运动员之间的肢体接触造成的口腔颌面部损伤。包括肢体打击或撞击（拳击、橄榄球）或肢体碰撞（足球、篮球）。前者多为竞技中的需要，后者多为竞技中的有意或无意的犯规。此类损伤多发生在肢体对抗性较强的运动中。

运动器械打击性损伤 在运动中，由于运动器械的打击造成的口腔颌面部损伤，多发生在以下运动项目中，如冰球、曲棍球、击剑等；也发生器械使用不当或脱手致口腔颌面部损伤，但比较少见，如羽毛球、乒乓球、撑杆跳高、小轮自行车等。

场地接触性损伤 运动员与运动场地接触造成的损伤，包括地面、墙壁、框架等。

运动中口腔颌面部组织病理性损伤 在运动中，运动的外力造成存在病理变化的口腔颌面部组织的损伤。其与运动力量有关，但更加主要的原因是口腔颌面部组织本身存在病理改变。如大面积牙充填物的脱落、松牙脱落、义齿脱落或误吞、松弛的颞下颌关节脱位、死髓牙劈裂、存在大型囊肿的颌骨骨折等。

分级 根据运动性口腔颌面部损伤产生的原因，对不同运动项目可能产生口腔颌面部损伤的概率和损伤程度进行的分级。

运动对口腔颌面部损伤分级的原则如下：①一级口腔颌面部损伤风险项目：指肢体对抗激烈，极易受到肢体接触性损伤或极易受到场地、器械打击性损伤的运动项目。在这些项目中，根据运动历史记载出现过运动员口腔颌面部严重损伤，导致运动员瘫痪、甚至死亡的报道；在相应的群众体育项目中也有参与运动的人员伤残的报道。因此参与此类运动项目的运动员和群体运动参与者建议采取特殊的口腔颌面部防护用具，在大型体育比赛过程中，此类运动项目场地边应有口腔颌面外科医生及外科医生和颅脑外科医生的参与。②二级口腔颌面部损伤风险项目：指有肢体对抗，但对抗频率较低，易受到肢体接触性损伤或易受到场地、器械打击性损伤的运动项目。在这些项目中，经常出现运动员口腔颌面部损伤，需要场边治疗；在相应的群众体育项目中也有参与运动的人员口腔颌面部受伤的报道。参与此类运动项目的运动员和群体运动参与者建议适当采取特殊的口腔颌面部防护用具。在大型体育比赛过程中，此类运动项目场地边应有口腔颌面外科医生及口腔医生做简单缝合或止血的医疗准备。③三级口腔颌面部损伤风险项目：指不易受到口腔颌面部运动性损伤的项目。这些项目中肢体接触性损伤较少产生，不易受到场地、器械打击性损伤的运动项目。此类运动项目场地边可不安排特殊的场边口腔医生，出现异常的意外情况由运动管理团队中的口腔医生处理即可。属于比较安全的运动项目。

以上所有分级均没有包含运动中运动员自己口腔颌面部病理改变可能导致的口腔颌面部损伤危险的风险分析，需要运动员结合自身的口腔颌面部健康检查确定这种风险。

防护 应用特殊的防护设备，预防运动性口腔颌面部损伤的产生或降低损伤严重程度的措施。

口腔颌面部运动防护器具主要可以分为运动防护头盔、运动防护面罩、运动防护眼罩和运动护齿器等。

（杨晓江 杨 征）

yùndòng hùchǐqì

运动护齿器（mouth guard for sport） 用来防护运动中牙受损的设备。20世纪60~70年代，参与体育运动的各类人员在运动中发生口腔颌面部损伤的概率高达45%~82%，大约90%运动性口腔损伤发生在上颌前牙。由于参与运动人员的年龄越来越年轻，青少年运动员受到运动性口腔颌面部损伤的报道也越来越多。青少年新生恒牙以及面部生长发育不完全，口腔颌面部运动性损伤对青少年健康的危害更加严重，许多报道指出运动性口腔颌面部损伤可能对青少年造成持续的健康损害。20世纪80年代以来许多欧美国家强行规定在比赛中使用运动护齿器，尤其是对业余水平和青少年参与较多的大众体育项目进行了规定。研究表明，广泛使用运动护齿器后，口腔颌面部损伤的比率比应用运动护齿器前减少了将近一半。职业体育运动项目也纷纷开始强行规定使用运动护齿器，如拳击、曲棍球。

分类 运动护齿器分为成品运动护齿器、热咬合式运动护齿器和个性化定制运动护齿器。

成品运动护齿器 是根据人体高矮及体型制作的分为若干型号的，由硅胶或乳胶制成的一类戴在上颌牙的套型装置。由于无法与使用者的牙完全贴合，所以没有固位能力，只能靠使用者上下牙列的咬合达到固位。在使用中使用者不能张口，否则护齿器会自动脱落。由于在运动中过度紧咬，会使使用者产生颞下颌关节的极度不适；由于无法张口，阻碍了运动中使用者语言交流的可能；由于固位不良，普遍认为对牙没有防护作用。是早期的运动护齿器，现在不经常使用。

热咬合式运动护齿器 是在成品运动护齿器的内部，增加了一层在受热情况下可以变软，在使用者咬合后可以变硬的乳胶。这种护齿器有一定的固位作用，但一旦内层硅胶完全冷却后，护齿器的固位效果便消失。

成品护齿器和热咬合式护齿器不是口腔医师制作的，是可以购买到的成品。这两类运动护齿器价格昂贵且防护性能不稳定，戴入运动护齿器后产生的恶心、呼吸障碍、语言障碍、饮水困难、颞下颌关节症状等现象，是运动护齿器应用障碍的主要原因，甚至有可能因防护功能不完全引起颌骨骨折。

个性化定制运动护齿器 是口腔医生根据使用者的牙列模型，为使用者个性化定制的、紧贴在牙列表面的、戴在上颌牙的用乙烯醋酸乙烯、聚氨酯及对苯二甲酸乙二酯单层或多层压制成的防护装置。定制式运动护齿器固位精确、佩戴稳定，在保证舒适性和耐磨性的同时可有效减缓冲击，使冲击力稳定而平均的传导，从而最大限度地减少口腔颌面部的损伤，尽量降低了对使用者语言和颞下颌关节的影响，不适感不明显。①个性化定制运动护齿器在咬合方式上又分为有咬合平面与无咬合平面两种，有咬合平面的护齿器指在护齿器上有与下颌牙列相对应的咬合形态；无咬合平面的运动护齿器是护齿器上没

有建立与下颌牙相对应的咬合形态。②个性化定制运动护齿器在制作方法上又分为单层与多层护齿器，主要是根据运动项目中可能受到的打击强度确定。一般可能受到较大力量的运动项目可选择双层甚至三层压膜式运动护齿器，比如拳击、跆拳道、武术等。护齿器越厚抗打击能力越强，但对语言的影响越大，因此团队项目的运动护齿器不宜太厚，如篮球、曲棍球等。

防护作用 ①由覆盖在受冲击牙表面的护齿器材料自身产生对冲击力的直接吸收作用。②护齿器对上前牙舌侧的加强作用和将力分散到受力侧的同颌牙列的消散作用。③通过护齿器传导的来自于下颌骨和颅骨对上前牙、上颌骨和上颌牙列的支撑作用。其中第三种作用是运动护齿器防护功能的关键。运动护齿器的保护作用同佩戴者本身的牙状况有关。①当外力作用巨大时，在佩戴同种运动护齿器时，口内有修复体或种植体的佩戴者更易受伤，而牙列整齐的佩戴者较牙列不齐的佩戴者有更好的防护效果。②护齿器的咬合关系会影响到护齿器的防护作用，多数无咬合的运动护齿器的防护作用会因为无法在良好平衡的咬合基础上获得下颌及全牙列的力量分散与支持，使护齿器的防护作用降低，发生在运动打击、对抗或跌倒时的下颌骨骨折及牙折。③运动护齿器的覆盖面积与厚度也对应力缓冲有很大影响，覆盖全牙列和覆盖到前磨牙区及覆盖到第一磨牙的运动护齿器相比，前者具有更好的保护效果；同样覆盖面积的EVA运动护齿器，厚度越厚，减震作用越强，3mm厚的运动护齿器可吸收40%～90%不等的应力，

其中应力缓冲最明显的区域为上颌尖牙区，而缓冲作用最弱的位置在下颌磨牙区。然而增加覆盖面积和厚度会导致佩戴者不适感增加，具体情况需要临床医生酌情把握。

注意事项 戴用运动护齿器和饮用运动饮料都会增加牙脱矿及龋病的发生概率。所以在运动员中推广口腔卫生宣教尤为重要，建议运动员在饮用运动饮料后用清水漱口或使用木糖醇类口香糖，再戴运动护齿器，另外，无论是哪类运动护齿器，都要注意尽量不要戴着运动护齿器饮用运动饮料。

（杨晓江 杨 征）

yùndòng fánghù miànzhào

运动防护面罩（protective mask for sport） 在运动中，为了防止颌面部软硬组织损伤，如颌骨骨折、面部软组织裂伤等，或损伤在运动中进一步加重，采用的一类戴在颌面部的设备。

分类 ①全面式面罩：覆盖额部及全面部的面罩。通过帽形束带或额部束带固定，面罩部分悬垂在面部。②眼罩：仅覆盖眼眶周围及鼻梁部。通过帽形束带或额部束带固定，面罩部分围绕在眉骨、眶下缘。

制作材料 为透明且有一定强度的聚碳酸酯、聚甲基丙烯酸甲酯。

防护作用 将口腔颌面部受到的打击力量，通过面罩的材料传导到额部及顶枕部。面罩主要可以缓解眼眶周围、颧弓周围及鼻梁的软硬组织的受打击力量，对这些部位有一定的防护作用。由于面罩在面下1/3没有良好的固位部位，面罩对牙槽骨、下颌骨、颞下颌关节的防护作用较差。一般在足球与篮球比赛中作为受

伤后临时防护措施使用较多。由运动口腔医生制作。

(杨晓江 杨 征)

yùndòng fánghù tóukuī
运动防护头盔（protective helmet for sport） 在运动中，为防护口腔颌面部及头颅的损伤，为运动员定制的带在头顶的设备。运动防护头盔有聚氯乙烯丙烯腈-丁二烯-苯乙烯共聚物、聚苯乙烯泡沫等不同材质，主要是为了在加强头盔强度及韧性的同时还要降低头盔的重量。

分类 ①颅式头盔：帽形防护设备，主要覆盖额部、枕部，有些延展覆盖颞部及耳部。通过束带绕颏部加强固位。②颅面式头盔：帽形防护设备，覆盖额部、枕部。面部使用栅栏式防护，通过束带绕颏部加强固位。③颅颌面式头盔：帽形防护设备，覆盖额部、枕部及面部，仅露出眼部，眼部通过栅栏式防护或护目镜防护。通过束带绕颏部加强固位。

防护作用 头盔用于可能产生较强撞击力的运动项目中，可以缓解撞击对口腔颌面部及头颅部的损伤。①颅式头盔：主要防护额部、枕部的损伤，这种损伤来自运动员由于跌倒造成的场地接触性损伤，如自行车、山地车项目。在业余拳击项目的头盔延展覆盖颞部及耳部，用于防护肢体击打这些部位可能出现的损伤。颅式头盔的颌面部是裸露的，对口腔颌面部损伤没有防护作用。②颅面式头盔：此类头盔可防护额部、枕部及面部的打击损伤。常用于可能出现运动器械损伤的项目，如冰球、美式橄榄球。面部使用的栅栏式防护可以减少对运动员视野的影响。③颅颌面式头盔：此类头盔可以防护整个头颅及口腔颌面部的运动损伤，常

用于可能遭受力量极大的头颅及颌面部打击的项目，如冰球守门员、摩托车项目及赛车项目。仅露出眼部让运动员观察，眼部通过栅栏式防护或护目镜防护。颅面式头盔及颅颌面式头盔由于可能妨碍运动员的听力，有些头盔内置通信设备。

(杨晓江 杨 征)

yùndòng kǒuqiāng yīxué cáiliào
运动口腔医学材料（material of sport dentistry） 用于制作口腔颌面部运动防护器具的材料。理想的运动防护材料应具有的特点：足够的硬度、强度、抗拉、抗撕裂，具有弹性缓冲作用，吸收能量，回复性好，尺寸稳定，生物接触安全，无臭无味，容易清洁，价格合理，易于加工制作等。下面是一些常用的运动口腔医学材料。

聚碳酸酯 聚碳酸酯（polycarbonate，PC）是一种热塑性材料，具有高强度及高弹性系数，其弯曲模量可达 2400MPa 以上，耐高冲击强度。PC 成形收缩率低，尺寸稳定性良好，耐疲劳性佳，蠕变也小，耐热老化性好，高度透明性及自由染色性，无味无臭，对人体无害，符合卫生安全。通过 PC 改性和混配，比如 PC/ABS、PC/PET、PC/PMMA、PC/HDPE 等，可提高弯曲模量、耐热性、耐冲击、耐老化、提高冲击韧性、提高表面光洁度、增加外观色彩、改善加工性能等。由于良好的各种性能，在口腔运动防护中，PC 常可以用于制作头盔的外壳、防护面罩和运动护眼罩等。

聚氯乙烯 聚氯乙烯（polyvinyl chloride polymer，PVC）是由氯乙烯单体在引发剂或光、热作用下聚合而成的聚合物，是氯

乙烯的均聚物。PVC 机械性能较好、强度好、弹性好，对有机和无机酸、碱、盐均稳定。通过成分的调整和改性，可调整 PVC 的软硬度、机械性能、抗微生物、耐磨性、生物安全性等。由于其良好的机械性能、安全无毒、热塑加工性，常用于口腔颌面部运动防护器具，如运动头盔外壳、运动护齿器等。PVC 比 PC 偏重，抗冲击性也低于 PC。

丙烯腈-丁二烯-苯乙烯共聚物 丙烯腈-丁二烯-苯乙烯共聚物（acrylonitrile butadiene styrene copolymers，ABS）是丙烯腈、丁二烯和苯乙烯的三元共聚物，ABS 树脂具有良好化学稳定性、一定的刚度和硬度、韧性、抗冲击性、耐寒性、良好的介电性能，并具有良好的加工性。加工出的产品表面光洁，易于染色和电镀。随着三种成分比例的调整、改性，以及和其他多种树脂混配，如 PC/ABS、ABS/PVC、PA/ABS、PBT/ABS 等，可以提高机械性能、抗拉伸、抗冲击、提高耐热性、增加韧性、改善技工性能等。在口腔颌面部运动防护方面，可用 ABS 材料做运动头盔外壳。ABS 较 PC 重，抗冲击性低于 PC。

聚苯乙烯 聚苯乙烯（expanded polystyrene，EPS）是一种轻型高分子聚合物，具有密度低、质量轻、机械性能较高、吸水性小、隔热性好、热传导率低、化学性质稳定、热塑性好、加工性能优良。在口腔颌面部运动防护方面，EPS 常用于头盔内衬，提高头盔强度、抗冲击能力、能量吸收能力、减轻头盔重量，与头盔外壳材料一起提供头部保护。

聚对苯二甲酰对苯二胺纤维 聚对苯二甲酰对苯二胺纤维（poly-p-phenylene terephthamide，

PPTA）是一种新型高科技合成纤维。PPTA具有高抗拉强度和高弹性模量，其强度是钢的5倍，用于复合材料时压缩和抗弯强度仅低于无机纤维。热收缩和蠕变性能稳定，还有高绝缘性和耐化学腐蚀性。在口腔颌面部运动防护方面，PPTA用于头盔，如F1赛车比赛用的头盔。

聚甲基丙烯酸甲酯 聚甲基丙烯酸甲酯（methyl methacrylate，PMMA）又称有机玻璃，是由甲基丙烯酸甲酯聚合而成的高分子化合物。PMMA具有高度透明性，是目前最优良的高分子透明材料，耐老化性好，机械强度高，抗拉伸和抗冲击的能力比普通玻璃高7~18倍，破裂后不会成为碎片。PMMA易于加工，PMMA树脂无毒环保，具有良好的化学稳定性。在口腔颌面部运动防护方面，PMMA是运动防护面罩和运动防护眼罩的常用材料。

乙烯醋酸乙烯 乙烯醋酸乙烯（ethylene vinyl acetate，EVA）是由乙烯和醋酸乙烯共聚而制得。EVA树脂的特点是回弹性和抗张力高、韧性高，具有良好的防震、缓冲、抗冲击性能，化学稳定性良好，耐酸、碱、油脂等化学品腐蚀，抗老化和耐臭氧强度好。密闭泡孔结构、不吸水、防潮、耐水性能良好、成型加工性好及无毒、无味、无污染。在口腔颌面部运动防护方面，EVA是运动护齿器最常用的材料。

聚氨酯 聚氨酯（polyurethane，PU）具有优良的抗拉强度、抗撕裂强度、耐冲击性、耐磨性，柔软、有弹性，化学性能稳定，耐酸、碱、油脂等，热塑性、加工性能好。PU还具有优良的生物体相容性，被广泛用作生物医用材料。在口腔颌面部运动防护方面，PU也是护齿器的常用材料，其性能和EVA相似，较EVA吸水性略高。PU可单独使用，也可以和EVA复合使用，夹在两层EVA中，提高能量吸收能力和抗冲击力。

对苯二甲酸乙二酯 对苯二甲酸乙二酯（polyethylene terephthalate，PET）有良好的力学性能，尺寸稳定性好，耐疲劳，耐摩擦，化学性能稳定，耐酸碱和油脂，吸水率低，抗蠕变，透明度高，光泽性好，热塑性、加工性好，无毒、无味，卫生安全性好。在口腔颌面部运动防护方面，PET常和EVA或PU搭配，做中间硬质隔层材料，提供局部支撑、分散冲击力、抗形变，多用于重型护齿器。除此外，PET还可以用作硬质磨牙垫和𬌗垫等制作，也有EVA和PET或PU和PET双层复合材料，制作组织面软性、咬合面硬性的磨牙垫和𬌗垫。

乳胶 乳胶（latex）有天然乳胶、合成乳胶和人造乳胶三类。因乳胶具有较好的弹性、韧性、没有异味等，在早期没有EVA和PU之前，用于制作运动护齿器。相对于EVA和PU，乳胶由于较低的能量吸收、强度较低、抗撕裂性差等原因，现已经很少使用。

硅橡胶 硅橡胶（silicon rubber）具有较好的柔韧性、回弹性、表面硬度、抗撕裂、耐疲劳、耐摩擦、耐高温和耐低温、化学性质稳定等。硅橡胶具有生理惰性、无毒、无味、无臭，与人体组织不粘连，有抗凝血作用，对机体组织的反应性非常少。在口腔颌面部运动防护方面，硅橡胶可用于制作运动护齿器，其能量吸收效果并不亚于EVA，只是硬度、抗撕裂能力可能略低于EVA。

（杨晓江 杨 征）

大型体育赛事口腔医疗服务
（dental service in large sport event） 在国际奥委会及各项专业运动委员会的赛事及业余大型体育赛事中为参与赛事的相关人员（运动员、教练员、随队人员、赛事管理者、志愿者等）提供的口腔医疗服务。国际奥委会在每届奥运会都会指定一名奥运会首席牙医负责此项工作。其发展历程以奥运会为蓝本。

自1896年雅典第一届奥运会以来，奥运会口腔医疗服务的发展基本可以分为以下4个阶段。

第一阶段 没有口腔医疗服务。1896~1928年共举办了8届奥运会，此期间国际奥委会并没有给运动员安排统一的医疗服务及口腔医疗服务。

第二阶段 大型体育赛事提供小规模口腔医疗服务阶段。1932~1980年，奥运口腔医疗服务维持在小规模急诊服务的范围。1932年第九届奥运会，美国奥组委和国际奥委会决定为参加奥运会的运动员在比赛期间提供口腔医疗服务。1932~1980年的10届奥运会中，奥运村口腔医疗服务规模很小，只有1~2台牙科治疗椅，并且规定仅限处理牙外伤、牙髓炎、脓肿等口腔急性疾病，服务时间一般也只有下午2~3个小时。

第三阶段 国际奥委会为参赛人员提供了较大规模的、应对口腔颌面外伤及急性疾病的医疗服务。1984年国际奥委会决定扩大奥运村内口腔医疗服务的范围和规模，首次将口腔专用X线设备、口腔技工室搬入奥运村，并规定口腔医疗服务时间为早8点到晚11点。在奥运会期间接受口腔医疗服务的运动员和教练员的人数，仅次于接受肌肉理疗的人数。口腔医疗服务成为奥运会期间医疗服务中第二重要的项目。国际奥委会特别设立了首席牙医，专门负责工作。

除奥运会外，在这 20 年间的各类世界级的运动会都开始为运动员提供口腔医疗服务。

第四阶段 对运动员开展各类口腔疾病的全面系统治疗阶段，开始于 2008 年北京奥运会。国际奥委会对北京奥组委提出了全面口腔医疗服务的要求，国际奥委会医学委员会通过了由北京奥运会首席牙医及其团队起草的《奥运会口腔医疗服务指南》。

（杨晓江　杨　征）

索　引

条 目 标 题 汉 字 笔 画 索 引

说　明

一、本索引供读者按条目标题的汉字笔画查检条目。

二、条目标题按第一字的笔画由少到多的顺序排列，按画数和起笔笔形横（一）、竖（丨）、撇（丿）、点（、）、折（乛，包括丁乚𠃌等）的顺序排列。笔画数和起笔笔形相同的字，按字形结构排列，先左右形字，再上下形字，后整体字。第一字相同的，依次按后面各字的笔画数和起笔笔形顺序排列。

三、以拉丁字母、希腊字母和阿拉伯数字、罗马数字开头的条目标题，依次排在汉字条目标题的后面。

条目外文标题索引

内　容　索　引

说　明

一、本索引是本卷条目和条目内容的主题分析索引。索引款目按汉语拼音字母顺序并辅以汉字笔画、起笔笔形顺序排列。同音时，按汉字笔画由少到多的顺序排列，笔画数相同的按起笔笔形横（一）、竖（丨）、撇（丿）、点（、）、折（乛，包括丁乚㇏等）的顺序排列。第一字相同时，按第二字，余类推。索引标目中夹有拉丁字母、希腊字母、阿拉伯数字和罗马数字的，依次排在相应的汉字索引款目之后。标点符号不作为排序单元。

二、设有条目的款目用黑体字，未设条目的款目用宋体字。

三、不同概念（含人物）具有同一标目名称时，分别设置索引款目；未设条目的同名索引标目后括注简单说明或所属类别，以利检索。

四、索引标目之后的阿拉伯数字是标目内容所在的页码，数字之后的小写拉丁字母表示索引内容所在的版面区域。本书正文的版面区域划分如右图。

a	c	e
b	d	f

Z

拉丁字母

本卷主要编辑、出版人员

执行总编　谢　阳

编　　审　谢　阳

责任编辑　吴翠姣

索引编辑　赵　健

名词术语编辑　陈丽丽

汉语拼音编辑　曾爱英

外文编辑　陈　佩

参见编辑　杨　冲

责任校对　苏　沁

责任印制　陈　楠

装帧设计　雅昌设计中心·北京